Application Manual of Commonly Used Clinical Injections

临床常用注射剂应用手册

主编◎周虹　潘燕　徐世军

中国健康传媒集团
中国医药科技出版社·北京

图书在版编目（CIP）数据

临床常用注射剂应用手册 / 周虹，潘燕，徐世军主编．— 北京：中国医药科技出版社，2021. 8（2025. 10 重印）.

ISBN 978-7-5214-2641-0

Ⅰ．①临…　Ⅱ．①周…　②潘…　③徐…　Ⅲ．①注射剂–使用–手册　Ⅳ．① R944.1-62

中国版本图书馆 CIP 数据核字（2021）第 142308 号

美术编辑　陈君杞

版式设计　也　在

出版　**中国健康传媒集团**｜中国医药科技出版社

地址　北京市海淀区文慧园北路甲 22 号

邮编　100082

电话　发行：010 – 62227427　邮购：010 – 62236938

网址　www.cmstp.com

规格　787 × 1092mm $^{1}/_{32}$

印张　15 $^{3}/_{4}$

字数　484 千字

版次　2021 年 8 月第 1 版

印次　2025 年 10 月第 2 次印刷

印刷　北京印刷集团有限责任公司

经销　全国各地新华书店

书号　ISBN 978-7-5214-2641-0

定价　50.00 元

获取新书信息、投稿、为图书纠错，请扫码联系我们。

编 委 会

主 编

周　虹　北京大学基础医学院

潘　燕　北京大学基础医学院

徐世军　成都中医药大学

编 者

白翠莲　北京市昌平区医院

李海涛　首都医科大学附属北京安贞医院

李　慧　北京大学基础医学院

李　敏　北京大学基础医学院

李　欣　青岛大学附属医院

李雪晨　中国医学科学院药物研究所

潘　燕　北京大学基础医学院

王　昕　北京大学基础医学院

徐世军　成都中医药大学

姚　青　宁夏医科大学

周　澧　中国医学科学院医学实验动物研究所

周　虹　北京大学基础医学院

前言

药物剂型在疾病的诊断、治疗和预防中具有举足轻重的作用。药物剂型的改变不仅可以产生靶向作用、影响疗效，也可以改变药物的性质、作用速度，并产生不良反应。其中，注射剂具有起效迅速、疗效稳定的特性，在心脑血管疾病、抗肿瘤、抗病毒、抗细菌和一些急症的治疗中发挥着重要作用。在中国，每年有几亿人在使用注射剂，因此，为保证注射剂临床用药安全性，就需要在保证剂型稳定性的基础上，关注药物的配伍禁忌。

目前国内外关于注射剂配伍禁忌的研究资料相对匮乏，编者组织编著《临床常用注射剂应用手册》一书，期待为临床安全使用注射剂贡献微薄之力。本书主要从我国临床实践需求出发，适应基本医疗卫生需求，参照《国家基本药物使用手册》，确定了收录的药物品种。结合药品使用说明书，对注射剂的药理作用、作用机制、适应证、不良反应、注意事项和药品稳定性进行了整理。值得一提的是，本书特别关注制剂本身的稳定性和配伍溶剂 / 药品的稳定性。并增设了药品的性状和储存条件内容。同时，重新修订了在注射给药过程中需要密切注意和观察的事项等相关内容。

本书可结合《最新450种中西药注射剂配伍应用检索表(第二版)》使用。书中【配伍禁忌表】项下的标识意义如下。

●：可配伍两药混合后无外观变化或配伍禁忌。

◎：药物分别稀释后可配伍。

▲：不宜配伍。药物配伍后会导致药物疗效、稳定性、不良反应或毒性等发生明显变化。

△：单独使用。勿与其他药物混合，应分别使用。

×：忌配伍。

对于药品的了解是随着医学技术的进展而逐渐清晰的，药物性质和作用的阐明也是不断深入的。限于编者的学识和水平，且时间仓促，参考资料有限等，本书不足之处在所难免，请各位读者谅解，并恳请大家批评指正！

主编

2021年7月

目　录

A

B

C

D

E

F

G

H

J

K

L

M

N

P

Q

R

S

T

W

X

Y

Z

—A—

阿库氯铵注射液

Alcuronium Chloride Injection

【制剂规格】

2ml∶10mg。

【用法用量】

成人，常规剂量静脉注射按体重首次剂量为 0.15mg/kg，随后为 0.3mg/kg，间隔 15~25 分钟注射 1 次。儿童，常规剂量静脉注射按体重 0.125~0.2mg/kg。

【药品稳定性】

未开启的阿库氯铵注射液干燥，密闭保存。

【注意事项】

用药前后及用药时应当检查或监测以下项目。

（1）血气分析。

（2）血压、心率和呼吸功能。

（3）神经传导：重症肌无力、Eaton-Lambert 综合征（一种肌无力综合征）、肌萎缩、呼吸性酸中毒、低钾血症、营养不良患者或重症监护患者的肌松作用可能延长，建议对这些患者使用小剂量测试并用周围神经刺激器持续监测。

（4）监测可能发生的过敏反应。

【配伍禁忌表】

药品名称	配伍信息
硫喷妥钠	×

阿奇霉素注射剂

Azithromycin Injection

【制剂规格】

①注射用阿奇霉素：125mg；250mg；500mg。②阿奇霉素注射液：2ml∶0.2g；0.25g；2.5ml∶0.25g；5ml∶0.5g。

【用法用量】

（1）阿奇霉素注射液：将本品加入到 250ml 或 500ml 的 0.9% 氯化钠注射液或 5% 葡萄糖注射液中，使最终阿奇霉素浓度为 1.0~2.0mg/ml 静脉滴注，滴注时间：1mg/ml：滴注 3 小时；2mg/ml：滴注 1 小时。成人，严重感染一次静脉滴注 500mg，一日 1 次，至少连续静脉滴注 2 日后改为口服。

（2）注射用阿奇霉素：将本品用适量注射用水充分溶解，配制成 0.1g/ml，再加入至 250ml 或 500ml 的 0.9% 氯化钠注射液或 5% 葡萄糖注射液中，最终阿奇霉素浓度为 1.0~2.0mg/ml，然后静脉滴注。浓度为1.0mg/ml，滴注时间为3小时；浓度为2.0mg/ml，滴注时间为1小时。本品每次滴注时间不得少于60分钟，滴注液浓度不得高于2.0mg/ml。

【药品稳定性】

未开启的阿奇霉素粉针剂，应在室温下或低于30℃贮存。制备后的静脉滴注液在室温下可保存24小时。稀释后浓度为1~2mg/ml的静脉滴注液在室温下可保存24小时，在冰箱内可贮存7日。

【注意事项】

（1）肝功能不全者慎用。

（2）用药期间如果发生过敏反应（如血管神经性水肿、皮肤反应、Stevens-Johnson综合征及毒性表皮坏死等）应立即停药并采取适当治疗措施。

（3）治疗期间，若患者出现腹泻症状，应考虑是否有假膜性肠炎发生。如果诊断确定，应采取相应治疗措施，包括维持水、电解质平衡，补充蛋白等。

（4）本品每次滴注时间不少于60分钟，滴注液浓度不得高于2.0mg/ml。

【配伍禁忌表】

药品名称	配伍信息
维生素 B_6	●
呋塞米注射液	×
枸橼酸芬太尼注射液	×
硫酸吗啡注射液	×
硫酸卡那霉素	×
硫酸庆大霉素注射液	×
硫酸妥布霉素注射液	×
氯化钾注射液	×
葡萄糖氯化钠注射液	●
乳酸钠林格注射液	●
盐酸苯海拉明注射液	●
注射用硫酸阿米卡星	×
注射用头孢曲松钠	×
头孢噻肟钠	×
注射用头孢他啶	×
左氧氟沙星注射液	×

阿曲库铵注射剂

Atracurium Injection

本品为双季铵酯型的苄异喹啉化合物，为中时效非去极化型肌松药。

【制剂规格】

①苯磺酸阿曲库铵注射液：2.5ml∶25mg；5ml∶50mg。②注射用苯磺酸阿曲库铵：25mg。

【用法用量】

（1）苯磺酸阿曲库铵注射液：气管插管剂量：0.4~0.5mg/kg，术中肌肉松弛维持剂量：0.07~0.1mg/kg；吸入麻醉药对其增强作用较小，肌肉松弛维持剂量基本不变。

（2）注射用苯磺酸阿曲库铵：用5ml注射用水溶解，立即使用。成人静脉注射0.3~0.6mg/kg，可维持肌肉松弛15~25分钟，需要时可追加剂量0.1~0.2mg/kg，延长肌松时间。一岁以上儿童剂量与成人相同。老人与呼吸、肝、肾功能差的患者亦可用标准剂量或酌情减量。

【药品稳定性】

阿曲库铵注射液：本品须冷藏，以免发生Hoffman降解。注射用苯磺酸阿曲库铵：未开启的药品遮光，密闭，25℃以下干燥处保存。

【注意事项】

（1）本品只可静脉注射，肌内注射可引起肌肉组织坏死。

（2）一次剂量不宜太大，因可致肌张力增高。

（3）用于危重病人抢救，保持轻度肌松，配合呼吸机治疗，但持续时间不宜超过1周。

（4）患神经肌肉疾病、严重电解质紊乱者慎用。

【配伍禁忌表】

药品名称	配伍信息
0.9% 氯化钠溶液	●
5% 葡萄糖溶液	●
氨茶碱	×
巴比妥酸盐	×
苯妥英	▲
地西泮	×
丙泊酚	×
复方磺胺甲噁唑	●
肝素钠	▲
枸橼酸芬太尼	●
枸橼酸舒芬太尼	●
琥珀胆碱	×
环丙沙星	●
甲磺非诺多泮	●
劳拉西泮	●
雷尼替丁	×
磷苯妥英	▲
硫喷妥钠	×
硫酸吗啡	●
硫酸庆大霉素	●
氯胺酮	▲
氯化钾	●
葡萄糖酸奎尼丁	×

续表

药品名称	配伍信息
氢化可的松琥珀酸钠	●
乳酸米力农	●
酮洛酸	▲
头孢呋辛	●
头孢唑林钠	▲
托西溴苄铵	●
硝普钠	▲
硝酸甘油	●
盐酸阿芬太尼	●
盐酸艾司洛尔	●
盐酸胺碘酮	●
盐酸多巴胺	●
盐酸多巴酚丁胺	●
盐酸雷尼替丁	▲
盐酸利多卡因	●
盐酸咪达唑仑	●
盐酸普鲁卡因胺	●
盐酸肾上腺素	●
盐酸万古霉素	●
盐酸西咪替丁	●
盐酸异丙肾上腺素	●
依托咪酯	●

阿糖胞苷注射剂

Cytarabine Injection

【制剂规格】

①阿糖胞苷注射液：5ml∶0.1g；10ml∶0.5g；20ml∶1g。②注射用阿糖胞苷：50mg；100mg；500mg。③注射用盐酸阿糖胞苷：0.1g；0.3g。

【用法用量】

（1）阿糖胞苷注射液：口服无效，阿糖胞苷可用于各种肠外途径给药，如皮下或静脉滴注，可注射，可持续静脉滴注，也可作鞘内注射。本品可做预制溶液使用。用0.9%氯化钠溶液或5%葡萄糖溶液配制本品滴注溶液。灌注给药，可以使用未稀释溶液。做腰部或脑室的鞘内注射时，其原溶液即可使用，推荐抽取5~8ml脊柱液，在注射器中与滴注液混合，并缓慢回注。本品100mg、500mg和1000mg一般用于联合化疗（与其他肿瘤抑制剂联用）。对肝、肾功能不全的病人用常规剂量不需减量。阿糖胞苷能被血液透析除去，因此透析的病人在透析前或透析后不能使用本品。

（2）注射用阿糖胞苷：阿糖胞苷无菌粉末溶于注射用水、0.9%氯化钠溶液或5%葡萄糖溶液。鞘内注射时，建议用不含防腐剂的

0.9% 氯化钠溶液配制。本品配制后的最高浓度为 100mg/ml。为使溶液的精确浓度为 100mg/ml，阿糖胞苷 500mg 需加入的液体体积为 4.7ml。成人常用量：①诱导缓解：静脉注射或滴注一次按体重 2mg/kg（或 1~3mg/kg），一日 1 次，连用 10~14 日，如无明显不良反应，剂量可增大至一次按体重 4~6mg/kg。②维持：完全缓解后改用维持治疗量，一次按体重 1mg/kg，一日 1~2 次，皮下注射，连用 7~10 日。

（3）注射用盐酸阿糖胞苷：单药用于成人急性粒细胞性白血病的诱导缓解：每天 200mg/m^2，持续静脉滴注 24 小时以上，连用 5 天（120 小时），总剂量为 1g/m^2，每 2 周为一疗程，根据血液学反应来调整剂量。

【药品稳定性】

未开启的阿糖胞苷遮光，密闭，在冷处（2~10℃）保存。阿糖胞苷注射液以及用此注射液配制的静脉滴注液中均不含抗菌药物，因此建议使用前再进一步稀释，配制好后应尽快开始滴注并在 24 小时内完成，残液应丢弃。

【注意事项】

（1）本品不应与 5- 氟尿嘧啶并用。

（2）阿糖胞苷注射液使用苯甲醇作为溶媒，禁用于儿童肌内注射。

（3）阿糖胞苷注射剂 100mg/ml 是高渗的，因此不适于鞘内注射。在部分患者中，注射或滴注部位可发生血栓性静脉炎。

（4）常规血细胞记数，肝、肾功能的监测以及血清尿酸水平的检查都是必须做的。

（5）用本品治疗期间，不能接种活菌疫苗。

（6）阿糖胞苷能致畸，致突变。建议男性病人接受本品治疗期间和治疗 6 个月内不要生育。由于本品治疗后可能产生不可逆的不育，因此劝告男性病人在治疗前保存精液。

（7）使用本品时，应适当增加患者液体的摄入量，使尿液保持碱性，必要时同用别嘌醇以防止血清尿酸增高及尿酸性肾病的形成。

【配伍禁忌表】

药品名称	配伍信息
氨基己酸注射液	×
地高辛注射液	▲
地塞米松磷酸钠注射液	●
地西泮注射液	●
奋乃静注射液	×
氟胞嘧啶注射液	×
氟尿嘧啶注射液	×
肝素钠注射液	×
磺胺嘧啶钠注射液	×

续表

药品名称	配伍信息
肌苷注射剂	×
甲磺酸培氟沙星注射液	
甲硫酸新斯的明注射液	×
甲硝唑注射液	●
甲氧氯普胺注射液	×
卡莫司汀注射液	▲
卡托普利注射液	▲
利巴韦林注射液	▲
硫酸阿托品注射液	×
硫酸卡那霉素注射液	×
硫酸吗啡注射液	●
硫酸镁注射液	×
硫酸庆大霉素注射液	▲
硫酸妥布霉素注射液	●
氯化钙注射液	×
氯化琥珀胆碱注射液	×
氯化钾注射液	●
氯化钠注射液	●
氯化筒箭毒碱注射液	×
马来酸氯苯那敏注射液	×
葡萄糖注射液	●
葡萄糖氯化钠注射液	●
葡萄糖酸钙注射液	×
葡萄糖盐乳酸钠注射液	●

续表

药品名称	配伍信息
氢化可的松注射液	×
氢溴酸东莨菪碱注射液	×
氢溴酸加兰他敏注射液	×
氢溴酸山莨菪碱注射液	×
乳酸环丙沙星注射液	●
乳酸钠林格注射液	●
乳酸钠注射液	●
塞替派注射液	×
三磷腺苷注射液	×
山梨醇注射液	×
碳酸氢钠注射液	×
西咪替丁注射液	●
细胞色素 C 注射液	×
盐酸苯海拉明注射液	×
盐酸多巴酚丁胺注射液	●
盐酸林可霉素注射液	●
盐酸氯丙嗪注射液	●
盐酸麻黄碱注射液	×
盐酸美西律注射液	×
盐酸普鲁卡因注射液	×
盐酸普萘洛尔注射液	×
盐酸山莨菪碱注射液	●
盐酸肾上腺素注射液	●
盐酸异丙嗪注射液	●

续表

药品名称	配伍信息
盐酸异丙肾上腺素注射液	●
氧氟沙星注射液	●
异烟肼注射液	●
正规胰岛素注射剂	×
重酒石酸间羟胺注射液	●
重酒石酸去甲肾上腺素注射液	●
注射用别嘌醇钠	×
注射用辅酶 A	●
注射用阿莫西林钠	▲
注射用氨苄西林钠	●
注射用苯妥英钠	×
注射用更昔洛韦钠	×
注射用环磷酰胺	×
注射用磺苄西林钠	●
注射用甲氨蝶呤	×
注射用两性霉素 B	▲
注射用硫酸阿米卡星	●
注射用普鲁卡因胺	×
注射用青霉素钠	×
注射用氢化可的松琥珀酸钠	×
注射用乳糖酸红霉素	●
注射用头孢呋辛钠	●

续表

药品名称	配伍信息
注射用头孢拉定	●
注射用头孢噻吩钠	×
注射用头孢噻肟钠	●
注射用头孢他啶	●
注射用头孢唑林钠	●
注射用盐酸多柔比星	▲
注射用盐酸哌甲酯	×
注射用依他尼酸钠	×

阿糖腺苷
Vidarabine

本药为嘌呤核苷，为抗病毒药。

【制剂规格】

①注射用阿糖腺苷：100mg；200mg。②注射用单磷酸阿糖腺苷：100mg；200mg。

【用法用量】

（1）注射用阿糖腺苷：成人与小儿常用量治疗单纯疱疹性脑炎，每日按体重静脉滴注 15mg/kg，疗程 10 天。带状疱疹每日 10mg/kg，疗程 5 天。免疫缺陷者水痘感染每日 10mg/kg，疗程 5~7 天。新生儿单纯疱疹感染每日常用量，静脉滴注 15mg/kg，疗程 10~14 天。肾功能不全者应根据肾功能损害程度调整剂量肾小球滤过率每分钟低于

10ml者可用常用剂量的75%。

（2）注射用单磷酸阿糖腺苷：临用前，每瓶加2ml灭菌0.9%氯化钠溶液溶解后肌内注射或缓慢静脉注射，或遵医嘱。成人按体重一次5~10mg/kg，一日一次。

【药品稳定性】

未开启的药品，遮光，密闭，在干燥处保存，即配即用，配得的输液不可冷藏以免析出结晶。

【注意事项】

（1）肝、肾功能不全者慎用。

（2）大量液体伴随本品进入体内，应注意水、电解质平衡。

（3）本品不可静脉注射或快速滴注。

（4）如注射部位疼痛，必要时可加盐酸利多卡因注射液解除疼痛症状。

【配伍禁忌表】

药品名称	配伍信息
含钙输液	×
血液、血浆及蛋白质输液剂	▲
别嘌呤醇	▲

艾司洛尔注射剂
Esmolol Injection

本药为极短效β_1肾上腺素受体阻断药。

【制剂规格】

①盐酸艾司洛尔注射液：1ml∶100mg；2ml∶200mg；10ml∶100mg。②注射用盐酸艾司洛尔：100mg；200mg

【用法用量】

（1）控制心房颤动、心房扑动时心室率：成人先静脉注射负荷量：0.5mg/（kg·min），约1分钟，随后静脉滴注维持量：自0.05mg/（kg·min）开始，4分钟后若疗效理想则继续维持，若疗效不佳可重复给予负荷量并将维持量以0.05mg/（kg·min）的幅度递增。维持量最大可加至3mg/（kg·min），但0.2mg/（kg·min）以上的剂量未显示能带来明显的好处。

（2）围手术期高血压或心动过速：即刻控制剂量为1mg/kg 30秒内静脉注射，继续予0.15mg/（kg·min）静脉滴注，最大维持量为0.3mg/（kg·min）。逐渐控制剂量同室上性心动过速治疗。治疗高血压的用量通常较治疗心律失常用量大。

【药品稳定性】

未开启的药品遮光，密封保存。在葡萄糖和氯化钠注射液中稳定。

【注意事项】

（1）高浓度给药可造成注射部位反应，故应避免10mg/ml以上浓度给药，尽量用大静脉。

（2）本品酸性代谢产物经肾排泄，肾功能障碍者半衰期可延长 10 倍。

（3）糖尿病患者应用时应小心，因本品可掩盖低血糖反应。

（4）支气管哮喘患者应慎用。

（5）突然停止本药，不会产生与其他 β 受体拮抗药类似的撤药反应。

【配伍禁忌】

药品名称	配伍信息
碳酸氢钠注射液	×
5% 葡萄糖注射液	●
0.9% 氯化钠溶液	●
5% 葡萄糖氯化钠注射液	●
胺碘酮	▲
地尔硫䓬	▲
维拉帕米	▲
利血平	▲
芬太尼	▲
吗啡	▲
甲基多巴	▲
地高辛	▲
利托君	×

安吖啶注射液

Amsacrine Injection

【制剂规格】

1ml∶50mg；1.5ml∶75mg（供稀释安吖啶注射液的 L- 乳酸溶液 13.5ml∶42.93mg）。

【用法用量】

急性白血病：按体表面积一次 75mg/m²，一日 1 次，静脉注射或滴注，连用 7 天，最大耐受剂量是 150mg/m²。实体瘤：按体表面积一次 75~120mg/m²，3~4 周一次。

【药品稳定性】

未开启的药品避光，密闭阴凉处保存。本品内未加抗菌剂，故在安瓿开启后应按无菌操作，避免污染，并应在 8 小时内用完。

【注意事项】

（1）对骨髓抑制及心、肝、神经系统疾病的患者应慎用或适当减少剂量。

（2）为避免静脉炎，应将每次剂量稀释到 150ml 以上的溶液中，缓慢静脉滴注。

【配伍禁忌表】

药品名称	配伍信息
0.9% 氯化钠注射液	×
5% 葡萄糖注射液	●

氨茶碱注射液

Aminophylline Injection

【制剂规格】

2ml∶0.125g；2ml∶0.25g；2ml∶0.5g；10ml∶0.25g。

【用法用量】

（1）成人常用量静脉注射，一次 0.125~0.25g，一日 0.5~1g，每次 0.125~0.25g，用 5% 葡萄糖注射液稀释至 20~40ml，注射时间不得短于 10 分钟。静脉滴注，一次 0.25~0.5g，一日 0.5~1g，以 5%~10% 葡萄糖注射液稀释后缓慢滴注。

（2）小儿常用量静脉注射，一次按体重 2~4mg/kg，以 5%~25% 葡萄糖注射液稀释后缓慢注射。

【药品稳定性】

本品为氨茶碱的灭菌水溶液，为无色或微黄色的澄明液体。未开启的药品密闭，避光，阴凉处保存。

【注意事项】

（1）应定期监测血清茶碱浓度，以保证最大的疗效。

（2）肾功能或肝功能不全的患者，年龄超过 55 岁，血清茶碱浓度的维持时间往往显著延长，应酌情调整用药剂量或延长用药间隔时间。

（3）茶碱制剂可致心律失常和（或）使原有的心律失常加重；患者心率和（或）节律的任何改变均应进行监测。

（4）高血压或者非活动性消化道溃疡病史的患者慎用本品。

（5）本品可通过胎盘屏障，也能分泌入乳汁，随乳汁排出，孕妇、产妇及哺乳期妇女慎用。

【配伍禁忌表】

药品名称	配伍信息
氨基己酸注射液	●
氨甲环酸注射液	●
胞磷胆碱钠注射液	×
地高辛注射液	▲
地塞米松磷酸钠注射液	●
丁溴东莨菪碱注射液	×
二羟丙茶碱注射液	▲
奋乃静注射液	×
呋塞米注射液	▲
氟哌啶醇注射液	×
复合维生素 B 注射液	▲
甘露醇注射液	●
肝素钠注射液	●
磺胺嘧啶钠注射液	▲
肌苷注射剂	●
甲磺酸酚妥拉明注射液	×
甲磺酸培氟沙星注射液	▲
甲硫酸新斯的明注射液	×
甲硝唑注射液	×
利巴韦林注射液	×
利血平注射液	×
磷酸克林霉素	×
硫酸阿托品注射液	×
硫酸卡那霉素注射液	▲

续表

药品名称	配伍信息
硫酸镁注射液	×
硫酸奈替米星注射液	▲
硫酸庆大霉素注射液	▲
硫酸沙丁胺醇注射液	▲
硫酸妥布霉素注射液	●
硫酸西索米星注射液	▲
硫酸小诺米星注射液	▲
硫酸依替米星注射液	▲
氯化钙注射液	×
氯化钾注射液	●
氯化钠注射液	●
马来酸氯苯那敏注射液	×
马来酸麦角新碱注射液	×
咪达唑仑注射液	×
尼克刹米注射液	●
诺氟沙星葡萄糖注射液	▲
葡萄糖注射液	●
葡萄糖氯化钠注射液	●
葡萄糖酸钙注射液	×
氢化可的松注射液	×
氢溴酸东莨菪碱注射液	×
氢溴酸山莨菪碱注射液	●
氢溴酸烯丙吗啡注射液	×
曲克芦丁注射液	×

续表

药品名称	配伍信息
去乙酰毛花苷注射液	×
乳酸环丙沙星注射液	▲
乳酸钠林格注射液	●
乳酸钠注射液	●
塞替派注射液	×
三磷腺苷注射液	×
双嘧达莫注射液	×
碳酸氢钠注射液	×
替硝唑葡萄糖注射液	●
西咪替丁注射液	▲
细胞色素 C 注射液	×
烟酸注射液	×
盐酸氨溴索注射液	×
盐酸胺碘酮注射液	×
盐酸多巴胺注射液	×
盐酸多巴酚丁胺注射液	×
盐酸可乐定注射液	×
盐酸利多卡因注射液	×
盐酸林可霉素注射液	▲
盐酸氯胺酮注射液	▲
盐酸氯丙嗪注射液	×
盐酸洛贝林注射液	×
盐酸麻黄碱注射液	▲
盐酸吗啡注射液	×

续表

药品名称	配伍信息
盐酸美沙酮注射液	▲
盐酸美西律注射液	×
盐酸纳洛酮注射液	×
盐酸哌替啶注射液	×
盐酸普鲁卡因注射液	×
盐酸普罗帕酮注射液	▲
盐酸普萘洛尔注射液	×
盐酸去氧肾上腺素注射液	×
盐酸山莨菪碱注射液	●
盐酸肾上腺素注射液	×
盐酸维拉帕米注射液	▲
盐酸异丙嗪注射液	×
盐酸异丙肾上腺素注射液	▲
氧氟沙星注射液	×
异烟肼注射液	▲
右旋糖酐 40 注射液	●
正规胰岛素注射剂	×
重酒石酸间羟胺注射液	×
重酒石酸去甲肾上腺素注射液	×
注射用奥美拉唑钠	●
注射用辅酶 A	×

续表

药品名称	配伍信息
注射用阿莫西林钠克拉维酸钾	●
注射用氨苄西林钠	×
注射用氨力农	●
注射用别嘌醇钠	●
注射用苯巴比妥钠	▲
注射用苯妥英钠	▲
注射用环磷腺苷	●
注射用磺苄西林钠	×
注射用拉氧头孢钠	×
注射用两性霉素 B	▲
注射用磷霉素钠	●
注射用硫酸阿米卡星	×
注射用硫酸多黏菌素 B	▲
注射用尿激酶	×
注射用哌拉西林钠	●
注射用青霉素钾	▲
注射用青霉素钠	×
注射用氢化可的松琥珀酸钠	×
注射用乳糖酸红霉素	▲
注射用丝裂霉素	×
注射用头孢呋辛钠	×
注射用头孢拉定	×

续表

药品名称	配伍信息
注射用头孢哌酮钠舒巴坦钠	×
注射用头孢曲松钠	×
注射用头孢噻吩钠	×
注射用头孢噻肟钠	×
注射用头孢他啶	×
注射用头孢替唑钠	×
注射用头孢唑林钠	×
注射用硝普钠	▲
注射用盐酸大观霉素	●
注射用盐酸多柔比星	×
注射用盐酸哌甲酯	×
注射用盐酸柔红霉素	×
注射用依他尼酸钠	●
左氧氟沙星注射液	×

氨基己酸注射液

Aminocaproic Acid Injection

【制剂规格】

10ml∶2g；20ml∶4g。

【用法用量】

初量可取4~6g（20%溶液）溶于100ml 0.9%氯化钠溶液或5%~10%葡萄糖溶液中，于15~30分钟滴完。持续剂量为每小时1g，可口服也可注射。维持12~24小时或更久，依病情而定。

【药品稳定性】

本品为氨基己酸的灭菌水溶液，为无色或几乎无色的澄明液体。密闭保存。

【注意事项】

（1）本品在体内的有效抑制纤维蛋白溶解的浓度至少为130mg/ml。对外科手术出血或内科大量出血者，迅速止血，要求迅速达到上述血液浓度。

（2）肾功能不全者慎用。

（3）血液透析或腹膜透析可清除本品。

【配伍禁忌表】

药品名称	配伍信息
阿糖胞苷注射剂	×
氨茶碱注射液	●
氨甲环酸注射液	●
胞磷胆碱钠注射液	●
地塞米松磷酸钠注射液	●
地西泮注射液	◎
呋塞米注射液	●
氟哌啶醇注射液	×
甘露醇注射液	×
磺胺嘧啶钠注射液	×
甲磺酸酚妥拉明注射液	●
甲磺酸培氟沙星注射液	×

续表

药品名称	配伍信息
甲硫酸新斯的明注射液	×
甲硝唑注射液	●
利巴韦林注射液	●
利血平注射液	×
硫酸阿托品注射液	●
硫酸卡那霉素注射液	×
硫酸庆大霉素注射液	●
硫酸妥布霉素注射液	●
氯化钙注射液	●
氯化钾注射液	●
氯化钠注射液	●
马来酸麦角新碱注射液	●
尼克刹米注射液	●
葡萄糖注射液	●
葡萄糖氯化钠注射液	●
葡萄糖酸钙注射液	●
葡萄糖盐乳酸钠注射液	●
氢化可的松注射液	●
氢溴酸东莨菪碱注射液	●
氢溴酸山莨菪碱注射液	●
去乙酰毛花苷注射液	●
乳酸环丙沙星注射液	●
乳酸钠林格注射液	×
乳酸钠注射液	×

续表

药品名称	配伍信息
三磷腺苷注射液	●
山梨醇注射液	●
碳酸氢钠注射液	●
西咪替丁注射液	●
细胞色素 C 注射液	●
盐酸多巴胺注射液	●
盐酸多巴酚丁胺注射液	●
盐酸利多卡因注射液	×
盐酸林可霉素注射液	●
盐酸氯胺酮注射液	×
盐酸氯丙嗪注射液	×
盐酸洛贝林注射液	●
盐酸吗啡注射液	×
盐酸美西律注射液	●
盐酸哌替啶注射液	●
盐酸去氧肾上腺素注射液	●
盐酸肾上腺素注射液	●
盐酸异丙嗪注射液	×
盐酸异丙肾上腺素注射液	●
氧氟沙星注射液	●
异烟肼注射液	●
右旋糖酐 40 注射液	×
重酒石酸间羟胺注射液	●

A

续表

药品名称	配伍信息
重酒石酸去甲肾上腺素注射液	●
注射用辅酶 A	●
注射用氨苄西林钠	●
注射用苯巴比妥钠	×
注射用苯妥英钠	×
注射用环磷酰胺	●
注射用磺苄西林钠	●
注射用甲氨蝶呤	×
注射用两性霉素 B	●
注射用磷霉素钠	×
注射用硫酸阿米卡星	×
注射用尿激酶	▲
注射用哌拉西林钠	×
注射用青霉素钾	●
注射用氢化可的松琥珀酸钠	●
注射用乳糖酸红霉素	●
注射用丝裂霉素	×
注射用头孢噻肟钠	●
注射用头孢唑林钠	●
注射用硝普钠	×
注射用盐酸多柔比星	●
注射用依他尼酸钠	×

氨甲苯酸注射剂

Aminomethylbenzoic Acid Injection

【制剂规格】

①氨甲苯酸注射液：5ml∶50mg；10ml∶100mg。②氨甲苯酸氯化钠注射液 100ml：氨甲苯酸 0.2g 和氯化钠 0.9g。③注射用氨甲苯酸：0.1g。④氨甲苯酸葡萄糖注射液 100ml：氨甲苯酸 0.2g，葡萄糖 5g。

【用法用量】

静脉注射或滴注：一次 0.1~0.3g，一日不超过 0.6g。

【药品稳定性】

未开启的药品应密闭保存，开启后应一次用完，不得贮藏再用。

【注意事项】

（1）对于有血栓形成倾向者（如急性心肌梗死）宜慎用。

（2）如与其他凝血因子（如因子Ⅸ）等合用，一般认为在凝血因子使用后 8 小时再用本品较为妥善。

（3）血友病或肾盂实质病变发生大量血尿时要慎用。

（4）慢性肾功能不全时用量酌减，给药后尿液浓度常较高。

【配伍禁忌表】

药品名称	配伍信息
青霉素	×

续表

药品名称	配伍信息
苯唑西林	×
尿激酶	×

氨甲环酸注射剂

Tranexamic Acid Injection

【制剂规格】

①氨甲环酸注射液：2ml∶0.1g；2ml∶0.2g；5ml∶0.25g；5ml∶0.5g；10ml∶1g。②注射用氨甲环酸：0.4g。③氨甲环酸氯化钠注射液100ml：氨甲环酸0.5g与氯化钠0.85g；氨甲环酸1g与氯化钠0.7g。

【用法用量】

静脉注射或滴注：一般成年人一次0.25~0.5g，必要时可1000~2000mg分1~2次。根据年龄和症状可适当增减剂量或遵医嘱。为防止手术前后出血，可参考上述剂量，为治疗原发性纤维蛋白溶解所致出血，剂量可酌情加大。

【药品稳定性】

本品为无色的澄明液体，未开启药品密闭，避光，阴凉处保存。

【注意事项】

（1）对于有血栓形成倾向者（如急性心肌梗死），宜慎用。

（2）与其他凝血因子（如因子IX）等合用，应警惕血栓形成，一般认为在凝血因子使用后8小时再用本品较为妥当。

（3）慢性肾功能不全时，用量应酌减，因给药后尿液中药物浓度常较高。

（4）与青霉素或滴注血液有配伍禁忌。

【配伍禁忌表】

药品名称	配伍信息
氨茶碱注射液	●
氨基己酸注射液	●
地塞米松磷酸钠注射液	●
地西泮注射液	●
二羟丙茶碱注射液	●
呋塞米注射液	●
氟哌啶醇注射液	●
甘露醇注射液	●
磺胺嘧啶钠注射液	×
肌苷注射剂	●
甲磺酸酚妥拉明注射液	●
甲硝唑注射液	●
利巴韦林注射液	●
硫酸阿托品注射液	●
硫酸卡那霉素注射液	●
硫酸镁注射液	●
硫酸庆大霉素注射液	●
硫酸妥布霉素注射液	●

续表

药品名称	配伍信息
氯化钙注射液	●
氯化钾注射液	●
氯化钠注射液	●
马来酸麦角新碱注射液	●
尼克刹米注射液	●
葡萄糖注射液	●
葡萄糖氯化钠注射液	●
葡萄糖酸钙注射液	●
氢化可的松注射液	×
氢溴酸东莨菪碱注射液	●
氢溴酸山莨菪碱注射液	●
去乙酰毛花苷注射液	●
乳酸钠林格注射液	●
乳酸钠注射液	●
塞替派注射液	●
三磷腺苷注射液	●
山梨醇注射液	●
碳酸氢钠注射液	●
替硝唑葡萄糖注射液	●
西咪替丁注射液	●
细胞色素 C 注射液	●
盐酸多巴胺注射液	●
盐酸多巴酚丁胺注射液	●
盐酸利多卡因注射液	●

续表

药品名称	配伍信息
盐酸林可霉素注射液	●
盐酸氯丙嗪注射液	▲
盐酸洛贝林注射液	●
盐酸麻黄碱注射液	●
盐酸吗啡注射液	●
盐酸美西律注射液	●
盐酸哌替啶注射液	●
盐酸普鲁卡因注射液	●
盐酸普罗帕酮注射液	●
盐酸普萘洛尔注射液	●
盐酸去氧肾上腺素注射液	●
盐酸山莨菪碱注射液	●
盐酸肾上腺素注射液	●
盐酸维拉帕米注射液	●
盐酸异丙嗪注射液	●
盐酸异丙肾上腺素注射液	●
右旋糖酐 40 注射液	●
正规胰岛素注射剂	●
重酒石酸间羟胺注射液	●
重酒石酸去甲肾上腺素注射液	●
注射用奥美拉唑钠	●
注射用辅酶 A	●

续表

药品名称	配伍信息
注射用阿莫西林钠克拉维酸钾	●
注射用氨苄西林钠	●
注射用苯巴比妥钠	×
注射用苯妥英钠	×
注射用环磷酰胺	●
注射用环磷腺苷	●
注射用磺苄西林钠	●
注射用两性霉素 B	●
注射用硫酸阿米卡星	●
注射用硫酸多黏菌素 B	●
注射用尿激酶	▲
注射用青霉素钾	●
注射用青霉素钠	×
注射用氢化可的松琥珀酸钠	●
注射用乳糖酸红霉素	●
注射用丝裂霉素	●
注射用头孢拉定	●
注射用头孢哌酮钠舒巴坦钠	●
注射用头孢曲松钠	●
注射用头孢噻肟钠	●
注射用头孢他啶	●

续表

药品名称	配伍信息
注射用头孢唑林钠	●
注射用硝普钠	▲
注射用盐酸多柔比星	●
注射用依他尼酸钠	×
左氧氟沙星注射液	●

奥曲肽注射剂
Octreotide Injection

【制剂规格】

①醋酸奥曲肽注射液：1ml：0.05mg；1ml：0.1mg；1ml：0.3mg。②注射用醋酸奥曲肽：0.1mg。③注射用醋酸奥曲肽微球：10mg；20mg。

【用法用量】

肌内注射，皮下注射，静脉滴注。

（1）奥曲肽注射液：①食管－胃静脉曲张出血：持续静脉滴注每小时 0.025mg，最多治疗 5 天，可用 0.9% 氯化钠溶液稀释或 5% 葡萄糖液稀释。②预防胰腺术后的并发症：0.1mg 皮下注射，每天 3 次，持续治疗 7 天，首次注射应在手术前至少 1 小时进行。③胃肠胰内分泌肿瘤：初始剂量为 0.05mg 皮下注射，每天 1~2 次，然后根据耐受性和疗效可逐渐增加剂量至 0.2mg，每天 3 次。④

肢端肥大症：初始量为 0.05~0.1mg 皮下注射，每 8 小时一次，然后根据对循环 GH 浓度、临床反应及耐受性的每月评估而调整剂量。

（2）注射用奥曲肽：临用前将本品用 1ml 注射用水或 0.9% 氯化钠溶液充分溶解，用法用量同（1）奥曲肽注射液。

（3）注射用醋酸奥曲肽微球：本品仅能通过臀部肌内深部注射给药，禁止静脉注射。①肢端肥大症：对使用标准剂量皮下注射醋酸奥曲肽注射液已完全控制的患者，本品的推荐初始剂量为 20mg，每隔 4 周给药 1 次，共 3 月。如果 3 月后临床症状和体征以及生化参数（GH 和 IGF-1）尚未完全控制（GH 2.5μg/L）时，剂量应当增至 30mg，每隔 4 周给药 1 次。②肾功能损害患者的使用剂量不必调整。③肝硬化患者剂量不需调整。

【药品稳定性】

未开启药品于 2~8℃，防冷冻和避光保存，逐日用最多可在室温下保存两周。

【注意事项】

（1）反复注射应当轮流选择左侧或右侧不同的臀部肌内注射，避免短期内在同一部位多次注射。

（2）注射局部反应，包括疼痛，注射部位针刺或烧灼感，伴红肿。这些现象极少超过 15 分钟。注射前使药液达室温，则可减少局部不适。

（3）胰岛素依赖型糖尿病或已患糖尿病患者，应密切监测血糖水平。

（4）肾功能损害患者不需调整剂量。

（5）肝硬化患者的剂量不需调整。

（6）静脉滴注，使用前应用肉眼观察是否有颜色改变和颗粒出现。在无菌 0.9% 氯化钠注射液或 5% 葡萄糖溶液中奥曲肽可保持理化性质稳定达 24 小时。但由于奥曲肽会影响葡萄糖体内平衡，故建议使用 0.9% 氯化钠注射液而不用葡萄糖。通常将 0.5mg 奥曲肽溶于 60ml 0.9% 氯化钠注射液中，并用输液泵滴注直到疗程结束。奥曲肽也可低浓度静脉滴注。

（7）醋酸奥曲肽在全胃肠外营养（TPN）溶液中是不稳定的。

【配伍禁忌表】

药品名称	配伍信息
酮康唑	协同作用
西咪替丁	●

奥硝唑注射剂

Ornidazole Injection

【制剂规格】

①奥硝唑注射液：5ml∶250mg；5ml∶500mg。②注射用奥硝唑：

250mg。③奥硝唑氯化钠注射液100ml：奥硝唑250mg，氯化钠860mg；奥硝唑500mg，氯化钠830mg；奥硝唑500mg，氯化钠850mg。④奥硝唑葡萄糖注射液100ml：奥硝唑0.5g，葡萄糖5.0g。

【用法用量】

（1）奥硝唑注射液：将本品溶于100ml的0.9%氯化钠注射液或5%葡萄糖注射液中，最终浓度为5mg/ml，静脉滴注时间不少于30分钟，成人手术前1~2小时静脉滴注1g奥硝唑，术后12小时静脉滴注0.5g，术后24小时静脉滴注0.5g。治疗厌氧菌引起的感染：成人起始剂量为0.5~1g，然后每12小时静脉滴注0.5g，连用3~6天。儿童剂量为每日20~30mg/kg，每12小时静脉滴注一次，滴注时间30分钟。

（2）注射用奥硝唑：将本药溶于50~100ml的0.9%氯化钠注射液或5%葡萄糖注射液中，最终奥硝唑浓度为2.5~5mg/ml，静脉滴注，滴注时间不少于30分钟。

（3）奥硝唑氯化钠注射液：每瓶滴注时间不少于30分钟。

（4）奥硝唑葡萄糖注射液：滴注时间15~30分钟，手术前30分钟静脉滴注1g奥硝唑（2瓶）预防感染，手术后每12小时静脉滴注500mg（1瓶），连用3~5天。

【药品稳定性】

未开启药品遮光，密闭，在凉暗处（避光并不超过20℃）保存，应现用现配。

【注意事项】

（1）注射用奥硝唑应现用现配，如发现药液浑浊或变色切勿使用。

（2）奥硝唑溶液显酸性，pH值为2.3~4.5，与多种药物有配伍反应，应单独给药，如需合并使用其他药物时，应分别溶解稀释，分别滴注，且两组药物之间需冲管。

（3）肝损伤患者用药每次剂量与正常用量相同，但用药间隔时间要延长，以免药物蓄积。

（4）肾功能不全者药代动力学指标不变，但血透可快速消除奥硝唑，故血透后必须给药一次，或血透前加服一个剂量的奥硝唑。

【配伍禁忌表】

药品名称	配伍信息
5%葡萄糖注射液	●
0.9%氯化钠注射液	●
巴比妥	×
雷尼替丁	×
西咪替丁	×

—B—

巴氯芬注射液
Baclofen Injection

【制剂规格】

1ml：0.05mg；5ml：10mg；20ml∶10mg。

【用法用量】

（1）过敏筛查：使用1ml∶0.05mg巴氯芬注射液注射到蛛网膜下隙用于筛查。初始筛查剂量0.05mg/ml，鞘内缓慢注射1ml（注射时间不少于1分钟），观察4~8小时；如果初始反应小于预期（肌张力降低、频繁或严重痉挛），24小时后增加筛查剂量至1.5ml，继续观察4~8小时；如果仍无严重反应，24小时后增加筛查剂量至2ml，再次观察4~8小时。

（2）用法用量：移植泵给药，不推荐静脉、肌内、皮下或硬膜外给药。

【药品稳定性】

室温保存，温度低于30℃。

【注意事项】

用药前需要进行过敏筛查。

胞磷胆碱钠注射液
Citicoline Sodium Injection

【制剂规格】

2ml∶0.1g；2ml∶0.25g。

【用法用量】

（1）静脉滴注：一日0.25~0.5g，用5%或10%葡萄糖注射液稀释后缓缓滴注，每5~10日为一疗程；

（2）单纯静脉注射：每次100~200mg。肌内注射：一日0.1~0.3g，分1~2次注射。

【药品稳定性】

本品为无色的澄明液体。密闭，避光，阴凉处保存。

【注意事项】

脑出血急性期不宜大剂量应用。一般不采用肌内注射，若用时应经常更换注射部位。

【配伍禁忌表】

药品名称	配伍信息
氨茶碱注射液	×
氨基己酸注射液	●
地塞米松磷酸钠注射液	●
地西泮注射液	◎
二羟丙茶碱注射液	●

续表

药品名称	配伍信息
呋塞米注射液	●
甘露醇注射液	×
甲磺酸酚妥拉明注射液	●
甲磺酸培氟沙星注射液	×
甲硝唑注射液	△
利巴韦林注射液	△
利血平注射液	×
硫酸阿托品注射液	●
硫酸卡那霉素注射液	△
硫酸镁注射液	●
硫酸庆大霉素注射液	△
氯化钙注射液	●
氯化钾注射液	●
氯化钠注射液	●
马来酸麦角新碱注射液	●
尼克刹米注射液	●
葡萄糖氯化钠注射液	●
葡萄糖酸钙注射液	×
葡萄糖注射液	●
氢溴酸东莨菪碱注射液	●
去乙酰毛花苷注射液	●
乳酸环丙沙星注射液	△
乳酸钠林格注射液	●
乳酸钠注射液	●

续表

药品名称	配伍信息
三磷腺苷注射液	●
山梨醇注射液	●
碳酸氢钠注射液	●
替硝唑葡萄糖注射液	●
西咪替丁注射液	●
细胞色素 C 注射液	●
盐酸多巴酚丁胺注射液	●
盐酸利多卡因注射液	●
盐酸林可霉素注射液	△
盐酸洛贝林注射液	●
盐酸氯丙嗪注射液	●
盐酸美西律注射液	×
盐酸哌替啶注射液	●
盐酸普罗帕酮注射液	●
盐酸普萘洛尔注射液	●
盐酸去氧肾上腺素注射液	●
盐酸山莨菪碱注射液	●
盐酸肾上腺素注射液	●
盐酸维拉帕米注射液	●
盐酸异丙嗪注射液	×
盐酸异丙肾上腺素注射液	●
氧氟沙星注射液	△

B

续表

药品名称	配伍信息
异烟肼注射液	×
右旋糖酐 40 注射液	●
重酒石酸间羟胺注射液	●
重酒石酸去甲肾上腺素注射液	●
注射用阿莫西林钠克拉维酸钾	△
注射用氨苄西林钠	×
注射用苯巴比妥钠	●
注射用辅酶 A	●
注射用环磷腺苷	●
注射用磺苄西林钠	△
注射用甲氨蝶呤	×
注射用磷霉素钠	△
注射用硫酸阿米卡星	△
注射用硫酸多黏菌素 B	△
注射用尿激酶	▲
注射用青霉素钠	△
注射用氢化可的松琥珀酸钠	●
注射用头孢呋辛钠	△
注射用头孢拉定	△
注射用头孢哌酮钠舒巴坦钠	△
注射用头孢噻肟钠	△
注射用头孢他啶	△

续表

药品名称	配伍信息
注射用头孢唑林钠	△
注射用硝普钠	▲
注射用盐酸多柔比星	×
注射用盐酸柔红霉素	●
注射用依他尼酸钠	●

倍他米松磷酸钠注射液

Betamethasone Sodium Phosphate Injection

【制剂规格】

1ml∶5.26mg（相当于倍他米松 4mg）。

【用法用量】

肌内注射或静脉注射：一日 2~20mg，分次给药。

【药品稳定性】

遮光，密闭保存。

【注意事项】

（1）对本品及其他甾体激素过敏者禁用。下列疾病患者一般不宜使用，特殊情况应权衡利弊使用，但应注意病情恶化可能：严重的精神病和癫痫、活动性消化性溃疡病、新近胃肠吻合手术、骨折、创伤修复期、角膜溃疡、肾上腺皮质功能亢进症、高血压、糖尿病、孕妇及哺乳期妇女、抗菌药物不能控制的感染如水痘、麻疹、霉菌感染、较重的骨质疏松症等。

（2）下列情况应慎用。心脏病或急性心力衰竭、糖尿病、憩室炎、情绪不稳定和有精神病倾向、全身性真菌感染、青光眼、肝功能损害、眼单纯性疱疹、高脂蛋白血症、高血压、甲状腺功能减退（即甲减，此时糖皮质激素作用增强）、重症肌无力、骨质疏松、胃溃疡、胃炎或食管炎、肾功能损害或结石、结核病、老年患者等。

（3）可增强对乙酰氨基酚的肝毒性。

（4）与强心苷合用，可增加洋地黄毒性及心律失常的发生。

（5）与排钾利尿药合用，可致严重低钾血症，并由于水钠潴留而减弱利尿药的排钠利尿效应。

【配伍禁忌表】

药品名称	配伍信息
氯化钠注射液	●
葡萄糖注射液	●
双氯芬酸钠注射液	▲

苯丙酸诺龙注射液

Nandrolone Phenylpropionate Injection

【制剂规格】

1ml∶10mg；1ml∶25mg。

【用法用量】

（1）深部肌内注射。

（2）女性转移性乳腺癌姑息性治疗：每周25~100mg，肌内注射，一般须持续至12周，如有必要，治疗结束4周后，可进行第二个疗程。

（3）严重消耗性疾病，如严重烧伤、慢性腹泻、大手术后等。每周25~50mg，肌内注射，同时须摄入充足的热量和蛋白质。

【药品稳定性】

本品为苯丙酸诺龙的灭菌油溶液，为淡黄色的澄明油状液体。密闭，避光，阴凉处保存。

【注意事项】

（1）心脏、肝、肾疾病患者、癌骨转移患者、糖尿病、前列腺肥大患者慎用。高血压、前列腺癌患者、孕妇及哺乳期妇女禁用。

（2）本品含苯甲醇，禁止用于儿童肌内注射。儿童长期应用，可严重影响生长、可致早熟，应慎用。

（3）老年用药，易引起水钠潴留、高钾血症，应慎用。

（4）可增强抗凝血药香豆素、华法林等的抗凝作用。

（5）与皮质激素合用，可使血糖升高。

【配伍禁忌表】

药品名称	配伍信息
香豆素	×（增强其抗凝作用）
华法林	×（增强其抗凝作用）
皮质激素	×（合用可使血糖升高）

苯甲酸雌二醇注射液

Estradiol Benzoate Injection

【制剂规格】

1ml∶1mg；1ml∶2mg。

【用法用量】

肌内注射。用于绝经期综合征：肌内注射一次1~2mg，一周2~3次。子宫发育不良：一次1~2mg，每2~3日肌内注射一次。功能性子宫出血：每日肌内注射1mg~2mg，至血净后酌情减量，后期择日用黄体酮撤退。回奶：每日肌内注射2mg，不超过3天，然后减量或改小量口服药至生效。

【药品稳定性】

遮光，密闭保存。

【注意事项】

（1）用药期间定期进行妇科检查。

（2）子宫肌瘤、心脏病、癫痫、糖尿病及高血压患者慎用。

（3）注射前充分摇匀。

【配伍禁忌表】

药品名称	配伍信息
卡马西平注射液	▲
苯巴比妥注射液	▲
苯妥英钠注射液	▲
扑米酮注射液	▲
利福平注射液	▲

苯磺顺阿曲库铵注射剂

Cisatracurium Besilate Injection

【制剂规格】

①注射用苯磺顺阿曲库铵（以顺阿曲库铵计）：5mg；10mg。②苯磺顺阿曲库铵注射液：2.5ml∶5mg；5ml∶10mg；10ml∶20mg；30ml∶150mg。

【用法用量】

（1）注射用苯磺顺阿曲库铵：使用前用灭菌注射用水5ml溶解。

（2）静脉单次注射给药用法：与其他静脉用药类似，如选择在小静脉注射本品时，注射后，需以适量的静脉输液（如0.9%氯化钠静脉注射液）将药物注射液冲进该静脉。

①成人剂量

气管插管：本品用于成人插管的推荐剂量为0.15mg/kg或遵医嘱。用丙泊酚诱导麻醉后，按此剂量给予本品，120秒后即可达到良好至极佳的插管条件。高剂量可以缩短对神经肌肉阻滞作用的起效时间。

维持用药：采用维持剂量延长本品神经肌肉的阻滞作用。对以阿片类或丙泊酚麻醉的病人，给予0.03mg/kg体重的本品可以继续产生大约20分钟临床有效的神经肌肉阻滞作用。连续使用维持剂量不会导致神经肌肉阻滞作用延长。

②2~12岁的儿童：首剂推荐给药剂量为0.1mg/kg，并在5~10秒内进行。

气管插管：虽然尚无对该年龄组进行插管前给药的特别研究报告，但鉴于儿童起效时间比成人快这一特点可以推测：给药后2分钟内即可插管。

维持用药：追加使用本品可以维持对神经肌肉的阻滞作用。以氟烷麻醉时，给予0.02mg/kg的药量，可以继续维持约9分钟临床有效的神经肌肉阻滞。连续追加剂量不会引起蓄积效应。

（3）静脉滴注给药：成人和2~12岁儿童，推荐首先3μg/（kg·min）［0.18mg/（kg·h）］的速度滴注，一旦达到稳定状态后，大部分病人只需要以1~2μg/（kg·min）［0.06~0.12mg/（kg·h）］的速度连续滴注，即可维持阻滞作用。

滴注速度取决于滴注溶液中顺阿曲库铵的浓度、神经肌肉阻滞所要达到的程度和病人的体重。当采用异氟烷或恩氟烷麻醉时，本品的滴注速率可减少高达40%。

【药品稳定性】

（1）遮光，密封于2~8℃保存，不宜冷冻。

（2）由于本品不含防腐剂，应在给药前才开始稀释，且一经稀释应立即使用。

（3）稀释后的注射液应在聚氯乙烯或聚丙烯容器中存放。在5~25℃下，稀释后浓度为0.1~2mg/ml的苯磺顺阿曲库铵注射液于至少12小时内，其物理和化学性质稳定。稀释溶剂可以是下列溶液：0.9%氯化钠静脉注射液；5%葡萄糖静脉注射液；0.18%氯化钠和4%葡萄糖静脉注射液；0.45%氯化钠和2.5%葡萄糖静脉注射液。

【注意事项】

（1）因为顺苯磺酸阿曲库铵注射液只在酸性溶液中稳定，所以不能与碱性溶液共用注射器或同时给药。

（2）已知对顺阿曲库铵、阿曲库铵或苯磺酸过敏及对本品中任何成分过敏者禁止使用。

（3）孕妇禁用，因为尚未对此类人群进行研究。本品及代谢产物是否分泌到人乳尚不可知。

（4）对于其他神经肌肉阻滞

药过敏的病人在使用本品时应引起高度重视，使用神经肌肉阻断药后可观察到不同程度的过敏反应。极少数情况下，当本品与一种或多种麻醉药合用时，有严重过敏反应。

（5）苯磺酸顺阿曲库铵能使呼吸肌和其他骨骼肌瘫痪，而对意识和痛阈没有影响。顺苯磺酸阿曲库铵注射液应仅由麻醉师或在麻醉师及其他熟悉神经肌肉阻断药使用的医生指导下给药。同时必须备有完善的气管插管、人工呼吸设备以及充足的氧气供应。

（6）重症肌无力及其他形式的神经肌肉疾病患者对非去极化阻断药的敏感性显著增高。这些病人使用本品的推荐起始剂量为不大于0.02mg/kg。

（7）严重的酸碱失调和（或）血浆中电解质紊乱可增加或降低对神经肌肉阻断药的敏感性。

（8）尚无低体温（25~28℃）条件下手术病人使用本品的研究报告。与其他神经肌肉阻断药物相类似，在这种情况下维持手术要求的肌肉松弛程度所需的滴注速率应明显减低。

（9）尚无烧伤病人使用本品的研究报告，但应与其他非去极化型神经肌肉阻断药物类似。当此类病人给予本品时，应考虑所需剂量可能增加而作用时间缩短。

（10）罕见有某些药物可加剧或诱发隐性重症肌无力发作，或肌无力综合征；在此情况下，病人对非去极化型神经肌肉阻断药的敏感性可能增加。这些药物包括各种抗生素、β受体阻断药（普萘洛尔、氧烯洛尔）、抗心律不齐药（普鲁卡因胺、奎尼丁）、抗风湿药（氯喹、D-青霉胺）、三甲噻方、氯丙嗪，类固醇、苯妥英和锂剂。

【配伍禁忌表】

药品名称	配伍信息
丙泊酚注射液	×
硫喷妥钠	×
氯化钠注射液	●
葡萄糖氯化钠注射液	●
葡萄糖注射液	●
乳酸钠林格注射液	×
酮洛酸氨丁三醇注射液	×

苯扎托品注射液
Benzatropine Mesilate Injection

【制剂规格】

2ml∶2mg。

【用法用量】

肌内或静脉注射成人常用量：帕金森病，一日1~2mg，用量视需要与耐受力而定。药物诱发的锥体外系反应，一次1~4mg，一日1~2次。

【药品稳定性】

密闭，干燥保存。

【注意事项】

（1）青光眼、心动过速和尿潴留患者及三岁以下小儿禁用。

（2）幽门或十二指肠狭窄、尿路梗阻、迟缓不能、重症肌无力患者禁用。

（3）老年病人可能对本品更敏感，注意调节剂量；儿童慎用。

（4）与金刚烷胺合用能加重本品副作用。

（5）本品可增强中枢抑制剂的中枢抑制作用。

【配伍禁忌表】

药品名称	配伍信息
氟哌啶醇	×
氯氮平	×
西沙必利	×

吡拉西坦注射液

Piracetam Injection

【制剂规格】

5ml∶1g；20ml∶4g。

【用法用量】

肌内注射，每次1g，一日2~3次；静脉注射，每次4~6g，一日2次；静脉滴注，每次4~8g，一日1次，用5%或10%葡萄糖注射液或氯化钠注射液稀释至250ml后使用。

【药品稳定性】

本品为无色的澄明液体。密闭，避光，阴凉处保存。

【注意事项】

（1）锥体外系疾病，Huntington舞蹈症禁用。

（2）孕妇禁用，新生儿禁用。

（3）肝、肾功能障碍者慎用并应适当减少剂量。

（4）本品与华法林联合应用时，可延长凝血酶原时间，可诱导血小板聚集的抑制。在接受抗凝治疗的患者中，同时应用吡拉西坦时应特别注意凝血时间，防止出血危险，并调整抗凝治疗的药物剂量和用法。

【配伍禁忌表】

药品名称	配伍信息
氯化钠注射液	●
葡萄糖注射液	●

吡罗昔康注射液

Piroxicam Injection

【制剂规格】

2ml∶20mg。

【用法用量】

肌内注射，一日1次，一次10~

20mg。

【药品稳定性】

本品为吡罗昔康加适宜助溶剂制成的灭菌水溶液，为淡黄绿色的澄明液体。密闭，避光，阴凉处保存。

【注意事项】

（1）对本品过敏、儿童、消化性溃疡和慢性胃病患者禁用。

（2）孕妇禁用。妊娠的后3个月使用该药的孕妇可抑制分娩，造成难产，同时可出现胃肠道毒性反应。此外，在妊娠后期长期用药可能致胎儿动脉导管早期闭锁或狭窄，以致新生儿出现持续性肺动脉高压和心力衰竭。本品可引起乳汁分泌减少，与用药量有关，哺乳期妇女不宜用。

（3）长期应用应注意检查血常规及肝、肾功能。

（4）交叉过敏。对阿司匹林或其他非甾体抗炎药过敏的患者，对本品也可能过敏。用药期间如出现过敏反应、血常规异常、视力模糊、精神症状、水潴留及严重胃肠反应时，应即停药。

（5）下列情况应慎用：①有凝血机制或血小板功能障碍时；②哮喘；③心功能不全或高血压；④肾功能不全；⑤老年人。

（6）能抑制血小板聚集，作用比阿司匹林弱，但可持续到停药后2周。术前和术后应停用。

（7）与双香豆素等抗凝药同用时，后者效应增强，出血倾向显著，用量宜调整。

（8）与阿司匹林同用时，本品的血药浓度可下降到一般浓度的80%，同时胃肠道溃疡形成和出血倾向的危险性增加。

【配伍禁忌表】

药品名称	配伍信息
肝素钠注射液	×
氧氟沙星注射液	×
注射用甲氨蝶呤	×
左氧氟沙星注射液	×

丙泊酚注射液

Propofol Injection

【制剂规格】

10ml∶100mg；20ml∶200mg；50ml∶500mg

【用法用量】

（1）给药方式：静脉注射，静脉滴注。

①未稀释的丙泊酚注射液能直接用于滴注。当使用未稀释的丙泊酚注射液直接滴注时，建议使用微量泵或输液泵，以便控制滴注速率。

②丙泊酚注射液也可以稀释后使用，但只能用5%葡萄糖注射液

稀释，存放于PVC输液袋或输液瓶中。稀释度不超过1∶5（2mg/ml）。用于麻醉诱导部分的丙泊酚注射液，可以以小于20∶1的比例与0.5%或1%的利多卡因注射液混合使用。

③使用丙泊酚通常需要配合使用止痛药。丙泊酚可辅助用于脊髓和硬膜外麻醉。并与常用的术前用药，神经肌肉阻断药，吸入麻醉药和止痛药配合使用。作为全身麻醉以辅助区域麻醉技术，所需的剂量较低。

（2）麻醉给药：建议应在给药时调节剂量，一般健康成年人每10秒约给药4ml（40mg），观察病人反应直至临床体征表明麻醉起效。大多数年龄小于55岁的成年病人，大约需要2.0~2.5mg/kg的丙泊酚；超过该年龄需要量一般将减少；ASA Ⅲ级和Ⅳ级病人的给药速率应更低，每10秒约2ml（20mg）。

（3）麻醉维持：通过持续滴注或重复单次注射给予丙泊酚都能够较好地达到维持麻醉所需要的浓度。持续滴注所需的给药速率在个体之间有明显的不同，通常4~12mg/（kg·h）的速率范围能保持令人满意的麻醉。用重复单次注射给药，应根据临床需要，每次给予2.5ml（25mg）至5.0ml（50mg）的量。

（4）ICU镇静：当作为对正在强化监护而接受人工通气病人的镇静药物使用时，建议持续输注丙泊酚。滴注速率应根据所需要的镇静深度进行调节，通常0.3~0.4mg/（kg·h）的滴注速率范围，应能获得令人满意的镇静效果。

（5）人工流产手术：术前以2.0mg/kg剂量实行麻醉诱导，术中若因疼痛，病人有肢体动作时，以0.5mg/kg剂量追加，应能获得满意的效果。

（6）年龄超过55岁的病人应在给药时观察病人的反应，通常麻醉诱导所需的剂量可能较低。

（7）儿童不建议使用丙泊酚注射液。不推荐丙泊酚作为小儿镇静药物使用。用于小儿麻醉诱导：建议缓慢给予丙泊酚直至体征表明麻醉起效，剂量应根据年龄和（或）体重调节。年龄超过8岁的多数病人，麻醉诱导需要约2.5mg/kg；低于该年龄所需药量可能更大；ASA Ⅲ级和Ⅳ级的小儿建议用较低的剂量。用于小儿麻醉维持：通过滴注或重复单次注射给予丙泊酚，能够维持麻醉所要求的深度所需的给药速率在病人之间有明显的差别，通常4~12mg/（kg·h）的给药速率能够获得令人满意的麻醉效果。

【药品稳定性】

本品应于4~25℃条件下贮存，不能冰冻。稀释液应无菌制备，给药前配制。该稀释液在6小时内是稳定的。

【注意事项】

（1）对丙泊酚或其中的乳化剂成分过敏者禁用。

（2）应该由受过训练的麻醉医师或加强监护病房医生来给药。用药期间应保持呼吸道畅通，备有人工通气和供氧设备。丙泊酚注射液不应由外科医师或诊断性手术医师给药。病人全身麻醉后必须保证完全苏醒后方能出院。

（3）癫痫病人使用丙泊酚可能有惊厥的危险。

（4）对于心脏，呼吸道或循环血流量减少及衰弱的病人，使用丙泊酚注射液与其他麻醉药一样应该谨慎。

（5）丙泊酚注射液若与其他可能会引起心动过缓的药物合用时应该考虑静脉给予抗胆碱能药物。

（6）脂肪代谢紊乱或必须谨慎使用脂肪乳剂的病人使用丙泊酚注射液应谨慎。

（7）使用丙泊酚注射液前应该摇匀。滴注过程不得使用串联有终端过滤器的输液装置。一次使用后的丙泊酚注射液所余无论多少，均应该丢弃，不得留作下次重用。

（8）妊娠期间不应使用丙泊酚注射液，但在终止妊娠时，可以使用丙泊酚注射液。产妇及哺乳期妇女不宜使用丙泊酚注射液。

（9）丙泊酚用于儿童诱导后无论是吸入麻醉药还是维持，均会导致心率减慢，心率下降10%~20%，但丙泊酚本身对窦房结及房室结功能无明显影响，因此三岁以内儿童慎用。

（10）老年患者用药应以静脉滴注给药以观察病人反应，年龄超过55岁的病人，麻醉诱导所给的丙泊酚剂量应酌减。

【配伍禁忌表】

药品名称	配伍信息
阿芬太尼	▲
茶碱	▲
氯化琥珀胆碱注射液	▲
马来酸咪达唑仑	▲
葡萄糖注射液	●
维库溴铵	▲
盐酸布比卡因注射液	▲
盐酸利多卡因注射液	▲

丙酸睾酮注射液

Testosterone Propionate Injection

【制剂规格】

1ml：10mg；25mg；50mg。

【用法用量】

（1）成人常用量：深部肌内注射：男性性腺功能低下激素替代治疗：一次25~50mg，每周2~3次；绝经后女性晚期乳腺癌：一次50~100mg，每周3次；功能性子宫出血：配合黄体酮使用每次25~50mg，每日1次，共3~4次。

（2）儿童常用量：男性青春发育延缓：一次12.5~25mg，每周2~3次，疗程不超过4~6个月。

【药品稳定性】

本品为丙酸睾酮的灭菌油溶液，为无色或淡黄色的澄明油状液体。密闭，避光，阴凉处保存。

【注意事项】

（1）有过敏反应者应立即停药。肝、肾功能不全、孕妇及前列腺癌患者禁用。

（2）用于乳腺癌治疗时，治疗3个月内应有效果，若病情发展，应立即停药。

（3）应作深部肌内注射，不能静脉注射。

（4）一般不与其他睾酮制剂换用，因它们的作用时间不同。

（5）男性应定期检查前列腺。

（6）儿童长期应用，可严重影响生长发育，慎用。

（7）老年患者慎用。

（8）与口服抗凝药合用，可增强口服抗凝药的作用，甚至可引起出血；与胰岛素合用，对蛋白同化作用协同。

【配伍禁忌表】

药品名称	配伍信息
醋酸泼尼松龙注射液	×
氢化可的松注射液	×
注射用苯巴比妥钠	▲
注射用氢化可的松琥珀酸钠	×

布美他尼注射液

Bumetanide Injection

【制剂规格】

2ml∶0.5mg。

【用法用量】

（1）成人：治疗水肿性疾病或高血压，静脉或肌内注射起始0.5~1mg，必要时每隔2~3小时重复，最大剂量为每日10mg。治疗急性肺水肿，静脉注射起始1~2mg，必要时隔20分钟重复，也可2~5mg稀释后缓慢滴注（不短于30~60分钟）。

（2）小儿：肌内或静脉注射一次按体重0.01~0.02mg/kg，必要时4~6小时1次。

【药品稳定性】

本品为布美他尼加氢氧化钠制成的灭菌水溶液，为无色的澄明液体。密闭，避光，阴凉处保存。

【注意事项】

（1）交叉过敏：对磺胺药和噻嗪类利尿药过敏者，对本药可能亦过敏。

（2）下列情况慎用：①无尿或严重肾功能损害者，后者因需加大剂量，故用药间隔时间应延长，以免出现耳毒性等副作用；②糖尿病患者；③高尿酸血症或有痛风病史者；④严重肝功能损害者，因水电解质紊乱可诱发肝昏迷；⑤急性心肌梗死，过度利尿可促发休克；⑥胰腺炎或有此病史者；⑦有低钾血症倾向者，尤其是应用洋地黄类药物或有室性心律失常者；⑧前列腺肥大者。

（3）随访检查：①血电解质，尤其是合用洋地黄类药物或糖皮质激素类药物、肝、肾功能损害者；②血压，尤其是用于降压，大剂量应用或用于老年人；③肾功能；④肝功能；⑤血糖；⑥血尿酸；⑦酸碱平衡情况；⑧听力。

（4）对新生儿和乳母的情况尚不清楚。动物实验提示本药能延缓胎儿生长和骨化。本药可通过胎盘屏障，孕妇尤其是妊娠前3个月应尽量避免应用。对妊娠高血压综合征无预防作用。动物实验表明本品可致胎儿肾盂积水，延缓胎儿生长和骨化，流产和胎儿死亡率升高。本药可经乳汁分泌，哺乳期妇女应慎用。本药在新生儿的半衰期明显延长，故新生儿用药间隔应延长。

（5）老年人应用本药时发生低血压、电解质紊乱，血栓形成和肾功能损害的机会增多。

【配伍禁忌表】

药品名称	配伍信息
地高辛注射液	▲
地塞米松磷酸钠注射液	▲
氟尿嘧啶注射液	●
氟哌啶醇注射液	▲
肝素钠注射液	▲
卡托普利注射液	▲
利血平注射液	▲
硫酸卡那霉素注射液	▲
硫酸吗啡注射液	●
硫酸奈替米星注射液	▲
硫酸庆大霉素注射液	▲
硫酸妥布霉素注射液	▲
氯化钠注射液	●
马来酸氯苯那敏注射液	▲
咪达唑仑注射液	×
葡萄糖注射液	●
葡萄糖盐乳酸钠注射液	●

续表

药品名称	配伍信息
氢化可的松注射液	▲
去乙酰毛花苷注射液	▲
碳酸氢钠注射液	▲
盐酸胺碘酮注射液	▲
盐酸多巴酚丁胺注射液	×
盐酸美西律注射液	▲
盐酸去氧肾上腺素注射液	▲
盐酸肾上腺素注射液	▲
盐酸异丙嗪注射液	▲
重酒石酸间羟胺注射液	▲
重酒石酸去甲肾上腺素注射液	▲
注射用氨力农	▲
注射用苯巴比妥钠	▲
注射用苯妥英钠	▲

续表

药品名称	配伍信息
注射用拉氧头孢钠	▲
注射用两性霉素 B	▲
注射用硫酸阿米卡星	▲
注射用尿激酶	▲
注射用氢化可的松琥珀酸钠	▲
注射用头孢呋辛钠	▲
注射用头孢拉定	▲
注射用头孢孟多酯钠	▲
注射用头孢哌酮钠舒巴坦钠	▲
注射用头孢曲松钠	▲
注射用头孢噻肟钠	▲
注射用头孢他啶	▲
注射用头孢替唑钠	▲
注射用头孢唑林钠	▲

茶苯海明注射液

Dramamine Injection

【制剂规格】

1ml∶50mg。

【用法用量】

肌内注射、静脉注射：每次50mg。静脉注射时50mg置10ml 0.9%氯化钠溶液内于2分钟内注入。

【药品稳定性】

干燥，避光，避热保存。

【注意事项】

（1）用药期间避免驾驶飞机、车、船，避免从事高空作业、机械作业及操作精密仪器。

（2）用药期间避免饮酒或含有酒精的饮料。不能与其他中枢神经抑制药（如一些镇静安眠药）及三环类抗抑郁药同服。

（3）老年人慎用。

（4）如服用过量或出现严重不良反应，应立即就医。

【配伍禁忌表】

续表

药品名称	配伍信息
氨茶碱注射液	×
阿片全碱注射液	×
氯化铵注射液	×
布托啡诺注射液	×
格降溴铵注射液	×
注射用氢化可的松琥珀酸钠	×
泼尼松龙注射液	×
胆影葡胺注射液	×
咪达唑仑注射液	×
注射用戊巴比妥钠	×
注射用异戊巴比妥钠	×
苯巴比妥注射液	×
苯妥英钠注射液	×
羟嗪注射液	×
丙氯拉嗪注射液	×
丙嗪注射液	×
异丙嗪注射液	×
氯丙嗪注射液	×
三氟拉嗪注射液	×
注射用硫酸链霉素	×
注射用盐酸四环素	×
注射用新生霉素钠	×

续表

药品名称	配伍信息
注射用硫喷妥钠	×
肝素钠注射液	×

茶碱注射液
Theophylline Injection

【制剂规格】

①茶碱葡萄糖注射液：500ml（茶碱0.4g，葡萄糖25g）；250ml（茶碱0.2g，葡萄糖12.5g）；100ml（茶碱0.16g，葡萄糖5g）。②茶碱氯化钠注射液：100ml（茶碱0.2g，氯化钠0.9g）。

【用法用量】

（1）近期未接受过茶碱治疗的患者，静脉滴注首剂量（负荷量）按体重计成人或儿童为4.7mg/kg，缓慢静脉滴注（滴注速率不可超过20mg/min，滴注时间一般不低于30分钟）。

（2）不吸烟成年人维持剂量及滴注速度为0.55mg/（kg·h），老年人及有心肺疾病者维持剂量及滴注速度为0.47mg/（kg·h）。

【药品稳定性】

遮光，密闭保存。

【注意事项】

（1）对诊断的干扰：本品可使血清尿酸及尿儿茶酚胺的测定值增高。

（2）下列情况应慎用，并注意监测血清茶碱浓度：酒精中毒、心律失常、严重心脏病、慢性心功能不全慢性心功能不全、肺源性心脏病、肝脏疾病、高血压、甲状腺功能亢进、严重低氧血症、活动性消化道溃疡或有溃疡病史者、肾脏疾病、年龄超过55岁，特别是男性和伴发慢性肺部疾病的患者、持续发热患者、使用某些药物的患者及茶碱清除率降低者。

（3）静脉滴注时，应避免与维生素C、促皮质激素、去甲肾上腺素配伍。

（4）用于心功能不全的患者时应注意计算氯化钠的摄入量。

（5）吸烟者、茶碱的肝代谢增多，需增加用药剂量。

【配伍禁忌表】

药品名称	配伍信息
维生素C注射液	×
注射用促皮质素	×
去甲肾上腺素注射液	×
注射用盐酸四环素	×

垂体后叶注射液
Posterior Pituitary Injection

【制剂规格】

1ml∶5U；1ml∶10U。

【用法用量】

肌内、皮下注射或稀释后静脉滴注。①引产或催产静脉滴注：一次 2.5~5U，用氯化钠注射液稀释至每 1ml 中含有 0.01U。静脉滴注开始时每分钟不超过 0.001~0.002U，每 15~30 分钟增加 0.001~0.002U，至达到宫缩与正常分娩期相似，最快每分钟不超过 0.02U，通常为每分钟 0.002~0.005U。②控制产后出血：每分钟静脉滴注 0.02~0.04U，胎盘排出后可肌内注射 5~10U。③呼吸道或消化道出血：一次 6~12U。④产后子宫出血：一次 3~6U。

【药品稳定性】

密封，遮光，在冷处（2~10℃）保存，避免冷冻。

【注意事项】

（1）用药后，如出现面色苍白、出汗、心悸、胸闷、腹痛、过敏性休克等，应立即停药。

（2）高血压、冠状动脉疾病、心力衰竭、肺源性心脏病患者忌用。

（3）凡胎位不正、骨盆过狭、产道阻碍等均忌用本品引产。

【配伍禁忌表】

药品名称	配伍信息
氯磺丙脲注射液	▲
氯贝丁酯注射液	▲
卡马西平注射液	▲

醋酸泼尼松龙注射液

Prednisolone Acetate Injection

【制剂规格】

1ml∶25mg；5ml∶125mg。

【用法用量】

肌内注射或关节腔注射：一日 10~40mg，必要时可加量。

【药品稳定性】

本品为醋酸泼尼松龙的灭菌混合液，为微细颗粒的混悬液，静置后微细颗粒下沉，振摇后成均匀的乳白色混悬液。密闭，避光，阴凉处保存。

【注意事项】

（1）药物过量可引起类肾上腺皮质功能亢进综合征。

（2）诱发感染：在激素作用下，原来已被控制的感染可活动起来，最常见者为结核感染复发。在某些感染时应用激素可减轻组织的破坏、减少渗出、减轻感染中毒症状，但必须同时用有效的抗生素治疗、密切观察病情变化，在短期用药后，即应迅速减量、停药。

（3）干扰诊断：可使血糖、血胆固醇和血脂肪酸、血钠水平升高，使血钙、血钾下降。对外周血常规的影响为淋巴细胞、真核细胞及嗜酸、嗜碱细胞数下降，多核白细胞和血小板增加，后者也可下降。长期大剂量服用糖皮质激素可使皮肤试验结果呈假阴性，如结核菌素试验、组织胞浆菌素试验和过敏反应皮试等。还可使甲状腺 ^{131}I 摄取率下降，减弱促甲状腺激素（TSH）对 TSH 释放素（TRH）刺激的反应，使 TRH 兴奋实验结果呈假阳性。干扰促黄体生成素释放激素（LHRH）兴奋试验的结果。使同位素脑和骨显像减弱或稀疏。

（4）下列情况应慎用：心脏病或急性心力衰竭、糖尿病、憩室炎、情绪不稳定和有精神病倾向、全身性真菌感染、青光眼、肝功能损害、眼单纯性疱疹、高脂蛋白血症、高血压、甲状腺功能减退症（此时糖皮质激素作用增强）、重症肌无力、骨质疏松、胃溃疡、胃炎或食管炎、肾功能损害或结石、结核病等。

（5）长期应用糖皮质激素者，应定期检查以下项目：血糖、尿糖或糖耐量试验，尤其是糖尿病或糖尿病倾向者。小儿应定期检测生长和发育情况。眼科检查，注意白内障、青光眼或眼部感染的发生。血清电解质和大便隐血。高血压和骨质疏松的检查，尤以老年人为然。

（6）妊娠期用药：糖皮质激素可通过胎盘屏障。动物实验研究证实孕期给药可增加胚胎腭裂，胎盘功能不全、自发性流产和子宫内生长发育迟缓的发生率。人类使用药理剂量的糖皮质激素可增加胎盘功能不全、新生儿体重减少或死胎的发生率。

（7）哺乳期用药：由于糖皮质激素可由乳汁中排泄，对婴儿造成不良影响，如生长受抑制、肾上腺皮质功能抑制等。哺乳期妇女在权衡利弊情况下，尽可能避免使用。

【配伍禁忌表】

药品名称	配伍信息
丙酸睾酮注射液	×
地高辛注射液	▲
地塞米松磷酸钠注射液	●
地西泮注射液	▲
碘解磷定注射液	×
奋乃静注射液	▲
呋塞米注射液	▲
氟尿嘧啶注射液	×
氟哌啶醇注射液	▲
肝素钠注射液	×
磺胺嘧啶钠注射液	×
甲磺酸酚妥拉明注射液	×
甲硝唑注射液	▲
利血平注射液	▲
硫酸卡那霉素注射液	×
硫酸镁注射液	×

C

续表

药品名称	配伍信息
硫酸庆大霉素注射液	×
硫酸妥布霉素注射液	×
氯化钾注射液	▲
氯化钠注射液	●
马来酸咪达唑仑	×
葡萄糖注射液	●
葡萄糖氯化钠注射液	●
葡萄糖酸钙注射液	×
乳酸钠葡萄糖注射液	●
氢溴酸东莨菪碱注射液	●
氢溴酸山莨菪碱注射液	●
去乙酰毛花苷注射液	×
乳酸环丙沙星	▲
塞替派注射液	●
三磷腺苷	●
山梨醇注射液	●
双嘧达莫注射液	×
碳酸氢钠注射液	×
替硝唑葡萄糖	▲
西咪替丁	▲
细胞色素 C 注射液	×
烟酸注射液	×
盐酸胺碘酮注射液	▲
盐酸倍他司汀注射液	●

续表

药品名称	配伍信息
盐酸苯海拉明注射液	×
盐酸多巴胺注射液	×
盐酸可乐定注射液	▲
盐酸林可霉素注射液	×
盐酸氯丙嗪注射液	×
盐酸麻黄碱注射液	×
盐酸吗啡注射液	▲
盐酸美西律注射液	▲
盐酸哌替啶注射液	▲
盐酸普鲁卡因注射液	×
盐酸普萘洛尔注射液	▲
盐酸去氧肾上腺素注射液	●
盐酸山莨菪碱注射液	●
盐酸肾上腺素注射液	●
盐酸维拉帕米注射液	×
盐酸异丙嗪注射液	▲
盐酸异丙肾上腺素注射液	▲
氧氟沙星注射液	×
异烟肼注射液	▲
右旋糖酐 40 注射液	×
正规胰岛素注射剂	▲
重酒石酸间羟胺注射液	×

续表

药品名称	配伍信息
重酒石酸去甲肾上腺素	×
注射用辅酶 A	×
注射用阿莫西林钠克拉维酸钾	●
注射用阿昔洛韦	●
注射用氨苄西林钠	×
注射用苯巴比妥钠	▲
注射用苯妥英钠	▲
注射用环磷酰胺	▲
注射用甲氨蝶呤	▲
注射用拉氧头孢钠	×
注射用两性霉素 B	▲
注射用硫酸多黏菌素 B	×
注射用尿激酶	×
注射用青霉素钠	×
注射用氢化可的松琥珀酸钠	●
注射用乳糖酸红霉素	●
注射用丝裂霉素	●
注射用头孢拉定	▲
注射用头孢曲松钠	▲
注射用头孢噻吩钠	▲
注射用头孢他啶	▲
注射用头孢唑林钠	●

续表

药品名称	配伍信息
注射用硝普钠	▲
注射用盐酸多柔比星	×
注射用盐酸哌甲酯	●
注射用依他尼酸钠	▲

醋酸曲安奈德注射液

Triamcinolone Acetonide Acetate Injection

【制剂规格】

1ml∶40mg。

【用法用量】

①肌内注射每次 20~80mg，每周 1 次，每次注入均须更换注射部位。②关节腔内或皮下注射用量酌情决定，一般为 2.5~5mg。③对皮肤病可于皮损部位或分数个部位注射，每处剂量为 0.2~0.3mg，每日剂量不超过 30mg，每周总量不超过 75mg，用前应充分摇匀。

【药品稳定性】

本品为微细颗粒的混悬液，静置后微细颗粒下沉，振摇后成均匀的乳白色混悬液。密闭，避光，阴凉处保存。

【注意事项】

（1）逐渐降低使用剂量，可使因药物引起的继发性肾上腺皮质功能不全的发生率降低。

（2）必须遵守严格的无菌操作，使用前应将瓶子振摇，以使成一均匀之悬浮液，不得作静脉用药，在抽药液前，必须检查悬浮液有否结块或颗粒存在（聚集现象）。聚集现象系因受冻所致，必须弃用。

（3）抽吸后必须即时注射，以免药物在针管内沉集。

（4）作为全身性治疗，应予深臀部肌内注射，成人所使用的注射针最短须达 3.81 厘米，肥胖患者则需更长的注射针。

（5）每次注射均须更换注射部位。

【配伍禁忌表】

药品名称	配伍信息
盐酸美西律注射液	▲
异烟肼注射液	▲
正规胰岛素注射剂	▲
注射用两性霉素 B	▲

—D—

地高辛注射液

Digoxin Injection

【制剂规格】

2ml∶0.5mg。

【用法用量】

（1）成人常用量：静脉注射：0.25~0.5mg，用5%葡萄糖注射液稀释后缓慢注射，以后可用0.25mg，每隔4~6小时按需注射，但每日总量不超过1mg；不能口服者需静脉注射，维持量0.125~0.5mg，每日一次。

（2）小儿常用量：静脉注射：按下列剂量分3次或每6~8小时给予。早产新生儿按体重0.015~0.025mg/kg；足月新生儿按体重0.02~0.03mg/kg；1月~2岁按体重0.04~0.05mg/kg；2~5岁按体重0.025~0.035mg/kg；5~10岁按体重0.015~0.03mg/kg；10岁或10岁以上照成人常用量。维持量：洋地黄化后24小时内开始。早产新生儿为洋地黄化总量的20%~30%，分2~3次等份给予；足月新生儿、婴儿和10岁以下小儿，为洋地黄化总量的25%~35%，分2~3次等份给予；10岁或10岁以上，为洋地黄化总量的25%~35%，每日1次。在小婴幼儿（尤其早产儿）需仔细滴定剂量和密切监测血药浓度和心电图。

【药品稳定性】

本品为地高辛的灭菌水溶液，为无色或几乎无色的澄明液体。密闭，避光，阴凉处保存。

【注意事项】

（1）不宜与酸、碱类配伍。

（2）下列情况应慎用：低钾血症，不完全性房室传导阻滞，高钙血症，甲状腺功能减退，缺血性心脏病，急性心肌梗死早期，活动心肌炎，肾功能损害。

（3）用药期间应注意随访检查：血压、心率及心律，心电图，心功能监测，电解质尤其钾、钙、镁，肾功能，疑有洋地黄中毒时，应作地高辛血药浓度测定。过量时，由于蓄积性小，一般于停药后1~2天中毒表现可以消退。

（4）应用时应注意监测地高辛血药浓度，若地高辛血药浓度为＞2.0~2.5ng/ml，应警惕地高辛药物过量或毒性反应。

（5）应用时应注意剂量个体化。

【配伍禁忌表】

药品名称	配伍信息
阿糖胞苷注射剂	▲
氨茶碱注射液	▲
布美他尼注射液	▲
醋酸泼尼松龙注射液	▲
地塞米松磷酸钠注射液	▲
地西泮注射液	▲
呋塞米注射液	▲
氟尿嘧啶注射液	×
甘露醇注射液	▲
肝素钠注射液	▲
磺胺嘧啶钠注射液	×
甲磺酸酚妥拉明注射液	▲
甲氧氯普胺注射液	▲
酒石酸美托洛尔注射液	▲
利血平注射液	▲
硫酸吗啡注射液	●
硫酸镁注射液	▲
硫酸沙丁胺醇注射液	▲
氯化钙注射液	▲
氯化琥珀胆碱注射液	▲
氯化钾注射液	●
氯化钠注射液	●
氯硝西泮注射液	▲

续表

药品名称	配伍信息
咪达唑仑注射液	●
葡萄糖注射液	●
葡萄糖氯化钠注射液	●
葡萄糖酸钙注射液	▲
葡萄糖盐乳酸钠注射液	●
氢化可的松注射液	▲
氢溴酸加兰他敏注射液	▲
乳酸环丙沙星注射液	△
乳酸钠林格注射液	●
塞替派注射液	×
双氯酚酸钠注射液	▲
山梨醇注射液	×
碳酸氢钠注射液	▲
西咪替丁注射液	▲
盐酸胺碘酮注射液	▲
盐酸多巴酚丁胺注射液	×
盐酸利多卡因注射液	●
盐酸氯丙嗪注射液	●
盐酸吗啡注射液	●
盐酸美西律注射液	▲
盐酸哌替啶注射液	●
盐酸普鲁卡因注射液	▲
盐酸普罗帕酮注射液	▲

续表

药品名称	配伍信息
盐酸普萘洛尔注射液	▲
盐酸去氧肾上腺素注射液	▲
盐酸肾上腺素注射液	▲
盐酸维拉帕米注射液	●
盐酸异丙肾上腺素注射液	▲
异烟肼注射液	×
正规胰岛素注射剂	▲
重酒石酸间羟胺注射液	▲
重酒石酸去甲肾上腺素注射液	▲
注射用氨力农	●
注射用苯巴比妥钠	▲
注射用苯妥英钠	▲
注射用甲氨蝶呤	×
注射用两性霉素 B	▲
注射用普鲁卡因胺	▲
注射用氢化可的松琥珀酸钠	▲
注射用乳糖酸红霉素	▲
注射用丝裂霉素	×
注射用头孢拉定	△
注射用硝普钠	▲
注射用依他尼酸钠	▲

地塞米松磷酸钠注射液
Dexamethasone Sodium Phosphate Injection

【制剂规格】

1ml∶1mg；1ml∶2mg；1ml∶5mg。

【用法用量】

一般剂量静脉注射每次 2~20mg；静脉滴注时，应以 5% 葡萄糖注射液稀释，可 2~6 小时重复给药至病情稳定，但大剂量连续给药一般不超过 72 小时。还可用于缓解恶性肿瘤所致的脑水肿，首剂静脉注射 10mg，随后每 6 小时肌内注射 4mg，2~4 天后逐渐减量，5~7 天停药。对不宜手术的脑肿瘤，首剂可静脉注射 50mg，以后每 2 小时重复给予 8mg，数天后再减至每天 2mg，分 2~3 次静脉给予。用于鞘内注射每次 5mg，间隔 1~3 周注射一次；关节腔内注射一般每次 0.8~4mg，按关节腔大小而定。

【药品稳定性】

本品为地塞米松磷酸钠的灭菌水溶液，为无色的澄明液体，本品可加适量的稳定剂及助溶剂。密闭，避光，阴凉处保存。

【注意事项】

（1）结核病、急性细菌性或病毒性感染患者应用时，必须给予适当的抗感染治疗。

（2）长期服药后，停药前应逐渐减量。

（3）糖尿病、骨质疏松症、肝硬化、肾功能不全、甲状腺功能减退患者慎用。

（4）对本品及肾上腺皮质激素类药物有过敏史患者禁用，特殊情况下权衡利弊使用，注意病情恶化的可能；高血压、血栓症、胃与十二指肠溃疡、精神病、电解质代谢异常、心肌梗死、内脏手术、青光眼等患者一般不宜使用。

【配伍禁忌表】

药品名称	配伍信息
阿糖胞苷注射剂	●
氨茶碱注射液	●
氨基己酸注射液	●
氨甲环酸注射液	●
胞磷胆碱钠注射液	●
布美他尼注射液	▲
地高辛注射液	▲
地西泮注射液	×
二羟丙茶碱注射液	●
奋乃静注射液	×
呋塞米注射液	▲
氟哌啶醇注射液	×
肝素钠注射液	▲
磺胺嘧啶钠注射液	×

续表

药品名称	配伍信息
枸橼酸芬太尼注射液	●
肌苷注射剂	●
甲磺酸酚妥拉明注射液	×
甲磺酸培氟沙星注射液	●
甲硝唑注射液	▲
利巴韦林注射液	●
利血平注射液	×
硫酸阿托品注射液	●
硫酸吗啡注射液	●
硫酸镁注射液	×
硫酸奈替米星注射液	●
硫酸庆大霉素注射液	▲
硫酸妥布霉素注射液	×
氯化钙注射液	×
氯化钾注射液	▲
氯化钠注射液	●
马来酸麦角新碱注射液	●
咪达唑仑注射液	×
尼克刹米注射液	●
诺氟沙星葡萄糖注射液	●
葡萄糖注射液	●
葡萄糖氯化钠注射液	●
葡萄糖酸钙注射液	▲
葡萄糖盐乳酸钠注射液	●
氢化可的松注射液	●

续表

药品名称	配伍信息
氢溴酸东莨菪碱注射液	×
氢溴酸山莨菪碱注射液	●
去乙酰毛花苷注射液	×
乳酸环丙沙星注射液	×
乳酸钠林格注射液	×
乳酸钠注射液	●
塞替派注射液	●
三磷腺苷注射液	●
山梨醇注射液	●
碳酸氢钠注射液	●
替硝唑葡萄糖注射液	●
西咪替丁注射液	▲
细胞色素 C 注射液	×
盐酸胺碘酮注射液	▲
盐酸倍他司汀注射液	●
盐酸苯海拉明注射液	×
盐酸多巴胺注射液	●
盐酸多巴酚丁胺注射液	×
盐酸利多卡因注射液	×
盐酸林可霉素注射液	●
盐酸氯胺酮注射液	●
盐酸氯丙嗪注射液	×
盐酸洛贝林注射液	×
盐酸麻黄碱注射液	●
盐酸美沙酮注射液	▲

续表

药品名称	配伍信息
盐酸美西律注射液	▲
盐酸普鲁卡因注射液	×
盐酸普罗帕酮注射液	×
盐酸普萘洛尔注射液	×
盐酸去氧肾上腺素注射液	●
盐酸山莨菪碱注射液	●
盐酸肾上腺素注射液	●
盐酸维拉帕米注射液	●
盐酸异丙嗪注射液	×
氧氟沙星注射液	●
异烟肼注射液	●
右旋糖酐 40 注射液	●
正规胰岛素注射剂	×
重酒石酸间羟胺注射液	×
重酒石酸去甲肾上腺素注射液	●
注射用奥美拉唑钠	●
注射用辅酶 A	×
注射用阿莫西林钠克拉维酸钾	●
注射用阿昔洛韦	●
注射用氨苄西林钠	●
注射用氨力农	×
注射用苯巴比妥钠	▲
注射用苯妥英钠	▲

续表

药品名称	配伍信息
注射用环磷酰胺	▲
注射用环磷腺苷	●
注射用磺苄西林钠	●
注射用甲氨蝶呤	▲
注射用两性霉素 B	▲
注射用磷霉素钠	●
注射用硫酸阿米卡星	×
注射用硫酸多黏菌素 B	×
注射用普鲁卡因胺	×
注射用青霉素钾	▲
注射用青霉素钠	×
注射用氢化可的松琥珀酸钠	●
注射用乳糖酸红霉素	×
注射用头孢呋辛钠	×
注射用头孢拉定	●
注射用头孢孟多酯钠	●
注射用头孢哌酮钠舒巴坦钠	●
注射用头孢噻肟钠	●
注射用头孢他啶	●
注射用头孢唑林钠	●
注射用硝普钠	▲
注射用盐酸多柔比星	×
注射用盐酸哌甲酯	●

续表

药品名称	配伍信息
注射用盐酸柔红霉素	×
注射用依他尼酸钠	▲
左氧氟沙星注射液	●

地西泮注射液

Diazepam Injection

【制剂规格】

2ml∶10mg。

【用法用量】

（1）成人常用量：基础麻醉或静脉全麻，10~30mg。镇静、催眠或急性酒精戒断，开始 10mg，以后按需每隔 3~4 小时加 5~10mg。24 小时总量以 40~50mg 为限。癫痫持续状态和严重频发性癫痫，开始静脉注射 10mg，每隔 10~15 分钟可按需增加甚至达最大限用量。破伤风可能需要较大剂量。静脉注射宜缓慢，每分钟 2~5mg。

（2）小儿常用量：①抗癫痫、癫痫持续状态和严重频发性癫痫，出生 30 天 ~5 岁，静脉注射为宜，每 2~5 分钟 0.2~0.5mg，最大限用量为 5mg。5 岁以上每 2~5 分钟 1mg，最大限用量 10mg。如需要，2~4 小时后可重复治疗。②重症破伤风解痉时，出生 30 天 ~5 岁 1~2mg，必要时 3~4 小时后可重复注射，5 岁以上注射5~10mg。小儿静脉注射宜缓慢，3分钟内按体重不超过0.25mg/kg，间隔15~30分钟可重复。新生儿慎用。

【药品稳定性】

本品为地西泮的灭菌水溶液，为几乎无色至黄绿色的澄明液体。密闭，避光，阴凉处保存。

【注意事项】

（1）对苯二氮䓬类药物过敏者，可能对本药过敏。

（2）肝、肾功能损害者能延长本药清除半衰期。

（3）癫痫患者突然停药可引起癫痫持续状态。

（4）严重的精神抑郁可使病情加重，甚至产生自杀倾向，应采取预防措施。

（5）避免长期大量使用而成瘾，如长期使用应逐渐减量，不宜骤停。

（6）对本类药耐受量小的患者初用量宜小，逐渐增加剂量。

【配伍禁忌表】

药品名称	配伍信息
阿糖胞苷注射剂	●
氨基己酸注射液	◎
氨甲环酸注射液	●
胞磷胆碱钠注射液	◎
醋酸泼尼松龙注射液	▲
地高辛注射液	▲

续表

药品名称	配伍信息
地塞米松磷酸钠注射液	×
呋塞米注射液	×
氟马西尼注射液	×
氟尿嘧啶注射液	×
氟哌啶醇注射液	×
甘露醇注射液	●
肝素钠注射液	×
枸橼酸芬太尼注射液	×
肌苷注射剂	◎
甲磺酸酚妥拉明注射液	●
甲硫酸新斯的明注射液	×
甲硝唑注射液	×
硫酸阿托品注射液	×
硫酸卡那霉素注射液	▲
硫酸镁注射液	◎
硫酸奈替米星注射液	▲
硫酸庆大霉素注射液	▲
硫酸妥布霉素注射液	▲
硫酸依替米星注射液	▲
氯化钙注射液	◎
氯化琥珀胆碱注射液	▲
氯化钾注射液	×
氯化钠注射液	×
氯化筒箭毒碱注射液	×

续表

药品名称	配伍信息
马来酸氯苯那敏注射液	×
尼克刹米注射液	●
葡萄糖注射液	●
葡萄糖酸钙注射液	◎
葡萄糖盐乳酸钠	×
氢化可的松注射液	▲
氢溴酸东莨菪碱注射液	●
氢溴酸山莨菪碱注射液	●
去乙酰毛花苷注射液	◎
乳酸环丙沙星注射液	×
乳酸钠林格注射液	●
乳酸钠注射液	×
三磷腺苷注射液	×
碳酸氢钠注射液	×
替硝唑葡萄糖注射液	×
西咪替丁注射液	▲
盐酸多巴胺注射液	◎
盐酸多巴酚丁胺注射液	×
盐酸利多卡因注射液	●
盐酸林可霉素注射液	△
盐酸氯胺酮注射液	▲
盐酸氯丙嗪注射液	▲
盐酸洛贝林注射液	●
盐酸麻黄碱注射液	●

续表

药品名称	配伍信息
盐酸吗啡注射液	●
盐酸美西律注射液	◎
盐酸哌替啶注射液	▲
盐酸普鲁卡因注射液	×
盐酸普罗帕酮注射液	●
盐酸普萘洛尔注射液	▲
盐酸去氧肾上腺素注射液	●
盐酸山莨菪碱注射液	×
盐酸肾上腺素注射液	×
盐酸维拉帕米注射液	▲
盐酸异丙嗪注射液	▲
盐酸异丙肾上腺素注射液	◎
氧氟沙星注射液	×
异烟肼注射液	▲
右旋糖酐 40 注射液	●
正规胰岛素注射剂	×
重酒石酸间羟胺注射液	×
重酒石酸去甲肾上腺素注射液	◎
注射用奥美拉唑钠	×
注射用阿莫西林钠克拉维酸钾	×

续表

药品名称	配伍信息
注射用氨苄西林钠	×
注射用苯巴比妥钠	×
注射用苯妥英钠	▲
注射用丙戊酸钠	▲
注射用环磷酰胺	▲
注射用环磷腺苷	●
注射用磺苄西林钠	×
注射用拉氧头孢钠	×
注射用磷霉素钠	△
注射用硫酸阿米卡星	▲
注射用普鲁卡因胺	×
注射用青霉素钠	×
注射用氢化可的松琥珀酸钠	×
注射用乳糖酸红霉素	×
注射用丝裂霉素	×
注射用肾上腺色腙	▲
注射用头孢呋辛钠	×
注射用头孢拉定	△
注射用头孢孟多酯钠	×
注射用头孢哌酮钠舒巴坦钠	×
注射用头孢噻吩钠	×
注射用头孢噻肟钠	△

续表

药品名称	配伍信息
注射用头孢他啶	△
注射用头孢唑林钠	×
注射用盐酸多柔比星	×
注射用盐酸哌甲酯	×
注射用盐酸柔红霉素	×
左氧氟沙星注射液	×

碘解磷定注射液

Pralidoxime Iodide Injection

【制剂规格】

10ml∶0.4g；20ml∶0.5g。

【用法用量】

（1）成人常用量：静脉注射一次0.5~1g，视病情需要可重复注射。

（2）小儿：缓慢静脉注射或静脉滴注。轻度中毒：每次15mg/kg；中度中毒：每次15~30mg/kg；重度中毒：每次30mg/kg。

【药品稳定性】

本品为碘解磷定的灭菌水溶液，为无色或几乎无色的澄明液体，可加5%葡萄糖作稳定剂。避光，密闭，阴凉处保存。

【注意事项】

（1）对碘过敏患者禁用本品，应改用氯解磷定。

（2）老年人的心、肾潜在代偿

性功能减退，应适当减少用量和减慢静脉注射速度。

（3）有机磷杀虫剂中毒患者越早应用本品越好。皮肤吸收引起中毒的患者，应用本品的同时要脱去被污染的衣服，并用肥皂清洗头发和皮肤。眼部用2.5%碳酸氢钠溶液和0.9%氯化钠溶液冲洗。口服中毒患者用2.5%碳酸氢钠溶液彻底洗胃。由于有机磷杀虫剂可在下消化道吸收，因此口服患者应用本品至少要维持48~72小时，以防引起延迟吸收后加重中毒，甚至致死。昏迷患者要保持呼吸道通畅，呼吸抑制应立即进行人工呼吸。

（4）用药过程中要随时测定血胆碱酯酶作为用药监护指标。要求血胆碱酯酶维持在50%~60%以上。急性中毒患者的血胆碱酯酶水平与临床症状有关，因此密切观察临床表现亦可及时重复应用本品。

（5）药物过量时，亦可抑制胆碱酯酶，加重中毒。

【配伍禁忌表】

药品名称	配伍信息
醋酸泼尼松龙注射液	×
丁溴东莨菪碱注射液	×
呋塞米注射液	●
甘露醇注射液	×
肝素钠注射液	●
肌苷注射剂	×
利血平注射液	×
硫酸阿托品注射液	●
硫酸庆大霉素注射液	×
氯化钠注射液	●
葡萄糖注射液	●
氢化可的松注射液	×
碳酸氢钠注射液	×
盐酸林可霉素注射液	×
盐酸氯丙嗪注射液	×
注射用苯巴比妥钠	×
注射用苯妥英钠	×
注射用硫酸多黏菌素B	×
注射用丝裂霉素	×
注射用依他尼酸钠	×

丁溴东莨菪碱注射剂

Scopolamine Butylbromide Injection

【制剂规格】

①丁溴东莨菪碱注射液：1ml：20mg。②注射用丁溴东莨菪碱：20mg。

【用法用量】

肌内注射、静脉注射或溶于

5% 葡萄糖注射液、氯化钠注射液静脉滴注。成人每次 10~20mg，或一次用 10mg，间隔 20~30 分钟后再用 10mg。

【药品稳定性】

（1）丁溴东莨菪碱注射液为丁溴东莨菪碱的灭菌水溶液，为无色的澄明液体。密闭，避光，阴凉处保存。

（2）注射用丁溴东莨菪碱为白色或类白色疏松块状物或粉末，密闭，在凉暗（避光并不超过 20℃）干燥处保存。

【注意事项】

（1）本品应用出现过敏反应时应停药。

（2）对于血压偏低者应用本品时，应注意防止产生体位性低血压。

（3）皮下或肌内注射时要注意避开神经与血管，如需反复注射应不在同一部位，宜左右交替注射。

（4）禁与碱、碘及鞣酸配伍。过量可引起谵妄、激动不安甚至惊厥、呼吸衰竭乃至死亡，可用拟胆碱药和其他对症处理进行抢救。

【配伍禁忌表】

续表

药品名称	配伍信息
氨茶碱注射液	×
碘解磷定注射液	×
奋乃静注射液	▲
磺胺嘧啶钠注射液	×
甲氧氯普胺注射液	×
利血平注射液	×
氯化钠注射液	●
葡萄糖注射液	●
碳酸氢钠注射液	×
盐酸氯丙嗪注射液	▲
盐酸异丙嗪注射液	▲
注射用辅酶 A	×
注射用阿昔洛韦	×
注射用苯巴比妥钠	×
注射用苯妥英钠	×
注射用更昔洛韦钠	×

对乙酰氨基酚注射液

Paracetamol Injection

【制剂规格】

1ml∶0.075mg；2ml∶0.25g。

【用法用量】

肌内注射，一次 0.15~0.25g。本品不宜长期应用，退热疗程一般不超过 3 天，镇痛不宜超过 10 天。

【药品稳定性】

本品为无色或几乎无色略带黏稠的澄明液体。阴凉干燥处，密闭保存。

【注意事项】

（1）交叉过敏反应：对阿司匹林过敏者对本品一般不发生过敏反应，但有报告在因阿司匹林过敏发生喘息的病人中，少数（＜5%）可于应用本品后发生轻度支气管痉挛性反应。

（2）下列情况应慎用：酒精中毒、肝病或病毒性肝炎时，有增加肝脏毒性作用的危险；肾功能不全，虽可偶用，但如长期应用，有增加肾脏毒性的危险。

（3）在长期治疗期间应定期检查血常规及肝功能。

【配伍禁忌表】

药品名称	配伍信息
二氟尼柳	▲
齐多夫定	×
磷苯妥英	肝毒性增加
苯妥英	肝毒性增加
磺吡酮	肝毒性增加
异烟肼	肝毒性增加
巴比妥	肝毒性增加

多沙普仑注射剂

Doxapram Injection

【制剂规格】

①盐酸多沙普仑注射液：5ml：100mg。②注射用盐酸多沙普仑：0.1g。

【用法用量】

（1）盐酸多沙普仑注射液：静脉注射按体重一次0.5~1.0mg/kg，不超过1.5mg/kg，如需重复给药，至少间隔5分钟。每小时用量不宜超过300mg。静脉滴注按体重一次0.5~1.0mg/kg，临用前加葡萄糖氯化钠注射液稀释后静脉滴注，直至获得疗效，总量不超过一日3g。

（2）注射用盐酸多沙普仑：静脉注射按体重一次0.5~1.0mg/kg，不超过1.5mg/kg，如需重复给药，至少间隔5分钟。每小时用量不宜超过300mg。静脉滴注按体重一次0.5~1.0mg/kg，用5%葡萄糖或0.9%氯化钠注射液稀释为1mg/ml，滴注速度按临床需要酌定，开始静脉滴注5mg/min，见效后减至1~3mg/min，直至获得疗效，总量不超过一日300mg。

【药品稳定性】

本品为无色澄明液体。遮光、密闭保存。

【注意事项】

（1）用药时常规测定血压和脉搏，以防止药物过量。

（2）静脉注射漏到血管外或静脉滴注时间太长，均能导致血栓静脉炎或局部皮肤刺激。

（3）剂量过大时，可引起心血管不良反应，如血压升高、心率加快甚至出现心律失常。

（4）静脉滴注速度不宜太快，否则可引起溶血。

（5）中毒症状：心动过速、心律失常、高血压、焦虑不安、震颤、谵妄、惊厥、反射亢进。应视病情给予相应的对症治疗和支持疗法。

【配伍禁忌表】

药品名称	配伍信息
碳酸氢钠	毒性增加
咖啡因	▲
哌甲酯	▲
匹莫林	▲

多烯磷脂酰胆碱注射液
Polyene Phosphatidylcholine Injection

【制剂规格】

5ml∶232.5mg。

【用法用量】

①静脉注射：除了医生处方外，成人和青少年一般每日缓慢静脉注射5~10ml，严重病例每日注射10~20ml。一次可同时注射10ml的量。②静脉滴注：除了医生处方外，严重病例每天滴注10~20ml。如需要，每天剂量可增加至30~40ml。

【药品稳定性】

2~8℃贮存有效期为36个月。

【注意事项】

（1）本品严禁用电解质溶液（0.9%氯化钠溶液、5%林格液等）稀释。配制静脉输液，只能用不含电解质的葡萄糖溶液稀释（如5%/10%葡萄糖溶液；5%木糖醇溶液）。用其他输液配制，混合液pH值不得低于7.5，配制好的溶液在滴注过程中保持澄清。只可使用澄清的溶液。

（2）本品应缓慢静脉注射。

（3）注射液中含有苯甲醇，而因为苯甲醇可能穿过胎盘屏障，孕妇应该慎用本品。

（4）给予新生儿或早产儿含有苯甲醇的制剂可导致致命性的喘息综合征。

【配伍禁忌表】

药品名称	配伍信息
5%葡萄糖注射液	●
10%葡萄糖注射液	●
5%木糖醇溶液	●
0.9%氯化钠注射液	×
5%林格液	×

二羟丙茶碱注射液

Diprophylline Injection

【制剂规格】

2ml∶0.25g

【用法用量】

静脉滴注，一次 0.25~0.75g，以 5% 或 10% 葡萄糖注射液稀释。

【药品稳定性】

本品为二羟丙茶碱的灭菌水溶液，为无色澄明液体。密闭，避光，阴凉处保存。

【注意事项】

（1）哮喘急性严重发作患者不首选本品。

（2）茶碱类药物可致心律失常和（或）使原有的心律失常恶化；若患者心率过速和（或）心律的任何异常改变均应密切注意。

（3）高血压或者消化道溃疡病史的患者慎用本品。

（4）大剂量可致中枢兴奋，预服镇静药可防止。

（5）可使新生儿血浆清除率降低，血清浓度增加，应慎用。

（6）老年人因血浆清除率降低，潜在毒性增加，55 岁以上患者慎用。

（7）本品可通过胎盘屏障，也能分泌入乳汁，随乳汁排出，孕妇及哺乳期妇女慎用。

【配伍禁忌表】

药品名称	配伍信息
氨茶碱注射液	▲
氨甲环酸注射液	●
胞磷胆碱钠注射液	●
地塞米松磷酸钠注射液	●
呋塞米注射液	●
肝素钠注射液	●
磺胺嘧啶钠注射液	×
肌苷注射剂	●
己酮可可碱注射液	▲
甲磺酸培氟沙星注射液	▲
甲硝唑注射液	×
利巴韦林注射液	×
利血平注射液	●
硫酸阿托品注射液	●
硫酸镁注射液	●
硫酸庆大霉素注射液	●
硫酸沙丁胺醇注射液	▲
氯化钾注射液	●
氯化钠注射液	●

续表

药品名称	配伍信息
诺氟沙星葡萄糖注射液	▲
葡萄糖注射液	●
葡萄糖氯化钠注射液	●
氢溴酸东莨菪碱注射液	●
乳酸环丙沙星注射液	▲
乳酸钠注射液	●
三磷腺苷注射液	▲
碳酸氢钠注射液	●
西咪替丁注射液	▲
烟酸注射液	●
盐酸利多卡因注射液	×
盐酸林可霉素注射液	▲
盐酸氯丙嗪注射液	●
盐酸美西律注射液	▲
盐酸纳洛酮注射液	●
盐酸普罗帕酮注射液	▲
盐酸普萘洛尔注射液	×
盐酸山莨菪碱注射液	●
盐酸异丙嗪注射液	●

续表

药品名称	配伍信息
盐酸异丙肾上腺素注射液	▲
氧氟沙星注射液	▲
异烟肼注射液	▲
右旋糖酐 40 注射液	●
注射用辅酶 A	●
注射用氨苄西林钠	●
注射用苯巴比妥钠	▲
注射用苯妥英钠	▲
注射用磷霉素钠	×
注射用硫酸阿米卡星	●
注射用哌拉西林钠	●
注射用青霉素钠	●
注射用氢化可的松琥珀酸钠	●
注射用乳糖酸红霉素	▲
注射用头孢曲松钠	●
注射用头孢噻肟钠	●
注射用头孢唑林钠	●
左氧氟沙星注射液	▲

奋乃静注射液
Perphenazine Injection

【制剂规格】

1ml∶5mg。

【用法用量】

治疗精神分裂症，肌内注射一次 5~10mg，一日 2 次；或静脉注射一次 5mg，用氯化钠注射液稀释成 0.5mg/ml，注射速度不超过 1mg/min。待患者合作后改为口服。

【药品稳定性】

本品为奋乃静的灭菌水溶液，为无色或微黄色的澄明液体。避光，密闭，阴凉处保存。

【注意事项】

（1）患有心血管疾病（如心衰、心肌梗死、传导异常）应慎用。

（2）出现迟发性运动障碍，应停用所有的抗精神病药。

（3）出现过敏性皮疹及恶性综合征应立即停药并进行相应的处理。

（4）肝、肾功能不全者应减量。

（5）癫痫患者应慎用。

（6）应定期检查肝功能与白细胞计数。

（7）用药期间不宜驾驶车辆、操作机械或高空作业。

（8）药物过量会产生中枢神经系统和心血管系统的中毒症状。处理：静脉注射高渗葡萄糖注射液，促进利尿、排泄毒物，但输液不宜过多，以防心力衰竭和肺水肿。依病情给予对症治疗及支持疗法。

【配伍禁忌表】

药品名称	配伍信息
阿糖胞苷注射剂	×
氨茶碱注射液	×
醋酸泼尼松龙注射液	▲
地塞米松磷酸钠注射液	×
丁溴东莨菪碱注射液	▲
呋塞米注射液	×
氟哌利多注射液	●
甘露醇注射液	×
肝素钠注射液	×
枸橼酸芬太尼注射液	●
甲氧氯普胺注射液	▲
利血平注射液	▲
磷酸克林霉素	●
硫酸阿托品注射液	▲
硫酸卡那霉素注射液	▲
硫酸吗啡注射液	●

续表

药品名称	配伍信息
硫酸奈替米星注射液	×
硫酸庆大霉素注射液	×
硫酸妥布霉素注射液	×
硫酸西索米星注射液	×
氯化钠注射液	●
马来酸氯苯那敏注射液	×
咪达唑仑注射液	×
葡萄糖注射液	●
葡萄糖氯化钠注射液	●
葡萄糖盐乳酸钠注射液	●
氢化可的松注射液	▲
氢溴酸东莨菪碱注射液	●
盐酸氯丙嗪注射液	▲
盐酸吗啡注射液	●
盐酸哌替啶注射液	●
盐酸普鲁卡因注射液	×
盐酸普萘洛尔注射液	▲
盐酸肾上腺素注射液	▲
盐酸异丙嗪注射液	●
重酒石酸去甲肾上腺素注射液	×
注射用苯巴比妥钠	▲
注射用苯妥英钠	▲

续表

药品名称	配伍信息
注射用甲氨蝶呤	×
注射用硫酸阿米卡星	×
注射用普鲁卡因胺	×
注射用青霉素钾	▲
注射用丝裂霉素	×
注射用依他尼酸钠	×
左氧氟沙星注射液	▲

呋塞米注射液

Furosemide Injection

【制剂规格】

2ml∶20mg。

【用法用量】

（1）成人：①治疗水肿性疾病。紧急情况或不能口服者，可静脉注射，开始20~40mg，必要时每2小时追加剂量，直至出现满意疗效。维持用药阶段可分次给药。②治疗急性左心衰竭时，起始40mg静脉注射，必要时每小时追加80mg，直至出现满意疗效。③治疗急性肾功能衰竭时，可用200~400mg加于氯化钠注射液100ml内静脉滴注，滴注速度不超过4mg/min。有效者可按原剂量重复应用或酌情调整剂量，每日总剂量不超过1g。利尿效果差时不宜再增加剂量，以免出现肾毒性，对急性肾衰功能恢复不利。④治疗慢性肾功能不全时，一般每日剂量40~120mg。⑤治疗高血压危象时，起始40~80mg静脉注射，伴急性左心衰竭或急性肾功能衰竭时，可酌情增加剂量。⑥治疗高钙血症时，可静脉注射，一次20~80mg。

（2）小儿：治疗水肿性疾病，起始按1mg/kg静脉注射，必要时每隔2小时追加1mg/kg。最大剂量可达每日6mg/kg。新生儿应延长用药间隔。

【药品稳定性】

本品为呋塞米加氢氧化钠与氯化钠制成的灭菌水溶液，为无色或几乎无色的澄明液体。避光，密闭，阴凉处保存。

【注意事项】

（1）交叉过敏。对磺胺药和噻嗪类利尿药过敏者，对本药可能亦过敏。

（2）本药为钠盐注射液，碱性较高，故静脉注射时宜用氯化钠注射液稀释，而不宜用葡萄糖注射液稀释。

（3）下列情况慎用：①无尿或严重肾功能损害者，后者因需加大剂量，故用药间隔时间应延长，以免出现耳毒性等副作用；②糖尿病；③高尿酸血症或有痛风病史者；④严重肝功能损害者，因水电解质紊乱可诱发肝昏迷；⑤急性心肌梗死，过度利尿可促发休克；⑥胰腺炎或有此病史者；⑦有低钾血症倾向者，尤其是应用洋地黄类药物或有室性心律失常者；⑧红斑狼疮，本药可加重病情或诱发活动；⑨前列腺肥大者。

（4）药物剂量应从最小有效剂量开始，然后根据利尿反应调整剂量，以减少水、电解质紊乱等副作用的发生。

（5）肠道外用药宜静脉给药、不主张肌内注射。常规剂量静脉注射时间应超过1~2分钟，大剂量静脉注射时每分钟不超过4mg。静脉用药剂量的1/2时即可达到同样疗效。

【配伍禁忌表】

药品名称	配伍信息
阿奇霉素注射液	×
氨茶碱注射液	▲
氨基己酸注射液	●
氨甲环酸注射液	●
胞磷胆碱钠注射液	●
醋酸泼尼松龙注射液	▲
地高辛注射液	▲
地塞米松磷酸钠注射液	▲
地西泮注射液	×

续表

药品名称	配伍信息
碘解磷定注射液	●
二羟丙茶碱注射液	●
奋乃静注射液	×
氟尿嘧啶注射液	●
氟哌啶醇注射液	×
氟哌利多注射液	×
甘露醇注射液	●
磺胺嘧啶钠注射液	●
枸橼酸芬太尼注射液	●
甲磺酸酚妥拉明注射液	◎
甲磺酸培氟沙星注射液	×
甲硫酸新斯的明注射液	×
卡托普利注射液	▲
利巴韦林注射液	●
利血平注射液	×
硫酸阿托品注射液	●
硫酸卡那霉素注射液	▲
硫酸镁注射液	●
硫酸奈替米星注射液	▲
硫酸庆大霉素注射液	▲
硫酸妥布霉素注射液	▲
硫酸西索米星注射液	▲
硫酸小诺米星注射液	▲

续表

药品名称	配伍信息
硫酸依替米星注射液	▲
氯化琥珀胆碱注射液	×
氯化钾注射液	●
氯化钠注射液	●
氯化筒箭毒碱注射液	▲
马来酸氯苯那敏注射液	▲
马来酸麦角新碱注射液	●
咪达唑仑注射液	×
尼克刹米注射液	●
尼莫地平注射液	▲
氢化可的松注射液	▲
氢溴酸东莨菪碱注射液	●
氢溴酸山莨菪碱注射液	●
去乙酰毛花苷注射液	▲
乳酸环丙沙星注射液	×
乳酸钠林格注射液	●
乳酸钠注射液	●
塞替派注射液	●
三磷腺苷注射液	●
山梨醇注射液	●
双氯芬酸钠注射液	▲
碳酸氢钠注射液	▲
替硝唑葡萄糖注射液	●

F

续表

药品名称	配伍信息
西咪替丁注射液	×
细胞色素 C 注射液	●
盐酸胺碘酮注射液	▲
盐酸多巴胺注射液	×
盐酸多巴酚丁胺注射液	×
盐酸可乐定注射液	×
盐酸利多卡因注射液	●
盐酸林可霉素注射液	●
盐酸氯胺酮注射液	×
盐酸氯丙嗪注射液	▲
盐酸洛贝林注射液	×
盐酸吗啡注射液	▲
盐酸美沙酮注射液	▲
盐酸美西律注射液	▲
盐酸哌替啶注射液	×
盐酸普罗帕酮注射液	×
盐酸普萘洛尔注射液	▲
盐酸去氧肾上腺素注射液	▲
盐酸山莨菪碱注射液	●
盐酸肾上腺素注射液	▲
盐酸维拉帕米注射液	×
盐酸异丙嗪注射液	▲

续表

药品名称	配伍信息
盐酸异丙肾上腺素注射液	×
右旋糖酐 40 注射液	●
正规胰岛素注射剂	▲
重酒石酸间羟胺注射液	▲
重酒石酸去甲肾上腺素注射液	▲
注射用奥美拉唑钠	●
注射用辅酶 A	●
注射用阿莫西林钠克拉维酸钾	●
注射用阿昔洛韦	▲
注射用氨苄西林钠	●
注射用氨力农	×
注射用苯巴比妥钠	×
注射用苯妥英钠	▲
注射用更昔洛韦钠	▲
注射用环磷酰胺	●
注射用环磷腺苷	●
注射用磺苄西林钠	●
注射用甲氨蝶呤	▲
注射用拉氧头孢钠	▲
注射用两性霉素 B	▲
注射用磷霉素钠	●

续表

药品名称	配伍信息
注射用硫酸阿米卡星	▲
注射用硫酸多黏菌素 B	×
注射用硫酸链霉素	×
注射用尿激酶	▲
注射用哌拉西林钠	●
注射用青霉素钾	●
注射用氢化可的松琥珀酸钠	▲
注射用乳糖酸红霉素	×
注射用头孢地嗪	▲
注射用头孢呋辛钠	▲
注射用头孢拉定	▲
注射用头孢孟多酯钠	▲
注射用头孢噻吩钠	▲
注射用头孢噻肟钠	▲
注射用头孢他啶	▲
注射用头孢替唑钠	▲
注射用头孢唑林钠	▲
注射用硝普钠	▲
注射用盐酸大观霉素	×
注射用盐酸多柔比星	×
注射用盐酸哌甲酯	×
注射用盐酸柔红霉素	×

续表

药品名称	配伍信息
注射用依他尼酸钠	▲
左氧氟沙星注射液	×

氟胞嘧啶注射液

Flucytosine Injection

【制剂规格】

250ml∶2.5g。

【用法用量】

静脉滴注一日 0.1~0.15g/kg，分 2~3 次给药，滴注速度 4~10ml/min。

【药品稳定性】

本品为氟胞嘧啶加适量 0.9% 氯化钠溶液使成等渗的灭菌水溶液，为无色或几乎无色的澄明液体。避光，密闭，在阴凉处保存。

【注意事项】

（1）供不能口服片剂患者短时静脉滴注用。给药间隔根据患者肾功能确定。调整给药间隔时间，一般血浆中药物浓度应维持在 25~50μg/ml。

（2）单用本品在短期内可产生真菌对本品的耐药菌株。治疗播散性真菌病时通常与两性霉素 B 联合应用。

（3）下列情况应慎用：骨髓抑制、血液系统疾病，或同时接受骨髓抑制药物者；肝功能损害者；肾功能损害者，尤其是与两性霉素 B 或其他肾毒性药物同用时。

（4）肾功能减退者需减量用药，并根据血药浓度测定结果调整剂量。

（5）定期进行血液透析治疗的患者，每次透析后应补给 37.5mg/kg 的一次剂量。腹膜透析者每日补给 0.5~1.0g。

【配伍禁忌表】

药品名称	配伍信息
阿糖胞苷	×

氟马西尼注射液
Flumazenil Injection

【制剂规格】

2ml∶0.2mg；5ml∶0.5mg；10ml∶1mg。

【用法用量】

可用 5% 葡萄糖溶液、乳酸林格液或 0.9% 氯化钠溶液稀释后注射，稀释后应在 24 小时内使用。

（1）终止用苯二氮䓬类药物诱导及维持的全身麻醉：推荐的初始剂量为 15 秒内静脉注射 0.2mg。如果首次注射后 60 秒内清醒程度未达到要求，则追加给药 0.1mg，必要时可间隔 60 秒后再追加给药一次，直至最大总量 1mg，通常剂量为 0.3~0.6mg。

（2）作为苯二氮䓬类药物过量时中枢作用的特效逆转剂：推荐的首次静脉注射剂量为 0.3mg。如果在 60 秒内未达到所需的清醒程度，可重复使用直至患者清醒或达总量 2mg。如果再度出现昏睡，可以每小时静脉滴注 0.1~0.4mg，滴注的速度应根据所要求的清醒程度进行个体调整。在重症监护情况下，对大剂量和（或）长时间使用苯二氮䓬类药物的病人只要缓慢给药并根据个体情况调整剂量并不会引起戒断症状。如果出现意外的过度兴奋体征，可静脉注射 5mg 地西泮或 5mg 咪达唑仑并根据患者的反应小心调整用量。

（3）用于鉴别诊断苯二氮䓬类、其他药物或脑损伤所致的不明原因的昏迷：如果重复使用本品后，清醒程度及呼吸功能尚未显著改善，必须考虑到苯二氮䓬类药物以外的其他原因。

【药品稳定性】

本品为氟马西尼的灭菌水溶液，为无色澄明液体。避光，密闭，阴凉处保存。

【注意事项】

（1）勿在神经肌肉阻断药的作用消失之前注射本品。

（2）不推荐用于苯二氮䓬类的依赖性治疗和长期的苯二氮䓬类戒断综合征的治疗。对于一周内大剂量使用过苯二氮䓬类药物，和（或）较长时间使用苯二氮䓬类药物者，应避免快速注射本品，否则将引起戒断症状，如兴奋、焦虑、情绪不稳、轻微混乱和感觉失真。

（3）使用本品最初24小时内，避免操作危险的机器或驾驶机动车。

（4）本品使用剂量个体差异很大。

【配伍禁忌表】

药品名称	配伍信息
地西泮注射液	×
氯化钠注射液	●
氯硝西泮注射液	×
咪达唑仑注射液	×
葡萄糖注射液	●

氟尿嘧啶注射剂
Fluorouracil Injection

【制剂规格】

①氟尿嘧啶注射液：5ml∶0.125g；10ml∶0.25g。②注射用氟尿嘧啶：0.25g。

【用法用量】

（1）氟尿嘧啶注射液：①单药静脉注射剂量一般为按体重一日10~20mg/kg，连用5~10日，每疗程5~7g。②静脉滴注，通常按体表面积一日300~500mg/m^2，连用3~5天，每次静脉滴注时间不得少于6~8小时；静脉滴注时可用输液泵连续给药维持24小时。③用于原发性或转移性肝癌，多采用动脉插管注射。④腹腔内注射按体表面积一次500~600mg/m^2。每周1次，2~4次为一疗程。

（2）注射用氟尿嘧啶：须先用适量注射用水溶解后使用。①成人常用量：缓慢静脉滴注，每日0.5~1mg，每3~4周连用5日；也可每周1次，每次0.5~0.75g，连用2~4周后休息2周作为一疗程。静脉滴注速度愈慢，疗效愈好而毒副作用相应减轻。②动脉插管注射，每次0.75~1g。腹腔内注射按体表面积一次500~600mg/m^2。每周1次，2~4次为一疗程。③小儿常用量：静脉滴注，按体重每次10~12mg/kg。老年人及肝、肾功能不全，特别是骨髓抑制者应降低用量。

【药品稳定性】

（1）氟尿嘧啶注射液：为氟尿嘧啶的灭菌水溶液，为无色或几乎无色的澄明液体。避光，密闭，阴凉处保存。

（2）注射用氟尿嘧啶：为白色或类白色的冻干块状物或粉末，避光，密闭，阴凉处保存。

【注意事项】

（1）本品不可用作鞘内注射。

（2）本品在动物实验中有致畸

和致癌性，但在人类，其致突变、致畸和致癌性均明显低于氮芥类或其他细胞毒性药物，长期应用本品而致发第2个原发恶性肿瘤的危险比氮芥等烷化剂为小。孕妇及哺乳期妇女禁用。

（3）除有意识地单用本品较小剂量作放射增敏剂外，一般不宜和放射治疗同用。

（4）有下列情况者慎用本品：肝功能明显异常；周围血白细胞计数低于3500/mm³、血小板低于50000/mm³者；感染、出血（包括皮下和胃肠道）或发热超过38℃者；明显胃肠道梗阻；失水和（或）酸碱、电解质平衡失调者。

（5）开始治疗前及疗程中应定期检查周围血常规。

（6）用本品时，不宜饮酒或同用阿司匹林类药物，以减少消化道出血的可能。

【配伍禁忌表】

药品名称	配伍信息
阿糖胞苷注射剂	×
布美他尼注射液	●
醋酸泼尼松龙注射液	×
地高辛注射液	×
地西泮注射液	×
呋塞米注射液	●
氟哌啶醇注射液	×
氟哌利多注射液	×
甘露醇注射液	●
枸橼酸芬太尼注射液	×
肌苷注射剂	●
甲硫酸新斯的明注射液	×
甲硝唑注射液	▲
甲氧氯普胺注射液	×
利巴韦林注射液	●
利血平注射液	×
硫酸阿托品注射液	●
硫酸吗啡注射液	×
硫酸镁注射液	●
硫酸妥布霉素注射液	×
氯化钾注射液	●
氯化钠注射液	●
马来酸氯苯那敏注射液	×
尼克刹米注射液	●
葡萄糖注射液	●
葡萄糖氯化钠注射液	●
葡萄糖盐乳酸钠注射液	●
氢化可的松注射液	×
氢溴酸山莨菪碱注射液	●

续表

药品名称	配伍信息
氢溴酸烯丙吗啡注射液	×
去乙酰毛花苷注射液	●
乳酸环丙沙星注射液	×
乳酸钠林格注射液	●
乳酸钠注射液	●
塞替派注射液	●
三磷腺苷注射液	●
山梨醇注射液	●
双嘧达莫注射液	×
西咪替丁注射液	▲
细胞色素 C 注射液	×
烟酸注射液	×
盐酸胺碘酮注射液	×
盐酸多巴胺注射液	●
盐酸多巴酚丁胺注射液	×
盐酸利多卡因注射液	×
盐酸氯胺酮注射液	×
盐酸氯丙嗪注射液	×
盐酸洛贝林注射液	×
盐酸吗啡注射液	×
盐酸纳洛酮注射液	×
盐酸哌替啶注射液	×
盐酸普鲁卡因注射液	●

续表

药品名称	配伍信息
盐酸普萘洛尔注射液	×
盐酸山莨菪碱注射液	●
盐酸维拉帕米注射液	×
盐酸异丙嗪注射液	×
盐酸异丙肾上腺素注射液	●
右旋糖酐 40 注射液	●
正规胰岛素注射剂	●
注射用苯巴比妥钠	●
注射用磺苄西林钠	×
注射用甲氨蝶呤	×
注射用磷霉素钠	●
注射用硫酸阿米卡星	×
注射用硫酸长春碱	●
注射用青霉素钾	●
注射用青霉素钠	×
注射用氢化可的松琥珀酸钠	●
注射用头孢呋辛钠	×
注射用头孢曲松钠	×
注射用头孢噻肟钠	×
注射用头孢他啶	×
注射用硝普钠	×
注射用盐酸多柔比星	×

F

续表

药品名称	配伍信息
注射用盐酸哌甲酯	●
注射用盐酸柔红霉素	×
注射用依他尼酸钠	●

氟哌啶醇注射液
Haloperidol Injection

【制剂规格】

1ml∶5mg。

【用法用量】

①肌内注射：常用于兴奋躁动和精神运动性兴奋，成人剂量一次5~10mg，一日2~3次，安静后改为口服。②静脉滴注：10~30mg加入250~500ml葡萄糖注射液内静脉滴注。

【药品稳定性】

本品为氟哌啶醇加乳酸适量制成的灭菌水溶液，为无色的澄明液体。避光，密闭，阴凉处保存。

【注意事项】

（1）下列情况时慎用：心脏病尤其是心绞痛、药物引起的急性中枢神经抑制、癫痫、肝功能损害、青光眼、甲亢或毒性甲状腺肿、肺功能不全、肾功能不全、尿潴留。应定期检查肝功能与白细胞计数。

（2）用药期间不宜驾驶车辆、操作机械或高空作业。

（3）注射液颜色变深或沉淀时禁止使用。

（4）药物过量中毒症状：可见高热、心电图异常、白细胞减少及粒细胞缺乏。本品无特效拮抗药，发现超剂量症状时应采取对症及支持疗法。

【配伍禁忌表】

药品名称	配伍信息
氨茶碱注射液	×
氨基己酸注射液	×
氨甲环酸注射液	●
布美他尼注射液	▲
醋酸泼尼松龙注射液	▲
地塞米松磷酸钠注射液	×
地西泮注射液	×
呋塞米注射液	×
氟尿嘧啶注射液	×
肝素钠注射液	×
磺胺嘧啶钠注射液	×
枸橼酸芬太尼注射液	×
肌苷注射剂	×
甲磺酸酚妥拉明注射液	●
甲磺酸培氟沙星注射液	△
甲硫酸新斯的明注射液	×
甲硝唑注射液	△
甲氧氯普胺注射液	▲

续表

药品名称	配伍信息
利血平注射液	▲
硫酸阿托品注射液	×
硫酸卡那霉素注射液	△
硫酸镁注射液	×
硫酸庆大霉素注射液	△
硫酸妥布霉素注射液	△
氯化钙注射液	×
氯化钾注射液	×
氯化钠注射液	●
马来酸氯苯那敏注射液	×
咪达唑仑注射液	●
尼克刹米注射液	●
葡萄糖注射液	●
葡萄糖氯化钠注射液	●
葡萄糖酸钙注射液	●
葡萄糖盐乳酸钠	●
氢化可的松注射液	▲
氢溴酸东莨菪碱注射液	×
氢溴酸山莨菪碱注射液	×
乳酸环丙沙星注射液	△
乳酸钠林格注射液	●
乳酸钠注射液	●
塞替派注射液	×
三磷腺苷注射液	×

续表

药品名称	配伍信息
碳酸氢钠注射液	×
西咪替丁注射液	●
烟酸注射液	×
盐酸苯海拉明注射液	×
盐酸多巴胺注射液	×
盐酸可乐定注射液	▲
盐酸林可霉素注射液	△
盐酸氯丙嗪注射液	▲
盐酸洛贝林注射液	●
盐酸麻黄碱注射液	●
盐酸吗啡注射液	×
盐酸哌替啶注射液	●
盐酸普萘洛尔注射液	▲
盐酸去氧肾上腺素注射液	×
盐酸山莨菪碱注射液	×
盐酸肾上腺素注射液	▲
盐酸维拉帕米注射液	●
盐酸异丙嗪注射液	▲
盐酸异丙肾上腺素注射液	●
氧氟沙星注射液	△
右旋糖酐 40 注射液	●
正规胰岛素注射剂	●

续表

药品名称	配伍信息
重酒石酸间羟胺注射液	●
注射用辅酶 A	●
注射用氨苄西林钠	×
注射用苯巴比妥钠	▲
注射用苯妥英钠	▲
注射用丙戊酸钠	▲
注射用甲氨蝶呤	×
注射用两性霉素 B	×
注射用硫酸阿米卡星	△
注射用哌拉西林钠	×
注射用青霉素钠	×
注射用氢化可的松琥珀酸钠	×
注射用乳糖酸红霉素	△
注射用丝裂霉素	×
注射用肾上腺色腙	×
注射用头孢呋辛钠	×
注射用头孢拉定	×
注射用头孢曲松钠	×
注射用头孢噻肟钠	×
注射用头孢他啶	×
注射用头孢唑林钠	×
注射用硝普钠	▲

氟哌利多注射液
Droperidol Injection

【制剂规格】

2ml∶5mg；2ml∶10mg。

【用法用量】

用于控制急性精神病的兴奋躁动：肌内注射一日 5~10mg。用于神经安定镇痛：5mg 加入 0.1mg 枸橼酸芬太尼，在 2~3 分钟内缓慢静脉注射。

【药品稳定性】

本品为氟哌利多加乳酸适量制成的灭菌水溶液，为无色至微黄色的澄明液体。避光，密闭，阴凉处（不超过 20℃）保存。

【注意事项】

（1）下列情况时慎用：心脏病尤其是心绞痛、药物引起的急性中枢神经抑制、癫痫、肝功能损害、青光眼、甲亢或毒性甲状腺肿、肺功能不全、肾功能不全及尿潴留。

（2）治疗期间应定期检查血常规及肝功能。

（3）注射液颜色变深或有沉淀时禁止使用。

【配伍禁忌表】

药品名称	配伍信息
阿奇霉素注射液	●

续表

药品名称	配伍信息
奋乃静注射液	●
呋塞米注射液	×
氟尿嘧啶注射液	×
肝素钠注射液	×
枸橼酸芬太尼注射液	●
甲氧氯普胺注射液	●
利血平注射液	▲
硫酸阿托品注射液	●
硫酸吗啡注射液	●
氯化钾注射液	●
氯化钠注射液	●
马来酸氯苯那敏注射液	×
咪达唑仑注射液	●
葡萄糖注射液	●
氢溴酸东莨菪碱注射液	●
乳酸钠林格注射液	×
西咪替丁注射液	●
盐酸可乐定注射液	▲
盐酸氯丙嗪注射液	●
盐酸吗啡注射液	●
盐酸哌替啶注射液	●
盐酸肾上腺素注射液	▲
盐酸异丙嗪注射液	●

续表

药品名称	配伍信息
注射用苯巴比妥钠	×
注射用甲氨蝶呤	×
注射用氢化可的松琥珀酸钠	●
注射用硝普钠	▲
注射用盐酸哌甲酯	×

氟哌噻吨癸酸酯注射液

cis（*Z*）-Flupentixol Decanoate Injection

【制剂规格】

1ml∶20mg。

【用法用量】

肌内注射。癸酸酯为长效制剂，每次肌内注射 20mg，疗效维持 2~3 周。如病情稳定可 20mg 每 4 周 1 次（5mg 规格：初始剂量 5mg，每日 1 次，1 周内渐增至每日 3 次，每次 10mg，必要时可加到每日 40mg，分 2~3 次服用。维持治疗，5~20mg，每日 1 次）。

【药品稳定性】

避光，阴凉处保存。

【注意事项】

有严重心、肝、肾等器官或系统疾病，急性中毒，昏迷，谵妄者禁用。兴奋、激越病人不宜使用。

该药可加强酒精、巴比妥类等药物的镇静作用和中枢神经系统的抑制作用。降低哌乙啶、肾上腺素、左旋多巴的作用。

【配伍禁忌表】

药品名称	配伍信息
曲马多	▲
佐替平	▲
巴比妥	▲
甲氧氯普胺	▲
胍乙啶	▲
肾上腺素	▲
阿米替林	▲
去甲替林	▲
普罗替林	▲
丙咪嗪	▲
氯米帕明	▲
去甲丙咪嗪	▲
度硫平	▲
多塞平	▲
洛非帕明	▲
曲米帕明	▲
阿莫沙平	▲

复方氨林巴比妥注射液
Compound Aminophenazone and Barbital Injection

【制剂规格】

本品为复方制剂，每1ml含氨基比林50mg，安替比林20mg，巴比妥9mg。

【用法用量】

肌内注射，成人一次2ml，或遵医嘱。在监护情况下极量为一日6ml。2岁以下：一次0.5~1ml；2~5岁：一次1~2ml；大于5岁：一次2ml。本品不宜连续使用。

【药品稳定性】

本品为无色或微黄色的澄明液体。避光，密闭，阴凉处保存。

【注意事项】

（1）肌内注射前应向病人询问是否有吡唑酮类或巴比妥类药物过敏史，有过敏史者应避免使用本品，过敏性体质者亦应慎用。

（2）不得与其他药物混合注射。

（3）长期使用可引起粒细胞减少，再生障碍性贫血及肝肾损坏等严重中毒反应。

（4）呼吸系统有严重疾病及呼吸困难者慎用本品。

（5）体弱者慎用。

（6）本品仅对症治疗，在解除高热症状后应对因治疗，在应用本品无明显效果时应改用其他方法治疗，避免盲目大量应用本品。

【配伍禁忌表】

药品名称	配伍信息
硫酸庆大霉素注射液	×

复方乳酸钠山梨醇注射液

Compound Sodium Lactate and Sorbitol Injection

【制剂规格】

本品为复方制剂，每 1000ml 中含乳酸钠 3.10g，氯化钠 6.00g，氯化钾 0.30g，氯化钙（$CaCl_2 \cdot 2H_2O$）0.20g，D– 山梨醇 50.0g。

【用法用量】

静脉滴注。成人一次 500~1000ml，按年龄、体重及症状不同可适当增减。给药速度为成人每小时 300~500ml。

【药品稳定性】

本品为无色的澄明液体。阴凉，暗处保存。

【注意事项】

（1）肾功能不全、心功能不全、重症肝功能障碍、因阻塞性尿路疾病引起尿量减少的患者慎用。

（2）用药时根据临床需要可作下列检查及观察：①血气分析或血二氧化碳结合力检查；②血清钠、钾、钙、氯浓度测定；③肾功能测定，包括血尿素氮、肌酐等；④血压；⑤心肺功能状态，如浮肿、气急、发绀、肺部啰音、颈静脉充盈，肝 – 颈静脉反流等，按需作静脉压或中心静脉压测定；⑥肝功能不全表现，如黄疸、神志改变、腹水等。

（3）应严格按照需要用药，防止体液形成新的不平衡。注意给药速度不能过快。

（4）使用前应仔细检查溶液是否浑浊、絮状沉淀、异物及瓶盖松动、裂纹等。

【配伍禁忌表】

药品名称	配伍信息
枸橼酸芬太尼注射液	×
碳酸利多卡因注射液	×
碳酸氢钠注射液	×
磷酸特布他林注射液	×
多烯磷酸酯酰胆碱注射液	×
复合磷酸氢钾注射液	×
三磷腺苷二钠注射液	×
倍他米松磷酸钠注射液	×
地塞米松磷酸钠注射液	×
克林霉素磷酸酯注射液	×
磷酸丙吡胺注射液	×
磷酸川芎嗪注射液	×
磷酸可待因注射液	×

续表

药品名称	配伍信息
氯磷酸二钠注射液	×
帕米磷酸二钠注射液	×

复合磷酸氢钾注射液
Compound Potassium Hydrogen Phosphate Injection

【制剂规格】

本品为复方制剂，每2ml含磷酸氢二钾0.639g，磷酸二氢钾0.4354g。

【用法用量】

对长期不能进食的病人，根据病情、检测结果由医生决定用量。将本品稀释200倍以上，供静脉滴注滴注。一般在完全胃肠外营养疗法中，每1000大卡热量加入本品2.5ml（相当$[PO_4]^{3-}$ 8mmol），并控制滴注速度。

【药品稳定性】

本品为无色澄明液体。避光、密闭保存。

【注意事项】

（1）本品严禁直接注射，必须在医生指导下稀释200倍以上，方可经静脉滴注，并须注意控制滴注速度。

（2）本品仅限于不能进食的病人使用。

（3）对肾功能衰竭病人不宜应用。

（4）本品与含钙注射液配伍时易析出沉淀，不宜应用。

（5）本品每支含K^+ 346mg，限钾患者慎用。

【配伍禁忌表】

药品名称	配伍信息
去甲肾上腺素注射液	×
肾上腺素注射液	×
多巴胺注射液	×
酪胺注射液	×
5-羟色胺注射液	×
α-苯乙胺注射液	×

复合维生素B注射液
Vitamin B Complex Injection

【制剂规格】

本品为复方制剂，每2ml含维生素B_1 20mg，维生素B_2 2mg，维生素B_6 2mg，烟酰胺50mg，右旋泛酸钠1mg。

【用法用量】

肌内或皮下注射。常用量一次2ml，或遵医嘱。

【药品稳定性】

本品为5种维生素混合制成的灭菌水溶液，为黄色带绿色荧光的澄明或几乎澄明的溶液。避光，密闭、阴凉处保存。

【注意事项】

（1）维生素 B_1 在碱性溶液中易分解，与碱性药物如碳酸氢钠、枸橼酸钠配伍，易引起变质。药品性状发生改变时禁止使用。

（2）肝、肾功能不全患者慎用。

【配伍禁忌表】

药品名称	配伍信息
氨茶碱注射液	▲
磷酸克林霉素	●
氯化钠注射液	●
葡萄糖注射液	●
葡萄糖氯化钠注射液	●

续表

药品名称	配伍信息
葡萄糖盐乳酸钠	●
乳酸钠注射液	●
盐酸林可霉素注射液	▲
注射用两性霉素 B	▲
注射用硫酸阿米卡星	▲
注射用青霉素钾	▲
注射用青霉素钠	▲
注射用氢化可的松琥珀酸钠	▲
注射用乳糖酸红霉素	▲

—G—

甘露醇注射液

Mannitol Injection

【制剂规格】

20ml∶4g；50ml∶10g；100ml∶20g; 250ml∶50g; 500ml∶100g; 3000ml∶150g。

【用法用量】

（1）成人常用量：①利尿：常用量为按体重 1~2g/kg，一般用 20% 溶液 250ml 静脉滴注，并调整剂量使尿量维持在每小时 30~50ml。②治疗脑水肿、颅内高压和青光眼：按体重 0.25~2g/kg，配制为 15%~25% 浓度于 30~60 分钟内静脉滴注。当病人衰弱时，剂量应减小至 0.5g/kg。严密随访肾功能。③鉴别肾前性少尿和肾性少尿：按体重 0.2g/kg，以 20% 浓度于 3~5 分钟内静脉滴注，如用药后 2~3 小时以后每小时尿量仍低于 30~50ml，最多再试用一次，如仍无反应则应停药。已有心功能减退或心力衰竭者慎用或不宜使用。④预防急性肾小管坏死。先给予 12.5~25g，10 分钟内静脉滴注，若无特殊情况，再给 50g，1 小时内静脉滴注，若尿量能维持在每小时 50ml 以上，则可继续应用 5% 溶液静脉滴注；若无效则立即停药。⑤治疗药物、毒物中毒：50g 以 20% 溶液静脉滴注，调整剂量使尿量维持在每小时 100~500ml。⑥肠道准备：术前 4~8 小时，10% 溶液 1000ml 于 30 分钟内口服完毕。

（2）小儿常用量：①利尿，按体重 0.25~2g/kg 或按体表面积 60g/m^2，以 15%~20% 溶液 2~6 小时内静脉滴注。②治疗脑水肿、颅内高压和青光眼。按体重 1~2g/kg 或按体表面积 30~60g/m^2，以 15%~20% 浓度溶液于 30~60 分钟内静脉滴注。病人衰弱时剂量减至 0.5g/kg。③鉴别肾前性少尿和肾性少尿。按体重 0.2g/kg 或按体表面积 6g/m^2，以 15%~25% 浓度静脉滴注 3~5 分钟，如用药后 2~3 小时尿量无明显增多，可再用 1 次，如仍无反应则不再使用。④治疗药物、毒物中毒。按体重 2g/kg 或按体表面积 60g/m^2 以 5%~10% 溶液静脉滴注。

【药品稳定性】

本品为甘露醇的灭菌水溶液，本品为无色的澄明液体。避光，密闭，阴凉处保存。

【注意事项】

（1）除作肠道准备用，均应静

脉内给药。

（2）甘露醇遇冷易结晶，故应用前应仔细检查，如有结晶，可置热水中或用力振荡待结晶完全溶解后再使用。当甘露醇浓度高于15%时，应使用有过滤器的输液器。

（3）根据病情选择合适的浓度，避免不必要地使用高浓度和大剂量。

（4）使用低浓度和含氯化钠溶液的甘露醇能降低过度脱水和电解质紊乱的发生机会。

（5）用于治疗水杨酸盐或巴比妥类药物中毒时，应合用碳酸氢钠以碱化尿液。

（6）给大剂量甘露醇不出现利尿反应，可使血浆渗透浓度显著升高，故应警惕血高渗发生。

【配伍禁忌表】

药品名称	配伍信息
氨茶碱注射液	●
氨基己酸注射液	×
氨甲环酸注射液	●
胞磷胆碱钠注射液	×
地高辛注射液	▲
地西泮注射液	●
碘解磷定注射液	×
奋乃静注射液	×
呋塞米注射液	●
氟尿嘧啶注射液	●

续表

药品名称	配伍信息
肌苷注射剂	●
甲磺酸酚妥拉明注射液	●
甲硫酸新斯的明注射液	×
甲氧氯普胺注射液	×
硫酸阿托品注射液	●
硫酸卡那霉素注射液	▲
硫酸奈替米星注射液	●
硫酸妥布霉素注射液	●
硫酸小诺米星注射液	●
氯化钙注射液	×
氯化钾注射液	×
氯化钠注射液	×
马来酸氯苯那敏注射液	●
马来酸麦角新碱注射液	●
葡萄糖注射液	●
葡萄糖氯化钠注射液	×
葡萄糖酸钙注射液	×
葡萄糖盐乳酸钠注射液	×
氢化可的松注射液	●
氢溴酸东莨菪碱注射液	●
氢溴酸山莨菪碱注射液	●
曲克芦丁注射液	×
去乙酰毛花苷注射液	×

续表

药品名称	配伍信息
乳酸钠林格注射液	×
乳酸钠注射液	×
塞替派注射液	×
三磷腺苷注射液	●
细胞色素 C 注射液	×
盐酸倍他司汀注射液	●
盐酸多巴胺注射液	●
盐酸多巴酚丁胺注射液	×
盐酸利多卡因注射液	×
盐酸麻黄碱注射液	●
盐酸美西律注射液	×
盐酸普鲁卡因注射液	●
盐酸普萘洛尔注射液	×
盐酸去氧肾上腺素注射液	●
盐酸山莨菪碱注射液	●
盐酸肾上腺素注射液	●
盐酸异丙嗪注射液	●
盐酸异丙肾上腺素注射液	●
正规胰岛素注射剂	●
重酒石酸间羟胺注射液	●
重酒石酸去甲肾上腺素注射液	●

续表

药品名称	配伍信息
注射用辅酶 A	●
注射用氨苄西林钠	×
注射用氨力农	×
注射用苯巴比妥钠	●
注射用苯妥英钠	●
注射用环磷酰胺	×
注射用环磷腺苷	×
注射用磺苄西林钠	×
注射用甲氨蝶呤	×
注射用拉氧头孢钠	×
注射用两性霉素 B	×
注射用磷霉素钠	●
注射用硫酸阿米卡星	●
注射用硫酸长春碱	×
注射用尿激酶	×
注射用青霉素钠	×
注射用氢化可的松琥珀酸钠	●
注射用头孢噻吩钠	×
注射用头孢唑林钠	▲
注射用硝普钠	×
注射用盐酸多柔比星	×
注射用依他尼酸钠	●

肝素钙注射液
Heparin Calcium Injection

【制剂规格】

0.3ml ∶ 2500U；1ml ∶ 5000U；1ml∶7500U；1ml∶10000U。

【用法用量】

静脉滴注、静脉注射、皮下注射。

（1）成人剂量

①深部皮下注射，首次5000~10000U，以后每8小时5000~10000U或每12小时10000~20000U，或根据凝血试验监测结果调整。②静脉注射，首次5000~10000U，以后按体重每4小时50~100U/kg，或根据凝血试验监测结果确定。用前先以氯化钠注射液50~100ml稀释。③静脉滴注，每日20000~40000U，加至氯化钠注射液1000ml中24小时持续滴注，之前常先以5000U静脉注射作为初始剂量。④预防性应用，术前2小时深部皮下注射5000U，之后每8~12小时重复上述剂量，持续7天。

（2）儿童剂量

①静脉注射，首次剂量按体重50U/kg，之后每4小时50~100U/kg，或根据凝血试验监测结果调整。②静脉滴注，首次50U/kg，之后50~100U/kg，每4小时一次，或按体表面积10000~20000U/m^2，24小时持续滴注，亦可根据部分凝血活酶时间（APTT或KPTT）试验结果确定。对于心血管外科手术，其首次剂量及持续60分钟以内的手术用量同成人常用量。对于弥散性血管内凝血，每4小时25~50U/kg持续静脉滴注。若4~8小时后病情无好转即应停用。

【药品稳定性】

本品为无色或淡黄色的澄明液体。密封遮光，阴凉处保存。

【注意事项】

（1）肝、肾功能不全、出血性器质性病变、视网膜血管疾病、孕妇、服用抗凝血药者及老年人应慎用。

（2）局部刺激，可见注射局部小结节和血肿，数日后自行消失。

【配伍禁忌表】

药品名称	配伍信息
硫酸阿米卡星注射液	×
头孢噻啶注射液	×
头孢孟多注射液	×
氟哌利多注射液	×
环丙沙星注射液	×
米托蒽醌注射液	×
头孢哌酮注射液	×
头孢噻吩钠注射液	×
硫酸庆大霉素注射液	×

续表

药品名称	配伍信息
卡那霉素注射液	×
妥布霉素注射液	×
乳糖酸红霉素注射液	×
万古霉素注射液	×
阿霉素注射液	×
氢化可的松琥珀酸钠注射液	×
氯喹注射液	×
氯丙嗪注射液	×

肝素钠注射液

Heparin Sodium Injection

【制剂规格】

2ml∶1000U；2ml∶5000U；2ml∶12500 U。

【用法用量】

（1）深部皮下注射：首次 5000~10000U，以后每 8 小时 8000~10000U 或每 12 小时 15000~20000U；每 24 小时总量约 30000~40000U，一般均能达到满意的效果。

（2）静脉注射：首次 5000~10000U，之后，或按体重每 4 小时 100U/kg，用氯化钠注射液稀释后应用。

（3）静脉滴注：每日 20000~40000U，加至氯化钠注射液 1000ml 中持续滴注。滴注前可先静脉注射 5000U 作为初始剂量。

（4）预防性治疗：高危血栓形成病人，大多是用于腹部手术之后，以防止深部静脉血栓。在外科手术前 2 小时先给 5000U 肝素皮下注射，但麻醉方式应避免硬膜外麻醉，然后每隔 8~12 小时 5000U，共约 7 日。

（5）儿童用药：静脉注射按体重一次注入 50U/kg，以后每 4 小时给予 50~100U；静脉滴注按体重注入 50U/kg，以后按体表面积 24 小时给予每日 20000U/m^2，加入氯化钠注射液中缓慢滴注。

【药品稳定性】

本品为肝素钠的灭菌水溶液，为无色或淡黄色的澄明液体。避光，密闭，在阴凉处保存。

【注意事项】

（1）本品过量可致自发性出血倾向。肝素过量时可用 1% 的硫酸鱼精蛋白溶液缓慢滴注，如此可中和肝素作用。每 1mg 鱼精蛋白可中和 100U 的肝素钠。

（2）用药期间应定时测定凝血时间。

【配伍禁忌表】

药品名称	配伍信息
阿糖胞苷注射剂	×
氨茶碱注射液	●

续表

药品名称	配伍信息
吡罗昔康注射液	×
布美他尼注射液	▲
醋酸泼尼松龙注射液	×
地高辛注射液	▲
地塞米松磷酸钠注射液	▲
地西泮注射液	×
碘解磷定注射液	●
二羟丙茶碱注射液	●
奋乃静注射液	×
氟哌啶醇注射液	×
氟哌利多注射液	×
枸橼酸芬太尼注射液	●
肌苷注射剂	●
甲磺酸酚妥拉明注射液	×
甲磺酸培氟沙星注射液	×
甲硫酸新斯的明注射液	×
甲氧氯普胺注射液	×
利血平注射液	×
磷酸克林霉素	●
硫酸阿托品注射液	●
硫酸卡那霉素注射液	×
硫酸镁注射液	●
硫酸奈替米星注射液	×

续表

药品名称	配伍信息
硫酸庆大霉素注射液	×
硫酸妥布霉素注射液	×
硫酸西索米星注射液	×
氯化琥珀胆碱注射液	×
氯化钾注射液	▲
氯化钠注射液	●
氯化筒箭毒碱注射液	×
马来酸氯苯那敏注射液	▲
咪达唑仑注射液	●
尼克刹米注射液	●
诺氟沙星葡萄糖注射液	×
葡萄糖注射液	▲
葡萄糖氯化钠注射液	▲
葡萄糖酸钙注射液	●
葡萄糖盐乳酸钠注射液	●
氢化可的松注射液	×
氢溴酸东莨菪碱注射液	●
氢溴酸山莨菪碱注射液	●
去乙酰毛花苷注射液	●
乳酸环丙沙星注射液	×
乳酸钠林格注射液	●
塞替派注射液	●
三磷腺苷注射液	●

续表

药品名称	配伍信息
双氯芬酸钠注射液	×
双嘧达莫注射液	▲
碳酸氢钠注射液	×
西咪替丁注射液	●
细胞色素 C 注射液	●
硝酸甘油注射液	▲
烟酸注射液	×
盐酸胺碘酮注射液	×
盐酸倍他司汀注射液	●
盐酸多巴胺注射液	▲
盐酸多巴酚丁胺注射液	×
盐酸可乐定注射液	×
盐酸利多卡因注射液	●
盐酸氯胺酮注射液	●
盐酸氯丙嗪注射液	×
盐酸洛贝林注射液	●
盐酸麻黄碱注射液	●
盐酸吗啡注射液	×
盐酸美沙酮注射液	▲
盐酸美西律注射液	×
盐酸纳洛酮注射液	●
盐酸哌替啶注射液	×
盐酸普罗帕酮注射液	●
盐酸普萘洛尔注射液	●

续表

药品名称	配伍信息
盐酸山莨菪碱注射液	●
盐酸肾上腺素注射液	●
盐酸维拉帕米注射液	●
盐酸异丙嗪注射液	×
盐酸异丙肾上腺素注射液	●
氧氟沙星注射液	●
右旋糖酐 40 注射液	▲
正规胰岛素注射剂	×
重酒石酸去甲肾上腺素注射液	●
注射用奥美拉唑钠	●
注射用辅酶 A	●
注射用阿莫西林钠克拉维酸钾	●
注射用阿昔洛韦	●
注射用氨苄西林钠	▲
注射用氨力农	×
注射用苯巴比妥钠	×
注射用苯妥英钠	×
注射用丙戊酸钠	▲
注射用环磷酰胺	●
注射用环磷腺苷	●
注射用磺苄西林钠	●

续表

药品名称	配伍信息
注射用甲氨蝶呤	▲
注射用拉氧头孢钠	▲
注射用两性霉素 B	●
注射用硫酸阿米卡星	×
注射用硫酸长春碱	×
注射用硫酸多黏菌素 B	×
注射用尿激酶	▲
注射用哌拉西林钠	▲
注射用普鲁卡因胺	×
注射用青霉素钾	▲
注射用青霉素钠	×
注射用氢化可的松琥珀酸钠	▲
注射用乳糖酸红霉素	×
注射用丝裂霉素	×
注射用头孢呋辛钠	●
注射用头孢哌酮钠舒巴坦钠	▲
注射用头孢曲松钠	●
注射用头孢噻吩钠	●
注射用头孢噻肟钠	●
注射用头孢他啶	●
注射用头孢唑林钠	●
注射用硝普钠	▲

续表

药品名称	配伍信息
注射用盐酸多柔比星	×
注射用盐酸哌甲酯	●
注射用盐酸柔红霉素	×
注射用依他尼酸钠	▲
左氧氟沙星注射液	×

戈拉碘铵注射液

Gallamine Triethiodide Injection

【制剂规格】

2ml：40mg；2ml：80mg。

【用法用量】

肌内注射，静脉注射。

【药品稳定性】

遮光，存放于密闭容器中保存。

【注意事项】

（1）交叉过敏：本药含碘量大，可与碘化物交叉过敏。

（2）低钾血症和高钠血症可增强非去极化肌松药戈拉碘铵的肌松作用。合并使用布美他尼、呋塞米和依他尼酸等高效利尿药时，注意补钾以防止低钾血症的发生。

【配伍禁忌表】

药品名称	配伍信息
新霉素注射液	▲
盐酸普萘洛尔注射液	▲

磺胺嘧啶钠注射剂
Sulfadiazine Sodium Injection

【制剂规格】

①磺胺嘧啶钠注射液：2ml：0.4g；5ml∶1g。②注射用磺胺嘧啶钠：0.4g；1g。

【用法用量】

用灭菌注射用水或0.9%氯化钠溶液稀释成5%的溶液，缓慢静脉注射；静脉滴注浓度≤1%。治疗严重感染如流行性脑脊髓膜炎，成人静脉注射剂量为首剂50mg/kg，继以每日100mg/kg，分3~4次静脉滴注或缓慢静脉注射。2个月以上小儿一般感染，本品剂量为每日50~75mg/kg，分2次应用；流行性脑脊髓膜炎者剂量为每日100~150mg/kg，分3~4次静脉滴注或缓慢静脉注射。

【药品稳定性】

磺胺嘧啶钠注射液为磺胺嘧啶钠的灭菌水溶液，为无色至微黄色的澄明液体；遇光易变质。注射用磺胺嘧啶钠为白色结晶性粉末。需要避光，密闭，阴凉处保存。

【注意事项】

磺胺血浓度不应超过200μg/ml，如超过此浓度，不良反应发生率增高，毒性增强。

（1）下列情况应慎用：缺乏葡萄糖–6–磷酸脱氢酶、血卟啉症、失水、休克和老年患者。

（2）交叉过敏反应。对一种磺胺药呈现过敏的患者对其他磺胺药可能过敏。

（3）对呋塞米、砜类、噻嗪类利尿药、磺脲类、碳酸酐酶抑制药呈现过敏的患者，对磺胺药亦可过敏。

（4）应用本品时应饮用足量水分，使成人每日尿量至少维持在1200ml以上。如应用本品疗程长，剂量大时除多饮水外宜同服碳酸氢钠。

（5）严重感染者应测定血药浓度，对大多数感染性疾病游离磺胺浓度达50~150g/ml（严重感染120~150g/ml）可有效。总磺胺血浓度不应超过200g/ml，如超过此浓度，不良反应发生率增高。

（6）由于本品在尿中溶解度低，出现结晶尿机会增多。故一般不推荐用于尿路感染的治疗。

（7）不可任意加大剂量、增加用药次数或延长疗程，以防蓄积中毒。

（8）由于本品能抑制大肠埃希菌的生长，妨碍B族维生素在肠内的合成，故使用本品超过一周以上者，应同时给予维生素B以预防其缺乏。

（9）本品仅供重病人应用，病情改善后应尽早改为口服给药，不宜做皮下与鞘内注射。

【配伍禁忌表】

药品名称	配伍信息
阿糖胞苷注射剂	×
氨茶碱注射液	▲
氨基己酸注射液	×
氨甲环酸注射液	×
醋酸泼尼松龙注射液	×
地高辛注射液	×
地塞米松磷酸钠注射液	×
丁溴东莨菪碱注射液	×
二羟丙茶碱注射液	×
呋塞米注射液	●
氟哌啶醇注射液	×
肌苷注射剂	×
甲磺酸酚妥拉明注射液	×
甲磺酸培氟沙星注射液	×
甲硫酸新斯的明注射液	×
利血平注射液	×
硫酸阿托品注射液	×

续表

药品名称	配伍信息
硫酸卡那霉素注射液	×
硫酸镁注射液	●
硫酸奈替米星注射液	×
硫酸庆大霉素注射液	×
硫酸西索米星注射液	×
硫酸小诺米星注射液	×
氯化钙注射液	×
氯化琥珀胆碱注射液	×
氯化钾注射液	×
氯化钠注射液	●
马来酸氯苯那敏注射液	×
马来酸麦角新碱注射液	×
咪达唑仑注射液	×
尼克刹米注射液	×
诺氟沙星葡萄糖注射液	×
葡萄糖注射液	×
葡萄糖氯化钠注射液	×
葡萄糖酸钙注射液	×
葡萄糖盐乳酸钠注射液	×
氢化可的松注射液	×
氢溴酸东莨菪碱注射液	×
氢溴酸加兰他敏注射液	×
氢溴酸山莨菪碱注射液	×

续表

药品名称	配伍信息
氢溴酸烯丙吗啡注射液	×
去乙酰毛花苷注射液	×
乳酸环丙沙星注射液	×
乳酸钠林格注射液	●
乳酸钠注射液	×
塞替派注射液	▲
三磷腺苷注射液	×
山梨醇注射液	●
碳酸氢钠注射液	×
替硝唑葡萄糖注射液	×
细胞色素C注射液	×
烟酸注射液	×
盐酸氨溴索注射液	×
盐酸胺碘酮注射液	×
盐酸多巴胺注射液	×
盐酸多巴酚丁胺注射液	×
盐酸利多卡因注射液	×
盐酸林可霉素注射液	×
盐酸氯丙嗪注射液	×
盐酸洛贝林注射液	×
盐酸麻黄碱注射液	×
盐酸吗啡注射液	×
盐酸美沙酮注射液	▲

续表

药品名称	配伍信息
盐酸纳洛酮注射液	×
盐酸哌替啶注射液	×
盐酸普鲁卡因注射液	×
盐酸去氧肾上腺素注射液	×
盐酸山莨菪碱注射液	×
盐酸肾上腺素注射液	×
盐酸异丙嗪注射液	×
盐酸异丙肾上腺素注射液	×
氧氟沙星注射液	×
异烟肼注射液	▲
右旋糖酐40注射液	×
正规胰岛素注射剂	×
重酒石酸间羟胺注射液	×
重酒石酸去甲肾上腺素注射液	×
注射用奥美拉唑钠	●
注射用辅酶A	×
注射用阿莫西林钠	×
注射用阿莫西林钠克拉维酸钾	×
注射用氨苄西林钠	×
注射用氨力农	×

续表

药品名称	配伍信息
注射用苯巴比妥钠	▲
注射用苯妥英钠	▲
注射用环磷酰胺	×
注射用磺苄西林钠	×
注射用甲氨蝶呤	▲
注射用两性霉素 B	▲
注射用硫酸阿米卡星	×
注射用硫酸多黏菌素 B	×
注射用尿激酶	×
注射用哌拉西林钠	×
注射用普鲁卡因胺	×

续表

药品名称	配伍信息
注射用青霉素钾	▲
注射用青霉素钠	▲
注射用氢化可的松琥珀酸钠	×
注射用乳糖酸红霉素	×
注射用丝裂霉素	▲
注射用头孢哌酮钠舒巴坦钠	●
注射用头孢噻吩钠	×
注射用盐酸柔红霉素	▲
左氧氟沙星注射液	×

肌苷注射剂

Inosine Injection

【制剂规格】

①肌苷注射液：2ml∶50mg；2ml∶100mg；5ml∶100mg；5ml∶200mg。②注射用肌苷（以肌苷计）：0.2g；0.3g。

【用法用量】

（1）肌苷注射液：肌内注射，每次100~200mg，每日1~2次；静脉注射或滴注每次200~600mg，每日1~2次。

（2）注射用肌苷：用前稀释后，加入100ml 0.9%氯化钠注射液或5%葡萄糖注射液中，一次0.2~0.6g（以肌苷计），每日1~2次。

【药品稳定性】

肌苷注射液为肌苷的灭菌水溶液，无色或几乎无色的澄明液体。注射用肌苷为白色或类白色的粉末。避光，密闭，阴凉处保存。

【注意事项】

（1）本品静脉滴注有引起心脏骤停和过敏性休克死亡的报道，建议应用时缓慢滴注并严密观察生命指征变化及有无过敏反应。

（2）需要限钠患者应慎用。

（3）使用前应详细检查，如有下列情况之一者，请勿使用：药液浑浊、瓶身或瓶口有细微破裂、有棉絮状菌丝团或封口松动。

【配伍禁忌表】

药品名称	配伍信息
阿糖胞苷注射剂	×
氨茶碱注射液	●
氨甲环酸注射液	●
地塞米松磷酸钠注射液	●
地西泮注射液	◎
碘解磷定注射液	×
二羟丙茶碱注射液	●
氟尿嘧啶注射液	●
氟哌啶醇注射液	×
甘露醇注射液	●
肝素钠注射液	●
磺胺嘧啶钠注射液	×
甲磺酸培氟沙星注射液	×
甲硫酸新斯的明注射液	×
甲硝唑注射液	●
利巴韦林注射液	●
利血平注射液	×

续表

药品名称	配伍信息
硫酸阿托品注射液	×
硫酸卡那霉素注射液	●
硫酸镁注射液	●
硫酸妥布霉素注射液	●
氯化钾注射液	●
氯化钠注射液	●
马来酸氯苯那敏注射液	×
马来酸麦角新碱注射液	×
尼克刹米注射液	●
诺氟沙星葡萄糖注射液	●
葡萄糖氯化钠注射液	●
葡萄糖盐乳酸钠	●
氢溴酸东莨菪碱注射液	×
氢溴酸山莨菪碱注射液	●
乳酸环丙沙星注射液	×
乳酸钠林格注射液	●
乳酸钠注射液	●
塞替派注射液	●
三磷腺苷注射液	●
山梨醇注射液	●
双嘧达莫注射液	×
碳酸氢钠注射液	●

续表

药品名称	配伍信息
替硝唑葡萄糖注射液	●
西咪替丁注射液	●
细胞色素 C 注射液	▲
盐酸氨溴索注射液	×
盐酸苯海拉明注射液	×
盐酸多巴胺注射液	×
盐酸多巴酚丁胺注射液	×
盐酸利多卡因注射液	×
盐酸林可霉素注射液	●
盐酸氯胺酮注射液	×
盐酸氯丙嗪注射液	×
盐酸洛贝林注射液	×
盐酸麻黄碱注射液	●
盐酸美沙酮注射液	▲
盐酸美西律注射液	●
盐酸普鲁卡因注射液	×
盐酸普罗帕酮注射液	●
盐酸普萘洛尔注射液	×
盐酸去氧肾上腺素注射液	●
盐酸山莨菪碱注射液	●
盐酸维拉帕米注射液	×
盐酸异丙嗪注射液	×

续表

药品名称	配伍信息
氧氟沙星注射液	●
异烟肼注射液	●
右旋糖酐 40 注射液	●
正规胰岛素注射剂	●
重酒石酸去甲肾上腺素注射液	×
注射用奥美拉唑钠	●
注射用辅酶 A	▲
注射用阿莫西林钠克拉维酸钾	●
注射用氨苄西林钠	●
注射用苯巴比妥钠	●
注射用苯妥英钠	×
注射用环磷酰胺	●
注射用环磷腺苷	●
注射用磺苄西林钠	×
注射用磷霉素钠	●
注射用硫酸阿米卡星	●
注射用硫酸多黏菌素 B	×
注射用普鲁卡因胺	●
注射用青霉素钾	●
注射用青霉素钠	▲
注射用乳糖酸红霉素	●

续表

药品名称	配伍信息
注射用丝裂霉素	●
注射用头孢呋辛钠	×
注射用头孢拉定	●
注射用头孢哌酮钠舒巴坦钠	●
注射用头孢噻吩钠	●
注射用头孢噻肟钠	×
注射用头孢他啶	●
注射用头孢唑林钠	●
注射用硝普钠	▲
注射用盐酸多柔比星	×
注射用盐酸柔红霉素	●

己酸羟孕酮注射液
Hydroxyprogesterone Caproate Injection

【制剂规格】

1ml∶125mg；1ml∶250mg；2ml∶250mg。

【用法用量】

深部肌内注射：一次 0.25~0.5g，一周 1~2 次。

【药品稳定性】

本品为淡黄色或黄色的灭菌油状液体，遮光密闭保存。

【注意事项】

（1）有血栓病史、乳房肿块者一般不宜使用。

（2）为防止过敏性休克，注射后应留看观察15~20分钟。

（3）定期体检，包括乳腺、肝功能、血压和宫颈刮片的检查，发现异常者应立即停药。

（4）子宫肌瘤、高血压患者慎用。

【配伍禁忌表】

药品名称	配伍信息
卡马西平	▲
灰黄霉素	▲
苯巴比妥	▲
苯妥英	▲
利福平	▲
环孢素	可能发生药物中毒

己酮可可碱注射剂

Pentoxifylline Injection

【制剂规格】

①己酮可可碱注射液：2ml∶0.1g；5ml∶0.1g。②注射用己酮可可碱：0.3g。

【用法用量】

（1）己酮可可碱注射液：静脉注射：一次100~200mg，需缓慢。静脉滴注：每日100~400mg，溶于5%葡萄糖溶液250~500ml中，滴注90~180分钟。

（2）注射用己酮可可碱：静脉滴注，溶于250~500ml 0.9%氯化钠注射液或5%葡萄糖注射液中。用时患者应平卧位，初次剂量为己酮可可碱100ml，于2~3小时内输入，最大滴速不可超过100mg/h。根据患者耐受性可每次增加50mg，常用剂量为每次100~200mg，每日1~2次，每次最大用药量不可超过300mg。

【药品稳定性】

己酮可可碱注射液为己酮可可碱的灭菌水溶液，为无色的澄明液体。注射用己酮可可碱为白色或类白色疏松块状物或无定型固体。避光，密闭，阴凉处保存。

【注意事项】

（1）有出血倾向或新近有过出血史者不宜应用此药，以免诱发出血。

（2）低血压和循环状态不稳定者应慎用本品，因为本品可引起一过性低血压，并伴有虚脱的倾向。

（3）根据肾功能调整剂量。

【配伍禁忌表】

药品名称	配伍信息
氨茶碱注射液	▲
二羟丙茶碱注射液	▲

续表

药品名称	配伍信息
氯化钠注射液	●
葡萄糖注射液	●
乳酸钠林格注射液	●
双氯芬酸钠注射液	×
西咪替丁注射液	▲

己烯雌酚注射液
Diethylstilbestrol Injection

【制剂规格】

①复方庚酸炔诺酮2号注射：炔雌醚0.5mg、庚酸炔诺酮200mg。②己烯雌酚注射液：1ml∶0.5mg；1ml∶1mg；1ml∶2mg。

【用法用量】

复方庚酸炔诺酮2号注射：第一次用于月经周期第5日，肌内注射1支，以后每2个月注射1支。己烯雌酚注射液：肌内注射一次0.5~1mg，一日0.5~6mg。

【药品稳定性】

己烯雌酚注射液为微黄色至淡黄色的澄明油状液体。避光，密封保存。

【注意事项】

（1）下列患者慎用：心功能不全、癫痫、糖尿病、肝、肾功能障碍、精神抑郁等。

（2）长期使用应定期检查血压、肝功能、阴道脱落细胞，每年一次宫颈防癌刮片。

（3）诊断干扰：减低美替拉酮试验；增加去甲肾上腺素导致的血小板凝集试验；BSP试验滞留增加。

【配伍禁忌表】

药品名称	配伍信息
卡托普利注射液	▲
利血平注射液	▲
盐酸可乐定注射液	▲
盐酸普萘洛尔注射液	▲
注射用苯巴比妥钠	▲
注射用苯妥英钠	▲
注射用硝普钠	▲

甲磺酸酚妥拉明注射液
Phentolamine Mesilate Injection

【制剂规格】

1ml：5mg；1ml：10mg。

【用法用量】

（1）成人常用量：①用于酚妥拉明试验，静脉注射5mg，也可先注入1mg，若反应阴性，再给5mg，如此假阳性的结果可以减少，也减少血压剧降的危险性。②用于防止皮肤坏死，在每1000ml含去甲肾上腺素溶液中加入本品

10mg 作静脉滴注，作为预防之用。已经发生去甲肾上腺素外溢，用本品 5~10mg 加 10ml 氯化钠注射液作局部浸润，此法在外溢后 12 小时内有效。③用于嗜铬细胞瘤手术，术时如血压升高，可静脉注射 2~5mg 或滴注每分钟 0.5~1mg，以防肿瘤手术时出现高血压危象。④用于心力衰竭时减轻心脏负荷，静脉滴注每分钟 0.17~0.4mg。

（2）小儿常用量：①用于酚妥拉明试验，静脉注射一次 1mg，也可按体重 0.15mg/kg 或按体表面积 $3mg/m^2$。②用于嗜铬细胞瘤手术，术中血压升高时可静脉注射 1mg，也可按体重 0.1mg/kg 或按体表面积 $3mg/m^2$，必要时可重复或持续静脉滴注。

【药品稳定性】

本品为无色或微黄色的澄明液体。避光，密闭，阴凉处保存。

【注意事项】

（1）做酚妥拉明试验时，在给药前、静脉给药后至 3 分钟内每 30 秒，以后 7 分钟内每 1 分钟测一次血压，或在肌内注射后 30~45 分钟内每 5 分钟测一次血压。

（2）药物过量可引起低血压、心律失常、全身静脉血量增加、休克、头痛、视力障碍、呕吐、低血糖等，必要时用升血压药。

（3）在老年人用本品诱发低温的可能性增大，应适当减量。

【配伍禁忌表】

药品名称	配伍信息
氨茶碱注射液	×
氨基己酸注射液	●
氨甲环酸注射液	●
胞磷胆碱钠注射液	●
醋酸泼尼松龙注射液	×
地高辛注射液	▲
地塞米松磷酸钠注射液	×
地西泮注射液	●
呋塞米注射液	◎
氟哌啶醇注射液	●
甘露醇注射液	●
肝素钠注射液	×
磺胺嘧啶钠注射液	×
甲磺酸培氟沙星注射液	×
甲硫酸新斯的明注射液	×
利血平注射液	●
硫酸阿托品注射液	●
硫酸卡那霉素注射液	●
硫酸镁注射液	●
硫酸庆大霉素注射液	●
氯化钙注射液	●

续表

药品名称	配伍信息
氯化琥珀胆碱注射液	×
氯化钾注射液	●
氯化钠注射液	●
氯化筒箭毒碱注射液	●
马来酸氯苯那敏注射液	●
马来酸麦角新碱注射液	●
尼克刹米注射液	●
葡萄糖注射液	●
葡萄糖氯化钠注射液	●
葡萄糖酸钙注射液	●
葡萄糖盐乳酸钠	●
氢化可的松注射液	×
氢溴酸东莨菪碱注射液	●
氢溴酸加兰他敏注射液	●
氢溴酸山莨菪碱注射液	●
曲克芦丁注射液	●
去乙酰毛花苷注射液	▲
乳酸环丙沙星注射液	●
乳酸钠林格注射液	●
乳酸钠注射液	●
塞替派注射液	●
三磷腺苷注射液	×

续表

药品名称	配伍信息
山梨醇注射液	●
碳酸氢钠注射液	●
细胞色素 C 注射液	●
盐酸胺碘酮注射液	●
盐酸倍他司汀注射液	●
盐酸苯海拉明注射液	●
盐酸多巴胺注射液	×
盐酸利多卡因注射液	●
盐酸林可霉素注射液	●
盐酸氯胺酮注射液	●
盐酸氯丙嗪注射液	●
盐酸洛贝林注射液	●
盐酸麻黄碱注射液	▲
盐酸吗啡注射液	●
盐酸美西律注射液	●
盐酸哌替啶注射液	●
盐酸普鲁卡因注射液	●
盐酸普萘洛尔注射液	▲
盐酸去氧肾上腺素注射液	×
盐酸山莨菪碱注射液	●
盐酸肾上腺素注射液	▲
盐酸异丙嗪注射液	●

续表

药品名称	配伍信息
盐酸异丙肾上腺素注射液	×
氧氟沙星注射液	●
异烟肼注射液	●
右旋糖酐 40 注射液	●
正规胰岛素注射剂	×
重酒石酸间羟胺注射液	×
重酒石酸去甲肾上腺素注射液	×
注射用辅酶 A	●
注射用苯巴比妥钠	×
注射用苯妥英钠	×
注射用磺苄西林钠	×
注射用甲氨蝶呤	●
注射用磷霉素钠	●
注射用硫酸多黏菌素 B	●
注射用哌拉西林钠	×
注射用普鲁卡因胺	●
注射用青霉素钾	▲
注射用青霉素钠	×
注射用氢化可的松琥珀酸钠	×
注射用乳糖酸红霉素	●

续表

药品名称	配伍信息
注射用丝裂霉素	×
注射用头孢呋辛钠	●
注射用头孢唑林钠	×
注射用盐酸哌甲酯	●
注射用盐酸柔红霉素	●
注射用依他尼酸钠	×

甲磺酸培氟沙星注射剂

Pefloxacin Mesylate Injection

【制剂规格】

①甲磺酸培氟沙星注射液（以培氟沙星计）：2ml∶0.2g；5ml∶0.4g。②注射用甲磺酸培氟沙星（以培氟沙星计）：0.4g。

【用法用量】

静脉滴注。成人常用量，一次0.4g，加入5%葡萄糖溶液250ml中缓慢静脉滴注，每12小时一次。患有黄疸的病人，每天用药一次；患有腹水的病人每36小时用药一次；患有黄疸和腹水的病人，每48小时用药一次。或遵医嘱。

【药品稳定性】

避光，密闭，阴凉处保存。

【注意事项】

（1）由于目前大肠埃希菌对氟喹诺酮类药物耐药者多见，应在给药前留取尿培养标本，参考细菌药敏结果调整用药。

（2）本品大剂量应用或尿 pH 值在 7 以上时可发生结晶尿。为避免结晶尿的发生，宜多饮水，保持 24 小时排尿量在 1200ml 以上。

（3）应用氟喹诺酮类药物可发生中、重度光敏反应。应用本品时应避免过度暴露于阳光下，如发生光敏反应需停药。

（4）原有中枢神经系统疾病者，例如有癫痫及癫痫病史者均应避免应用，有指征时需仔细权衡利弊后应用。

【配伍禁忌表】

药品名称	配伍信息
阿糖胞苷注射剂	●
氨茶碱注射液	▲
氨基己酸注射液	×
胞磷胆碱钠注射液	×
地塞米松磷酸钠注射液	●
二羟丙茶碱注射液	▲
呋塞米注射液	×
氟哌啶醇注射液	△
肝素钠注射液	×
磺胺嘧啶钠注射液	×
肌苷注射剂	×
甲磺酸酚妥拉明注射液	×

续表

药品名称	配伍信息
利巴韦林注射液	●
硫酸阿托品注射液	●
硫酸卡那霉素注射液	▲
硫酸镁注射液	●
硫酸庆大霉素注射液	▲
氯化钙注射液	×
氯化钾注射液	×
氯化钠注射液	×
马来酸麦角新碱注射液	●
尼克刹米注射液	●
葡萄糖注射液	●
葡萄糖氯化钠注射液	×
葡萄糖酸钙注射液	×
葡萄糖盐乳酸钠	×
氢化可的松注射液	●
氢溴酸东莨菪碱注射液	●
乳酸环丙沙星注射液	●
乳酸钠林格注射液	×
乳酸钠注射液	●
三磷腺苷注射液	×
碳酸氢钠注射液	▲
细胞色素 C 注射液	△

续表

药品名称	配伍信息
盐酸多巴胺注射液	●
盐酸多巴酚丁胺注射液	●
盐酸利多卡因注射液	●
盐酸氯胺酮注射液	×
盐酸氯丙嗪注射液	×
盐酸洛贝林注射液	×
盐酸哌替啶注射液	△
盐酸普鲁卡因注射液	●
盐酸去氧肾上腺素注射液	●
盐酸维拉帕米注射液	△
盐酸异丙嗪注射液	●
氧氟沙星注射液	×
异烟肼注射液	●
右旋糖酐 40 注射液	×
重酒石酸间羟胺注射液	●
重酒石酸去甲肾上腺素注射液	●
注射用辅酶 A	●
注射用阿莫西林钠	×
注射用氨苄西林钠	×
注射用苯巴比妥钠	△
注射用苯妥英钠	▲

续表

药品名称	配伍信息
注射用甲氨蝶呤	×
注射用两性霉素 B	×
注射用磷霉素钠	×
注射用硫酸阿米卡星	▲
注射用哌拉西林钠	●
注射用青霉素钠	×
注射用氢化可的松琥珀酸钠	×
注射用乳糖酸红霉素	▲
注射用丝裂霉素	●
注射用头孢呋辛钠	×
注射用头孢拉定	×
注射用头孢噻肟钠	●
注射用头孢他啶	●
注射用头孢唑林钠	×
注射用硝普钠	×
注射用盐酸多柔比星	▲
注射用盐酸柔红霉素	●

甲磺酸双氢麦角毒碱注射液
Dihydroergotoxine Methanesulfonate Injection

【制剂规格】

1ml : 0.3mg（按甲磺酸双氢麦

角毒碱计）。

【用法用量】

①静脉滴注，每次 0.3mg 静脉滴注或缓慢注射（用 20ml 葡萄糖或 0.9% 氯化钠溶液稀释），每日 1 次或 2 次。②肌内注射或皮下注射，每次 0.3mg，每日 2 次。

【药品稳定性】

25℃以下避光保存。

【注意事项】

（1）严重肾衰患者、轻微肝功能损伤患者和严重心动过缓者应慎用。

（2）本品不应与细胞色素 P450 抑制剂合用。

（3）可能引起循环系统衰竭，所以非肠道给药后应检测动脉血压。

【配伍禁忌表】

药品名称	配伍信息
西咪替丁注射液	×
阿奇霉素注射液	▲
克拉霉素注射液	▲
地红霉素注射液	▲
红霉素注射液	▲
醋酸麦迪霉素注射液	▲
罗红霉素注射液	▲
罗他霉素注射液	▲
螺旋霉素注射液	▲
泰利霉素注射液	▲

续表

药品名称	配伍信息
醋竹桃霉素注射液	▲
交沙霉素注射液	▲
克林霉素注射液	▲
夫沙那韦注射液	▲
沙奎那韦注射液	▲
茚地那韦注射液	▲
那非那韦注射液	▲
利托那韦注射液	▲
艾法韦仑注射液	▲
氟康唑注射液	▲
伊曲康唑注射液	▲
酮康唑注射液	▲
伏立康唑注射液	▲
克霉素注射液	▲
甲硝唑注射液	▲
奈法唑酮注射液	▲
氟西汀注射液	▲
氟伏沙明注射液	▲
美帕曲星注射液	▲
齐留通注射液	▲
硫酸阿扎那韦注射液	×
多巴胺注射液	×

甲硫酸新斯的明注射剂
Neostigmine Methylsulfate Injection

【制剂规格】

①甲硫酸新斯的明注射液：1ml∶0.5mg；1ml∶1mg。②注射用甲硫酸新斯的明：1mg。

【用法用量】

常用量，皮下或肌内注射一次0.25~1mg，一日1~3次。极量，皮下或肌内注射一次1mg，一日5mg。

【药品稳定性】

避光，密闭，阴凉处保存。

【注意事项】

（1）过量时可导致胆碱能危象，甚至心脏停搏。常规给予阿托品对抗。

（2）甲状腺功能亢进症和帕金森症等慎用。

【配伍禁忌表】

续表

药品名称	配伍信息
阿糖胞苷注射剂	×
氨茶碱注射液	×
氨基己酸注射液	×
地西泮注射液	×
呋塞米注射液	×
氟尿嘧啶注射液	×
氟哌啶醇注射液	×
甘露醇注射液	×
肝素钠注射液	×
磺胺嘧啶钠注射液	×
枸橼酸芬太尼注射液	×
肌苷注射剂	×
甲磺酸酚妥拉明注射液	×
甲氧氯普胺注射液	×
利巴韦林注射液	●
利血平注射液	×
硫酸阿托品注射液	×
硫酸卡那霉素注射液	▲
硫酸镁注射液	×
硫酸庆大霉素注射液	×
硫酸妥布霉素注射液	×
氯化钙注射液	×
氯化琥珀胆碱注射液	▲
氯化钾注射液	×
氯化钠注射液	●
氯化筒箭毒碱注射液	×
马来酸氯苯那敏注射液	×
马来酸麦角新碱注射液	×
尼克刹米注射液	×

J

续表

药品名称	配伍信息
葡萄糖注射液	●
葡萄糖氯化钠注射液	●
葡萄糖酸钙注射液	×
葡萄糖盐乳酸钠注射液	×
氢溴酸东莨菪碱注射液	×
氢溴酸加兰他敏注射液	×
氢溴酸山莨菪碱注射液	×
去乙酰毛花苷注射液	×
乳酸钠注射液	×
塞替派注射液	×
三磷腺苷注射液	×
山梨醇注射液	×
双嘧达莫注射液	×
碳酸氢钠注射液	×
西咪替丁注射液	×
细胞色素 C 注射液	×
盐酸苯海拉明注射液	×
盐酸多巴胺注射液	×
盐酸利多卡因注射液	×
盐酸林可霉素注射液	×
盐酸氯胺酮注射液	▲
盐酸氯丙嗪注射液	▲
盐酸洛贝林注射液	×

续表

药品名称	配伍信息
盐酸麻黄碱注射液	×
盐酸吗啡注射液	×
盐酸美西律注射液	×
盐酸哌替啶注射液	×
盐酸普鲁卡因注射液	▲
盐酸普萘洛尔注射液	×
盐酸去氧肾上腺素注射液	×
盐酸山莨菪碱注射液	×
盐酸肾上腺素注射液	×
盐酸维拉帕米注射液	×
盐酸异丙嗪注射液	×
盐酸异丙肾上腺素注射液	×
异烟肼注射液	×
右旋糖酐 40 注射液	×
正规胰岛素注射剂	×
重酒石酸间羟胺注射液	×
重酒石酸去甲肾上腺素注射液	×
注射用辅酶 A	×
注射用氨苄西林钠	×
注射用苯巴比妥钠	×
注射用苯妥英钠	×

续表

药品名称	配伍信息
注射用环磷酰胺	×
注射用甲氨蝶呤	×
注射用两性霉素 B	×
注射用硫酸阿米卡星	×
注射用硫酸多黏菌素 B	×
注射用普鲁卡因胺	▲
注射用青霉素钠	×
注射用氢化可的松琥珀酸钠	×
注射用乳糖酸红霉素	×
注射用丝裂霉素	×
注射用头孢噻吩钠	×
注射用硝普钠	×
注射用盐酸哌甲酯	×
注射用依他尼酸钠	×

甲硝唑注射剂

Metronidazole Injection

【制剂规格】

①甲硝唑注射液：10ml∶50mg；20ml∶100mg；100ml∶500mg；250ml∶500mg；250ml∶1.25g。②注射用甲硝唑：0.1g。

【用法用量】

静脉滴注。①成人常用量厌氧菌感染，静脉给药首次按体重15mg/kg（70kg 成人为 1g），维持量按体重 7.5mg/kg，每 6~8 小时静脉滴注一次。②小儿常用量厌氧菌感染的注射剂量同成人。

【药品稳定性】

避光，密闭，阴凉处保存。

【注意事项】

（1）对诊断的干扰：本品的代谢产物可使尿液呈深红色。

（2）原有肝脏疾病者，剂量应减少。出现运动失调或其他中枢神经系统症状时应停药。重复一个疗程之前，应做白细胞计数。厌氧菌感染合并肾功能衰竭者，给药间隔时间应由 8 小时延长至 12 小时。

（3）本品可抑制酒精代谢，用药期间应戒酒，饮酒后可能出现腹痛、呕吐、头痛等症状。

【配伍禁忌表】

药品名称	配伍信息
阿糖胞苷注射剂	●
氨茶碱注射液	×
氨基己酸注射液	●
氨甲环酸注射液	●
胞磷胆碱钠注射液	△
醋酸泼尼松龙注射液	▲

续表

药品名称	配伍信息
地塞米松磷酸钠注射液	▲
地西泮注射液	×
二羟丙茶碱注射液	×
氟尿嘧啶注射液	▲
氟哌啶醇注射液	△
肌苷注射剂	●
利巴韦林注射液	●
磷酸克林霉素	●
硫酸阿托品注射液	●
硫酸吗啡注射液	●
硫酸镁注射液	●
硫酸庆大霉素注射液	×
氯化钙注射液	×
氯化钾注射液	●
氯化钠注射液	●
马来酸麦角新碱注射液	●
尼克刹米注射液	●
诺氟沙星葡萄糖注射液	●
葡萄糖注射液	●
葡萄糖氯化钠注射液	●
葡萄糖酸钙注射液	●
氢化可的松注射液	▲

续表

药品名称	配伍信息
氢溴酸东莨菪碱注射液	●
乳酸钠注射液	●
三磷腺苷注射液	●
山梨醇注射液	●
碳酸氢钠注射液	×
西咪替丁注射液	×
盐酸多巴胺注射液	●
盐酸多巴酚丁胺注射液	●
盐酸利多卡因注射液	●
盐酸林可霉素注射液	●
盐酸氯胺酮注射液	×
盐酸氯丙嗪注射液	×
盐酸洛贝林注射液	●
盐酸山莨菪碱注射液	●
盐酸异丙嗪注射液	×
盐酸异丙肾上腺素注射液	●
氧氟沙星注射液	●
异烟肼注射液	●
重酒石酸间羟胺注射液	●
重酒石酸去甲肾上腺素注射液	●
注射用辅酶 A	●

续表

药品名称	配伍信息
注射用阿莫西林钠	●
注射用氨苄西林钠	×
注射用苯巴比妥钠	▲
注射用苯妥英钠	▲
注射用磺苄西林钠	●
注射用磷霉素钠	●
注射用青霉素钠	×
注射用氢化可的松琥珀酸钠	▲
注射用丝裂霉素	●
注射用头孢呋辛钠	●
注射用头孢拉定	●
注射用头孢曲松钠	●
注射用头孢噻肟钠	●
注射用头孢他啶	●
注射用头孢唑林钠	●
注射用盐酸多柔比星	●

酒石酸麦角胺注射液

Ergotamine Tartrate Injection

【制剂规格】

1ml∶0.25mg；1ml∶0.5mg。

【用法用量】

皮下注射，每次0.25~0.5mg，一日最大剂量不超过1mg。本品早期给药效果好，头痛发作时用药效果差。

【药品稳定性】

常温保存。

【注意事项】

（1）孕妇，末梢血管疾病，冠脉供血不足，心绞痛及肝肾疾病者禁用。

（2）哺乳期用此药，婴儿可发生胃肠功能紊乱、心血管系统不稳定，甚至发生惊厥。

（3）吸烟可加强麦角胺所致的血管痉挛作用。

【配伍禁忌表】

药品名称	配伍信息
咖啡因注射液	▲
四环素注射液	×
地红霉素注射液	×
克拉霉素注射液	×
红霉素注射液	×
安普那韦注射液	×
茚地那韦注射液	×
依法韦恩茨注射液	×
利托那韦注射液	×
沙奎那韦注射液	×
西布曲明注射液	▲

酒石酸美托洛尔注射剂
Metoprolol Tartrate Injection

【制剂规格】

①酒石酸美托洛尔注射液：2ml∶2mg；5ml∶5mg。②注射用酒石酸美托洛尔：2mg；5mg。

【用法用量】

（1）酒石酸美托洛尔注射液：本品应在有经验的医师指导下进行。同时，应仔细监测患者的血压和心电图，并备有复苏抢救设施。①室上性快速型心律失常：开始时以1~2mg/min的速度静脉给药，用量可达5mg（=5ml）。这一剂量可在间隔5分钟后重复给予患者，直到取得满意的效果。总剂量达10~15mg（=10~15ml）通常足以见效；推荐的静脉给药最大剂量为20mg（=20ml）。②预防和治疗心肌缺血、怀疑或确诊的急性心肌梗死伴快速心律失常和胸痛：立即静脉给药5mg（=5ml）。这一剂量可在间隔2分钟后重复给予，直到最大剂量15mg（=15ml）。进一步的治疗方案（口服给药）参见酒石酸美托洛尔片剂的有关说明书。如果治疗必须中断，则应尽可能逐渐减量、经过至少1~2周后停药。否则可能有加重心绞痛和增加心肌梗死的危险性。外科手术前拟停用酒石酸美托洛尔的患者，至少应在手术前24小时就停用；特殊病例如甲状腺功能亢进或嗜铬细胞瘤患者可以例外。

（2）注射用酒石酸美托洛尔：①快速心律失常紧急治疗：酒石酸美托洛尔成人剂量5mg，用葡萄糖稀释后，以每分钟1~2mg速度缓慢静脉注射，如病情需要5分钟后重复注射一次，视病情而定，总剂量不超过10mg（静脉注射后4~6小时，心律失常已经控制，用口服胶囊或片剂维持，每天2~3次，每次剂量不超过5mg）。②诱导麻醉或麻醉期间治疗心律失常：采用每分钟1~2mg速度缓慢静脉注射，成人2mg，根据需要及耐受程度可以重复注射2mg，必要时最大总量为10mg。

【药品稳定性】

本品为酒石酸美托洛尔并加氯化钠使成等渗的灭菌水溶液。为无色的澄明液体。避光，密闭，阴凉处保存。

【注意事项】

（1）酒石酸美托洛尔静脉内给药，必须缓慢，每分钟1~2mg速度注射并在心电图与血压的密切观察下使用。静脉注射时易引起严重的心动过缓与低血压甚至虚脱和心脏停搏，必须十分谨慎，应严格掌握适应证、剂量和注射速度。出现明显的心动过缓与低血压时即须停止注射，可用阿托品 1~2mg 静脉注射，必要时可使用升压药如间羟胺或去甲肾上腺素，亦可用高血糖素 1~5mg 静脉注射。

（2）糖尿病病人使用酒石酸美托洛尔应特别小心，因为β受体阻滞剂可以掩盖心动过速及低血糖。

（3）疑有甲状腺功能亢进病人，未确诊前，不宜使用。

（4）本药治疗结束时，不要突然停药，尤其在严重心绞痛病人突然停药会诱发室性心动过速和猝死，应逐渐地减量停药。

【配伍禁忌表】

药品名称	配伍信息
地高辛注射液	▲
枸橼酸芬太尼注射液	▲
利血平注射液	▲
硫酸吗啡注射液	●
氯化钠注射液	●
尼莫地平注射液	▲
葡萄糖注射液	●
葡萄糖氯化钠注射液	●
乳酸环丙沙星注射液	▲
盐酸胺碘酮注射液	▲
盐酸可乐定注射液	▲
盐酸氯丙嗪注射液	▲
盐酸普罗帕酮注射液	▲
盐酸普萘洛尔注射液	×
盐酸去氧肾上腺素注射液	×
盐酸肾上腺素注射液	▲
盐酸维拉帕米注射液	▲
右旋糖酐 40 注射液	×
重酒石酸间羟胺注射液	×
重酒石酸去甲肾上腺素注射液	×

枸橼酸芬太尼注射液

Fentanyl Citrate Injection

【制剂规格】

1ml∶0.05mg；2ml∶0.1mg（以芬太尼计）。

【用法用量】

（1）成人静脉注射。全麻时初量：小手术按体重 0.001~0.002mg/kg（以芬太尼计，下同）；大手术按体重 0.002~0.004mg/kg；体外循环心脏手术时按体重 0.02~0.03mg/kg 计算全量，维持量可每隔 30~60 分钟给予初量的一半或连续静脉滴注，一般每小时按体重 0.001~0.002mg/kg；全麻同时吸入氧化亚氮按体重 0.001~0.002mg/kg；局麻镇痛不全，作为辅助用药按体重 0.0015~0.002mg/kg。

（2）成人麻醉前用药或手术后镇痛：按体重肌内或静脉注射 0.0007~0.0015mg/kg。

（3）小儿镇痛：2 岁以下无规定，2~12 岁按体重 0.002~0.003mg/kg。

（4）成人手术后镇痛：硬膜外给药，初量 0.1mg，加氯化钠注射液稀释到 8ml，每 2~4 小时可重复，维持量每次为初量的一半。

【药品稳定性】

本品为枸橼酸芬太尼的灭菌水溶液，为无色的澄明液体。避光，密闭，阴凉处保存。

【注意事项】

（1）本品为国家特殊管理的麻醉药品，务必严格遵守国家对麻醉药品的管理条例，医院和病室的贮药处均应加锁，处方颜色应与其他药处方区别开。各级负责保管人员均应遵守交接班制度，不可稍有疏忽。

（2）本品药液有一定的刺激性，不得误入气管、支气管，也不得涂敷于皮肤和黏膜。

（3）硬膜外注入本品镇痛时，一般 4~10 分钟起效，20 分钟脑脊液的药物浓度达到峰值，同时可有全身瘙痒，作用时效 3.3~6.7 小时，而且仍有呼吸频率减慢和潮气量减小的可能，处理应及时。

（4）本品绝非静脉全麻药，虽然大量快速静脉注射能使神智消失，但病人的应激反应依然存在，常伴有术中知晓。

（5）大剂量快速静脉注射可引起颈、胸、腹壁肌强直，胸顺应性降低影响通气功能。

【配伍禁忌表】

药品名称	配伍信息
阿奇霉素注射液	×
地塞米松磷酸钠注射液	●
地西泮注射液	×
奋乃静注射液	●
呋塞米注射液	●
氟尿嘧啶注射液	×
氟哌啶醇注射液	×
氟哌利多注射液	●
肝素钠注射液	●
甲硫酸新斯的明注射液	×
甲氧氯普胺注射液	●
酒石酸美托洛尔注射液	▲
硫酸镁注射液	▲
氯化琥珀胆碱注射液	◎
氯化钾注射液	●
氯化钠注射液	●
氯化筒箭毒碱注射液	×

续表

药品名称	配伍信息
咪达唑仑注射液	×
尼莫地平注射液	▲
葡萄糖注射液	●
葡萄糖酸钙注射液	×
葡萄糖盐乳酸钠注射液	●
氢溴酸加兰他敏注射液	×
西咪替丁注射液	●
盐酸胺碘酮注射液	▲
盐酸苯海拉明注射液	●
盐酸多巴胺注射液	●
盐酸多巴酚丁胺注射液	●
盐酸氯丙嗪注射液	×
盐酸吗啡注射液	×
盐酸纳洛酮注射液	×
盐酸哌替啶注射液	×
盐酸普萘洛尔注射液	▲
盐酸肾上腺素注射液	●
盐酸维拉帕米注射液	▲
盐酸异丙嗪注射液	×
右旋糖酐 40 注射液	●
重酒石酸去甲肾上腺素注射液	●
注射用苯巴比妥钠	×

续表

药品名称	配伍信息
注射用苯妥英钠	×
注射用甲氨蝶呤	×
注射用氢化可的松琥珀酸钠	●
左氧氟沙星注射液	●

聚明胺肽注射液

Polygeline Injection

【制剂规格】

250ml∶1.6g；500ml∶3.2g（以含氮量计）。

【用法用量】

静脉滴注。一次 500~1000ml，滴速为 500ml/60min。用量及滴注速度根据病情决定，每日最高量可达 2500ml。儿童用量按体重计，一次 10~20ml/kg。

【药品稳定性】

本品为淡黄色澄明液体，稍带黏性，有时显轻微的乳光。2~25℃保存。

【注意事项】

（1）使用本品时应仔细检查，如有下列情况，请勿使用：溶液浑浊、瓶口或瓶身微裂、封口松动。

（2）使用本品不受血型限制，如配合输血时，应先查好血型，以防出现红细胞假凝集现象。

（3）在体外循环或人工肾使用过程中，本品只能与加肝素的血液混合使用，不得直接与库血混合使用。

（4）如因温度较低，本品黏度加大，可稍加温后使用。

（5）滴注本品可导致暂时性红细胞沉降率加快。

【配伍禁忌表】

药品名称	配伍信息
氨苄西林注射液	×
头孢曲松钠注射液	×
甲泼尼龙注射液	×
丙咪嗪注射液	×
阿昔洛韦注射液	×

卡巴胆碱注射液

Carbachol Injection

【制剂规格】

1ml∶0.1mg。

【用法用量】

前房内注射，一次 0.2ml。

【药品稳定性】

本品为卡巴胆碱的灭菌水溶液。密闭保存。

【注意事项】

本品为灭菌水溶液，开启后一次使用，不得再次使用，以免污染。

【配伍禁忌表】

药品名称	配伍信息
双氯芬酸钠注射液	×

卡铂注射剂

Carboplatin Injection

【制剂规格】

①注射用卡铂：50mg；100mg；150mg；450mg。②卡铂注射液：10ml∶50mg；10ml∶100mg；15ml∶150mg。

【用法用量】

①用 5% 葡萄糖注射液溶解本品，浓度为 10mg/ml，再加入 5% 葡萄糖注射液 250~500ml 中静脉滴注。②一般成人用量按体表面积一次 200~400mg/m^2，每 3~4 周给药 1 次；2~4 次为一疗程。也可采用按体表面积一次 50mg/m^2，一日 1 次，连用 5 日，间隔 4 周重复。

【药品稳定性】

遮光，密闭阴凉干燥处保存。

【注意事项】

（1）用药前后，严密监视病人的肾功能和血常规。

（2）由于本品对骨髓有明显的抑制作用，在用药后 3~4 周内不应重复给药。

（3）用顺铂治疗的病人，用本品应慎重或注意监视。

（4）因为用顺铂造成听力损伤的病人，再用卡铂治疗，耳毒性会持续或加重。

（5）本品一经稀释，应在 8 小时内用完，滴注及存放时应避免直接日晒。

（6）卡铂可能引起血浆中电解质的下降（如镁、钾、钠、钙等），使用期间注意监测。

【配伍禁忌表】

药品名称	配伍信息
注射用硫酸阿米卡星	×
甲氨蝶呤注射剂	×

K

续表

药品名称	配伍信息
卡那霉素注射剂	×
链霉素注射剂	×
硫酸奈替米星注射液	×
硫酸庆大霉素注射液	×
硫酸妥布霉素注射液	×

卡莫司汀注射液
Carmustine Injection

【制剂规格】

2ml∶125mg。

【用法用量】

静脉注射按体表面积 100mg/m²，每日一次，连用 2~3 日；或 200mg/m²，用一次，每 6~8 周重复。溶入 5% 葡萄糖或 0.9% 氯化钠溶液 150ml 中快速滴注。

【药品稳定性】

本品为卡莫司汀的聚乙二醇灭菌溶液，为淡黄色的澄明液体。避光，密闭，冷处保存。

【注意事项】

（1）老年人易有肾功能减退，可影响排泄，应慎用。

（2）本品可引起肝、肾功能异常。

（3）下列情况慎用：骨髓抑制、感染、肝、肾功能异常、接受过放射治疗或抗癌药治疗的患者。

（4）用药期间应注意检查血常规、血小板、肝、肾功能、肺功能。

（5）本品可抑制机体免疫功能，使疫苗接种不能激发身体抗体产生。化疗结束后三个月内不宜接种活疫苗。

（6）预防感染，注意口腔卫生。

【配伍禁忌表】

药品名称	配伍信息
阿糖胞苷注射剂	▲
氯化钠注射液	●
葡萄糖注射液	●
塞替派注射液	▲
碳酸氢钠注射液	×
西咪替丁注射液	▲
注射用苯巴比妥钠	▲
注射用苯妥英钠	▲
注射用更昔洛韦钠	▲
注射用盐酸柔红霉素	▲

卡托普利注射液
Captopril Injection

【制剂规格】

1ml∶25mg；2ml∶50mg。

【用法用量】

成人常用量一次 25mg 溶于 10% 葡萄糖液 20ml，缓慢静脉注射（10 分钟），随后用 50mg 溶于 10% 葡萄糖液 500ml，静脉注射 1 小时。

【药品稳定性】

本品为无色或微黄色澄明液体。避光，密闭，在阴凉处保存。

【注意事项】

（1）逾量可致低血压，应立即停药，并扩容以纠正，在成人还可用血液透析清除。

（2）本品宜在医师指导或监护下应用，给药剂量须遵循个体化原则，按疗效而予以调整。

【配伍禁忌表】

药品名称	配伍信息
阿糖胞苷注射剂	▲
布美他尼注射液	▲
呋塞米注射液	▲
己烯雌酚注射液	▲
氯化钾注射液	▲
葡萄糖注射液	●
塞替派注射液	▲
西咪替丁注射液	▲
盐酸氯丙嗪注射液	▲
盐酸麻黄碱注射液	×
注射用硫酸长春碱	▲
注射用丝裂霉素	▲
注射用硝普钠	▲
注射用盐酸柔红霉素	▲
注射用依他尼酸钠	▲

考尼伐坦注射液

Conivaptan Injection

【制剂规格】

4ml∶20mg。

【用法用量】

①只能用 5% 葡萄糖注射液稀释给药，而不适用于乳酸林格注射液或 0.9% 氯化钠注射液。②在负荷剂量给药时，抽取 4ml∶20mg 盐酸考尼伐坦注射剂，加入到 100ml 5% 葡萄糖注射液中给药，滴注时间至少 30 分钟。③在维持剂量给药时，抽取 4ml（20mg）盐酸考尼伐坦注射剂，加入到 250ml 5% 葡萄糖注射液中给药，滴注时间为 24 小时。

【药品稳定性】

密闭保存。

【注意事项】

（1）一般在 15~30℃下避光保存（不可保存在 15℃以下环境）。只能经大静脉给药，建议每天更换一次注射部位，以减轻可能出现的血管刺激反应。

（2）盐酸考尼伐坦禁用于血容量减少的低钠血症患者，也不应用于充血性心力衰竭患者。肝病患者、肾功能减退患者、妊娠或哺乳期女性应慎用盐酸考尼伐坦。

【配伍禁忌表】

药品名称	配伍信息
利托那韦注射液	×
克拉霉素注射液	×
酮康唑注射液	×

续表

药品名称	配伍信息
伊曲康唑注射液	×
茚地那韦注射液	×

劳拉西泮注射液
Lorazepam Injection

【制剂规格】

1ml∶2mg；1ml∶4mg；2ml∶2mg；2ml∶4mg。

【用法用量】

静脉注射。

【药品稳定性】

避光，密闭保存。

【注意事项】

（1）本品不作为原发性抑郁障碍或精神疾病的治疗。抑郁患者有自杀的可能，在没有足够的抗抑郁药治疗的情况下不应将苯二氮䓬类药物给予这类患者。

（2）呼吸功能不全（如 COPD、睡眠呼吸暂停综合征）患者慎用。

（3）服用本品者不能驾车或操纵重要机器。

（4）服用本品者对酒精和其他中枢神经抑制剂的耐受性会降低。

（5）应该在延长治疗时间前重新评价持续治疗的必要性。不推荐本品的长期持续性应用。对于先前患有癫痫的患者或正在服用诸如抗抑郁药类降低惊厥阈值的其他药物的患者惊厥/癫痫发作可能更常见。因此需停药时应先减量后再逐渐停药。有证据显示服用本品可产生对苯二氮䓬类药物镇静作用的耐受性。

（6）有药物或酒精依赖倾向的患者服用本品时应严密监测，以防止依赖性产生。

（7）有些服用本品的患者出现白细胞减少，有些患者的乳酸脱氢酶水平升高。推荐长期用药的患者定期进行血细胞记数检查和肝功能检查。

（8）对体弱的患者应酌情减少用量。应不时检查这些患者的情况，按照患者的反应仔细调整其用药剂量；起始剂量不应该超过2mg。偶有苯二氮䓬类药物应用后出现自相矛盾反应的报告，儿童和老年患者更可能产生这类反应，如发生，应停止用药。

（9）对于肾脏或肝脏功能受损的患者应注意观察。有严重肝脏功能不全和（或）肝性脑病的患者应慎用本品。对于严重肝功能不全的患者，应根据患者的反应仔细调整用药剂量；可能应用低剂量就已足够。

【配伍禁忌表】

药品名称	配伍信息
丙磺舒注射液	▲
注射用丙戊酸钠	▲
洛沙平注射液	▲
氯氮平注射液	▲

利巴韦林注射液
Ribavirin Injection

【制剂规格】

1ml∶100mg；2ml∶100mg；2ml∶200mg；2ml∶250mg；5ml∶250mg。

【用法用量】

①用氯化钠注射液或5%葡萄糖注射液稀释成每1ml含1mg的溶液后静脉缓慢滴注。②成人一次0.5g，一日2次，小儿按体重一日10~15mg/kg，分2次给药。每次滴注20分钟以上，疗程3~7日。

【药品稳定性】

本品为利巴韦林的灭菌水溶液。为无色的澄明液体。避光，密闭，阴凉处保存。

【注意事项】

大剂量应用可致心脏损害，对有呼吸道疾病患者（慢性阻塞性肺病或哮喘者）可致呼吸困难、胸痛等。

【配伍禁忌表】

药品名称	配伍信息
阿糖胞苷注射剂	▲
氨茶碱注射液	×
氨基己酸注射液	●
氨甲环酸注射液	●
胞磷胆碱钠注射液	△
地塞米松磷酸钠注射液	●
二羟丙茶碱注射液	×
呋塞米注射液	●
氟尿嘧啶注射液	●
肌苷注射剂	●
甲磺酸培氟沙星注射液	●
甲硫酸新斯的明注射液	●
甲硝唑注射液	●
硫酸阿托品注射液	●
硫酸卡那霉素注射液	●
硫酸镁注射液	●
硫酸庆大霉素注射液	×
硫酸妥布霉素注射液	●
氯化钾注射液	●
氯化钠注射液	●
尼克刹米注射液	●
葡萄糖注射液	●
葡萄糖氯化钠注射液	●
葡萄糖酸钙注射液	●

续表

药品名称	配伍信息
氢化可的松注射液	●
氢溴酸东莨菪碱注射液	●
氢溴酸山莨菪碱注射液	●
去乙酰毛花苷注射液	△
乳酸环丙沙星注射液	●
乳酸钠注射液	●
三磷腺苷注射液	●
替硝唑葡萄糖注射液	●
西咪替丁注射液	●
细胞色素 C 注射液	△
盐酸多巴胺注射液	●
盐酸利多卡因注射液	●
盐酸林可霉素注射液	●
盐酸洛贝林注射液	●
盐酸山莨菪碱注射液	●
盐酸异丙嗪注射液	●
氧氟沙星注射液	●
异烟肼注射液	●
右旋糖酐 40 注射液	●
重酒石酸去甲肾上腺素注射液	●
注射用奥美拉唑钠	●
注射用辅酶 A	●
注射用阿莫西林钠克拉维酸钾	●

续表

药品名称	配伍信息
注射用氨苄西林钠	●
注射用环磷腺苷	●
注射用磺苄西林钠	●
注射用甲氨蝶呤	●
注射用磷霉素钠	●
注射用硫酸阿米卡星	●
注射用青霉素钠	×
注射用氢化可的松琥珀酸钠	●
注射用乳糖酸红霉素	▲
注射用丝裂霉素	▲
注射用头孢呋辛钠	●
注射用头孢拉定	●
注射用头孢哌酮钠舒巴坦钠	●
注射用头孢曲松钠	●
注射用头孢噻肟钠	●
注射用头孢他啶	●
注射用头孢替唑钠	◎
注射用头孢唑林钠	×
注射用盐酸多柔比星	▲
注射用盐酸柔红霉素	▲
注射用依他尼酸钠	×

利奈唑胺注射液
Linezolid Injection

【制剂规格】

100ml∶200mg；200ml∶400mg；300ml∶600mg。

【用法用量】

MRSA感染的成年患者应采用利奈唑胺600mg，每12小时一次进行治疗。

【药品稳定性】

遮光、密闭保存。在室温下贮藏，避免冷冻。

【注意事项】

（1）如果患者患有高血压病史，或出现视觉的改变时，应当通知医生；如果患者有癫痫发作病史应当告知医生。

（2）当应用利奈唑胺时，应避免食用大量高酪胺含晕的食物及饮料。每餐摄入的酪胺量应低于100mg。酪胺含量高的食物包括通过储存、发酵、盐渍和烟熏来矫味而引起蛋白质变性的食物，例如陈年乳酪（每盎司含0~15mg酪胺）；发酵过或风干的肉类（每盎司含0.1~8mg酪胺）；泡菜（每8盎司含8 mg酪胺）；酱油（每一茶匙含5mg酪胺）；生啤（每12盎司含4mg酪胺）；红酒（每8盎司含0~6mg酪胺）。如果长时间贮存或不适当的冷藏，任何一种富含蛋白质的食物其酪胺含量均会增加。

（3）如果患者正在服用含盐酸伪麻黄碱或盐酸苯丙醇胺的药物，如抗感冒药物和缓解充血的药物，应告知医生。

（4）如果正在应用5-羟色胺再摄取抑制剂或其他抗抑郁剂时，应告知医生。

（5）苯酮尿：每5ml规格为100mg/5ml的利奈唑胺口服混悬剂中含有20mg苯丙氨酸。其他利奈唑胺制剂不含苯丙氨酸。如患此症，请与你的医生或药剂师联络。

（6）腹泻是抗生素导致的常见问题，通常随着抗生素停用而停止。有时在抗生素治疗开始后，患者可能发生水样便或血便（伴或不伴胃痉挛和发热），甚至有可能在停用抗生素后2月或超过2月后发生。如发生上述情况，患者应尽快与医生联系。

（7）应告知患者抗菌药物包括利奈唑胺应仅用于治疗细菌感染，而不应当用于治疗病毒感染（如：感冒）。当利奈唑胺用于细菌感染时，应告知患者在治疗的早期，虽然患者通常会感觉好转，仍应当按照医嘱准确服药。用药的疏漏或没有完成整个治疗过程，可能会降低当时的治疗效果且，增加细菌耐药的发生，以及将来可能不能应用利奈唑胺或其他抗菌药物治疗。

【配伍禁忌表】

药品名称	配伍信息
苯妥英钠注射液	×
地西泮注射液	×
甘露醇注射液	▲
磺胺甲噁唑注射液	×
红霉素注射液	×
氯化钠注射液	●
注射用两性霉素 B	×
氯丙嗪注射液	×
喷他脒注射液	×
葡萄糖注射液	●
乳酸钠林格溶液	●
注射用兰索拉唑	▲

利血平注射液

Reserpine Injection

【制剂规格】

1ml∶1mg；1ml∶2.5mg。

【用法用量】

初始肌内注射 0.5~1mg，以后按需要每 4~6 小时肌内注射 0.4~0.6mg。

【药品稳定性】

本品为利血平的灭菌水溶液，为微黄绿色带荧光的澄明液体。避光，密闭，阴凉处保存。

【注意事项】

药物过量导致呼吸抑制、昏迷、低血压、抽搐和体温过低。利血平不能通过透析排除。严重低血压者置于卧位，双脚上抬，并慎重给予直接性拟肾上腺素升压药；呼吸抑制者予以吸氧和人工呼吸；纠正脱水、电解质失衡、肝昏迷和低血压。由于利血平作用持续较长，病人需至少观察 72 小时。

【配伍禁忌表】

药品名称	配伍信息
氨茶碱注射液	×
氨基己酸注射液	×
胞磷胆碱钠注射液	×
布美他尼注射液	▲
醋酸泼尼松龙注射液	▲
地高辛注射液	▲
地塞米松磷酸钠注射液	×
碘解磷定注射液	×
丁溴东莨菪碱注射液	×
二羟丙茶碱注射液	●
奋乃静注射液	▲
呋塞米注射液	×
氟尿嘧啶注射液	×
氟哌啶醇注射液	▲
氟哌利多注射液	▲
肝素钠注射液	×

续表

药品名称	配伍信息
磺胺嘧啶钠注射液	×
肌苷注射剂	×
己烯雌酚注射液	▲
甲磺酸酚妥拉明注射液	●
甲硫酸新斯的明注射液	×
甲氧氯普胺注射液	×
酒石酸美托洛尔注射液	▲
硫酸阿托品注射液	●
硫酸卡那霉素注射液	×
硫酸镁注射液	●
氯化钙注射液	×
氯化钾注射液	●
氯化钠注射液	×
氯化筒箭毒碱注射液	×
马来酸麦角新碱注射液	×
尼克刹米注射液	●
葡萄糖注射液	×
葡萄糖氯化钠注射液	●
葡萄糖盐乳酸钠	●
氢化可的松注射液	▲
氢溴酸东莨菪碱注射液	●
氢溴酸加兰他敏注射液	●
氢溴酸山莨菪碱注射液	×
曲克芦丁注射液	●

续表

药品名称	配伍信息
去乙酰毛花苷注射液	▲
乳酸钠林格注射液	●
乳酸钠注射液	×
山梨醇注射液	●
碳酸氢钠注射液	×
细胞色素 C 注射液	●
硝酸甘油注射液	▲
硝酸异山梨酯注射液	▲
盐酸多巴胺注射液	×
盐酸多巴酚丁胺注射液	×
盐酸可乐定注射液	×
盐酸利多卡因注射液	×
盐酸林可霉素注射液	▲
盐酸氯胺酮注射液	▲
盐酸氯丙嗪注射液	▲
盐酸洛贝林注射液	●
盐酸麻黄碱注射液	▲
盐酸吗啡注射液	●
盐酸美西律注射液	×
盐酸哌替啶注射液	●
盐酸普鲁卡因注射液	●
盐酸普罗帕酮注射液	▲
盐酸普萘洛尔注射液	▲

续表

药品名称	配伍信息
盐酸去氧肾上腺素注射液	×
盐酸山莨菪碱注射液	×
盐酸肾上腺素注射液	▲
盐酸维拉帕米注射液	▲
盐酸异丙嗪注射液	●
盐酸异丙肾上腺素注射液	×
氧氟沙星注射液	▲
右旋糖酐 40 注射液	●
正规胰岛素注射剂	▲
重酒石酸间羟胺注射液	▲
重酒石酸去甲肾上腺素注射液	×
注射用奥美拉唑钠	×
注射用辅酶 A	×
注射用阿莫西林钠克拉维酸钾	×
注射用氨苄西林钠	×
注射用苯巴比妥钠	▲
注射用苯妥英钠	×
注射用环磷腺苷	●
注射用磺苄西林钠	×
注射用甲氨蝶呤	×
注射用两性霉素 B	×

续表

药品名称	配伍信息
注射用磷霉素钠	●
注射用硫酸多黏菌素 B	▲
注射用尿激酶	×
注射用哌拉西林钠	×
注射用普鲁卡因胺	▲
注射用青霉素钾	▲
注射用青霉素钠	×
注射用氢化可的松琥珀酸钠	×
注射用丝裂霉素	▲
注射用头孢呋辛钠	×
注射用头孢拉定	×
注射用头孢哌酮钠舒巴坦钠	×
注射用头孢曲松钠	×
注射用头孢噻吩钠	×
注射用头孢噻肟钠	×
注射用头孢他啶	×
注射用头孢唑林钠	×
注射用硝普钠	×
注射用盐酸多柔比星	●
注射用盐酸哌甲酯	×
注射用依他尼酸钠	×
左氧氟沙星注射液	×

磷酸可待因注射液
Codeine Phosphate Injection

【制剂规格】

1ml∶15mg；1ml∶30mg。

【用法用量】

成人常用量：皮下注射，一次15~30mg，一日30~90mg。

【药品稳定性】

本品为磷酸可待因的灭菌水溶液，为无色的澄明液体。避光，密闭，阴凉处保存。

【注意事项】

下列情况应慎用：支气管哮喘；急腹症；胆结石，可引起胆管痉挛；原因不明的腹泻，可使肠道蠕动减弱、减轻腹泻症状而误诊；颅脑外伤或颅内病变，本品可引起瞳孔变小，模糊临床体征；前列腺肥大病因本品易引起尿潴留而加重病情；重复给药可产生耐药性，久用有成瘾性。

【配伍禁忌表】

药品名称	配伍信息
甲氧氯普胺注射液	▲

磷酸克林霉素
Clindamycin Phosphate

【制剂规格】

4ml∶0.6g。

【用法用量】

（1）静脉滴注时，每0.3g需用50~100ml 0.9%氯化钠溶液或5%葡萄糖溶液稀释成小于6mg/ml浓度的药液，缓慢滴注，通常每分钟不超过20mg。

（2）成人：可经深部肌内注射或静脉滴注给药给药。轻中度感染：成人一日0.6~1.2g，分2~4次给药。重度感染：成人一日1.2~2.7g，分2~4次给药。

（3）儿童：静脉滴注给药。轻中度感染：一日按体重15~25mg/kg，分2~4次给药。重度感染：一日按体重25~40mg/kg，分2~4次给药。或遵医嘱。

【药品稳定性】

避光，密闭，阴凉处保存。

【注意事项】

如出现假膜性肠炎，可选用万古霉素0.125~0.5g口服，一日4次进行治疗。

【配伍禁忌表】

药品名称	配伍信息
氨茶碱注射液	×

续表

药品名称	配伍信息
地塞米松	▲
奋乃静注射液	●
复合维生素 B 注射液	●
肝素钠注射液	●
甲硝唑注射液	●
硫酸卡那霉素注射液	●
硫酸吗啡注射液	●
氯化钾注射液	●
葡萄糖注射液	●
葡萄糖氯化钠注射液	●
葡萄糖酸钙注射液	×
塞替派注射液	●
碳酸氢钠注射液	●
盐酸胺碘酮注射液	●
盐酸尼卡地平注射液	●
盐酸哌替啶注射液	●
盐酸维拉帕米注射液	●
注射用苯妥英钠	×
注射用硫酸阿米卡星	●
注射用哌拉西林钠	●
注射用氢化可的松琥珀酸钠	●
注射用头孢曲松钠	×
注射用头孢他啶	●

续表

药品名称	配伍信息
注射用头孢唑林钠	●
注射用盐酸四环素	×
注射用依他尼酸钠	▲
注射用奥硝唑	▲
左氧氟沙星注射液	▲

硫代硫酸钠注射液

Sodium Thiosulfate Injection

【制剂规格】

10ml∶0.5g；20ml∶1g。

【用法用量】

成人常用量：氰化物中毒，缓慢静脉注射 12.5~25g。必要时可在 1 小时后重复半量或全量。洗胃：口服中毒用 5% 溶液洗胃，并保留本品适量于胃中。

【药品稳定性】

本品为硫代硫酸钠的灭菌水溶液，为无色的澄明液体。本品中可加适量的稳定剂。密闭保存。

【注意事项】

（1）静脉一次量容积较大，应注意一般的静脉注射反应。

（2）本品与亚硝酸钠以不同解毒机制治疗氰化物中毒，应先后作静脉注射，不能混合后同时静脉注射。本品继亚硝酸钠静脉注射后，立即由原针头注射本品，口服中毒者，须用5%溶液洗胃，并保留适量于胃中。

【配伍禁忌表】

药品名称	配伍信息
细胞色素C注射液	×

硫酸阿托品注射液

Atropine Sulfate Injection

【制剂规格】

1ml∶0.5mg；1ml∶1mg；1ml∶2mg；1ml∶5mg；1ml∶10mg；2ml∶1mg；2ml∶5mg；2ml∶10mg。

【用法用量】

（1）皮下、肌内或静脉注射成人常用量：每次0.3~0.5mg，一日0.5~3mg；极量：一次2mg。儿童皮下注射：每次0.01~0.02mg/kg，每日2~3次。静脉注射：用于治疗阿－斯综合征，每次0.03~0.05mg/kg，必要时15分钟重复1次，直至面色潮红、循环好转、血压回升、延长间隔时间至血压稳定。

（2）抗心律失常成人静脉注射0.5~1mg，按需可1~2小时一次，最大量为2mg。

（3）解毒：①用于锑剂引起的阿－斯综合征，静脉注射1~2mg，15~30分钟后再注射1mg，如患者无发作，按需每3~4小时皮下或肌内注射1mg。②用于有机磷中毒时，肌内注射或静脉注射1~2mg（严重有机磷中毒时可加大5~10倍），每10~20分钟重复，直到青紫消失，继续用药至病情稳定，然后用维持量，有时需2~3天。③抗休克改善循环成人一般按体重0.02~0.05mg/kg，用50%葡萄糖注射液稀释后静脉注射或用葡萄糖水稀释后静脉滴注。④麻醉前用药：成人术前0.5~1小时，肌内注射0.5mg，小儿皮下注射用量为：体重3kg以下者为0.1mg，7~9kg为0.2mg，12~16kg为0.3mg，20~27kg为0.4mg，32kg以上为0.5mg。

【药品稳定性】

本品为硫酸阿托品的灭菌水溶液。为无色的澄明液体。密闭保存。

【注意事项】

静脉每次极量2mg，超过上述用量，会引起中毒。最低致死量成人约80~130mg。

【配伍禁忌表】

药品名称	配伍信息
阿糖胞苷注射剂	×
氨茶碱注射液	×
氨基己酸注射液	●
氨甲环酸注射液	●
胞磷胆碱钠注射液	●
地塞米松磷酸钠注射液	●
地西泮注射液	×

续表

药品名称	配伍信息
碘解磷定注射液	●
二羟丙茶碱注射液	●
奋乃静注射液	▲
呋塞米注射液	●
氟尿嘧啶注射液	●
氟哌啶醇注射液	×
氟哌利多注射液	●
甘露醇注射液	●
肝素钠注射液	●
磺胺嘧啶钠注射液	×
肌苷注射剂	×
甲磺酸酚妥拉明注射液	●
甲磺酸培氟沙星注射液	●
甲硫酸新斯的明注射液	×
甲硝唑注射液	●
甲氧氯普胺注射液	×
利巴韦林注射液	●
利血平注射液	●
硫酸卡那霉素注射液	●
硫酸吗啡注射液	●
硫酸奈替米星注射液	●
硫酸庆大霉素注射液	●
硫酸妥布霉素注射液	●

续表

药品名称	配伍信息
氯化钙注射液	●
氯化琥珀胆碱注射液	●
氯化钾注射液	●
氯化钠注射液	●
氯化筒箭毒碱注射液	●
马来酸氯苯那敏注射液	▲
马来酸麦角新碱注射液	●
咪达唑仑注射液	●
尼克刹米注射液	●
葡萄糖注射液	●
葡萄糖氯化钠注射液	●
葡萄糖酸钙注射液	●
葡萄糖盐乳酸钠	●
羟丁酸钠注射液	●
氢溴酸东莨菪碱注射液	●
氢溴酸加兰他敏注射液	×
氢溴酸山莨菪碱注射液	●
曲克芦丁注射液	●
去乙酰毛花苷注射液	●
乳酸环丙沙星注射液	●
乳酸钠林格注射液	●
乳酸钠注射液	●
塞替派注射液	●

续表

药品名称	配伍信息
三磷腺苷注射液	●
山梨醇注射液	●
碳酸氢钠注射液	▲
西咪替丁注射液	▲
细胞色素 C 注射液	●
盐酸胺碘酮注射液	▲
盐酸苯海拉明注射液	●
盐酸多巴胺注射液	●
盐酸多巴酚丁胺注射液	×
盐酸利多卡因注射液	×
盐酸林可霉素注射液	●
盐酸氯胺酮注射液	●
盐酸氯丙嗪注射液	▲
盐酸洛贝林注射液	●
盐酸麻黄碱注射液	●
盐酸吗啡注射液	●
盐酸美沙酮注射液	▲
盐酸美西律注射液	▲
盐酸哌替啶注射液	●
盐酸普鲁卡因注射液	●
盐酸普罗帕酮注射液	●
盐酸普萘洛尔注射液	●
盐酸去氧肾上腺素注射液	●

续表

药品名称	配伍信息
盐酸山莨菪碱注射液	●
盐酸肾上腺素注射液	●
盐酸维拉帕米注射液	●
盐酸异丙嗪注射液	▲
盐酸异丙肾上腺素注射液	×
氧氟沙星注射液	●
异烟肼注射液	▲
右旋糖酐 40 注射液	●
正规胰岛素注射剂	●
重酒石酸间羟胺注射液	×
重酒石酸去甲肾上腺素注射液	×
注射用奥美拉唑钠	●
注射用辅酶 A	●
注射用阿莫西林钠	×
注射用阿莫西林钠克拉维酸钾	●
注射用氨苄西林钠	×
注射用氨力农	●
注射用苯巴比妥钠	●
注射用环磷酰胺	×
注射用环磷腺苷	●
注射用磺苄西林钠	●

续表

药品名称	配伍信息
注射用甲氨蝶呤	●
注射用两性霉素 B	×
注射用磷霉素钠	●
注射用硫酸阿米卡星	●
注射用硫酸多黏菌素 B	●
注射用普鲁卡因胺	▲
注射用青霉素钾	▲
注射用青霉素钠	×
注射用氢化可的松琥珀酸钠	●
注射用乳糖酸红霉素	●
注射用丝裂霉素	●
注射用肾上腺色腙	×
注射用头孢呋辛钠	●
注射用头孢拉定	▲
注射用头孢哌酮钠舒巴坦钠	●
注射用头孢噻肟钠	●
注射用头孢他啶	●
注射用头孢唑林钠	●
注射用硝普钠	▲
注射用盐酸多柔比星	●
注射用盐酸哌甲酯	●
注射用盐酸柔红霉素	●

续表

药品名称	配伍信息
注射用盐酸四环素	●
注射用依他尼酸钠	●
左氧氟沙星注射液	×

硫酸卡那霉素注射剂

Kanamycin Sulfate Injection

【制剂规格】

①硫酸卡那霉素注射液：2ml∶0.5g（50 万 U）。②注射用硫酸卡那霉素：0.5g（50 万 U）；1g（100 万 U）。

【用法用量】

（1）硫酸卡那霉素注射液：成人常用量，肌内注射或静脉滴注，一次 0.5g，每 12 小时 1 次；或按体重一次 7.5mg/kg，每 12 小时 1 次，成人每日用量不超过 1.5g，疗程不宜超过 14 天。50 岁以上患者剂量应适当减少。

小儿常用量，肌内注射或静脉滴注，按体重一日 15~25mg/kg，分 2 次给药。

肾功能减退时用量，肌酐清除率 50~90mg/min 时用正常剂量的 60%~90%，每 12 小时 1 次（正常剂量为每次 7.5mg/kg，每 12 小时 1 次）；肌酐清除率 10~50ml/min 时用正常剂量的 30%~70%，每 12~18

小时 1 次；肌酐清除率< 10mg/min 时用正常剂量的 20%~30%，每 24~48 小时 1 次。

（2）注射用硫酸卡那霉素：与硫酸卡那霉素注射液用量相同，硫酸卡那霉素 0.25% 溶液可用作冲洗液。0.1% 溶液亦可用于气溶吸入。2.5% 的注射液可用于腹腔内给药。

【药品稳定性】

本品为硫酸卡那霉素的灭菌水溶液。为无色、微带黄色或黄绿色的澄明液体。密闭保存。

【注意事项】

（1）下列情况应慎用本品：失水、第Ⅷ对脑神经损害、重症肌无力或帕金森病、肾功能损害患者。

（2）对一种氨基糖苷类抗生素，如链霉素、庆大霉素或阿米卡星等过敏的患者，可能对本品也过敏。

【配伍禁忌表】

药品名称	配伍信息
阿糖胞苷注射剂	×
氨茶碱注射液	▲
氨基己酸注射液	×
氨甲环酸注射液	●
胞磷胆碱钠注射液	△
布美他尼注射液	▲
醋酸泼尼松龙注射液	×

续表

药品名称	配伍信息
地西泮注射液	▲
奋乃静注射液	×
呋塞米注射液	▲
氟哌啶醇注射液	△
甘露醇注射液	▲
肝素钠注射液	×
磺胺嘧啶钠注射液	×
肌苷注射剂	●
甲磺酸酚妥拉明注射液	●
甲磺酸培氟沙星注射液	▲
甲硫酸新斯的明注射液	▲
甲氧氯普胺注射液	×
利巴韦林注射液	●
利血平注射液	×
注射用克林霉素磷酸酯	●
硫酸阿托品注射液	●
硫酸镁注射液	▲
硫酸奈替米星注射液	▲
硫酸庆大霉素注射液	▲
硫酸妥布霉素注射液	▲
硫酸西索米星注射液	▲
硫酸小诺米星注射液	▲
硫酸依替米星注射液	▲
氯化钙注射液	×

续表

药品名称	配伍信息
氯化琥珀胆碱注射液	▲
氯化钾注射液	●
氯化钠注射液	●
氯化筒箭毒碱注射液	▲
马来酸氯苯那敏注射液	×
马来酸麦角新碱注射液	●
尼克刹米注射液	●
尼莫地平注射液	▲
诺氟沙星葡萄糖注射液	▲
葡萄糖注射液	×
葡萄糖氯化钠注射液	●
葡萄糖酸钙注射液	▲
葡萄糖盐乳酸钠	●
羟丁酸钠注射液	▲
氢化可的松注射液	×
氢溴酸东莨菪碱注射液	●
氢溴酸加兰他敏注射液	×
氢溴酸山莨菪碱注射液	●
曲克芦丁注射液	●
去乙酰毛花苷注射液	△
乳酸环丙沙星注射液	▲
乳酸钠林格注射液	●
乳酸钠注射液	●
塞替派注射液	▲
三磷腺苷注射液	×

续表

药品名称	配伍信息
山梨醇注射液	●
双嘧达莫注射液	×
碳酸氢钠注射液	▲
维生素 B_{12} 注射液	▲
维生素 D_3 注射液	×
西咪替丁注射液	▲
细胞色素 C 注射液	×
盐酸利多卡因注射液	▲
盐酸林可霉素注射液	×
盐酸氯胺酮注射液	△
盐酸氯丙嗪注射液	×
盐酸洛贝林注射液	×
盐酸普鲁卡因注射液	●
盐酸山莨菪碱注射液	●
盐酸维拉帕米注射液	△
盐酸异丙嗪注射液	×
氧氟沙星注射液	▲
异烟肼注射液	●
右旋糖酐 40 注射液	▲
正规胰岛素注射剂	△
注射用辅酶 A	×
注射用阿莫西林钠	×
注射用阿莫西林钠克拉维酸钾	×
注射用阿昔洛韦	▲

续表

药品名称	配伍信息
注射用氨苄西林钠	×
注射用苯巴比妥钠	×
注射用苯妥英钠	×
注射用更昔洛韦钠	▲
注射用环磷酰胺	▲
注射用磺苄西林钠	×
注射用甲氨蝶呤	▲
注射用拉氧头孢钠	×
注射用两性霉素 B	▲
注射用磷霉素钠	×
注射用硫酸阿米卡星	▲
注射用硫酸多黏菌素 B	▲
注射用硫酸链霉素	×
注射用哌拉西林钠	×
注射用青霉素钠	×
注射用氢化可的松琥珀酸钠	×
注射用乳糖酸红霉素	×
注射用丝裂霉素	●
注射用头孢地嗪	▲
注射用头孢呋辛钠	▲
注射用头孢拉定	▲
注射用头孢孟多酯钠	▲
注射用头孢哌酮钠舒巴坦钠	▲

续表

药品名称	配伍信息
注射用头孢曲松钠	▲
注射用头孢噻吩钠	▲
注射用头孢噻肟钠	▲
注射用头孢他啶	▲
注射用头孢替唑钠	▲
注射用头孢唑林钠	▲
注射用硝普钠	×
注射用盐酸哌甲酯	●
注射用盐酸四环素	×
注射用依他尼酸钠	▲
左氧氟沙星注射液	▲

硫酸吗啡注射液

Morphine Sulfate Injection

【制剂规格】

1ml∶10mg；1ml∶20mg；1ml∶30mg。

【用法用量】

本品可肌内注射、皮下注射。常用量：10~30mg，每日 3~4 次。但病人所需有效剂量及耐受性很不一致，故需逐渐调整使病人不痛为止。一般病人每日用量应不超过 100mg。如长期使用剂量可增高。

【药品稳定性】

本品为硫酸吗啡的灭菌水溶

液。为无色或几乎无色的澄明液体。避光，密闭，阴凉处保存。

【注意事项】

应用本品过量，可致急性中毒。可应用吗啡拮抗剂纳洛酮0.4~0.8mg肌内或静脉注射，必要时可重复一次，同时采用给氧等其他急救措施，即可复苏。

【配伍禁忌表】

药品名称	配伍信息
阿奇霉素注射液	×
注射用克林霉素磷酸酯	●
注射用头孢噻肟钠	●

硫酸镁注射液
Magnesium Sulfate Injection

【制剂规格】

10ml∶1g；10ml∶2.5g。

【用法用量】

（1）治疗中重度妊娠高血压征、先兆子痫和子痫首次剂量为2.5~4g，用25%葡萄糖注射液20ml稀释后，5分钟内缓慢静脉注射，以后每小时1~2g静脉滴注维持。24小时总量为30g，根据膝腱反射、呼吸次数和尿量监测。

（2）治疗早产与治疗妊娠高血压用药剂量和方法相似，首次负荷量为4g；用25%葡萄糖注射液20ml稀释后5分钟内缓慢静脉注射，以后用25%硫酸镁注射液60ml，加于5%葡萄糖注射液1000ml中静脉滴注，速度为每小时2g，直到宫缩停止后2小时，以后口服肾上腺受体激动药维持。

（3）治疗小儿惊厥肌内注射或静脉用药：每次0.1~0.15g/kg，以5%~10%葡萄糖注射液将本品稀释成1%溶液，静脉滴注或稀释成5%溶液，缓慢静脉注射。25%溶液可作深层肌内注射。

【药品稳定性】

密闭，阴凉处保存。

【注意事项】

（1）每次用药前和用药过程中，定时做膝腱反射检查，测定呼吸次数，观察排尿量，抽血查血镁浓度职出现膝腱反射明显减弱或消失，或呼吸次数每分钟少于14~16次，每小时尿量少于25~30ml或24小时少于600ml，应及时停药。

（2）如出现急性镁中毒现象，可用钙剂静脉注射解救，常用的为10%葡萄糖酸钙注射液10ml缓慢注射。

【配伍禁忌表】

药品名称	配伍信息
阿糖胞苷注射剂	×
氨茶碱注射液	×
氨甲环酸注射液	●

续表

药品名称	配伍信息
胞磷胆碱钠注射液	●
醋酸泼尼松龙注射液	×
地高辛注射液	▲
地塞米松磷酸钠注射液	×
地西泮注射液	◎
二羟丙茶碱注射液	●
呋塞米注射液	●
氟尿嘧啶注射液	●
氟哌啶醇注射液	×
肝素钠注射液	●
磺胺嘧啶钠注射液	●
枸橼酸芬太尼注射液	▲
肌苷注射剂	●
甲磺酸酚妥拉明注射液	●
甲磺酸培氟沙星注射液	●
甲硫酸新斯的明注射液	×
甲硝唑注射液	●
利巴韦林注射液	●
利血平注射液	●
硫酸卡那霉素注射液	▲
硫酸吗啡注射液	●
硫酸庆大霉素注射液	▲
硫酸妥布霉素注射液	▲
硫酸西索米星注射液	▲

续表

药品名称	配伍信息
硫酸依替米星注射液	▲
氯化钙注射液	×
氯化琥珀胆碱注射液	▲
氯化钾注射液	●
氯化钠注射液	●
氯化筒箭毒碱注射液	▲
马来酸氯苯那敏注射液	●
马来酸麦角新碱注射液	●
尼克刹米注射液	●
葡萄糖注射液	●
葡萄糖氯化钠注射液	●
葡萄糖酸钙注射液	×
葡萄糖盐乳酸钠	×
氢化可的松注射液	×
氢溴酸东莨菪碱注射液	●
氢溴酸山莨菪碱注射液	●
曲克芦丁注射液	●
去乙酰毛花苷注射液	●
乳酸环丙沙星注射液	×
乳酸钠林格注射液	●
乳酸钠注射液	●
三磷腺苷注射液	●
碳酸氢钠注射液	×
替硝唑葡萄糖注射液	●

续表

药品名称	配伍信息
西咪替丁注射液	●
细胞色素 C 注射液	●
盐酸胺碘酮注射液	×
盐酸倍他司汀注射液	●
盐酸多巴胺注射液	●
盐酸多巴酚丁胺注射液	×
盐酸利多卡因注射液	●
盐酸林可霉素注射液	●
盐酸氯胺酮注射液	●
盐酸氯丙嗪注射液	▲
盐酸洛贝林注射液	●
盐酸麻黄碱注射液	●
盐酸吗啡注射液	▲
盐酸美西律注射液	●
盐酸哌替啶注射液	▲
盐酸普鲁卡因注射液	×
盐酸普罗帕酮注射液	●
盐酸普萘洛尔注射液	●
盐酸山莨菪碱注射液	●
盐酸肾上腺素注射液	×
盐酸异丙嗪注射液	●
盐酸异丙肾上腺素注射液	●

续表

药品名称	配伍信息
氧氟沙星注射液	●
异烟肼注射液	▲
右旋糖酐 40 注射液	●
正规胰岛素注射剂	●
注射用奥美拉唑钠	×
注射用辅酶 A	●
注射用阿莫西林钠克拉维酸钾	●
注射用阿昔洛韦	●
注射用氨苄西林钠	●
注射用氨力农	×
注射用苯巴比妥钠	×
注射用苯妥英钠	▲
注射用环磷酰胺	●
注射用环磷腺苷	●
注射用磺苄西林钠	●
注射用甲氨蝶呤	●
注射用拉氧头孢钠	×
注射用两性霉素 B	×
注射用磷霉素钠	×
注射用硫酸阿米卡星	▲
注射用硫酸多黏菌素 B	×
注射用青霉素钾	●

L

续表

药品名称	配伍信息
注射用青霉素钠	×
注射用乳糖酸红霉素	×
注射用丝裂霉素	●
注射用头孢呋辛钠	×
注射用头孢拉定	×
注射用头孢孟多酯钠	×
注射用头孢哌酮钠舒巴坦钠	×
注射用头孢曲松钠	×
注射用头孢噻吩钠	×
注射用头孢噻肟钠	×
注射用头孢他啶	×
注射用头孢唑林钠	◎
注射用硝普钠	▲
注射用盐酸多柔比星	●
注射用盐酸哌甲酯	●
注射用盐酸四环素	×
注射用依他尼酸钠	●
左氧氟沙星注射液	×

硫酸奈替米星注射液

Netilmicin Sulfate Injection

【制剂规格】

1ml：50mg（50000U）；2ml：100mg（100000U）。

【用法用量】

（1）肾功能正常者：成人肌内注射或稀释后静脉滴注。按体重每8小时1.3~2.2mg/kg；或每12小时2~3.25mg/kg；治疗复杂性尿路感染，按体重每12小时1.5~2mg/kg。疗程均为7~14日。一日最高剂量不超过7.5mg/kg。血液透析后应补给1mg/kg。小儿肌内注射或稀释后静脉滴注：①6周以内小儿，按体重每12小时2~3mg/kg；②6周~12岁小儿，按体重每8小时1.7~2.3mg/kg；或按体重每12小时2.5~3.5mg/kg。疗程均为7~14日。静脉滴注时，取本品用50~200ml氯化钠注射液、5%葡萄糖注射液或其他灭菌稀释液稀释，于1.5~2小时内静脉滴注；小儿的稀释液量应相应减少。于1.5~2小时内缓慢输入。应用本品宜定期监测血药浓度，使血药峰浓度维持在6~10mg/L，谷浓度为0.5~2mg/L。

（2）肾功能减退者：必须根据肾功能减退程度调整剂量，有条件时宜进行血药浓度监测，据其结果拟订个体化给药方案，使血药浓度调整至上述范围，也可根据测得的肌酐清除率或参考肌酐值、血尿素氮值减少本品剂量或延长给药间期。

【药品稳定性】

密闭，阴凉处保存。

【注意事项】

（1）本品不是单纯性尿路感染、上呼吸道感染及轻度皮肤软组织感染的首选药；败血症治疗中需联合应用具协同作用的药物，腹腔感染治疗，宜加用甲硝唑等抗厌氧菌药物。

（2）下列情况应慎用本品：失水、第Ⅷ对脑神经损害、重症肌无力或帕金森病及肾功能损害患者。疗程一般不宜超过14天。

（3）交叉过敏：对一种氨基糖苷类抗生素如链霉素、庆大霉素过敏的患者，可能对本品过敏。

（4）对实验室检查指标的干扰：本品可使血糖、血碱性磷酸酶、血清氨基转移酶和嗜酸性粒细胞等的测定值升高，使白细胞、血小板等的测定值降低，多呈一过性。

【配伍禁忌表】

药品名称	配伍信息
氨茶碱注射液	▲
布美他尼注射液	▲
地塞米松磷酸钠注射液	●
地西泮注射液	▲
奋乃静注射液	×
呋塞米注射液	▲
甘露醇注射液	●
肝素钠注射液	×
磺胺嘧啶钠注射液	×

续表

药品名称	配伍信息
硫酸阿托品注射液	●
硫酸卡那霉素注射液	▲
硫酸庆大霉素注射液	▲
硫酸妥布霉素注射液	▲
硫酸西索米星注射液	▲
硫酸小诺米星注射液	▲
硫酸依替米星注射液	▲
氯化琥珀胆碱注射液	▲
氯化钾注射液	●
氯化钠注射液	●
氯磷酸二钠注射液	▲
葡萄糖注射液	●
葡萄糖氯化钠注射液	●
葡萄糖酸钙注射液	●
乳酸环丙沙星注射液	●
乳酸钠林格注射液	●
碳酸氢钠注射液	▲
维生素 B_{12} 注射液	▲
盐酸异丙嗪注射液	●
右旋糖酐40注射液	▲
注射用氨苄西林钠	×
注射用环磷酰胺	▲
注射用磺苄西林钠	×
注射用拉氧头孢钠	▲

续表

药品名称	配伍信息
注射用两性霉素 B	×
注射用硫酸阿米卡星	▲
注射用硫酸长春碱	▲
注射用硫酸多黏菌素 B	▲
注射用哌拉西林钠	×
注射用青霉素钾	△
注射用青霉素钠	×
注射用氢化可的松琥珀酸钠	●
注射用乳糖酸红霉素	▲
注射用头孢呋辛钠	×
注射用头孢孟多酯钠	▲
注射用头孢哌酮钠舒巴坦钠	×
注射用头孢曲松钠	×
注射用头孢噻肟钠	▲
注射用头孢唑林钠	▲
注射用盐酸多柔比星	▲
注射用盐酸四环素	×
注射用依他尼酸钠	▲

硫酸庆大霉素注射液

Gentamycin Sulfate Injection

【制剂规格】

1ml：2 万 U；1ml：4 万 U；2ml：8 万 U。

【用法用量】

（1）成人：肌内注射或稀释后静脉滴注，一次 80mg（8 万 U），或按体重一次 1~1.7mg/kg，每 8 小时 1 次；或一次 5mg/kg，每 24 小时 1 次。疗程为 7~14 日。静脉滴注时将一次剂量加入 50~200ml 的 0.9% 氯化钠注射液或 5% 葡萄糖注射液中，一日 1 次静脉滴注时加入的液体量应不少于 300ml，使药液浓度不超过 0.1%，该溶液应在 30~60 分钟内缓慢滴入，以免发生神经 – 肌肉阻滞作用。

（2）小儿：肌内注射或稀释后静脉滴注，一次 2.5mg/kg，每 12 小时 1 次；或一次 1.7mg/kg，每 8 小时 1 次。疗程为 7~14 日，期间应尽可能监测血药浓度，尤其新生儿或婴儿。

（3）鞘内及脑室内给药：剂量为成人一次 4~8mg，小儿（3 个月以上）一次 1~2mg，每 2~3 日 1 次。注射时将药液稀释至不超过 0.2% 的浓度，抽入 5ml 或 10ml 的无菌针筒内，进行腰椎穿刺后先使相当量的脑脊液流入针筒内，边抽边推，将全部药液于 3~5 分钟内缓缓注入。

（4）肾功能减退患者：按肾功能正常者每 8 小时 1 次，一次的正常剂量为 1~1.7mg/kg，肌酐清除率为 10~50ml/min 时，每 12 小时 1 次，一次为正常剂量的30%~70%；肌酐清除率低于10ml/min时，每24~48小时给予正常剂量的20%~30%。

【药品稳定性】

密闭，阴凉处保存。

【注意事项】

不宜用于皮下注射。本品有抑制呼吸作用，不得静脉注射。

【配伍禁忌表】

药品名称	配伍信息
阿奇霉素注射液	×
阿糖胞苷注射剂	▲
安钠咖注射液	●
氨茶碱注射液	▲
氨基己酸注射液	●
氨甲环酸注射液	●
胞磷胆碱钠注射液	△
布美他尼注射液	▲
醋酸泼尼松龙注射液	×
地塞米松磷酸钠注射液	▲
地西泮注射液	▲
碘解磷定注射液	×
二羟丙茶碱注射液	●
奋乃静注射液	×
复方氨林巴比妥注射液	×
呋塞米注射液	▲
氟哌啶醇注射液	△

续表

药品名称	配伍信息
肝素钠注射液	×
磺胺嘧啶钠注射液	×
甲磺酸酚妥拉明注射液	●
甲磺酸培氟沙星注射液	▲
甲硫酸新斯的明注射液	×
甲硝唑注射液	×
甲氧氯普胺注射液	×
利巴韦林注射液	×
氯磷酸二钠	▲
硫酸阿托品注射液	●
硫酸卡那霉素注射液	▲
硫酸吗啡注射液	●
硫酸镁注射液	▲
硫酸奈替米星注射液	▲
硫酸妥布霉素注射液	▲
硫酸西索米星注射液	▲
硫酸小诺米星注射液	▲
硫酸依替米星注射液	▲
氯化钙注射液	×
氯化琥珀胆碱注射液	▲
氯化钾注射液	●
氯化钠注射液	●
氯化筒箭毒碱注射液	▲

续表

药品名称	配伍信息
马来酸氯苯那敏注射液	▲
马来酸麦角新碱注射液	●
咪达唑仑注射液	●
尼克刹米注射液	●
尼莫地平注射液	▲
诺氟沙星葡萄糖注射液	▲
葡萄糖注射液	●
葡萄糖氯化钠注射液	●
葡萄糖盐乳酸钠	●
羟丁酸钠注射液	▲
氢化可的松注射液	×
氢溴酸东莨菪碱注射液	●
氢溴酸加兰他敏注射液	×
氢溴酸山莨菪碱注射液	●
曲克芦丁注射液	●
乳酸环丙沙星注射液	▲
乳酸钠林格注射液	●
乳酸钠注射液	●
塞替派注射液	▲
三磷腺苷注射液	×
山梨醇注射液	●
碳酸氢钠注射液	▲
维生素 B_{12} 注射液	▲

续表

药品名称	配伍信息
替硝唑葡萄糖注射液	●
西咪替丁注射液	▲
细胞色素 C 注射液	×
盐酸多巴胺注射液	×
盐酸多巴酚丁胺注射液	●
盐酸利多卡因注射液	▲
盐酸氯胺酮注射液	△
盐酸洛贝林注射液	●
盐酸吗啡注射液	△
盐酸美西律注射液	▲
盐酸哌替啶注射液	△
盐酸普鲁卡因注射液	●
盐酸普罗帕酮注射液	×
盐酸去氧肾上腺素注射液	●
盐酸山莨菪碱注射液	●
盐酸维拉帕米注射液	●
盐酸异丙嗪注射液	▲
盐酸异丙肾上腺素注射液	●
氧氟沙星注射液	▲
异烟肼注射液	●
右旋糖酐 40 注射液	▲
正规胰岛素注射剂	△

续表

药品名称	配伍信息
重酒石酸间羟胺注射液	●
重酒石酸去甲肾上腺素注射液	●
注射用奥美拉唑钠	×
注射用辅酶 A	●
注射用阿莫西林钠	×
注射用阿莫西林钠克拉维酸钾	×
注射用阿昔洛韦	▲
注射用氨苄西林钠	×
注射用苯巴比妥钠	△
注射用苯妥英钠	×
注射用更昔洛韦钠	▲
注射用环磷酰胺	▲
注射用环磷腺苷	●
注射用磺苄西林钠	×
注射用拉氧头孢钠	×
注射用两性霉素 B	▲
注射用磷霉素钠	●
注射用硫酸阿米卡星	▲
注射用硫酸多黏菌素 B	▲
注射用硫酸链霉素	×
注射用哌拉西林钠	×
注射用青霉素钾	△

续表

药品名称	配伍信息
注射用青霉素钠	×
注射用氢化可的松琥珀酸钠	●
注射用乳糖酸红霉素	▲
注射用丝裂霉素	×
注射用头孢地嗪	▲
注射用头孢呋辛钠	▲
注射用头孢拉定	▲
注射用头孢孟多酯钠	▲
注射用头孢哌酮钠舒巴坦钠	▲
注射用头孢曲松钠	▲
注射用头孢噻吩钠	▲
注射用头孢噻肟钠	▲
注射用头孢他啶	▲
注射用头孢替唑钠	▲
注射用头孢唑林钠	▲
注射用硝普钠	▲
注射用盐酸多柔比星	▲
注射用盐酸哌甲酯	●
注射用盐酸柔红霉素	×
注射用盐酸四环素	×
注射用依他尼酸钠	▲
左氧氟沙星注射液	▲

L

续表

药品名称	配伍信息
注射用夫西地酸钠	×
注射用葡萄糖酸依诺沙星	×

硫酸沙丁胺醇注射液
Salbutamol Sulfate Injection

【制剂规格】

2ml∶0.48mg（相当于沙丁胺醇0.4mg）。

【用法用量】

（1）静脉注射，1次0.4mg，用5%葡萄糖注射液20ml或氯化钠注射液20ml稀释后缓慢注射。

（2）静脉滴注，1次0.4mg，用5%葡萄糖注射液100ml稀释后滴注。

（3）肌内注射，1次0.4mg，必要时4小时可重复注射。

【药品稳定性】

密闭，阴凉处保存。

【注意事项】

（1）对其他肾上腺素受体激动剂过敏者可能对本品呈交叉过敏。

（2）高血压、冠状动脉供血不足、糖尿病、甲状腺功能亢进等患者应慎用。

（3）长期使用可形成耐药性，不仅疗效降低，且有加重哮喘的危险，应考虑开始施行或增加皮质类固醇治疗。

【配伍禁忌表】

药品名称	配伍信息
氨茶碱注射液	▲
地高辛注射液	▲
二羟丙茶碱注射液	▲
氯化钠注射液	●
马来酸氯苯那敏注射液	▲
葡萄糖注射液	●
盐酸普萘洛尔注射液	×
盐酸去氧肾上腺素注射液	▲
盐酸异丙嗪注射液	▲
重酒石酸去甲肾上腺素注射液	▲

硫酸特布他林注射液
Terbutaline Sulfate Injection

【制剂规格】

1ml∶0.25mg；2ml∶0.5mg。

【用法用量】

0.25mg或0.5mg加入0.9%氯化钠溶液100ml中，以0.0025mg/min的速度缓慢静脉滴注。成人每日0.5~0.75mg，分2~3次给药。

【药品稳定性】

遮光、密封保存。

【注意事项】

（1）本品应慎用于对拟交感胺易感性增高者，如未经适当控制的甲亢患者。

（2）$β_2$ 受体激动药有增高血糖作用，因此糖尿病患者用本品时，应特别注意控制血糖。

（3）$β_2$ 受体激动药已成功用于严重缺血性心功能衰竭的急性治疗。但这类药物有致心律失常的可能性，应慎用。

（4）高血压、癫痫患者慎用。

【配伍禁忌表】

药品名称	配伍信息
酒石酸美托洛尔注射液	▲
纳多洛尔注射液	▲
酒石酸美托洛尔注射液	▲
盐酸普萘洛尔注射液	▲
氢氯噻嗪注射液	▲
噻吗洛尔注射液	▲

硫酸妥布霉素注射液

Tobramycin Sulfate Injection

【制剂规格】

2ml∶80mg。

【用法用量】

肌内注射或静脉滴注。①成人按体重一次 1~1.7mg/kg，每 8 小时 1 次，疗程 7~14 日。②小儿按体重，早产儿或出生 0~7 日小儿：一次 2mg/kg，每 12~24 小时 1 次；其他小儿：一次 2mg/kg，每 8 小时 1 次。

【药品稳定性】

密闭，避光，阴凉处保存。

【注意事项】

（1）本品静脉滴注时必须经充分稀释。可将每次用量加入 50~200ml 15% 葡萄糖注射液或氯化钠注射液稀释成浓度为 1mg/ml（0.1%）的溶液，在 30~60 分钟内滴完（滴注时间不可少于 20 分钟），小儿用药时稀释的液量应相应减少。

（2）本品不能静脉注射，以免产生神经 – 肌肉阻滞和呼吸抑制作用。不宜皮下注射，因可引起疼痛。

【配伍禁忌表】

药品名称	配伍信息
阿奇霉素注射液	×
阿糖胞苷注射剂	●
氨茶碱注射液	●
氨基己酸注射液	●
氨甲环酸注射液	●
布美他尼注射液	▲
醋酸泼尼松龙注射液	×
地塞米松磷酸钠注射液	×

续表

药品名称	配伍信息
地西泮注射液	▲
奋乃静注射液	×
呋塞米注射液	▲
氟尿嘧啶注射液	×
氟哌啶醇注射液	△
甘露醇注射液	●
肝素钠注射液	×
肌苷注射剂	●
甲硫酸新斯的明注射液	×
甲氧氯普胺注射液	×
利巴韦林注射液	●
硫酸阿托品注射液	●
硫酸卡那霉素注射液	▲
硫酸吗啡注射液	●
硫酸镁注射液	▲
硫酸奈替米星注射液	▲
硫酸庆大霉素注射液	▲
硫酸西索米星注射液	▲
硫酸小诺米星注射液	▲
硫酸依替米星注射液	▲
氯化钙注射液	×
氯化琥珀胆碱注射液	▲
氯化钾注射液	●

续表

药品名称	配伍信息
氯化钠注射液	●
氯化筒箭毒碱注射液	▲
马来酸氯苯那敏注射液	▲
氯磷酸二钠注射液	▲
马来酸麦角新碱注射液	●
尼克刹米注射液	●
尼莫地平注射液	▲
诺氟沙星葡萄糖注射液	▲
葡萄糖注射液	●
葡萄糖氯化钠注射液	●
葡萄糖酸钙注射液	×
氢化可的松注射液	×
氢溴酸东莨菪碱注射液	●
氢溴酸加兰他敏注射液	×
曲克芦丁注射液	●
去乙酰毛花苷注射液	△
乳酸环丙沙星注射液	▲
乳酸钠林格注射液	●
乳酸钠注射液	●
塞替派注射液	▲
三磷腺苷注射液	●
山梨醇注射液	●
维生素 B_{12} 注射液	▲

续表

药品名称	配伍信息
西咪替丁注射液	▲
细胞色素 C 注射液	×
盐酸多巴酚丁胺注射液	●
盐酸利多卡因注射液	▲
盐酸林可霉素注射液	●
盐酸氯丙嗪注射液	×
盐酸洛贝林注射液	●
盐酸哌替啶注射液	●
盐酸山莨菪碱注射液	●
盐酸维拉帕米注射液	△
盐酸异丙嗪注射液	▲
氧氟沙星注射液	▲
异烟肼注射液	●
右旋糖酐 40 注射液	▲
注射用辅酶 A	●
注射用阿莫西林钠	×
注射用阿莫西林钠克拉维酸钾	×
注射用阿昔洛韦	▲
注射用氨苄西林钠	×
注射用氨力农	×
注射用更昔洛韦钠	▲
注射用磺苄西林钠	×
注射用甲氨蝶呤	×

续表

药品名称	配伍信息
注射用两性霉素 B	▲
注射用磷霉素钠	●
注射用硫酸阿米卡星	▲
注射用硫酸多黏菌素 B	▲
注射用硫酸链霉素	×
注射用哌拉西林钠	×
注射用青霉素钾	△
注射用青霉素钠	×
注射用氢化可的松琥珀酸钠	●
注射用乳糖酸红霉素	▲
注射用丝裂霉素	×
注射用头孢地嗪	▲
注射用头孢呋辛钠	▲
注射用头孢拉定	▲
注射用头孢孟多酯钠	▲
注射用头孢哌酮钠舒巴坦钠	▲
注射用头孢曲松钠	▲
注射用头孢噻吩钠	▲
注射用头孢噻肟钠	×
注射用头孢替唑钠	▲
注射用头孢唑林钠	▲
注射用硝普钠	▲

续表

药品名称	配伍信息
注射用盐酸多柔比星	●
注射用依他尼酸钠	▲
左氧氟沙星注射液	▲

硫酸西索米星注射液
Sisomicin Sulfate Injection

【制剂规格】

1ml∶5 万 U；2ml∶10 万 U。

【用法用量】

（1）肾功能正常者：成人：轻症感染一日 0.1g，重症感染一日 0.15g，分 2~3 次给药。小儿：一日 2~3mg/kg，分 2~3 次给药。有条件时，进行血药浓度监测。

（2）肾功能减退者：肾功能减退患者应用时，应根据肾功能调整剂量。有条件者应同时监测血药浓度，以调整剂量。

【药品稳定性】

密闭，在阴凉处保存。

【注意事项】

（1）肾功能不全、肝功能异常、前庭功能或听力减退、失水、重症肌无力或帕金森病者及老年患者慎用。用药时间一般不宜超过 10 日，若必须继续用药时，应对听觉器官和肾功能进行严密监护。

（2）交叉过敏，对一种氨基糖苷类抗生素如链霉素、庆大霉素过敏的患者，可能对本品过敏。

（3）有条件时在疗程中应监测血药浓度（本品血药峰浓度超过 10mg/L，谷浓度超过 2mg/L 时易出现毒性反应），并据此调整剂量，不能测定血药浓度时，应根据测得的肌酐清除率调整剂量，尤其对肾功能减退者、早产儿、新生儿、婴幼儿或老年人、休克、心力衰竭、腹水或严重失水等患者。

（4）本品不能静脉注射，以免产生神经－肌肉阻滞和呼吸抑制作用。

（5）长期应用本品可能导致耐药菌过度生长。

【配伍禁忌表】

药品名称	配伍信息
氨茶碱注射液	▲
奋乃静注射液	×
呋塞米注射液	▲
肝素钠注射液	×
磺胺嘧啶钠注射液	×
硫酸卡那霉素注射液	▲
硫酸镁注射液	▲
硫酸奈替米星注射液	▲
硫酸庆大霉素注射液	▲
硫酸妥布霉素注射液	▲

续表

药品名称	配伍信息
硫酸小诺米星注射液	▲
硫酸依替米星注射液	▲
氯化琥珀胆碱注射液	▲
氯化钠注射液	●
葡萄糖注射液	●
葡萄糖氯化钠注射液	●
碳酸氢钠注射液	▲
维生素 B_{12} 注射液	▲
盐酸林可霉素注射液	▲
右旋糖酐 40 注射液	▲
注射用氨苄西林钠	×
注射用磺苄西林钠	×
注射用两性霉素 B	×
注射用硫酸阿米卡星	▲
注射用硫酸长春碱	▲
注射用硫酸链霉素	×
注射用多黏菌素 B	▲
注射用哌拉西林钠	×
注射用青霉素钾	△
注射用青霉素钠	×
注射用头孢拉定	×
注射用头孢孟多酯钠	×
注射用头孢曲松钠	×

续表

药品名称	配伍信息
注射用头孢噻肟钠	×
注射用头孢他啶	×
注射用头孢唑林钠	▲
注射用盐酸多柔比星	▲
注射用盐酸四环素	×
注射用依他尼酸钠	▲
注射用头孢匹胺钠	×

硫酸小诺米星注射液

Micronomicin Sulfate Injection

【制剂规格】

2ml∶60mg；2ml∶120mg。

【用法用量】

（1）成人：肌内注射。①泌尿道感染：一次 120mg，一日 2 次。②其他感染：一次 60mg，一日 2~3 次。

（2）儿童：肌内注射。一日 3~4mg/kg，分 3~4 次给药。

【药品稳定性】

室温、密封、避光保存。

【注意事项】

（1）交叉过敏：对一种氨基糖苷类药过敏者可能对其他氨基糖苷类药也过敏。

（2）慎用：高度过敏性体质者，严重肝病伴肾功能不全者，重症肌无力和震颤麻痹者。

（3）药物对哺乳的影响：乳汁中药物浓度约为血药浓度的 15%，哺乳妇女使用应暂停哺乳。早产儿、新生儿慎用。

（4）用药前后及用药时应当检查或监测血药浓度或肌酐清除率以调整剂量。

【配伍禁忌表】

药品名称	配伍信息
氨茶碱注射液	▲
呋塞米注射液	▲
甘露醇注射液	●
磺胺嘧啶钠注射液	×
硫酸卡那霉素注射液	▲
硫酸奈替米星注射液	▲
硫酸庆大霉素注射液	▲
硫酸妥布霉素注射液	▲
硫酸西索米星注射液	▲
硫酸依替米星注射液	▲
氯化琥珀胆碱注射液	▲
氯化钠注射液	●
氯化筒箭毒碱注射液	▲
马来酸氯苯那敏注射液	▲
葡萄糖注射液	●
葡萄糖氯化钠注射液	●
碳酸氢钠注射液	▲

续表

药品名称	配伍信息
盐酸苯海拉明注射液	×
盐酸异丙嗪注射液	▲
右旋糖酐 40 注射液	▲
注射用氨苄西林钠	×
注射用磺苄西林钠	×
注射用两性霉素 B	×
注射用硫酸阿米卡星	▲
注射用硫酸多黏菌素 B	▲
注射用哌拉西林钠	×
注射用青霉素钾	▲
注射用青霉素钠	×
注射用乳糖酸红霉素	▲
注射用头孢拉定	×
注射用头孢曲松钠	×
注射用头孢他啶	×
注射用头孢唑林钠	×
注射用盐酸四环素	×
注射用依他尼酸钠	▲

硫酸依替米星注射剂

Etimicin Sulfate Injection

【制剂规格】

①硫酸依替米星注射液：1ml∶50mg（5 万 U）；2ml∶0.1g（10 万 U）。

②注射用硫酸依替米星：50mg（5万U）；0.1g（10万U）。

【用法用量】

（1）硫酸依替米星注射液：静脉滴注。成人推荐剂量：对于肾功能正常泌尿系感染或全身性感染的患者，一日2次，一次0.1~0.15g（每12小时1次），稀释于100ml的氯化钠注射液或5%葡萄糖注射液中，静脉滴注，滴注1小时。疗程为5~10日。

（2）注射用硫酸依替米星：与硫酸依替米星注射液一致。

【药品稳定性】

密闭，在凉暗处保存。

【注意事项】

肾功能受损的患者，不宜使用本品。必要时应调整剂量，并应监测血清中硫酸依替米星的浓度，调整剂量时可采用下述两个方案中的一种。

（1）改变给药次数：调整剂量的一种方法是延长两次常规给药的间隔时间。由于血肌酐水平与硫酸依替米星血消除半衰期（$t_{1/2\beta}$）高度相关，因此，实验室检查可提供调整给药间隔的指标。两次给药的间隔时间（小时）大致等于血肌酐水平（mg/100ml）乘以8。

（2）改变治疗剂量：肾功能不全的严重全身感染者，可增加硫酸依替米星的给药次数，但应减少治疗剂量。对这类患者，应当测定血清硫酸依替米星浓度。推荐的方法是：在给予常规的首次剂量后，改为每8小时给药；方法是：把常规推荐的剂量除以血肌酐水平。

【配伍禁忌表】

药品名称	配伍信息
氨茶碱注射液	▲
地西泮注射液	▲
呋塞米注射液	▲
硫酸卡那霉素注射液	▲
硫酸镁注射液	▲
硫酸奈替米星注射液	▲
硫酸庆大霉素注射液	▲
硫酸妥布霉素注射液	▲
硫酸西索米星注射液	▲
硫酸小诺米星注射液	▲
氯化琥珀胆碱注射液	▲
氯化钠注射液	●
葡萄糖注射液	●
碳酸氢钠注射液	▲
维生素 B_{12} 注射液	▲
维生素 D_3 注射液	▲
右旋糖酐40注射液	▲
注射用硫酸阿米卡星	▲
注射用硫酸多黏菌素B	▲
注射用硫酸链霉素	×

续表

药品名称	配伍信息
注射用哌拉西林钠	×
注射用头孢唑林钠	▲
注射用依他尼酸钠	▲
注射用丹参多酚酸盐	×
多烯磷脂酰胆碱注射液	×
注射用奈夫西林钠	×
注射用泮托拉唑钠	×
注射用头孢哌酮钠	▲
注射用头孢哌酮钠舒巴坦钠	×

硫酸鱼精蛋白注射剂
Protamine Sulfate Injection

【制剂规格】

①硫酸鱼精蛋白注射液：5ml∶50mg；10ml∶100mg。②注射用硫酸鱼精蛋白：50mg。

【用法用量】

静脉注射，静脉滴注。

【药品稳定性】

硫酸鱼精蛋白注射液2~8℃贮存；注射用硫酸鱼精蛋白15~30℃。

【注意事项】

（1）本品易破坏，口服无效。

（2）静脉注射速度过快可致热感、皮肤发红，低血压心动过缓等。

（3）本品过敏反应少，但对鱼类过敏者应用时应注意。

【配伍禁忌表】

药品名称	配伍信息
注射用青霉素钠	×
头孢氨苄注射液	×
头孢拉定注射液	×
头孢沙定注射液	×
头孢羟氨苄注射液	×
头孢噻吩钠注射液	×
头孢唑林钠注射液	×
头孢替唑钠注射液	×
头孢尼西钠注射液	×
头孢硫脒注射液	×
注射用头孢克洛	×
注射用头孢丙烯	×
注射用盐酸头孢替安	×
注射用头孢西丁钠	×
头孢咪唑注射液	×

硫辛酸注射液
Thioctic Acid Injection

【制剂规格】

6ml∶150mg；12ml∶300mg；20ml∶600mg。

【用法用量】

静脉滴注。

【药品稳定性】

25℃以下，于盒内遮光保存。

【注意事项】

（1）配好的输液，用铝箔纸包裹避光，6 小时内保持稳定。由于活性成分对光敏感，应在使用前将安瓿从盒内取出。

（2）妊娠及哺乳期妇女不应使用本品。

【配伍禁忌表】

药品名称	配伍信息
丹参川芎嗪注射液	×
果糖二磷酸钠	×
林格液	×
顺铂注射液	▲
糖溶液	×
注射用盐酸氨溴索	×
注射用长春西汀	×
注射用泮托拉唑钠	×
左氧氟沙星氯化钠注射液	×

氯化钙注射液

Calcium Chloride Injection

【制剂规格】

10ml∶0.3g（含钙量为 82mg）；10ml∶0.5g（含钙量为 136mg）；10ml∶0.6g（含钙量为 164mg）；20ml∶1g（含钙量为 273mg）。

【用法用量】

（1）用于低钙或电解质补充，一次 0.5~1g（136~273mg 元素钙）稀释后缓慢静脉注射（每分钟不超过 0.5ml，即 13.6mg 钙），根据病人情况、血钙浓度，1~3 天重复给药。

（2）甲状旁腺功能亢进术后的“骨饥饿综合征”病人的低钙，可用本品稀释于 0.9% 氯化钠溶液或右旋糖酐内，每分钟滴注 0.5~1mg（最高每分钟滴 2mg）。

（3）用作强心剂时，用量 0.5~1g，稀释后静脉滴注，每分钟不超过 1ml；心室内注射，0.2~0.8g（54.4~217.6mg 钙），单剂使用。

（4）治疗高血钾时，根据心电图决定剂量。

（5）抗高血镁治疗，首次 0.5g（含钙量为 136mg），缓慢静脉注射（每分钟不超过 5ml）。根据患者反应决定是否重复使用。

（6）小儿用量：低钙时治疗量为 25mg/kg（6.8mg 钙），静脉缓慢滴注。

【药品稳定性】

密闭，阴凉处保存。

【注意事项】

氯化钙有强烈的刺激性，不宜

皮下或肌内注射；静脉注射时如漏出血管外，可引起组织坏死；一般情况下，本品不用于小儿。

【配伍禁忌表】

药品名称	配伍信息
阿糖胞苷注射剂	×
安钠咖注射液	▲
氨茶碱注射液	×
氨基己酸注射液	●
氨甲环酸注射液	●
胞磷胆碱钠注射液	●
地高辛注射液	▲
地塞米松磷酸钠注射液	×
地西泮注射液	◎
氟哌啶醇注射液	×
甘露醇注射液	×
磺胺嘧啶钠注射液	×
甲磺酸酚妥拉明注射液	●
甲磺酸培氟沙星注射液	×
甲硫酸新斯的明注射液	×
甲硝唑注射液	×
利血平注射液	×
硫酸阿托品注射液	●
硫酸卡那霉素注射液	×
硫酸吗啡注射液	●
硫酸镁注射液	×
硫酸庆大霉素注射液	×

续表

药品名称	配伍信息
硫酸妥布霉素注射液	×
氯化钾注射液	●
氯化钠注射液	●
氯磷酸二钠注射液	▲
马来酸氯苯那敏注射液	×
尼克刹米注射液	●
葡萄糖注射液	●
葡萄糖氯化钠注射液	●
葡萄糖酸钙注射液	▲
氢溴酸东莨菪碱注射液	●
氢溴酸山莨菪碱注射液	●
去乙酰毛花苷注射液	▲
乳酸环丙沙星注射液	×
三磷腺苷注射液	×
山梨醇注射液	●
碳酸氢钠注射液	×
西咪替丁注射液	●
细胞色素 C 注射液	●
盐酸多巴胺注射液	●
盐酸多巴酚丁胺注射液	×
盐酸利多卡因注射液	●
盐酸洛贝林注射液	●
盐酸吗啡注射液	●

续表

药品名称	配伍信息
盐酸哌替啶注射液	●
盐酸普罗帕酮注射液	●
盐酸普萘洛尔注射液	●
盐酸去氧肾上腺素注射液	●
盐酸山莨菪碱注射液	●
盐酸肾上腺素注射液	×
盐酸维拉帕米注射液	×
盐酸异丙嗪注射液	●
盐酸异丙肾上腺素注射液	●
氧氟沙星注射液	●
右旋糖酐 40 注射液	●
重酒石酸间羟胺注射液	●
重酒石酸去甲肾上腺素注射液	●
注射用氨苄西林钠	×
注射用苯巴比妥钠	×
注射用苯妥英钠	×
注射用磺苄西林钠	●
注射用甲氨蝶呤	●
注射用拉氧头孢钠	×
注射用两性霉素 B	×
注射用磷霉素钠	×

续表

药品名称	配伍信息
注射用硫酸阿米卡星	×
注射用硫酸多黏菌素 B	×
注射用青霉素钾	●
注射用青霉素钠	●
注射用乳糖酸红霉素	×
注射用丝裂霉素	●
注射用头孢呋辛钠	×
注射用头孢拉定	×
注射用头孢孟多酯钠	×
注射用头孢曲松钠	×
注射用头孢噻吩钠	×
注射用头孢噻肟钠	×
注射用头孢他啶	×
注射用头孢唑林钠	×
注射用硝普钠	▲
注射用盐酸四环素	×
注射用依他尼酸钠	●
左氧氟沙星注射液	×

氯化琥珀胆碱注射液
Suxamethonium Chloride Injection

【制剂规格】

1ml∶50mg；2ml∶100mg。

【用法用量】

本品必须在具备辅助或控制呼吸的条件下使用：①气管插管：1~1.5mg/kg，最高 2mg/kg；小儿 1~2mg/kg，用 0.9% 氯化钠注射液稀释到每 1ml 含 10mg，静脉或深部肌内注射，肌内注射一次不可超过 150mg。②维持肌松：一次 150~300mg 溶于 500ml 5%~10% 葡萄糖注射液或 1% 盐酸普鲁卡因注射液混合溶液中静脉滴注。

【药品稳定性】

密闭，避光保存。

【注意事项】

（1）不具备控制或辅助呼吸条件时，严禁使用。

（2）严重肝功能不全、营养不良、晚期癌症、严重贫血、年老体弱、严重电解质紊乱等患者慎用。

（3）接触有机农药患者，已证明无血浆胆碱酯酶减少或抑制者，方能使用至足量。

（4）为了解除本品肌松作用引起的短暂纤维颤动，可预先静脉注射小剂量非去极化肌松药（维库溴铵 0.5mg）。

（5）预先给予阿托品可防止本品对心脏的作用。

（6）出现长时间呼吸停止，必须用人工呼吸，亦可输血，注射干血浆或其他拟胆碱酯酶药，但不可用新斯的明。

【配伍禁忌表】

药品名称	配伍信息
阿糖胞苷注射剂	×
地高辛注射液	▲
地西泮注射液	▲
呋塞米注射液	×
肝素钠注射液	×
磺胺嘧啶钠注射液	×
枸橼酸芬太尼注射液	◎
甲磺酸酚妥拉明注射液	×
甲硫酸新斯的明注射液	▲
甲氧氯普胺注射液	▲
硫酸阿托品注射液	●
硫酸卡那霉素注射液	▲
硫酸吗啡注射液	●
硫酸镁注射液	▲
硫酸奈替米星注射液	▲
硫酸庆大霉素注射液	▲
硫酸妥布霉素注射液	▲
硫酸西索米星注射液	▲
硫酸小诺米星注射液	▲
硫酸依替米星注射液	▲
氯化钾注射液	●
氯化钠注射液	●
尼克刹米注射液	●

续表

药品名称	配伍信息
葡萄糖注射液	●
葡萄糖氯化钠注射液	●
葡萄糖盐乳酸钠	●
氢溴酸东莨菪碱注射液	●
氢溴酸山莨菪碱注射液	●
去乙酰毛花苷注射液	▲
乳酸钠林格注射液	●
乳酸钠注射液	●
塞替派注射液	▲
碳酸氢钠注射液	×
盐酸利多卡因注射液	×
盐酸林可霉素注射液	▲
盐酸氯胺酮注射液	▲
盐酸氯丙嗪注射液	×
盐酸洛贝林注射液	●
盐酸吗啡注射液	▲
盐酸哌替啶注射液	▲
盐酸普萘洛尔注射液	▲
盐酸去氧肾上腺素注射液	●
盐酸山莨菪碱注射液	●
盐酸维拉帕米注射液	▲
盐酸异丙嗪注射液	×

续表

药品名称	配伍信息
盐酸异丙肾上腺素注射液	●
右旋糖酐 40 注射液	●
重酒石酸间羟胺注射液	●
重酒石酸去甲肾上腺素注射液	●
注射用辅酶 A	●
注射用氨苄西林钠	●
注射用苯巴比妥钠	×
注射用苯妥英钠	×
注射用环磷酰胺	▲
注射用两性霉素 B	▲
注射用硫酸阿米卡星	▲
注射用硫酸多黏菌素 B	▲
注射用哌拉西林钠	×
注射用普鲁卡因胺	▲
注射用青霉素钾	●
注射用丝裂霉素	×
注射用头孢呋辛钠	×
注射用头孢拉定	×
注射用头孢噻吩钠	×
注射用头孢他啶	×
注射用头孢唑林钠	×
注射用盐酸四环素	▲

氯化钾注射液

Potassium Chloride Injection

【制剂规格】

10ml∶1g。

【用法用量】

（1）一般用法：将10%氯化钾注射液10~15ml加入5%葡萄糖注射液500ml中滴注（忌直接静脉滴注与注射）。补钾剂量、浓度和速度根据临床病情和血钾浓度及心电图缺钾图形改善而定。钾浓度不超过3.4g/L（45mmol/L），补钾速度不超过0.75g/h（10mmol/h），每日补钾量为3~4.5g（40~60mmol）。

（2）在体内缺钾引起严重快速室性异位心律失常时，如尖端扭转型心室性心动过速、短阵、反复发作多行性室性心动过速、心室扑动等威胁生命的严重心率失常时，钾盐浓度要高（0.5%，甚至1%），滴速要快，1.5g/h（20mmol/h），补钾量可达每日10g或以上。如病情危急，补钾浓度和速度可超过上述规定。但需严密动态观察血钾及心电图等，防止高钾血症发生。

（3）小儿剂量每日按体重0.22g/kg（3mmol/kg）或按体表面积$3g/m^2$计算。

【药品稳定性】

密闭，避光保存。

【注意事项】

（1）高钾血症时禁用。

（2）下列情况慎用：①代谢性酸中毒伴有少尿时；②肾上腺皮质功能减弱者；③急、慢性肾功能衰竭；④急性脱水，因严重时可致尿量减少，尿K^+排泄减少；⑤家族性周期性麻痹，低钾性麻痹应给予补钾，但需鉴别高钾性或正常血钾性周期性麻痹；⑥慢性或严重腹泻可致低钾血症，但同时可致脱水和低钠血症，引起肾前性少尿；⑦胃肠道梗阻、慢性胃炎、溃疡病、食道狭窄、憩室、肠张力缺乏、溃疡性肠炎者、不宜口服补钾，因此时钾对胃肠道的刺激增加，可加重病情；⑧传导阻滞性心律失常，尤其当应用洋地黄类药物时；⑨大面积烧伤、肌肉创伤、严重感染、大手术后24小时和严重溶血，上述情况本身可引起高钾血症；⑩肾上腺性异常综合征伴盐皮质激素分泌不足。

【配伍禁忌表】

药品名称	配伍信息
阿奇霉素注射液	×
阿糖胞苷注射剂	●
氨茶碱注射液	●
氨基己酸注射液	●
氨甲环酸注射液	●
胞磷胆碱钠注射液	●

续表

药品名称	配伍信息
醋酸泼尼松龙注射液	▲
地高辛注射液	●
地塞米松磷酸钠注射液	▲
地西泮注射液	×
二羟丙茶碱注射液	●
呋塞米注射液	●
氟尿嘧啶注射液	●
氟哌啶醇注射液	×
氟哌利多注射液	●
甘露醇注射液	×
肝素钠注射液	▲
磺胺嘧啶钠注射液	×
枸橼酸芬太尼注射液	●
肌苷注射剂	●
甲磺酸酚妥拉明注射液	●
甲磺酸培氟沙星注射液	×
甲硫酸新斯的明注射液	×
甲硝唑注射液	●
卡托普利注射液	▲
利巴韦林注射液	●
利血平注射液	●
磷酸克林霉素	●
硫酸阿托品注射液	●

续表

药品名称	配伍信息
硫酸卡那霉素注射液	●
硫酸吗啡注射液	●
硫酸镁注射液	●
硫酸奈替米星注射液	●
硫酸庆大霉素注射液	●
硫酸妥布霉素注射液	●
氯化钙注射液	●
氯化琥珀胆碱注射液	●
氯化钠注射液	●
氯化筒箭毒碱注射液	●
马来酸氯苯那敏注射液	×
马来酸麦角新碱注射液	●
咪达唑仑注射液	●
尼克刹米注射液	●
诺氟沙星葡萄糖注射液	●
葡萄糖注射液	●
葡萄糖氯化钠注射液	●
葡萄糖酸钙注射液	●
葡萄糖盐乳酸钠	●
氢化可的松注射液	▲
氢溴酸东莨菪碱注射液	●
氢溴酸山莨菪碱注射液	●
去乙酰毛花苷注射液	●

续表

药品名称	配伍信息
乳酸环丙沙星注射液	●
乳酸钠林格注射液	●
乳酸钠注射液	●
三磷腺苷注射液	●
山梨醇注射液	●
碳酸氢钠注射液	●
替硝唑葡萄糖注射液	●
西咪替丁注射液	●
细胞色素 C 注射液	●
盐酸胺碘酮注射液	●
盐酸倍他司汀注射液	●
盐酸苯海拉明注射液	●
盐酸多巴胺注射液	●
盐酸多巴酚丁胺注射液	×
盐酸利多卡因注射液	●
盐酸林可霉素注射液	●
盐酸氯胺酮注射液	●
盐酸氯丙嗪注射液	●
盐酸洛贝林注射液	●
盐酸麻黄碱注射液	●
盐酸吗啡注射液	●
盐酸美西律注射液	●
盐酸哌替啶注射液	●

续表

药品名称	配伍信息
盐酸普鲁卡因注射液	●
盐酸普罗帕酮注射液	●
盐酸普萘洛尔注射液	●
盐酸去氧肾上腺素注射液	●
盐酸山莨菪碱注射液	●
盐酸肾上腺素注射液	●
盐酸维拉帕米注射液	●
盐酸异丙嗪注射液	×
盐酸异丙肾上腺素注射液	▲
氧氟沙星注射液	●
异烟肼注射液	●
右旋糖酐 40 注射液	●
正规胰岛素注射剂	●
重酒石酸间羟胺注射液	●
重酒石酸去甲肾上腺素注射液	●
注射用奥美拉唑钠	●
注射用辅酶 A	●
注射用阿莫西林钠	×
注射用阿莫西林钠克拉维酸钾	●
注射用阿昔洛韦	●
注射用氨苄西林钠	●

续表

药品名称	配伍信息
注射用氨力农	×
注射用苯巴比妥钠	●
注射用苯妥英钠	×
注射用环磷酰胺	●
注射用环磷腺苷	●
注射用磺苄西林钠	●
注射用甲氨蝶呤	●
注射用两性霉素B	×
注射用硫酸多黏菌素B	●
注射用哌拉西林钠	●
注射用普鲁卡因胺	●
注射用青霉素钾	●
注射用青霉素钠	●
注射用乳糖酸红霉素	×
注射用丝裂霉素	●
注射用头孢呋辛钠	●
注射用头孢拉定	●
注射用头孢孟多酯钠	●
注射用头孢哌酮钠舒巴坦钠	●
注射用头孢噻吩钠	×
注射用头孢噻肟钠	●
注射用头孢他啶	●
注射用头孢替唑钠	×

续表

药品名称	配伍信息
注射用头孢唑林钠	●
注射用硝普钠	▲
注射用盐酸多柔比星	●
注射用盐酸哌甲酯	●
注射用盐酸四环素	●
注射用依他尼酸钠	●
左氧氟沙星注射液	●

氯化钠注射液

Sodium Chloride Injection

【制剂规格】

10ml∶90mg；100ml∶0.9g；250ml∶2.25g；500ml∶4.5g；1000ml∶9g。

【用法用量】

（1）高渗性失水时患者脑细胞和脑脊液渗透浓度升高，若治疗使血浆和细胞外液钠浓度和渗透浓度过快下降，可致脑水肿。故一般认为，在治疗开始的48小时内，血浆钠浓度每小时下降不超过0.5mmol/L。

（2）等渗性失水：原则给予等渗溶液，如0.9%氯化钠注射液或复方氯化钠注射液，但上述溶液氯浓度明显高于血浆，单独大量使用可致高氯血症，故可将0.9%氯化钠注射液和1.25%碳酸氢钠或

1.86%（1/6M）乳酸钠以 7∶3 的比例配制后补给。

（3）低渗性失水：严重低渗性失水时，脑细胞内溶质减少以维持细胞容积。若治疗使血浆和细胞外液钠浓度和渗透浓度迅速回升，可致脑细胞损伤。一般认为，当血钠低于 120mmol/L 时，治疗时血钠上升速度在每小时 0.5mmol/L，不超过每小时 1.5mmol/L。当血钠低于 120mmol/L 时或出现中枢神经系统症状时，可给予 3%~5% 氯化钠注射液缓解滴注。一般要求在 6 小时内将血钠浓度提高至 120mmol/L 以上。补钠量（mmol/L）= [142–实际血钠浓度（mmol/L）]× 体重（kg）×0.2。待血钠回升至 120~125mmol/L 以上，可改用等渗溶液或等渗溶液中酌情加入高渗葡萄糖注射液或 10% 氯化钠注射液。

（4）低氯性碱中毒给予 0.9% 氯化钠注射液或复方氯化钠注射液（林格液）500~1000ml，以后根据碱中毒情况决定用量。

（5）外用，用 0.9% 氯化钠溶液洗涤伤口、冲洗眼部。

【药品稳定性】

密闭，阴凉处保存。

【注意事项】

本品一经使用，应一次用完。贮运时切勿横卧、倒置或撞压。

【配伍禁忌表】

药品名称	配伍信息
阿奇霉素注射液	●
阿糖胞苷注射剂	●
安钠咖注射液	●
氨茶碱注射液	●
氨基己酸注射液	●
氨甲环酸注射液	●
胞磷胆碱钠注射液	●
吡拉西坦注射液	◎
布美他尼注射液	●
地高辛注射液	●
地塞米松磷酸钠注射液	●
地西泮注射液	×
碘解磷定注射液	●
丁溴东莨菪碱注射液	●
二羟丙茶碱注射液	●
奋乃静注射液	●
呋塞米注射液	●
氟马西尼注射液	●
氟尿嘧啶注射液	●
氟哌啶醇注射液	●
氟哌利多注射液	●
复合维生素 B 注射液	●
甘露醇注射液	×

续表

药品名称	配伍信息
肝素钠注射液	●
磺胺嘧啶钠注射液	●
枸橼酸芬太尼注射液	●
肌苷注射剂	●
己酮可可碱注射液	●
甲磺酸酚妥拉明注射液	●
甲磺酸培氟沙星注射液	×
甲硫酸新斯的明注射液	●
甲硝唑注射液	●
甲氧氯普胺注射液	●
酒石酸美托洛尔注射液	●
卡莫司汀注射液	●
利巴韦林注射液	●
利血平注射液	×
硫酸阿托品注射液	●
硫酸卡那霉素注射液	●
硫酸吗啡注射液	●
硫酸镁注射液	●
硫酸奈替米星注射液	●
硫酸庆大霉素注射液	●
硫酸沙丁胺醇注射液	●
硫酸妥布霉素注射液	●
硫酸西索米星注射液	●

续表

药品名称	配伍信息
硫酸小诺米星注射液	●
硫酸依替米星注射液	●
氯化钙注射液	●
氯化琥珀胆碱注射液	●
氯化钾注射液	●
氯化筒箭毒碱注射液	●
氯硝西泮注射液	●
马来酸氯苯那敏注射液	●
马来酸麦角新碱注射液	●
咪达唑仑注射液	●
尼克刹米注射液	●
尼莫地平注射液	●
葡萄糖注射液	●
葡萄糖氯化钠注射液	●
葡萄糖酸钙注射液	●
葡萄糖盐乳酸钠	●
氢化可的松注射液	●
氢溴酸东莨菪碱注射液	●
氢溴酸加兰他敏注射液	●
氢溴酸山莨菪碱注射液	●
氢溴酸烯丙吗啡注射液	●
曲克芦丁注射液	●
去乙酰毛花苷注射液	●
乳酸环丙沙星注射液	●

续表

药品名称	配伍信息
乳酸钠林格注射液	●
乳酸钠注射液	×
塞替派注射液	●
山梨醇注射液	×
替硝唑葡萄糖注射液	●
西咪替丁注射液	●
细胞色素 C 注射液	●
硝酸甘油注射液	●
硝酸异山梨酯注射液	●
烟酸注射液	●
盐酸氨溴索注射液	●
盐酸倍他司汀注射液	●
盐酸苯海拉明注射液	●
盐酸丁咯地尔注射液	●
盐酸多巴胺注射液	●
盐酸多巴酚丁胺注射液	●
盐酸可乐定注射液	●
盐酸利多卡因注射液	●
盐酸林可霉素注射液	●
盐酸氯胺酮注射液	●
盐酸氯丙嗪注射液	●
盐酸洛贝林注射液	●
盐酸麻黄碱注射液	●

续表

药品名称	配伍信息
盐酸吗啡注射液	●
盐酸美沙酮注射液	●
盐酸美西律注射液	●
盐酸纳洛酮注射液	●
盐酸尼卡地平注射液	●
盐酸哌替啶注射液	●
盐酸普鲁卡因注射液	●
盐酸普罗帕酮注射液	●
盐酸普萘洛尔注射液	●
盐酸去氧肾上腺素注射液	●
盐酸山莨菪碱注射液	●
盐酸肾上腺素注射液	●
盐酸维拉帕米注射液	●
盐酸异丙嗪注射液	●
盐酸异丙肾上腺素注射液	●
氧氟沙星注射液	●
异烟肼注射液	●
右旋糖酐 40 注射液	●
右旋糖酐铁注射液	●
正规胰岛素注射剂	●
注射用奥美拉唑钠	●
注射用辅酶 A	●

续表

药品名称	配伍信息
注射用阿莫西林钠	●
注射用阿莫西林钠克拉维酸钾	●
注射用阿昔洛韦	●
注射用氨苄西林钠	●
注射用氨力农	●
注射用苯巴比妥钠	×
注射用更昔洛韦钠	◎
注射用环磷酰胺	●
注射用环磷腺苷	●
注射用磺苄西林钠	●
注射用甲氨蝶呤	●
注射用拉氧头孢钠	●
注射用两性霉素 B	×
注射用硫酸阿米卡星	●
注射用硫酸长春碱	●
注射用硫酸多黏菌素 B	×
注射用尿激酶	●
注射用哌拉西林钠	●
注射用普鲁卡因胺	●
注射用青霉素钾	●
注射用青霉素钠	●
注射用氢化可的松琥珀酸钠	●

续表

药品名称	配伍信息
注射用乳糖酸红霉素	◎
注射用丝裂霉素	●
注射用头孢呋辛钠	●
注射用头孢拉定	●
注射用头孢孟多酯钠	●
注射用头孢哌酮钠舒巴坦钠	●
注射用头孢曲松钠	●
注射用头孢噻吩钠	●
注射用头孢噻肟钠	●
注射用头孢他啶	●
注射用头孢替唑钠	●
注射用头孢唑林钠	●
注射用盐酸多柔比星	●
注射用盐酸哌甲酯	●
注射用盐酸柔红霉素	●
注射用盐酸四环素	●
注射用依他尼酸钠	●
左氧氟沙星注射液	●

氯化筒箭毒碱注射液

Tubocurarine Chloride Injection

【制剂规格】

1ml∶10mg。

【用法用量】

成人常用量：①手术中维持肌松，先静脉注射 10~15mg（0.2~0.3mg/kg），药效持续 60~100 分钟，以后每隔 60~90 分钟追加 5~10mg；②电休克，按体重 0.15mg/kg，30~90 秒内静脉注射，即可控制肌强直，一般先静脉注射 3mg，观察反应后，再决定进一步用量。

小儿用量：静脉注射 0.25~0.5mg/kg，维持量为初量的 1/5~1/6。

【药品稳定性】

密闭，避光保存。

【注意事项】

应静脉缓慢注射。

【配伍禁忌表】

药品名称	配伍信息
阿糖胞苷注射剂	×
地西泮注射液	×
呋塞米注射液	▲
肝素钠注射液	×
枸橼酸芬太尼注射液	×
甲磺酸酚妥拉明注射液	●
甲硫酸新斯的明注射液	×
利血平注射液	×
硫酸阿托品注射液	●
硫酸卡那霉素注射液	▲
硫酸镁注射液	▲
硫酸庆大霉素注射液	▲
硫酸妥布霉素注射液	▲
硫酸小诺米星注射液	▲
氯化钾注射液	●
氯化钠注射液	●
尼克刹米注射液	●
葡萄糖注射液	●
葡萄糖氯化钠注射液	●
葡萄糖盐乳酸钠	●
氢溴酸东莨菪碱注射液	●
氢溴酸加兰他敏注射液	×
氢溴酸山莨菪碱注射液	●
乳酸钠林格注射液	●
乳酸钠注射液	×
塞替派注射液	×
三磷腺苷注射液	●
细胞色素 C 注射液	×
盐酸多巴胺注射液	●
盐酸利多卡因注射液	×
盐酸林可霉素注射液	▲
盐酸洛贝林注射液	●
盐酸哌替啶注射液	×
盐酸普萘洛尔注射液	▲

续表

药品名称	配伍信息
盐酸山莨菪碱注射液	●
盐酸肾上腺素注射液	●
盐酸维拉帕米注射液	▲
盐酸异丙嗪注射液	●
盐酸异丙肾上腺素注射液	●
右旋糖酐 40 注射液	●
正规胰岛素注射剂	●
重酒石酸间羟胺注射液	●
注射用辅酶 A	●
注射用苯巴比妥钠	×
注射用两性霉素 B	▲
注射用硫酸阿米卡星	▲
注射用硫酸多黏菌素 B	×
注射用普鲁卡因胺	×
注射用青霉素钾	●
注射用丝裂霉素	×
注射用头孢呋辛钠	×
注射用依他尼酸钠	×

氯磷酸二钠注射液

Clodronate Disodium Injection

【制剂规格】

5ml∶0.3g。

【用法用量】

（1）畸形性骨炎：每日 300mg，静脉滴注 3 小时以上，共 5 日，以后改口服。

（2）高钙血症：每日 300mg，静脉滴注 3~5 日或一次给予 1.5g 静脉滴注，血钙正常后改口服。

【药品稳定性】

密闭，阴凉，干燥处保存。

【注意事项】

用于治疗骨质疏松症时，应遵医嘱决定是否需要补钙。如需要补钙，本品与钙剂应分开应用，用本品后 2 小时再用钙剂，以免影响本品的吸收，降低疗效。用药期间，对血细胞数、肾脏和肝功能应进行监测。

【配伍禁忌表】

药品名称	配伍信息
硫酸奈替米星注射液	▲
硫酸庆大霉素注射液	▲
硫酸妥布霉素注射液	▲
氯化钙注射液	▲
葡萄糖酸钙	▲
右旋糖酐铁注射液	▲
注射用硫酸阿米卡星	▲
注射用硫酸链霉素	▲

氯硝西泮注射液

Clonazepam Injection

【制剂规格】

1ml∶1mg。

【用法用量】

用量应根据患者具体情况而个体化，尽量避免肌内注射。控制癫痫持续状态可用静脉注射，成人常用量 1~4mg，30 秒左右缓慢注射完毕，如持续状态仍未控制，每隔 20 分钟后可重复原剂量 1~2 次。成人最大量每日不超过 20 mg。

【药品稳定性】

密闭，阴凉处保存。

【注意事项】

避免长期大量使用而成瘾，如长期使用应逐渐减量，不宜骤停。

【配伍禁忌表】

药品名称	配伍信息
地高辛注射液	▲
氟马西尼注射液	×
氯化钠注射液	●
西咪替丁注射液	▲
盐酸可乐定注射液	▲
盐酸吗啡注射液	▲
盐酸哌替啶注射液	▲
盐酸普萘洛尔注射液	▲
异烟肼注射液	▲
注射用苯巴比妥钠	▲
注射用氢化可的松琥珀酸钠	▲

罗库溴铵注射液

Rocuronium Bromide Injection

【制剂规格】

2.5ml ∶ 2.5mg；5ml ∶ 50mg；10ml∶100mg。

【制剂规格】

静脉注射、静脉滴注。

【药品稳定性】

2~8℃，避光保存。

【注意事项】

（1）肝脏和（或）胆道疾病和（或）肾衰：由于罗库溴铵自尿和胆汁排泄，因此对临床明显肝脏和（或）胆道疾病和（或）肾衰的患者应慎用爱可松。

（2）循环时间延长：与循环时间延长有关的各种情况，例如心血管疾病、高龄、水肿等导致分布容积增大，均可能使起效作用减慢。由于血浆清除率降低，药物作用的持续时间也可能会延长。

（3）神经－肌肉疾病：这些患者对神经－肌肉阻滞药物的反应可

能会发生明显改变，这种改变程度和方向变化可能存在很大差异，对于患有重症肌无力或肌无力综合征患者，小剂量的本品可能会产生明显效应，因此，应该根据反应调节剂量。

（4）低温：低温条件下手术时，本品的神经肌肉阻滞效应增强，持续时间延长。

（5）肥胖：根据患者的实际体重计算给药剂量时，在肥胖患者中可出现药物作用持续时间和自然恢复时间的延长。

（6）烧伤：已知烧伤患者对非去极化神经－肌肉阻滞药物具有耐药性。因此建议依据患者的反应调节剂量。

【配伍禁忌表】

药品名称	配伍信息
0.9% 氯化钠注射液	●
5% 葡萄糖注射液	●
5% 葡萄糖氯化钠注射液	●
乳酸林格液	●
右旋糖酐 40（含 0.9% 化钠）	●
聚明胶肽注射液	●
注射用两性霉素 B	×

续表

药品名称	配伍信息
注射用硫唑嘌呤钠	×
注射用头孢唑林钠	×
氯唑西林注射剂	×
地塞米松注射液	×
地西泮注射液	×
依诺昔酮注射液	×
红霉素注射液	×
法莫替丁注射液	×
呋喃丙氨酸注射液	×
加拉碘铵注射液	×
琥珀酸钠氢化可的松注射液	×
胰岛素注射剂	×
甲乙炔巴比妥注射剂	×
甲泼尼龙注射液	×
注射用甲泼尼龙琥珀酸钠	×
硫喷妥钠注射剂	×
甲氧苄啶注射液	×
注射用盐酸万古霉素	×
英脱利匹特注射液	×

洛沙平注射液
Loxapine Injection

【制剂规格】

1ml∶50mg；10ml∶50mg。

【用法用量】

肌内注射。

【药品稳定性】

室温保存，不得冷冻。

【注意事项】

（1）慎用于惊厥史病人。

（2）本品可掩盖毒性药用药过量的征兆，也可使肠梗阻和脑肿瘤的症状变得不明显。

（3）本品应慎用于心血管病患者。

（4）由于本品可能存在抗胆碱能作用，所以应慎用于青光眼或尿潴留倾向病人，特别是同时服用抗胆碱能型抗帕金森病药物的患者。

【配伍禁忌表】

药品名称	配伍信息
曲马多	▲
佐替平	▲
卡马西平	▲
去氢表雄酮	×

马来酸氯苯那敏注射液

Chlorphenamine Maleate Injection

【制剂规格】

1ml∶10mg；2ml∶20mg。

【用法用量】

成人：肌内注射，一次5~20mg。

【药品稳定性】

密闭，避光保存。

【注意事项】

（1）对其他抗组胺药或下列药物过敏者，也可能对本药过敏，如麻黄碱、肾上腺素、异丙肾上腺素、奥西那林、去甲肾上腺素等拟交感神经药。对碘过敏者对本品可能也过敏。

（2）下列情况慎用：膀胱颈部梗阻、幽门十二指肠梗阻、消化性溃疡所致幽门狭窄、心血管疾病、青光眼（或有青光眼倾向者）、高血压、高血压危象、甲状腺功能亢进、前列腺肥大体征明显时。

（3）本品不可应用于下呼吸道感染和哮喘发作的患者（因可使痰液变稠而加重疾病）。

【配伍禁忌表】

药品名称	配伍信息
阿糖胞苷注射剂	×
氨茶碱注射液	×
布美他尼注射液	▲
地西泮注射液	×
奋乃静注射液	×
呋塞米注射液	▲
氟尿嘧啶注射液	×
氟哌啶醇注射剂	×
氟哌利多注射液	×
甘露醇注射液	●
肝素钠注射液	▲
磺胺嘧啶钠注射液	×
肌苷注射剂	×
甲磺酸酚妥拉明注射液	●
甲硫酸新斯的明注射剂	×
硫酸阿托品注射液	▲
硫酸卡那霉素注射液	▲
硫酸镁注射液	●
硫酸庆大霉素注射液	▲
硫酸沙丁胺醇注射液	▲
硫酸妥布霉素注射液	▲
硫酸小诺米星注射液	▲

续表

药品名称	配伍信息
氯化钙注射液	×
氯化钾注射液	×
氯化钠注射液	●
马来酸麦角新碱注射液	●
尼克刹米注射液	●
葡萄糖注射液	●
葡萄糖氯化钠注射液	●
葡萄糖酸钙注射液	×
葡萄糖盐乳酸钠	●
氢化可的松注射液	●
氢溴酸加兰他敏注射液	●
去乙酰毛花苷注射液	●
乳酸钠注射液	●
塞替派注射液	×
三磷腺苷注射液	●
山梨醇注射液	●
西咪替丁注射液	▲
细胞色素 C 注射液	●
盐酸倍他司汀注射液	×
盐酸苯海拉明注射液	●
盐酸可乐定注射液	▲
盐酸氯丙嗪注射液	●
盐酸洛贝林注射液	●
盐酸麻黄碱注射液	●

续表

药品名称	配伍信息
盐酸吗啡注射液	×
盐酸哌替啶注射剂	×
盐酸普鲁卡因注射剂	●
盐酸普萘洛尔注射液	×
盐酸去氧肾上腺素注射液	×
盐酸肾上腺素注射液	×
盐酸异丙嗪注射液	●
盐酸异丙肾上腺素注射液	●
异烟肼注射剂	●
右旋糖酐 40 注射液	●
重酒石酸间羟胺注射液	●
重酒石酸去甲肾上腺素注射液	×
注射用辅酶 A	●
注射用苯巴比妥钠	×
注射用苯妥英钠	▲
注射用环磷酰胺	×
注射用甲氨蝶呤	×
注射用两性霉素 B	×
注射用硫酸阿米卡星	▲
注射用青霉素钾	▲
注射用青霉素钠	×
注射用乳糖酸红霉素	●

续表

药品名称	配伍信息
注射用丝裂霉素	×
注射用头孢呋辛钠	×
注射用头孢拉定	×
注射用头孢他啶	×
注射用头孢替唑钠	×
注射用头孢唑林钠	×
注射用盐酸多柔比星	●
注射用依他尼酸钠	▲

马来酸麦角新碱注射液
Ergometrine Maleate Injection

【制剂规格】

1ml∶0.2mg；1ml∶0.5mg。

【用法用量】

肌内注射或静脉注射一次0.2mg，必要时可2~4小时重复注射1次，最多5次。静脉注射时需稀释后缓慢注入，至少1分钟。

【药品稳定性】

密闭，避光，阴凉处保存。

【注意事项】

（1）下列情况应慎用：①冠心病，血管痉挛时可造成心肌梗死；②肝功能损害；③严重的高血压，包括妊娠高血压综合征；④低钙血症；可能加重闭塞性周围血管病；⑤肾功能损害；⑥脓毒症。

（2）交叉过敏反应，患者不能耐受其他麦角制剂，同样也不能耐受本品。

【配伍禁忌表】

药品名称	配伍信息
氨茶碱注射液	×
氨基己酸注射液	●
氨甲环酸注射液	●
胞磷胆碱钠注射液	●
地塞米松磷酸钠注射液	●
呋塞米注射液	●
甘露醇注射液	●
磺胺嘧啶钠注射液	×
肌苷注射剂	×
甲磺酸酚妥拉明注射液	●
甲磺酸培氟沙星注射液	●
甲硫酸新斯的明注射液	×
甲硝唑注射液	●
利血平注射液	×
硫酸阿托品注射液	●
硫酸卡那霉素注射液	●
硫酸镁注射液	●
硫酸庆大霉素注射液	●
硫酸妥布霉素注射液	●
氯化钾注射液	●
氯化钠注射液	●
马来酸氯苯那敏注射液	●

续表

药品名称	配伍信息
尼克刹米注射液	●
葡萄糖注射液	●
葡萄糖氯化钠注射液	●
氢化可的松注射液	●
氢溴酸东莨菪碱注射液	●
氢溴酸加兰他敏注射液	●
氢溴酸山莨菪碱注射液	●
曲克芦丁注射液	×
去乙酰毛花苷注射液	●
乳酸环丙沙星注射液	●
乳酸钠林格注射液	●
乳酸钠注射液	●
三磷腺苷注射液	×
山梨醇注射液	●
碳酸氢钠注射液	×
西咪替丁注射液	×
细胞色素 C 注射液	●
盐酸多巴胺注射液	▲
盐酸多巴酚丁胺注射液	▲
盐酸利多卡因注射液	●
盐酸林可霉素注射液	●
盐酸氯胺酮注射液	●
盐酸氯丙嗪注射液	●
盐酸洛贝林注射液	●

续表

药品名称	配伍信息
盐酸麻黄碱注射液	×
盐酸吗啡注射液	▲
盐酸美西律注射液	●
盐酸哌替啶注射液	●
盐酸普鲁卡因注射液	●
盐酸去氧肾上腺素注射液	▲
盐酸山莨菪碱注射液	●
盐酸肾上腺素注射液	▲
盐酸异丙嗪注射液	●
盐酸异丙肾上腺素注射液	▲
氧氟沙星注射液	●
异烟肼注射液	●
右旋糖酐 40 注射液	●
正规胰岛素注射剂	●
重酒石酸间羟胺注射液	▲
重酒石酸去甲肾上腺素注射液	▲
注射用辅酶 A	×
注射用氨苄西林钠	●
注射用磺苄西林钠	●
注射用硫酸阿米卡星	●
注射用青霉素钾	▲
注射用青霉素钠	×

续表

药品名称	配伍信息
注射用氢化可的松琥珀酸钠	●
注射用乳糖酸红霉素	●
注射用丝裂霉素	×
注射用头孢呋辛钠	●
注射用头孢拉定	●
注射用头孢噻肟钠	●
注射用头孢他啶	●
注射用头孢唑林钠	●
注射用硝普钠	▲
注射用盐酸多柔比星	●
注射用盐酸柔红霉素	●
注射用依他尼酸钠	●

门冬酰胺酶注射剂
Asparaginase Injection

【制剂规格】

①注射用门冬酰胺酶：1000U；2000U；10000U。②门冬酰胺酶注射液：1000U；2000U；10000U。

【用法用量】

静脉滴注，肌内注射。①静脉注射前必须用灭菌注射用水或0.9%氯化钠注射液加以稀释，每10000单位的小瓶稀释液量为5ml。静脉注射给药时，本品应经正在滴注的氯化钠或葡萄糖注射液的侧管注入，静脉注射的时间不得短于半小时。静脉滴注给药，本品要先用等渗液如0.9%氯化钠或5%葡萄糖注射液稀释，然后加入0.9%氯化钠或5%葡萄糖注射液中滴入。②肌内注射，先要在含本品10000单位的小瓶内加入2ml氯化钠注射液加以稀释，每一个肌内注射部位每一次的肌内注射量不应超过2ml。

【药品稳定性】

冷暗，干燥处保存。

【注意事项】

（1）来源于大肠埃希菌与来源于欧文菌族 *Erwinia carotora* 的门冬酰胺酶间偶有交叉敏感反应。

（2）下列情况慎用：①糖尿病；②痛风或肾尿酸盐结石史；③肝功能不全、感染等；④以往曾用细胞毒或放射治疗的患者。

（3）给药说明：①患者必须住院，在对肿瘤化疗有经验的医生指导下治疗，每次注射前须备有抗过敏反应的药物（包括肾上腺素、抗组胺药物、静脉用的类固醇药物如地塞米松等）及抢救器械。②凡首次采用本品或已用过本品但已停药一周或一周以上的患者，在注射本品前须做皮试。皮试的药液可按下列方法制备：加5ml的灭菌注射用水或氯化钠注射液入小瓶内摇动，使小瓶内10000单位的门冬酰胺酶溶解，抽取0.1ml（每1ml含2000单位），注入另一含9.9ml稀释液的小瓶内，制成浓度约为1ml含20单位的皮试药液。用0.1ml皮试液（约为2.0单位）做皮试，至少观察1小时，如有红斑或风团极为皮试阳性反应。患者必须皮试阴性才能接受本品治疗。③应从静脉大量补充液体，碱化尿液，口服别嘌醇，以预防白血病或淋巴瘤患者发生高尿酸血症和尿酸性肾病。

（4）不论经静脉或肌内注射，稀释液一定要成澄清才能使用，且要在稀释后8小时内应用。

【配伍禁忌表】

药品名称	配伍信息
氯化钠注射液	●
葡萄糖注射液	●
注射用环磷酰胺	▲
醋酸泼尼松龙注射液	▲

咪达唑仑注射液
Midazolam Injection

【制剂规格】

1ml∶5mg；5ml∶15mg；5ml∶25mg。

【用法用量】

（1）成人肌内注射：术前用药：0.07~0.1mg/kg，麻醉诱导前30分钟给药。

（2）静脉给药：全麻诱导0.1~0.25mg/kg，静脉注射；全麻维持分次静脉注射，剂量和给药间隔时间取决于病人当时的需要；局部麻醉或椎管内麻醉辅助用药0.03~0.04mg/kg，分次静脉注射；ICU病人镇静先静脉注射2~3mg，继之以0.05mg/(kg·h)静脉滴注维持。

【药品稳定性】

密闭，阴凉处保存。

【注意事项】

（1）应在医师指导下用药；剂量应个体化。

（2）心肺功能及肝、肾功能异常者慎用。

（3）为预防反跳性失眠发生，建议在失眠障碍改善后逐渐减少用量，限定治疗时限。

（4）对酒、药物依赖者慎用。

（5）服药期间，应避免驾驶或其他机械性操作。

【配伍禁忌表】

药品名称	配伍信息
氨茶碱注射液	×
布美他尼注射液	×
醋酸泼尼松龙注射液	×
地高辛注射液	●
地塞米松磷酸钠注射液	×
奋乃静注射液	×

续表

药品名称	配伍信息
呋塞米注射液	×
氟马西尼注射液	×
氟哌啶醇注射液	●
氟哌利多注射液	●
肝素钠注射液	●
磺胺嘧啶钠注射液	×
枸橼酸芬太尼注射液	×
硫酸阿托品注射液	●
硫酸庆大霉素注射液	●
氯化钾注射液	●
氯化钠注射液	●
葡萄糖注射液	●
葡萄糖氯化钠注射液	●
葡萄糖酸钙注射液	●
氢化可的松注射液	×
氢溴酸东莨菪碱注射液	●
氢溴酸山莨菪碱注射液	●
乳酸环丙沙星注射液	●
乳酸钠林格注射液	●
碳酸氢钠注射液	×
西咪替丁注射液	▲
盐酸多巴胺注射液	●
盐酸多巴酚丁胺注射液	×

续表

药品名称	配伍信息
盐酸氯胺酮注射液	●
盐酸氯丙嗪注射液	×
盐酸吗啡注射液	●
盐酸哌替啶注射液	●
盐酸肾上腺素注射液	●
盐酸异丙嗪注射液	●
正规胰岛素注射剂	●
重酒石酸去甲肾上腺素注射液	●
注射用奥美拉唑钠	×
注射用阿莫西林钠克拉维酸钾	×
注射用氨苄西林钠	×
注射用苯巴比妥钠	×
注射用苯妥英钠	▲
注射用丙戊酸钠	▲
注射用甲氨蝶呤	×
注射用两性霉素 B	×
注射用硫酸阿米卡星	●
注射用哌拉西林钠	●
注射用氢化可的松琥珀酸钠	×
注射用头孢呋辛钠	×
注射用头孢他啶	×

莫雷西嗪注射液
Moricizine Injection

【制剂规格】

2ml∶50mg；3ml∶150mg。

【用法用量】

肌内注射、静脉注射。剂量应个体化。

【药品稳定性】

阴凉保存。

【注意事项】

下列情况慎用：

（1）I度房室传导阻滞或室内阻滞。

（2）充血性心力衰竭。

（3）肝或肾功能不全。

（4）老年人。

（5）电解质异常。

（6）对吩噻嗪类药物过敏。

（7）病窦综合征。

【配伍禁忌表】

药品名称	配伍信息
加替沙星注射剂	×
盐酸莫西沙星注射液	×
盐酸索他洛尔注射剂	×

莫西沙星注射液
Moxifloxacin Injection

【制剂规格】

250ml：莫西沙星 0.4g，氯化钠 2.25g。

【用法用量】

静脉滴注。成人推荐剂量为一次 0.4g，一日 1 次。

【药品稳定性】

遮光、密闭保存。

【注意事项】

莫西沙星能够延长一些患者心电图的 Q-T 间期。该药应避免用于 Q-T 间期延长的患者、患有无法纠正的低钾血症患者及接受 Ia 类（如奎尼丁、普鲁卡因胺）或Ⅲ类（如胺碘酮、索他洛尔）抗心律失常药物治疗的患者。喹诺酮类使用可诱发癫痫的发作，对于已知或怀疑有能导致癫痫发作或降低癫痫发作域值的中枢神经系统疾病的病人，莫西沙星在使用中要注意。

【配伍禁忌表】

药品名称	配伍信息
雷尼替丁注射液	●
氯化钠注射液	×
碳酸氢钠注射液	×

—N—

萘普生注射剂

Naproxen injection

【制剂规格】

①萘普生注射液：2ml∶100mg；2ml∶200mg。②注射用萘普生：0.275g。

【用法用量】

（1）萘普生注射液：肌内注射。一次100~200mg，一日1次。

（2）注射用萘普生：静脉注射、静脉滴注。静脉注射：成人一次0.275g，一日1~2次，临用前以0.9%氯化钠溶液适量溶解并稀释至20ml左右，缓慢注射，注射时间不少于3分钟。小儿遵医嘱。静脉滴注：成人一次0.275g，一日1~2次，临用前以0.9%氯化钠溶液适量溶解并稀释至100ml左右，缓慢滴注，滴注时间不少于30分钟。小儿5ml/kg或遵医嘱。

【药品稳定性】

遮光、密封，室温保存。

【注意事项】

（1）静脉注射及滴注时应缓慢，速度过快可沿静脉产生烧灼感。

（2）交叉过敏。对阿司匹林或其他非甾体抗炎药过敏者，对本品也过敏。

【配伍禁忌表】

药品名称	配伍信息
依诺肝素钠注射剂	×
呋塞米注射液	▲
盐酸普萘洛尔注射液	▲
艾司洛尔注射液	▲
酒石酸美托洛尔注射剂	▲
盐酸维拉帕米注射液	▲
左氧氟沙星注射液	×
氧氟沙星注射剂	×

尼克刹米注射液

Nikethamide Injection

【制剂规格】

1.5ml∶0.375g；2ml∶0.5g。

【用法用量】

皮下注射、肌内注射、静脉注射。①成人常用量为一次0.25~0.5g，必要时1~2小时重复用药，极量一次1.25g。②小儿常用量为6个月以下一次0.075g，1岁一次0.125g，4~7岁一次0.175g。

【药品稳定性】

遮光，密闭保存。

【注意事项】

作用时间短暂，应视病情间隔给药。

【配伍禁忌表】

药品名称	配伍信息
氨茶碱注射液	●
氨基己酸注射液	●
氨甲环酸注射液	●
胞磷胆碱钠注射液	●
地塞米松磷酸钠注射液	●
地西泮注射液	●
呋塞米注射液	●
氟尿嘧啶注射液	●
氟哌啶醇注射液	●
肝素钠注射液	●
磺胺嘧啶钠注射液	×
肌苷注射剂	●
甲磺酸酚妥拉明注射液	●
甲磺酸培氟沙星注射液	●
甲硫酸新斯的明注射液	×
甲硝唑注射液	●
利巴韦林注射液	●
利血平注射液	●
硫酸阿托品注射液	●
硫酸卡那霉素注射液	●
硫酸镁注射液	●
硫酸庆大霉素注射液	●
硫酸妥布霉素注射液	●
氯化钙注射液	●
氯化琥珀胆碱注射液	●
氯化钾注射液	●
氯化钠注射液	●
氯化筒箭毒碱注射液	●
马来酸氯苯那敏注射液	●
马来酸麦角新碱注射液	●
葡萄糖注射液	●
葡萄糖氯化钠注射液	●
葡萄糖酸钙注射液	●
葡萄糖盐乳酸钠	●
氢化可的松注射液	●
氢溴酸东莨菪碱注射液	●
氢溴酸加兰他敏注射液	●
氢溴酸山莨菪碱注射液	●
曲克芦丁注射液	●
去乙酰毛花苷注射液	●
乳酸环丙沙星注射液	●
乳酸钠林格注射液	●

续表

药品名称	配伍信息
乳酸钠注射液	●
塞替派注射液	●
三磷腺苷注射液	●
山梨醇注射液	●
西咪替丁注射液	●
细胞色素 C 注射液	●
盐酸倍他司汀注射液	●
盐酸苯海拉明注射液	●
盐酸多巴胺注射液	●
盐酸多巴酚丁胺注射液	●
盐酸利多卡因注射液	●
盐酸林可霉素注射液	●
盐酸氯胺酮注射液	▲
盐酸洛贝林注射液	●
盐酸麻黄碱注射液	●
盐酸吗啡注射液	×
盐酸美西律注射液	●
盐酸哌替啶注射液	▲
盐酸普鲁卡因注射液	●
盐酸普萘洛尔注射液	●
盐酸去氧肾上腺素注射液	●
盐酸山莨菪碱注射液	●

续表

药品名称	配伍信息
盐酸肾上腺素注射液	●
盐酸维拉帕米注射液	●
盐酸异丙肾上腺素注射液	●
氧氟沙星注射液	●
异烟肼注射液	●
右旋糖酐 40 注射液	●
正规胰岛素注射剂	●
重酒石酸间羟胺注射液	●
重酒石酸去甲肾上腺素注射液	●
注射用辅酶 A	●
注射用氨苄西林钠	×
注射用苯妥英钠	●
注射用磺苄西林钠	●
注射用两性霉素 B	●
注射用磷霉素钠	●
注射用硫酸阿米卡星	●
注射用硫酸多黏菌素 B	●
注射用普鲁卡因胺	●
注射用青霉素钾	●
注射用青霉素钠	●
注射用氢化可的松琥珀酸钠	●

续表

药品名称	配伍信息
注射用乳糖酸红霉素	●
注射用丝裂霉素	×
注射用头孢呋辛钠	×
注射用头孢拉定	●
注射用头孢噻吩钠	●
注射用头孢噻肟钠	●
注射用头孢他啶	×
注射用头孢唑林钠	●
注射用硝普钠	▲
注射用盐酸多柔比星	●
注射用盐酸哌甲酯	●
注射用盐酸柔红霉素	●
注射用依他尼酸钠	●

尼麦角林注射剂

Nicergoline Injection

【制剂规格】

①尼麦角林注射液：1ml∶2mg；1ml∶2.5mg；1ml∶4mg；2ml∶4mg；2ml∶8mg；5ml∶8mg。②注射用尼麦角林：2mg；4mg；8mg。

【用法用量】

（1）尼麦角林注射液：肌内注射、静脉滴注、动脉注射。①肌内注射：每次2~4mg，每日2次。②静脉滴注：每次4~8mg，用0.9%氯化钠注射液或葡萄糖注射液100ml稀释后静脉滴注，每日1~2次。③动脉注射：每次4mg，用10ml 0.9%氯化钠注射液稀释后缓慢注射（2分钟）。

（2）注射用尼麦角林：肌内注射、静脉滴注。①肌内注射：每次2~4mg，每日2次。②静脉滴注：每次4~8mg，溶于100ml 0.9%氯化钠注射液或葡萄糖注射液中静脉滴注，每日1~2次。

【药品稳定性】

阴凉处密闭保存。

【注意事项】

（1）偶有暂时性的直立性低血压及眩晕发生，注射后应让病人平卧数分钟。

（2）慎用于高尿酸血症的患者或有痛风史的患者。肾功能不全者应减量。

（3）不适用于哺乳妇女、儿童。

【配伍禁忌表】

药品名称	配伍信息
盐酸普萘洛尔注射液	×
酒石酸美托洛尔注射剂	×
甲磺酸酚妥拉明注射液	×

尼莫地平注射剂
Nimodipine Injection

【制剂规格】

①尼莫地平注射液：100ml∶20mg。②注射用尼莫地平：2mg；4mg。

【用法用量】

（1）尼莫地平注射液：①蛛网膜下隙出血，应尽早开始静脉滴注本品，每剂 25mg，速度 0.5μg/(kg · min)，监测血压，以血压不下降或略有下降为宜，以后改口服，每次 30~60mg，每日 3 次。②急性脑缺血应尽速滴药，用量速度同上，以后改口服。

（2）注射用尼莫地平：取注射用尼莫地平 4mg，用适量 5% 葡萄糖或葡萄糖 0.9% 氯化钠溶液溶解，注入 250ml 或 500ml 5% 葡萄糖或葡萄糖 0.9% 氯化钠溶液中，混合均匀后避免阳光直射并立即静脉滴注。

体重估计低于 70kg 或血压不稳定的病人，治疗开始的 2 小时可按照每小时 0.5mg 尼莫地平给药。如果耐受性良好尤其血压无明显下降时，2 小时后，剂量可增至 1mg 尼莫地平。体重估计大于 70kg，剂量宜从每小时 1mg 尼莫地平开始。2 小时后如无不适可增至 2mg。对于发生不良反应的患者，有必要降低剂量或停止治疗。麻醉、外科手术、血管造影术中应连续给予注射用尼莫地平。

用药疗程：①预防性用药：静脉治疗应在出血后 4 天内开始，并在血管痉挛最大危险期连续给药，即直至蛛网膜下腔出血后的 10~14 天。如果在预防性应用尼莫地平期间，经外科手术去除出血原因，应继续用静脉滴注本品治疗，至少持续至术后第 5 天。静脉滴注治疗结束后，建议继续口服尼莫地平片 7 天，每隔 4 小时服用一次（一次 60mg，每天 6 次）。②治疗性用药如果蛛网膜下腔出血后已经出现血管痉挛引起的缺血性神经功能紊乱，治疗应尽早开始，并应持续至少 5 天，最长 14 天。其后建议口服尼莫地平片 7 天，每隔 4 小时服用一次（一次 60mg，每天 6 次）。如果在使用注射用尼莫地平预防或治疗期间，出血灶已经外科手术治疗，手术后继续应用本品治疗至少 5 天。脑池滴注：将新配制的尼莫地平稀释液（取本品加灭菌注射用水制成 0.2mg/ml 的溶液，取该溶液 1ml 加 19ml 格林液）加温至与血液温度相同后于手术中脑池滴注，尼莫地平稀释液配制后必须立即使用。

【药品稳定性】

密闭，避光，阴凉处保存。从

包装箱中取出尼莫地平注射液后，应保存在25℃以下，并避免日光直射。

【注意事项】

（1）低血压患者（收缩压低于100mmHg）须慎用。肝功能受损者应慎用。脑水肿及颅内压增高患者需慎用。

（2）由于尼莫地平可被聚氯乙烯所吸附，应使用聚乙烯的输液系统。

（3）本品对光不稳定，使用时应避光。如果输液过程不可避免暴露于阳光下，应采用黑色、棕色或红色的玻璃注射器及输液管，或用不透光材料将输液泵和输液管包裹或遵医嘱。但如果在散射性日光或人工光源下，使用本品10小时内不必采取特殊的保护措施。

（4）严禁将尼莫地平输液加入其他输液瓶或输液袋中，严禁与其他药物混合。

（5）可产生假性肠梗阻，表现为腹胀、肠鸣音减弱。当出现上述症状时应当减少用药剂量和保持观察。

（6）严重肝功能不良，尤其是肝硬化，由于首过容积的减少和代谢清除率的下降，导致尼莫地平的生物利用度的升高，疗效和副作用，尤其是血压下降，就会更明显。在这种情况下，根据血压下降情况适当地减量，如有必要，也应考虑中断治疗。

【配伍禁忌表】

药品名称	配伍信息
呋塞米注射液	▲
枸橼酸芬太尼注射液	▲
酒石酸美托洛尔注射液	▲
硫酸卡那霉素注射液	▲
硫酸庆大霉素注射液	▲
硫酸妥布霉素注射液	▲
氯化钠注射液	●
葡萄糖注射液	●
葡萄糖氯化钠注射液	●
盐酸胺碘酮注射液	▲
盐酸丁咯地尔注射液	▲
盐酸普萘洛尔注射液	▲
盐酸肾上腺素注射液	×
盐酸维拉帕米注射液	×
重酒石酸去甲肾上腺素注射液	×
注射用苯巴比妥钠	▲
注射用苯妥英钠	▲
注射用丙戊酸钠	▲
注射用硫酸阿米卡星	▲
注射用头孢唑林钠	▲

诺氟沙星葡萄糖注射液
Norfloxac in and Glucose Injection

【制剂规格】

2ml∶0.1g。

【用法用量】

静脉滴注。成人用0.2g稀释于5%葡萄糖注射液250ml中使用，1.5~2小时滴完，一日2次。严重病例0.4g稀释于5%葡萄糖注射液500ml中使用，3~4小时滴完，一日2次。急性感染一般7~14天为一疗程，慢性感染14~21天为一疗程，或遵医嘱。

【药品稳定性】

密闭，避光保存。

【注意事项】

（1）不宜做静脉注射，滴注速度不宜过快。

（2）由于目前大肠埃希菌对诺氟沙星耐药者多见，应在给药前留取尿培养标本，参考细菌药敏结果调整用药。

（3）本品大剂量应用或尿pH值在7以上时可发生结晶尿。为避免结晶尿的发生，宜多饮水，保持24小时排尿量在1200ml以上。

（4）肾功能减退者需根据肾功能调整给药剂量。

（5）氟喹诺酮类药物可引起中、重度光敏反应。应用本品时应避免过度暴露于阳光，如发生光敏反应需停药。

（6）肝功能减退时，如属重度（肝硬化腹水）可减少药物清除，使血药浓度增高，肝、肾功能均减退者尤为明显，故均需权衡利弊后应用，并调整剂量。

【配伍禁忌表】

药品名称	配伍信息
氨茶碱注射液	▲
地塞米松磷酸钠注射液	●
二羟丙茶碱注射液	▲
肝素钠注射液	×
磺胺嘧啶钠注射液	×
肌苷注射剂	●
甲硝唑注射液	●
硫酸卡那霉素注射液	▲
硫酸庆大霉素注射液	▲
硫酸妥布霉素注射液	▲
氯化钾注射液	●
三磷腺苷注射液	●
西咪替丁注射液	×
注射用氨苄西林钠	×
注射用苯妥英钠	▲
注射用两性霉素B	×

续表

药品名称	配伍信息
注射用硫酸阿米卡星	▲
注射用乳糖酸红霉素	▲

续表

药品名称	配伍信息
注射用头孢唑林钠	×
注射用盐酸多柔比星	▲

—P—

帕米磷酸二钠注射液

Pamidronate Disodium Injection

【制剂规格】

15mg；30mg；60mg。

【用法用量】

（1）治疗骨转移性疼痛：临用前稀释于不含钙离子的0.9%氯化钠溶液或5%葡萄糖液中。静脉缓慢滴注4小时以上，浓度不得超过15mg/125ml，滴速不得大于15~30mg/2小时。一次用药30~60mg。

（2）治疗高血钙血症：应严格按照血钙浓度，在医生指导下酌情用药。

【药品稳定性】

密闭，避光，阴凉处保存。

【注意事项】

（1）本品需以不含钙的液体稀释后立即静脉缓慢滴注，不可将本品直接静脉滴注，不可一次静脉注射。

（2）严重肾功能损害者、心血管疾病者及驾驶员慎用。

【配伍禁忌表】

药品名称	配伍信息
碳酸氢钠注射液	▲

泮库溴铵注射液

Pancuronium Bromide Injection

【制剂规格】

2ml∶4mg；5ml∶10mg；10ml∶10mg。

【用法用量】

静脉注射。成人常用量：①气管插管时肌松，0.08~0.10mg/kg，3~5分钟内可做气管插管。②琥珀酰胆碱插管后（琥珀酰胆碱的临床作用消失后）及手术之初剂量0.06~0.08mg/kg。③肌肉松弛维持剂量0.02~0.03mg/kg。临床研究显示儿童所需剂量与成人剂量相当，4周以内新生儿对非去极化阻断剂特别敏感，剂量应降低，建议先试用初剂量0.01~0.02mg/kg，而后依情况而定。

【药品稳定性】

避光，2~8℃保存。

【注意事项】

（1）妊娠毒血症患者用硫酸镁治疗时，可加强神经–肌肉阻断作用，此时使用该药，用量要减少。

（2）梗阻性黄疸病人、神经肌肉性疾病（肌病、严重肥胖、脊髓灰质炎史者等）患者应慎用；具有高血压倾向者如嗜铬细胞瘤患者或肾脏疾病引起的高血压应慎用。

（3）电解质紊乱（低钾血症、高镁血症、低钙血症等）、pH 值改变以及脱水时慎用，上述情况的出现要求在必要时预先加以纠正。

（4）打开后应及时使用，使用后的剩余药液应该丢弃。

（5）本品不能与其他药物或溶液混合使用。

【配伍禁忌表】

药品名称	配伍信息
氯化钠注射液	●
葡萄糖注射液	●
乳酸盐林格液	●

葡萄糖氯化钠注射液

Glucose and Sodium Chloride Injection

【制剂规格】

100ml：葡萄糖 5g，氯化钠 0.9g；葡萄糖 10g，氯化钠 0.9g；250ml：葡萄糖 12.5g，氯化钠 2.25g；葡萄糖 25g，氯化钠 2.25g；500ml：葡萄糖 25g，氯化钠 4.5g；葡萄糖 50g，氯化钠 4.5g；1000ml：葡萄糖 50g，氯化钠 9g。

【用法用量】

应同时考虑葡萄糖和氯化钠的用法用量。

（1）葡萄糖的用法用量：①补充热能：患者因某些原因进食减少或不能进食时，一般可予 10%~25% 葡萄糖注射液静脉滴注，并同时补充体液。葡萄糖用量根据所需热能计算。②全静脉营养疗法：葡萄糖是此疗法最重要的能量供给物质。在非蛋白质热能中，葡萄糖与脂肪供给热量之比为 2∶1。具体用量依临床热量需要量决定。根据补液量的需要，葡萄糖可配成 25%~50% 不同浓度，必要时加胰岛素，每 5~10g 葡萄糖加正规胰岛素 1 单位。由于本品常应用高渗溶液，对静脉刺激性较大，并需滴注脂肪乳剂，故一般选用较深部的大静脉，如锁骨下静脉、颈内静脉等。③低血糖症：重者可先予用 50% 葡萄糖注射液 20~40ml 静脉注射。④饥饿性酮症：严重者应用 5%~25% 葡萄糖注射液静脉滴注，每日 100g 葡萄糖可基本控制病情。⑤失水：等渗性失水给予 5% 葡萄糖注射液静脉滴注。⑥高钾血症：应用 10%~25% 注射液，每 2~4g 葡萄糖加 1 单位正规胰岛素滴注，可降低血清钾浓度。但此疗法仅使细胞外钾离子进入细胞内，体内总钾含量不变。如不采取排钾措施，仍有再次出现高钾血症的可能。⑦组织脱水：高渗溶液（一般采用 50% 葡萄糖注射液）

快速静脉注射20~50ml。但作用短暂。临床上应注意防止高血糖，目前少用。用于调节腹膜透析液渗透压时，50%葡萄糖注射液20ml即10g葡萄糖可使1L腹膜透析液渗透压提高55mOsm/kg·H_2O。亦即透析液中葡萄糖浓度每升高1%，渗透压提高55mOsm/kg·H_2O。

（2）氯化钠的用法用量：①高渗性失水：高渗性失水时患者脑细胞和脑脊液渗透浓度升高，若治疗使血浆和细胞外液钠浓度和渗透浓度过快下降，可致脑水肿。故一般认为，在治疗开始的48小时内，血浆钠浓度每小时下降不超过0.5mmol/L。若患者存在休克，应先予氯化钠注射液，并酌情补充胶体，待休克纠正，血钠＞155mmol/L，血浆渗透浓度＞350mOsm/L，可予0.6%低渗氯化钠注射液。待血浆渗透浓度＜330mOsm/L，改用0.9%氯化钠注射液。一般第一日补给半量，余量在以后2~3日内补给，并根据心肺肾功能酌情调节。②等渗性失水：原则给予等渗溶液，如0.9%氯化钠注射液或复方氯化钠注射液，但上述溶液氯浓度明显高于血浆，单独大量使用可致高氯血症，故可将0.9%氯化钠注射液和1.25%碳酸氢钠或1.86%（1/6M）乳酸钠以7∶3的比例配制后补给。后者氯浓度为107 mmol/L，并可纠正代谢性酸中毒。补给量可按体重或红细胞压积计算，作为参考。按体重计算，补液量（L）=［体重下降（kg）×142］/154；按红细胞压积计算，补液量（L）=［实际红细胞压积－正常红细胞压积×体重（kg）×0.2］/正常红细胞压积。正常红细胞压积男性为48%，女性42%。③低渗性失水：严重低渗性失水时，脑细胞内溶质减少以维持细胞容积。若治疗使血浆和细胞外液钠浓度和渗透浓度迅速回升，可致脑细胞损伤。一般认为，当血钠低于120mmol/L时，治疗使血钠上升速度在每小时0.5mmol/L，不超过每小时1.5mmol/L。当血钠低于120mmol/L时或出现中枢神经系统症状时，可给予3%~5%氯化钠注射液缓慢滴注。一般要求在6小时内将血钠浓度提高至120mmol/L以上。补钠量（mmol/L）=［142－实际血钠浓度（mmol/L）］×体重（kg）×0.2。待血钠回升至120~125mmol/L以上，可改用等渗溶液或等渗溶液中酌情加入高渗葡萄糖注射液或10%氯化钠注射液。④碱中毒：给予0.9%氯化钠注射液或复方氯化钠注射液（林格液）500~1000ml，以后根据碱中毒情况决定用量。

【药品稳定性】

密闭保存。

【注意事项】

（1）下列情况慎用：①水肿性疾病，如肾病综合征、肝硬化、腹水、充血性心力衰竭、急性左心衰竭、脑水肿及特发性水肿等；②急性肾衰竭少尿期，慢性肾衰竭尿量减少而对利尿药反应不佳者；③高血压；④低钾血症；⑤老年人和小儿补液量和速度应严格控制。

（2）随访检查：①血清钠、钾、氯浓度；②血液酸碱平衡指标；③肾功能；④血压和心肺功能。

（3）分娩时注射过多葡萄糖可刺激胎儿胰岛素分泌，发生产后婴儿低血糖。

（4）下列情况慎用：①周期性瘫痪、低钾血症患者；②应激状态或应用糖皮质激素时容易诱发高血糖；③水肿及严重心、肾功能不全、肝硬化腹水者易致水潴留，应控制输液量；心功能不全者尤应控制滴速。

（5）儿童、老年患者补液量和速度应严格控制。

【配伍禁忌表】

续表

药品名称	配伍信息
阿奇霉素注射液	●
阿糖胞苷注射剂	●
氨茶碱注射液	●
氨基己酸注射液	●
氨甲环酸注射液	●
胞磷胆碱钠注射液	●
地高辛注射液	●
地塞米松磷酸钠注射液	●
二羟丙茶碱注射液	●
奋乃静注射液	●
呋塞米注射液	●
氟尿嘧啶注射液	●
氟哌啶醇注射液	●
复合维生素 B 注射液	●
甘露醇注射液	×
肝素钠注射液	▲
磺胺嘧啶钠注射液	×
肌苷注射剂	●
甲磺酸酚妥拉明注射液	●
甲磺酸培氟沙星注射液	×
甲硫酸新斯的明注射液	●
甲硝唑注射液	●
甲氧氯普胺注射液	●
酒石酸美托洛尔注射液	●
利巴韦林注射液	●
利血平注射液	●
磷酸克林霉素	●

续表

药品名称	配伍信息
硫酸阿托品注射液	●
硫酸卡那霉素注射液	●
硫酸吗啡注射液	●
硫酸镁注射液	●
硫酸奈替米星注射液	●
硫酸庆大霉素注射液	●
硫酸妥布霉素注射液	●
硫酸西索米星注射液	●
硫酸小诺米星注射液	●
氯化钙注射液	●
氯化琥珀胆碱注射液	●
氯化钾注射液	●
氯化钠注射液	●
氯化筒箭毒碱注射液	●
马来酸氯苯那敏注射液	●
马来酸麦角新碱注射液	●
咪达唑仑注射液	●
尼克刹米注射液	●
尼莫地平注射液	●
葡萄糖注射液	●
葡萄糖酸钙注射液	●
葡萄糖盐乳酸钠	●
氢化可的松注射液	●

续表

药品名称	配伍信息
氢溴酸东莨菪碱注射液	●
氢溴酸山莨菪碱注射液	●
氢溴酸烯丙吗啡注射液	●
曲克芦丁注射液	●
去乙酰毛花苷注射液	●
乳酸环丙沙星注射液	●
乳酸钠林格注射液	●
乳酸钠注射液	●
塞替派注射液	●
三磷腺苷注射液	●
山梨醇注射液	●
碳酸氢钠注射液	●
替硝唑葡萄糖注射液	●
西咪替丁注射液	●
细胞色素 C 注射液	●
硝酸甘油注射液	●
烟酸注射液	●
盐酸倍他司汀注射液	●
盐酸苯海拉明注射液	●
盐酸多巴胺注射液	●
盐酸多巴酚丁胺注射液	●
盐酸可乐定注射液	●
盐酸利多卡因注射液	●

续表

药品名称	配伍信息
盐酸林可霉素注射液	●
盐酸氯胺酮注射液	●
盐酸氯丙嗪注射液	●
盐酸洛贝林注射液	●
盐酸麻黄碱注射液	●
盐酸吗啡注射液	●
盐酸美西律注射液	●
盐酸纳洛酮注射液	●
盐酸尼卡地平注射液	●
盐酸哌替啶注射液	●
盐酸普罗帕酮注射液	●
盐酸普萘洛尔注射液	●
盐酸去氧肾上腺素注射液	●
盐酸山莨菪碱注射液	●
盐酸肾上腺素注射液	●
盐酸维拉帕米注射液	●
盐酸异丙嗪注射液	●
盐酸异丙肾上腺素注射液	●
氧氟沙星注射液	●
异烟肼注射液	●
右旋糖酐 40 注射液	●
重酒石酸间羟胺注射液	●

续表

药品名称	配伍信息
重酒石酸去甲肾上腺素注射液	●
注射用奥美拉唑钠	●
注射用辅酶 A	●
注射用阿莫西林钠	●
注射用阿莫西林钠克拉维酸钾	●
注射用氨苄西林钠	▲
注射用氨力农	×
注射用苯巴比妥钠	●
注射用苯妥英钠	×
注射用环磷酰胺	●
注射用环磷腺苷	●
注射用磺苄西林钠	●
注射用甲氨蝶呤	●
注射用两性霉素 B	×
注射用磷霉素钠	●
注射用硫酸阿米卡星	●
注射用硫酸长春碱	●
注射用硫酸多黏菌素 B	●
注射用尿激酶	●
注射用哌拉西林钠	●
注射用普鲁卡因胺	×
注射用青霉素钾	●

续表

药品名称	配伍信息
注射用氢化可的松琥珀酸钠	●
注射用乳糖酸红霉素	◎
注射用丝裂霉素	●
注射用头孢呋辛钠	●
注射用头孢拉定	●
注射用头孢哌酮钠舒巴坦钠	●
注射用头孢他啶	●
注射用头孢唑林钠	●
注射用硝普钠	×
注射用盐酸多柔比星	●
注射用盐酸哌甲酯	●
注射用盐酸柔红霉素	●
注射用依他尼酸钠	●
左氧氟沙星注射液	●

葡萄糖酸钙注射液

Calcium Glucose Injection

【制剂规格】

10ml∶1g。

【用法用量】

用10%葡萄糖注射液稀释后缓慢注射，每分钟不超过5ml。成人用于低钙血症，一次1g，需要时可重复；用于高镁血症，一次1~2g；用于氟中毒解救，静脉注射本品1g，1小时后重复，如有搐搦可静脉注射本品3g；如有皮肤组织氟化物损伤，每1cm^{2}受损面积应用10%葡萄糖酸钙50mg。小儿用于低钙血症，按体重25mg/kg（6.8mg钙）缓慢静脉注射。但因刺激性较大，本品一般情况下不用于小儿。

【药品稳定性】

密闭保存。

【注意事项】

（1）静脉注射时如漏出血管外，可致注射部位皮肤发红、皮疹和疼痛，并可随后出现脱皮和组织坏死。若发现药液漏出血管外，应立即停止注射，并用氯化钠注射液作局部冲洗注射，局部给予氢化可的松、1%利多卡因和透明质酸，并抬高局部肢体及热敷。

（2）不宜用于肾功能不全患者与呼吸性酸中毒患者。

（3）应用强心苷期间禁止注射本品。

【配伍禁忌表】

药品名称	配伍信息
阿糖胞苷注射剂	×
氨茶碱注射液	×
氨基己酸注射液	●
氨甲环酸注射液	●

续表

药品名称	配伍信息
胞磷胆碱钠注射液	×
醋酸泼尼松龙注射液	×
地高辛注射液	▲
地塞米松磷酸钠注射液	▲
地西泮注射液	◎
氟哌啶醇注射液	●
甘露醇注射液	×
肝素钠注射液	●
磺胺嘧啶钠注射液	×
枸橼酸芬太尼注射液	×
甲磺酸酚妥拉明注射液	●
甲磺酸培氟沙星注射液	×
甲硫酸新斯的明注射液	×
甲硝唑注射液	●
甲氧氯普胺注射液	×
利巴韦林注射液	●
硫酸阿托品注射液	●
硫酸卡那霉素注射液	▲
硫酸镁注射液	×
硫酸奈替米星注射液	●
硫酸妥布霉素注射液	×
氯化钙注射液	▲
氯化钾注射液	●

续表

药品名称	配伍信息
氯化钠注射液	●
氯磷酸二钠注射液	▲
马来酸氯苯那敏注射液	×
咪达唑仑注射液	●
尼克刹米注射液	●
葡萄糖注射液	●
葡萄糖氯化钠注射液	●
葡萄糖盐乳酸钠	●
氢化可的松注射液	×
氢溴酸东莨菪碱注射液	●
氢溴酸山莨菪碱注射液	●
曲克芦丁注射液	×
去乙酰毛花苷注射液	×
乳酸环丙沙星注射液	●
乳酸钠林格注射液	●
乳酸钠注射液	●
塞替派注射液	●
三磷腺苷注射液	×
山梨醇注射液	●
替硝唑葡萄糖注射液	●
西咪替丁注射液	●
细胞色素 C 注射液	●
盐酸倍他司汀注射液	●

续表

药品名称	配伍信息
盐酸多巴胺注射液	●
盐酸多巴酚丁胺注射液	×
盐酸利多卡因注射液	●
盐酸氯胺酮注射液	●
盐酸氯丙嗪注射液	●
盐酸吗啡注射液	●
盐酸哌替啶注射液	●
盐酸普罗帕酮注射液	●
盐酸普萘洛尔注射液	●
盐酸去氧肾上腺素注射液	●
盐酸山莨菪碱注射液	●
盐酸肾上腺素注射液	×
盐酸维拉帕米注射液	×
盐酸异丙嗪注射液	●
盐酸异丙肾上腺素注射液	●
氧氟沙星注射液	●
异烟肼注射液	×
右旋糖酐 40 注射液	●
正规胰岛素注射剂	●
重酒石酸间羟胺注射液	●
重酒石酸去甲肾上腺素注射液	●

续表

药品名称	配伍信息
注射用奥美拉唑钠	×
注射用辅酶 A	×
注射用阿莫西林钠	×
注射用阿莫西林钠克拉维酸钾	●
注射用氨苄西林钠	×
注射用氨力农	×
注射用苯巴比妥钠	●
注射用苯妥英钠	×
注射用磺苄西林钠	●
注射用甲氨蝶呤	●
注射用拉氧头孢钠	×
注射用两性霉素 B	×
注射用普鲁卡因胺	●
注射用青霉素钾	●
注射用青霉素钠	●
注射用氢化可的松琥珀酸钠	×
注射用乳糖酸红霉素	◎
注射用丝裂霉素	×
注射用头孢呋辛钠	×
注射用头孢拉定	×
注射用头孢孟多酯钠	×
注射用头孢曲松钠	×

续表

药品名称	配伍信息
注射用头孢噻肟钠	×
注射用头孢他啶	×
注射用头孢替唑钠	×
注射用头孢唑林钠	×
注射用硝普钠	▲
注射用盐酸多柔比星	×
注射用依他尼酸钠	●
左氧氟沙星注射液	×

葡萄糖盐乳酸钠注射液

Compound Sodium Lactate and Glucose Injection

【制剂规格】

500ml。

【用法用量】

静脉滴注。成人一次500~1000ml，按年龄、体重及症状不同可适当增减。成人给药速度每小时300~500ml。

【药品稳定性】

密闭保存。

【注意事项】

注意给药速度不能过快。

【配伍禁忌表】

药品名称	配伍信息
阿糖胞苷注射剂	●

续表

药品名称	配伍信息
氨基己酸注射液	●
布美他尼注射液	●
地高辛注射液	●
地塞米松磷酸钠注射液	●
地西泮注射液	×
奋乃静注射液	●
呋塞米注射液	●
氟尿嘧啶注射液	●
氟哌啶醇注射液	●
复合维生素 B 注射液	●
甘露醇注射液	×
肝素钠注射液	●
磺胺嘧啶钠注射液	×
枸橼酸芬太尼注射液	●
肌苷注射剂	●
甲磺酸酚妥拉明注射液	●
甲磺酸培氟沙星注射液	×
甲硫酸新斯的明注射液	×
利血平注射液	●
磷酸克林霉素	×
硫酸阿托品注射液	●
硫酸卡那霉素注射液	●
硫酸镁注射液	×
硫酸庆大霉素注射液	●

续表

药品名称	配伍信息
氯化琥珀胆碱注射液	●
氯化钾注射液	●
氯化钠注射液	●
氯化筒箭毒碱注射液	●
马来酸氯苯那敏注射液	●
尼克刹米注射液	●
葡萄糖注射液	●
葡萄糖氯化钠注射液	●
葡萄糖酸钙注射液	●
氢化可的松注射液	●
氢溴酸东莨菪碱注射液	●
氢溴酸山莨菪碱注射液	●
去乙酰毛花苷注射液	●
乳酸钠注射液	●
三磷腺苷注射液	●
山梨醇注射液	×
替硝唑葡萄糖注射液	×
西咪替丁注射液	●
细胞色素 C 注射液	●
盐酸胺碘酮注射液	●
盐酸多巴胺注射液	●
盐酸利多卡因注射液	×
盐酸林可霉素注射液	●

续表

药品名称	配伍信息
盐酸氯胺酮注射液	●
盐酸氯丙嗪注射液	●
盐酸洛贝林注射液	●
盐酸麻黄碱注射液	●
盐酸吗啡注射液	●
盐酸哌替啶注射液	●
盐酸普鲁卡因注射液	●
盐酸普萘洛尔注射液	●
盐酸去氧肾上腺素注射液	●
盐酸肾上腺素注射液	●
盐酸异丙嗪注射液	●
盐酸异丙肾上腺素注射液	●
异烟肼注射液	●
右旋糖酐 40 注射液	×
正规胰岛素注射剂	●
重酒石酸间羟胺注射液	●
重酒石酸去甲肾上腺素注射液	●
注射用辅酶 A	×
注射用氨苄西林钠	●
注射用苯巴比妥钠	●
注射用苯妥英钠	×

续表

药品名称	配伍信息
注射用环磷酰胺	●
注射用甲氨蝶呤	●
注射用两性霉素 B	×
注射用硫酸多黏菌素 B	●
注射用哌拉西林钠	●
注射用普鲁卡因胺	●
注射用青霉素钾	●
注射用青霉素钠	●
注射用氢化可的松琥珀酸钠	●
注射用乳糖酸红霉素	×
注射用头孢他啶	●
注射用盐酸哌甲酯	×
注射用盐酸柔红霉素	×

葡萄糖注射液
Glucose Injection

【制剂规格】

500ml∶25g。

【用法用量】

（1）补充热能：患者因某些原因进食减少或不能进食时，一般可予 25% 葡萄糖注射液静脉注射，并同时补充体液。葡萄糖用量根据所需热能计算。

（2）全静脉营养疗法：葡萄糖是此疗法最重要的能量供给物质。在非蛋白质热能中，葡萄糖与脂肪供给热量之比为 2∶1，具体用量依据临床热量需要而定。根据补液量的需要，葡萄糖可配制为 25%~50% 的不同浓度，必要时加入胰岛素，每 5~10g 葡萄糖加入正规胰岛素 1 单位。由于正常应用高渗葡萄糖溶液，对静脉刺激性较大，并需滴注脂肪乳剂，故一般选用大静脉滴注。

（3）低血糖症：重者可先予用 50% 葡萄糖注射液 20~40ml 静脉注射。

（4）饥饿性酮症：严重者应用 5%~25% 葡萄糖注射液静脉滴注，每日 100g 葡萄糖可基本控制病情。

（5）失水：等渗性失水给予 5% 葡萄糖注射液静脉滴注。

（6）高钾血症：应用 10%~25% 注射液，每 2~4g 葡萄糖加 1 单位正规胰岛素滴注，可降低血清钾浓度。但此疗法仅使细胞外钾离子进入细胞内，体内总钾含量不变。如不采取排钾措施，仍有再次出现高钾血症的可能。

（7）组织脱水：高渗溶液（一般采用 50% 葡萄糖注射液）快速静脉注射 20~50ml。但作用短暂。临床上应注意防止高血糖，目前少用。用于调节腹膜透析液渗透压时，

50% 葡萄糖注射液 20ml 即 10g 葡萄糖可使 1L 腹膜透析液渗透压提高 55mOsm/（kg · H_2O）。

【药品稳定性】

密闭保存。

【注意事项】

（1）用前检查，如有药液混浊、变色、铝盖松动切勿使用。

（2）下列情况慎用：胃大部分切除患者作口服糖耐量试验时易出现倾倒综合征及低血糖反应，应改为静脉葡萄糖试验；周期性瘫痪、低钾血症患者；应激状态或应用糖皮质激素时容易诱发高血糖；水肿及严重心、肾功能不全、肝硬化腹水者，易致水潴留，应控制输液量；心功能不全者尤应控制滴速。

（3）儿童、老年患者补液过快、过多，可致心悸、心律失常，甚至急性左心衰竭。

（4）分娩时注射过多葡萄糖，可刺激胎儿胰岛素分泌，发生产后婴儿低血糖。

【配伍禁忌表】

续表

药品名称	配伍信息
阿奇霉素注射液	●
阿糖胞苷注射剂	●
氨茶碱注射液	●
氨基己酸注射液	●
氨甲环酸注射液	●
胞磷胆碱钠注射液	●
吡拉西坦注射液	◎
布美他尼注射液	●
地高辛注射液	●
地塞米松磷酸钠注射液	●
地西泮注射液	●
碘解磷定注射液	●
丁溴东莨菪碱注射液	●
二羟丙茶碱注射液	●
奋乃静注射液	●
呋塞米注射液	●
氟马西尼注射液	●
氟尿嘧啶注射液	●
氟哌啶醇注射液	●
氟哌利多注射液	●
复合维生素 B 注射液	●
甘露醇注射液	●
肝素钠注射液	▲
磺胺嘧啶钠注射液	×
枸橼酸芬太尼注射液	●
己酮可可碱注射液	●
甲磺酸酚妥拉明注射液	●
甲磺酸培氟沙星注射液	●

续表

药品名称	配伍信息
甲硫酸新斯的明注射液	●
甲硝唑注射液	●
甲氧氯普胺注射液	●
酒石酸美托洛尔注射液	●
卡莫司汀注射液	●
卡托普利注射液	●
利巴韦林注射液	●
利血平注射液	×
磷酸克林霉素	●
硫酸阿托品注射液	●
硫酸卡那霉素注射液	×
硫酸吗啡注射液	●
硫酸镁注射液	●
硫酸奈替米星注射液	●
硫酸庆大霉素注射液	●
硫酸沙丁胺醇注射液	●
硫酸妥布霉素注射液	●
硫酸西索米星注射液	●
硫酸小诺米星注射液	●
硫酸依替米星注射液	●
氯化钙注射液	●
氯化琥珀胆碱注射液	●
氯化钾注射液	●
氯化钠注射液	●

续表

药品名称	配伍信息
氯化筒箭毒碱注射液	●
马来酸氯苯那敏注射液	●
马来酸麦角新碱注射液	●
咪达唑仑注射液	●
尼克刹米注射液	●
尼莫地平注射液	●
葡萄糖氯化钠注射液	●
葡萄糖酸钙注射液	●
葡萄糖盐乳酸钠	●
氢化可的松注射液	●
氢溴酸东莨菪碱注射液	●
氢溴酸山莨菪碱注射液	●
氢溴酸烯丙吗啡注射液	●
曲克芦丁注射液	●
去乙酰毛花苷注射液	●
乳酸环丙沙星注射液	●
乳酸钠林格注射液	●
乳酸钠注射液	●
塞替派注射液	●
三磷腺苷注射液	●
山梨醇注射液	●
双嘧达莫注射液	●
替硝唑葡萄糖注射液	●
维生素 D_3 注射液	▲

续表

药品名称	配伍信息
西咪替丁注射液	●
细胞色素 C 注射液	●
硝酸甘油注射液	●
硝酸异山梨酯注射液	●
烟酸注射液	●
盐酸氨溴索注射液	●
盐酸胺碘酮注射液	●
盐酸倍他司汀注射液	●
盐酸苯海拉明注射液	●
盐酸丁咯地尔注射液	●
盐酸多巴胺注射液	●
盐酸多巴酚丁胺注射液	●
盐酸可乐定注射液	●
盐酸利多卡因注射液	●
盐酸林可霉素注射液	●
盐酸氯胺酮注射液	●
盐酸氯丙嗪注射液	●
盐酸洛贝林注射液	●
盐酸麻黄碱注射液	●
盐酸吗啡注射液	●
盐酸美西律注射液	●
盐酸纳洛酮注射液	●
盐酸尼卡地平注射液	●
盐酸哌替啶注射液	●

续表

药品名称	配伍信息
盐酸普鲁卡因注射液	×
盐酸普罗帕酮注射液	●
盐酸普萘洛尔注射液	●
盐酸去氧肾上腺素注射液	●
盐酸山莨菪碱注射液	●
盐酸肾上腺素注射液	●
盐酸维拉帕米注射液	●
盐酸异丙嗪注射液	●
盐酸异丙肾上腺素注射液	●
氧氟沙星注射液	●
异烟肼注射液	●
右旋糖酐 40 注射液	●
右旋糖酐铁注射液	●
重酒石酸间羟胺注射液	●
重酒石酸去甲肾上腺素注射液	●
注射用奥美拉唑钠	●
注射用辅酶 A	●
注射用阿莫西林钠克拉维酸钾	×
注射用氨苄西林钠	▲
注射用氨力农	×
注射用苯巴比妥钠	●

续表

药品名称	配伍信息
注射用苯妥英钠	×
注射用更昔洛韦钠	◎
注射用环磷酰胺	●
注射用环磷腺苷	●
注射用磺苄西林钠	●
注射用甲氨蝶呤	●
注射用拉氧头孢钠	●
注射用两性霉素 B	◎
注射用磷霉素钠	●
注射用硫酸阿米卡星	●
注射用硫酸长春碱	●
注射用硫酸多黏菌素 B	●
注射用尿激酶	●
注射用哌拉西林钠	●
注射用普鲁卡因胺	●
注射用青霉素钾	●
注射用青霉素钠	▲
注射用氢化可的松琥珀酸钠	●

续表

药品名称	配伍信息
注射用乳糖酸红霉素	▲
注射用丝裂霉素	▲
注射用头孢地嗪	●
注射用头孢呋辛钠	●
注射用头孢拉定	●
注射用头孢孟多酯钠	●
注射用头孢哌酮钠舒巴坦钠	×
注射用头孢曲松钠	●
注射用头孢噻吩钠	●
注射用头孢噻肟钠	●
注射用头孢他啶	●
注射用头孢替唑钠	●
注射用头孢唑林钠	●
注射用硝普钠	●
注射用盐酸多柔比星	●
注射用盐酸哌甲酯	●
注射用盐酸柔红霉素	●
左氧氟沙星注射液	●

氢化可的松注射液

Hydrocortisone Injection

【制剂规格】

5ml∶25mg。

【用法用量】

肌内注射一日 20~40mg；静脉滴注一次 100mg，一日 1 次。临用前加 25 倍的氯化钠注射液或 5% 葡萄糖注射液 500ml 稀释后静脉滴注，同时加用维生素 C 0.5~1g。

【药品稳定性】

密闭，避光保存。

【注意事项】

（1）用药过程中减量宜缓慢，不可突然停药。

（2）下列情况应慎用：心脏病或急性心力衰竭、糖尿病、憩室炎、情绪不稳定和有精神病倾向、全身性真菌感染、青光眼、肝功能损害、眼单纯性疱疹、高脂蛋白血症、高血压、甲减（此时糖皮质激素反应增强）、重症肌无力、骨质疏松、胃溃疡、胃炎或食管炎、肾功能损害或结石、结核病等。

【配伍禁忌表】

药品名称	配伍信息
阿糖胞苷注射剂	×
氨茶碱注射液	×
氨基己酸注射液	●
氨甲环酸注射液	×
丙酸睾酮注射液	×
布美他尼注射液	▲
地高辛注射液	▲
地塞米松磷酸钠注射液	●
地西泮注射液	▲
碘解磷定注射液	×
奋乃静注射液	▲
呋塞米注射液	▲
氟尿嘧啶注射液	×
氟哌啶醇注射液	▲
甘露醇注射液	●
肝素钠注射液	×
磺胺嘧啶钠注射液	×
甲磺酸酚妥拉明注射液	×
甲磺酸培氟沙星注射液	●
甲硝唑注射液	▲
利巴韦林注射液	●

续表

药品名称	配伍信息
利血平注射液	▲
硫酸卡那霉素注射液	×
硫酸镁注射液	×
硫酸庆大霉素注射液	×
硫酸妥布霉素注射液	×
氯化钾注射液	▲
氯化钠注射液	●
马来酸氯苯那敏注射液	●
马来酸麦角新碱注射液	●
咪达唑仑注射液	×
尼克刹米注射液	●
葡萄糖注射液	●
葡萄糖氯化钠注射液	●
葡萄糖酸钙注射液	×
葡萄糖盐乳酸钠	●
氢溴酸东莨菪碱注射液	●
氢溴酸山莨菪碱注射液	●
去乙酰毛花苷注射液	×
乳酸环丙沙星注射液	▲
乳酸钠注射液	×
塞替派注射液	●
三磷腺苷注射液	●
山梨醇注射液	●

续表

药品名称	配伍信息
双氯芬酸钠注射液	▲
双嘧达莫注射液	×
替硝唑葡萄糖注射液	▲
西咪替丁注射液	▲
细胞色素 C 注射液	×
烟酸注射液	×
盐酸胺碘酮注射液	▲
盐酸倍他司汀注射液	●
盐酸苯海拉明注射液	×
盐酸多巴胺注射液	×
盐酸可乐定注射液	▲
盐酸林可霉素注射液	×
盐酸氯丙嗪注射液	×
盐酸麻黄碱注射液	×
盐酸吗啡注射液	▲
盐酸美西律注射液	▲
盐酸哌替啶注射液	▲
盐酸普鲁卡因注射液	×
盐酸普罗帕酮注射液	●
盐酸普萘洛尔注射液	▲
盐酸去氧肾上腺素注射液	●
盐酸山莨菪碱注射液	●
盐酸肾上腺素注射液	●

续表

药品名称	配伍信息
盐酸维拉帕米注射液	×
盐酸异丙嗪注射液	▲
盐酸异丙肾上腺素注射液	▲
氧氟沙星注射液	×
异烟肼注射液	▲
右旋糖酐 40 注射液	×
正规胰岛素注射剂	▲
重酒石酸间羟胺注射液	×
重酒石酸去甲肾上腺素注射液	×
注射用奥美拉唑钠	●
注射用辅酶 A	×
注射用阿莫西林钠克拉维酸钾	●
注射用阿昔洛韦	●
注射用氨苄西林钠	×
注射用苯巴比妥钠	▲
注射用苯妥英钠	▲
注射用环磷酰胺	▲
注射用环磷腺苷	●
注射用磺苄西林钠	●
注射用甲氨蝶呤	▲
注射用拉氧头孢钠	×

续表

药品名称	配伍信息
注射用两性霉素 B	▲
注射用磷霉素钠	●
注射用硫酸阿米卡星	●
注射用硫酸多黏菌素 B	×
注射用尿激酶	×
注射用青霉素钾	●
注射用青霉素钠	×
注射用氢化可的松琥珀酸钠	●
注射用乳糖酸红霉素	●
注射用丝裂霉素	●
注射用头孢呋辛钠	●
注射用头孢拉定	▲
注射用头孢曲松钠	▲
注射用头孢噻吩钠	▲
注射用头孢噻肟钠	▲
注射用头孢他啶	▲
注射用头孢唑林钠	●
注射用硝普钠	▲
注射用盐酸多柔比星	×
注射用盐酸哌甲酯	●
注射用盐酸柔红霉素	●
注射用依他尼酸钠	▲
左氧氟沙星注射液	●

氢溴酸东莨菪碱注射液
Scopolamine Hydrobromide Injection

【制剂规格】

1ml∶0.3mg；1ml∶0.5mg。

【用法用量】

皮下或肌内注射，一次0.3~0.5mg，极量一次0.5mg，一日1.5mg。

【药品稳定性】

密闭，避光保存。

【注意事项】

（1）皮下或肌内注射时要注意避开神经与血管。如需反复注射，不要在同一部位，应左右交替注射，静脉注射时速度不宜过快。

（2）前列腺肥大者慎用。

【配伍禁忌表】

药品名称	配伍信息
阿糖胞苷注射剂	×
氨茶碱注射液	×
氨基己酸注射液	●
氨甲环酸注射液	●
胞磷胆碱钠注射液	●
地塞米松磷酸钠注射液	×
地西泮注射液	●
二羟丙茶碱注射液	●
奋乃静注射液	●
呋塞米注射液	●

续表

药品名称	配伍信息
氟哌啶醇注射液	×
氟哌利多注射液	●
甘露醇注射液	●
肝素钠注射液	●
磺胺嘧啶钠注射液	×
肌苷注射剂	×
甲磺酸酚妥拉明注射液	●
甲磺酸培氟沙星注射液	●
甲硫酸新斯的明注射液	×
甲硝唑注射液	●
甲氧氯普胺注射液	×
利巴韦林注射液	●
利血平注射液	●
硫酸阿托品注射液	●
硫酸卡那霉素注射液	●
硫酸吗啡注射液	●
硫酸镁注射液	●
硫酸庆大霉素注射液	●
硫酸妥布霉素注射液	●
氯化钙注射液	●
氯化琥珀胆碱注射液	●
氯化钾注射液	●
氯化钠注射液	●
氯化筒箭毒碱注射液	●

续表

药品名称	配伍信息
马来酸麦角新碱注射液	●
咪达唑仑注射液	●
尼克刹米注射液	●
葡萄糖注射液	●
葡萄糖氯化钠注射液	●
葡萄糖酸钙注射液	●
葡萄糖盐乳酸钠	●
氢化可的松注射液	●
氢溴酸加兰他敏注射液	×
氢溴酸山莨菪碱注射液	●
曲克芦丁注射液	●
去乙酰毛花苷注射液	●
乳酸环丙沙星注射液	◎
乳酸钠林格注射液	●
乳酸钠注射液	●
塞替派注射液	●
三磷腺苷注射液	●
山梨醇注射液	●
碳酸氢钠注射液	×
西咪替丁注射液	●
细胞色素 C 注射液	×
盐酸倍他司汀注射液	●
盐酸苯海拉明注射液	●
盐酸多巴胺注射液	●

续表

药品名称	配伍信息
盐酸多巴酚丁胺注射液	●
盐酸利多卡因注射液	●
盐酸林可霉素注射液	●
盐酸氯胺酮注射液	●
盐酸氯丙嗪注射液	▲
盐酸洛贝林注射液	●
盐酸麻黄碱注射液	●
盐酸吗啡注射液	●
盐酸美西律注射液	●
盐酸哌替啶注射液	●
盐酸普鲁卡因注射液	●
盐酸普罗帕酮注射液	●
盐酸普萘洛尔注射液	●
盐酸去氧肾上腺素注射液	●
盐酸山莨菪碱注射液	●
盐酸肾上腺素注射液	●
盐酸维拉帕米注射液	●
盐酸异丙嗪注射液	●
盐酸异丙肾上腺素注射液	×
氧氟沙星注射液	●
异烟肼注射液	●
右旋糖酐 40 注射液	●
正规胰岛素注射剂	●

续表

药品名称	配伍信息
重酒石酸间羟胺注射液	×
重酒石酸去甲肾上腺素注射液	×
注射用奥美拉唑钠	●
注射用辅酶 A	●
注射用阿莫西林钠克拉维酸钾	●
注射用氨力农	●
注射用苯巴比妥钠	●
注射用苯妥英钠	●
注射用环磷酰胺	●
注射用环磷腺苷	●
注射用磺苄西林钠	●
注射用甲氨蝶呤	●
注射用两性霉素 B	●
注射用硫酸阿米卡星	●
注射用硫酸多黏菌素 B	●
注射用普鲁卡因胺	●
注射用青霉素钾	●
注射用青霉素钠	●
注射用氢化可的松琥珀酸钠	●
注射用乳糖酸红霉素	●
注射用丝裂霉素	×
注射用头孢呋辛钠	●

续表

药品名称	配伍信息
注射用头孢拉定	●
注射用头孢哌酮钠舒巴坦钠	●
注射用头孢噻肟钠	●
注射用头孢他啶	●
注射用头孢唑林钠	●
注射用硝普钠	▲
注射用盐酸多柔比星	●
注射用盐酸哌甲酯	●
注射用盐酸柔红霉素	●
注射用依他尼酸钠	●
左氧氟沙星注射液	×

氢溴酸加兰他敏注射液

Galanthamine Hydrobromide Injection

【制剂规格】

1ml：1mg；1ml：2.5mg；1ml：5mg。

【用法用量】

肌内或皮下注射一次 2.5~10mg，一日 1 次，必要时一昼夜可注射 2 次，极量一日 20mg。小儿按体重一次 0.05~0.1mg/kg。

拮抗氯化筒箭毒碱及类似药物的非去极化肌松作用：肌内注射起

始剂量 5~10mg，5 或 10 分钟后按需要可逐渐增加至 10~20mg。

【药品稳定性】

密闭，避光保存。

【注意事项】

癫痫、运动功能亢进、机械性肠梗阻、支气管哮喘、心绞痛和心动过缓者均忌用。青光眼患者不宜使用。

【配伍禁忌表】

药品名称	配伍信息
阿糖胞苷注射剂	×
地高辛注射液	▲
磺胺嘧啶钠注射液	×
枸橼酸芬太尼注射液	×
甲磺酸酚妥拉明注射液	●
甲硫酸新斯的明注射液	×
利血平注射液	●
硫酸阿托品注射液	×
硫酸卡那霉素注射液	×
硫酸庆大霉素注射液	×
硫酸妥布霉素注射液	×
氯化钠注射液	●
氯化筒箭毒碱注射液	×
马来酸氯苯那敏注射液	●
马来酸麦角新碱注射液	●
尼克刹米注射液	●
氢溴酸东莨菪碱注射液	×
氢溴酸山莨菪碱注射液	×
细胞色素 C 注射液	×
盐酸利多卡因注射液	×
盐酸林可霉素注射液	×
盐酸氯丙嗪注射液	●
盐酸洛贝林注射液	●
盐酸麻黄碱注射液	●
盐酸普鲁卡因注射液	▲
盐酸山莨菪碱注射液	×
盐酸异丙嗪注射液	●
注射用辅酶 A	●
注射用苯妥英钠	×
注射用甲氨蝶呤	×
注射用硫酸阿米卡星	×
注射用硫酸多黏菌素 B	×
注射用青霉素钠	×
注射用氢化可的松琥珀酸钠	●

氢溴酸山莨菪碱注射液

Anisodamine Hydrobromide Injection

【制剂规格】

1ml∶10mg；1ml∶20mg。

【用法用量】

（1）肌内注射：每次 5~10mg，

每日 1~2 次。

（2）静脉注射：感染中毒性休克依病情决定剂量，成人静脉注射每次 10~40mg，小儿按体重 0.3~2mg/kg，每隔 10~30 分钟重复给药，也可将本品 5~10mg 加于 5% 葡萄糖液 200ml 中静脉滴注，随病情好转延长给药间隔，直至停药，情况无好转可酌情加量。有机磷中毒的解救用量视病情而定。

【药品稳定性】

密闭，避光保存。

【注意事项】

严重肺功能不全者慎用。

【配伍禁忌表】

药品名称	配伍信息
阿糖胞苷注射剂	×
氨茶碱注射液	●
氨基己酸注射液	●
氨甲环酸注射液	●
地塞米松磷酸钠注射液	●
地西泮注射液	●
呋塞米注射液	●
氟尿嘧啶注射液	●
氟哌啶醇注射液	×
甘露醇注射液	●
肝素钠注射液	●
磺胺嘧啶钠注射液	×

续表

药品名称	配伍信息
肌苷注射剂	●
甲磺酸酚妥拉明注射液	●
甲硫酸新斯的明注射液	×
甲氧氯普胺注射液	×
利巴韦林注射液	●
利血平注射液	×
硫酸阿托品注射液	●
硫酸卡那霉素注射液	●
硫酸镁注射液	●
硫酸庆大霉素注射液	●
氯化钙注射液	●
氯化琥珀胆碱注射液	●
氯化钾注射液	●
氯化钠注射液	●
氯化筒箭毒碱注射液	●
马来酸麦角新碱注射液	●
咪达唑仑注射液	●
尼克刹米注射液	●
葡萄糖注射液	●
葡萄糖氯化钠注射液	●
葡萄糖酸钙注射液	●
葡萄糖盐乳酸钠	●
氢化可的松注射液	●
氢溴酸东莨菪碱注射液	●

续表

药品名称	配伍信息
氢溴酸加兰他敏注射液	×
去乙酰毛花苷注射液	●
乳酸钠林格注射液	●
乳酸钠注射液	●
三磷腺苷注射液	●
山梨醇注射液	●
细胞色素 C 注射液	●
盐酸苯海拉明注射液	●
盐酸多巴胺注射液	●
盐酸多巴酚丁胺注射液	●
盐酸利多卡因注射液	●
盐酸林可霉素注射液	●
盐酸氯胺酮注射液	●
盐酸氯丙嗪注射液	▲
盐酸洛贝林注射液	●
盐酸麻黄碱注射液	●
盐酸吗啡注射液	●
盐酸哌替啶注射液	▲
盐酸普罗帕酮注射液	●
盐酸普萘洛尔注射液	●
盐酸去氧肾上腺素注射液	●
盐酸山莨菪碱注射液	●
盐酸肾上腺素注射液	●

续表

药品名称	配伍信息
盐酸异丙嗪注射液	●
盐酸异丙肾上腺素注射液	●
异烟肼注射液	●
右旋糖酐 40 注射液	●
重酒石酸间羟胺注射液	●
重酒石酸去甲肾上腺素注射液	●
注射用辅酶 A	×
注射用苯巴比妥钠	●
注射用苯妥英钠	●
注射用甲氨蝶呤	●
注射用两性霉素 B	●
注射用硫酸多黏菌素 B	●
注射用普鲁卡因胺	●
注射用青霉素钠	●
注射用氢化可的松琥珀酸钠	●
注射用乳糖酸红霉素	●
注射用丝裂霉素	×
注射用盐酸多柔比星	●
注射用盐酸哌甲酯	●
注射用依他尼酸钠	●

氢溴酸烯丙吗啡注射液
Nalorphine Hydrobromide Injection

【制剂规格】

1ml∶10mg。

【用法用量】

皮下或静脉注射。成人常用量一次 5~10mg，极量一日 40mg。用于对吗啡类药是否成瘾的诊断，成人皮下注射 3mg 或静脉注射 0.4mg。

【药品稳定性】

密闭，避光保存。

【注意事项】

临床上不将其用于镇痛。

【配伍禁忌表】

药品名称	配伍信息
氨茶碱注射液	×
氟尿嘧啶注射液	×
磺胺嘧啶钠注射液	×
氯化钠注射液	●
葡萄糖注射液	●
葡萄糖氯化钠注射液	●
碳酸氢钠注射液	●
注射用氨苄西林钠	×
注射用苯巴比妥钠	×
注射用苯妥英钠	×
注射用头孢唑林钠	×

氢溴酸依他佐辛注射液
Eptazocine Hydrobromide Injection

【制剂规格】

1ml∶15mg。

【用法用量】

肌内注射、皮下注射。

【药品稳定性】

室温保存。

【注意事项】

（1）恶心、呕吐、眩晕及头重脚轻可能发生，所以给门诊患者注射本品后，应让其充分休息，在确认无异常后才可使其回家。

（2）由于可能出现嗜睡、眩晕及头轻脚重，应警告患者在注射本品期间，不宜驾车、操纵机器及其他从事危险的工作。

【配伍禁忌表】

药品名称	配伍信息
复方氨林巴比妥注射液	×
注射用司可巴比妥	×
苯巴比妥	×

曲克芦丁注射剂
Troxerutin Injection

【制剂规格】

①曲克芦丁注射液：2ml∶60mg。

②注射用曲克芦丁：0.12g；0.24g。

【用法用量】

（1）曲克芦丁注射液：肌内注射：一次60~150mg，一日2次。20日为一疗程，每疗程间隔3~7天。静脉滴注：一次240~480mg，一日1次（用5%~10%葡萄糖注射液或低分子右旋糖酐注射液稀释后滴注），20天为一疗程或遵医嘱。

（2）注射用曲克芦丁：肌内注射：一次60mg~0.15g，一日2次。20日为一疗程，可用1~3个疗程，每疗程间隔3~7天。静脉滴注：一次0.24~0.48g，一日1次。用5%~10%葡萄糖注射液或低分子右旋糖酐注射液稀释后滴注，20天为一疗程或遵医嘱。

【药品稳定性】

遮光，密闭，在阴凉处保存。

【注意事项】

（1）用药期间避免阳光直射、高温及过久站立。

（2）当药品性状发生改变时禁止使用。

【配伍禁忌表】

药品名称	配伍信息
氨茶碱注射液	×
甘露醇注射液	×
甲磺酸酚妥拉明注射液	●
利血平注射液	●

续表

药品名称	配伍信息
硫酸阿托品注射液	●
硫酸卡那霉素注射液	●
硫酸镁注射液	●
硫酸庆大霉素注射液	●
硫酸妥布霉素注射液	●
氯化钠注射液	●
马来酸麦角新碱注射液	×
尼克刹米注射液	●
葡萄糖注射液	●
葡萄糖氯化钠注射液	●
葡萄糖酸钙注射液	×
氢溴酸东莨菪碱注射液	●
去乙酰毛花苷注射液	●
乳酸钠注射液	●
三磷腺苷注射液	●
西咪替丁注射液	●
细胞色素C注射液	●
盐酸多巴胺注射液	●
盐酸林可霉素注射液	●
盐酸氯丙嗪注射液	●
盐酸洛贝林注射液	●
盐酸美西律注射液	×
盐酸哌替啶注射液	●

续表

药品名称	配伍信息
盐酸维拉帕米注射液	●
重酒石酸间羟胺注射液	×
注射用辅酶 A	●
注射用苯巴比妥钠	×
注射用磷霉素钠	●
注射用硫酸阿米卡星	●
注射用硫酸多黏菌素 B	×
注射用乳糖酸红霉素	●
注射用盐酸哌甲酯	●

去乙酰毛花苷注射液
Deslanoside Injection

【制剂规格】

2ml∶0.4mg。

【用法用量】

①成人常用量：静脉注射。用5%葡萄糖注射液稀释后缓慢注射，首剂0.4~0.6mg，以后每2~4小时可再给0.2~0.4mg，总量1~1.6mg。②小儿常用量：静脉注射。按下列剂量分2~3次间隔3~4小时给予。③早产儿和足月新生儿或肾功能减退、心肌炎患儿：肌内或静脉注射。按体重0.022mg/kg，2周~3岁，按体重0.025mg/kg。本品静脉注射获满意疗效后，可改用地高辛常用维持量以保持疗效。

【药品稳定性】

密闭，避光保存。

【注意事项】

（1）以下情况慎用：①低钾血症；②不完全性房室传导阻滞；③高钙血症；④甲状腺功能低下；⑤缺血性心脏病；⑥急性心肌梗死早期（AMI）；⑦心肌炎活动期；⑧肾功能损害。

（2）本品可通过胎盘屏障，故妊娠后期母体用量可能适当增加，分娩后6周减量。本品可排入乳汁，哺乳期妇女应用须权衡利弊。

（3）新生儿对本品的耐受性不定，其肾清除减少；早产儿与未成熟儿对本品敏感，按其不成熟程度而减小剂量。按体重或体表面积，1月以上婴儿比成人用量略大。

（4）老年人肝、肾功能不全，表观分布容积减小或电解质平衡失调者，对本品耐受性低，必须减少剂量。

【配伍禁忌表】

药品名称	配伍信息
氨茶碱注射液	×
氨基己酸注射液	●
氨甲环酸注射液	●
胞磷胆碱钠注射液	●
布美他尼注射液	▲

续表

药品名称	配伍信息
醋酸泼尼松龙注射液	×
地塞米松磷酸钠注射液	×
地西泮注射液	◎
呋塞米注射液	▲
氟尿嘧啶注射液	●
甘露醇注射液	×
肝素钠注射液	●
磺胺嘧啶钠注射液	×
甲磺酸酚妥拉明注射液	▲
甲硫酸新斯的明注射液	×
利巴韦林注射液	△
利血平注射液	▲
硫酸阿托品注射液	●
硫酸卡那霉素注射液	△
硫酸镁注射液	●
硫酸妥布霉素注射液	△
氯化钙注射液	▲
氯化琥珀胆碱注射液	▲
氯化钾注射液	●
氯化钠注射液	●
马来酸氯苯那敏注射液	●
马来酸麦角新碱注射液	●
尼克刹米注射液	●

续表

药品名称	配伍信息
葡萄糖注射液	●
葡萄糖氯化钠注射液	●
葡萄糖酸钙注射液	×
葡萄糖盐乳酸钠	●
氢化可的松注射液	×
氢溴酸东莨菪碱注射液	●
氢溴酸山莨菪碱注射液	●
曲克芦丁注射液	●
乳酸钠注射液	×
塞替派注射液	●
三磷腺苷注射液	●
山梨醇注射液	●
西咪替丁注射液	●
细胞色素 C 注射液	●
盐酸多巴胺注射液	●
盐酸利多卡因注射液	●
盐酸林可霉素注射液	△
盐酸氯丙嗪注射液	●
盐酸洛贝林注射液	●
盐酸麻黄碱注射液	▲
盐酸吗啡注射液	●
盐酸美西律注射液	●
盐酸哌替啶注射液	●

续表

药品名称	配伍信息
盐酸普萘洛尔注射液	▲
盐酸去氧肾上腺素注射液	●
盐酸肾上腺素注射液	×
盐酸异丙嗪注射液	●
盐酸异丙肾上腺素注射液	●
氧氟沙星注射液	△
右旋糖酐 40 注射液	●
正规胰岛素注射剂	×
重酒石酸去甲肾上腺素注射液	▲
注射用辅酶 A	●
注射用氨苄西林钠	△

续表

药品名称	配伍信息
注射用苯巴比妥钠	●
注射用磺苄西林钠	△
注射用甲氨蝶呤	×
注射用两性霉素 B	▲
注射用硫酸阿米卡星	△
注射用硫酸多黏菌素 B	△
注射用普鲁卡因胺	×
注射用青霉素钠	△
注射用氢化可的松琥珀酸钠	×
注射用丝裂霉素	●
注射用盐酸多柔比星	●
注射用依他尼酸钠	▲

乳酸环丙沙星注射剂
Ciprofloxacin Lactate Injection

【制剂规格】

①乳酸环丙沙星注射液：100ml：0.1g；100ml：0.2g；250ml：0.25g。②注射用乳酸环丙沙星：0.2g。

【用法用量】

（1）乳酸环丙沙星注射液：成人常用量一日0.2g，每12小时静脉滴注1次，滴注时间不少于30分钟。严重感染或铜绿假单胞菌感染可加大剂量至一日0.8g，分2次静脉滴注。

（2）注射用乳酸环丙沙星：临用前，将其溶解于200ml 5%葡萄糖注射液或200ml氯化钠注射液中。成人常用量一日0.2g，每12小时静脉滴注1次，滴注时间不少于30分钟。严重感染或铜绿假单胞菌感染可加大剂量至一日0.8g，分2次静脉滴注。

【药品稳定性】

密闭，避光，干燥处保存。

【注意事项】

（1）本品大剂量应用或尿pH值在7以上时可发生结晶尿。为避免结晶尿的发生，宜多饮水，保持24小时排尿量在1200ml以上。

（2）应用氟喹诺酮类药物可发生中、重度光敏反应。应用本品时应避免过度暴露于阳光，如发生光敏反应需停药。

（3）肾功能减退者，需根据肾功能调整给药剂量。

（4）肝功能减退时，如属重度（肝硬化腹水），可减少药物清除，血药浓度增高，肝、肾功能均减退者尤为明显，均需权衡利弊后应用，并调整剂量。

【配伍禁忌表】

药品名称	配伍信息
阿糖胞苷注射剂	●
氨茶碱注射液	▲
氨基己酸注射液	●
胞磷胆碱钠注射液	△
醋酸泼尼松龙注射液	▲
地高辛注射液	△
地塞米松磷酸钠注射液	×
地西泮注射液	×
二羟丙茶碱注射液	▲
呋塞米注射液	×
氟尿嘧啶注射液	×
氟哌啶醇注射液	△

续表

药品名称	配伍信息
肝素钠注射液	×
磺胺嘧啶钠注射液	×
肌苷注射剂	×
甲磺酸酚妥拉明注射液	●
甲磺酸培氟沙星注射液	●
酒石酸美托洛尔注射液	▲
利巴韦林注射液	●
硫酸阿托品注射液	●
硫酸卡那霉素注射液	▲
硫酸镁注射液	×
硫酸奈替米星注射液	●
硫酸庆大霉素注射液	▲
硫酸妥布霉素注射液	▲
氯化钙注射液	×
氯化钾注射液	●
氯化钠注射液	●
马来酸麦角新碱注射液	●
咪达唑仑注射液	●
尼克刹米注射液	●
葡萄糖注射液	●
葡萄糖氯化钠注射液	●
葡萄糖酸钙注射液	●
氢化可的松注射液	▲
氢溴酸东莨菪碱注射液	◎

续表

药品名称	配伍信息
乳酸钠林格注射液	●
乳酸钠注射液	●
三磷腺苷注射液	●
碳酸氢钠注射液	×
替硝唑葡萄糖注射液	●
西咪替丁注射液	●
细胞色素 C 注射液	×
盐酸多巴胺注射液	●
盐酸多巴酚丁胺注射液	●
盐酸利多卡因注射液	×
盐酸吗啡注射液	●
盐酸哌替啶注射液	●
盐酸普鲁卡因注射液	●
盐酸普萘洛尔注射液	▲
盐酸去氧肾上腺素注射液	●
盐酸维拉帕米注射液	△
盐酸异丙嗪注射液	●
氧氟沙星注射液	●
异烟肼注射液	●
正规胰岛素注射剂	△
重酒石酸间羟胺注射液	●
重酒石酸去甲肾上腺素注射液	●
注射用奥美拉唑钠	●

续表

药品名称	配伍信息
注射用辅酶 A	●
注射用阿莫西林钠	×
注射用阿莫西林钠克拉维酸钾	●
注射用氨苄西林钠	×
注射用苯巴比妥钠	△
注射用苯妥英钠	×
注射用环磷腺苷	●
注射用甲氨蝶呤	●
注射用两性霉素 B	×
注射用磷霉素钠	×
注射用硫酸阿米卡星	▲
注射用尿激酶	×
注射用普鲁卡因胺	×
注射用青霉素钠	×
注射用氢化可的松琥珀酸钠	×
注射用乳糖酸红霉素	▲
注射用丝裂霉素	●
注射用头孢呋辛钠	×
注射用头孢哌酮钠舒巴坦钠	×
注射用头孢噻肟钠	●
注射用头孢唑林钠	◎
注射用硝普钠	×

续表

药品名称	配伍信息
注射用盐酸多柔比星	▲
注射用盐酸柔红霉素	●
注射用依他尼酸钠	×

乳酸钠林格注射液

Sodium Lactate Ringer′s Injection

【制剂规格】

500ml。

【用法用量】

静脉滴注。成人一次500~1000ml，按年龄体重及症状不同可适当增减。给药速度成人每小时300~500ml。

【药品稳定性】

密闭保存。

【注意事项】

（1）应用于乳酸钠前后及过程中，经常随时进行观察。

（2）下列情况应慎用：①糖尿病患者服用双胍类药物（尤其是盐酸苯乙双胍），阻碍着肝脏对乳酸的利用，易引起乳酸中毒；②水肿患者伴有钠潴留倾向时；③高血压患者可增高血压；④心功能不全；⑤肝功能不全时乳酸降解速度减慢，以致延缓酸中毒的纠正速度；⑥缺氧及休克，组织血供不足及缺氧时乳酸氧化成丙酮酸进入三羧酸循环代谢速度减慢，以致延缓酸中毒的纠正速度；⑦酗酒、水杨酸中毒、I型糖原沉积病时有发生乳酸性酸中毒倾向，不宜再用乳酸钠纠正酸碱平衡；⑧糖尿病酮症酸中毒时乙酰乙酸、β-羟丁酸及乳酸均升高，且常可伴有循环不良或脏器血供不足，乳酸降解速度减慢；⑨肾功能不全，容易出现水、钠潴留，增加心血管负荷。

【配伍禁忌表】

药品名称	配伍信息
阿奇霉素注射液	●
阿糖胞苷注射剂	●
氨茶碱注射液	●
氨基己酸注射液	×
氨甲环酸注射液	●
胞磷胆碱钠注射液	●
地高辛注射液	●
地塞米松磷酸钠注射液	×
地西泮注射液	●
呋塞米注射液	●
氟尿嘧啶注射液	●
氟哌啶醇注射液	●
氟哌利多注射液	×
甘露醇注射液	×
肝素钠注射液	●

续表

药品名称	配伍信息
磺胺嘧啶钠注射液	●
肌苷注射剂	●
己酮可可碱注射液	●
甲磺酸酚妥拉明注射液	●
甲磺酸培氟沙星注射液	×
甲氧氯普胺注射液	●
利血平注射液	●
硫酸阿托品注射液	●
硫酸卡那霉素注射液	●
硫酸吗啡注射液	●
硫酸镁注射液	●
硫酸奈替米星注射液	●
硫酸庆大霉素注射液	●
硫酸妥布霉素注射液	●
氯化琥珀胆碱注射液	●
氯化钾注射液	●
氯化钠注射液	●
氯化筒箭毒碱注射液	●
马来酸麦角新碱注射液	●
咪达唑仑注射液	●
尼克刹米注射液	●
葡萄糖注射液	●
葡萄糖氯化钠注射液	●
葡萄糖酸钙注射液	●

续表

药品名称	配伍信息
氢溴酸东莨菪碱注射液	●
氢溴酸山莨菪碱注射液	●
乳酸环丙沙星注射液	●
三磷腺苷注射液	×
山梨醇注射液	●
碳酸氢钠注射液	▲
西咪替丁注射液	●
细胞色素 C 注射液	●
盐酸苯海拉明注射液	●
盐酸多巴胺注射液	●
盐酸多巴酚丁胺注射液	●
盐酸利多卡因注射液	●
盐酸林可霉素注射液	●
盐酸洛贝林注射液	●
盐酸吗啡注射液	●
盐酸尼卡地平注射液	●
盐酸哌替啶注射液	●
盐酸普鲁卡因注射液	●
盐酸普罗帕酮注射液	×
盐酸普萘洛尔注射液	●
盐酸山莨菪碱注射液	●
盐酸肾上腺素注射液	●
盐酸维拉帕米注射液	●
盐酸异丙嗪注射液	●

续表

药品名称	配伍信息
盐酸异丙肾上腺素注射液	●
异烟肼注射液	●
右旋糖酐 40 注射液	●
正规胰岛素注射剂	●
重酒石酸间羟胺注射液	×
重酒石酸去甲肾上腺素注射液	●
注射用奥美拉唑钠	●
注射用辅酶 A	●
注射用阿昔洛韦	●
注射用氨苄西林钠	▲
注射用苯巴比妥钠	●
注射用苯妥英钠	×
注射用更昔洛韦钠	◎
注射用环磷酰胺	●
注射用甲氨蝶呤	●
注射用两性霉素 B	×
注射用磷霉素钠	●
注射用哌拉西林钠	●
注射用普鲁卡因胺	●
注射用青霉素钾	●
注射用青霉素钠	●
注射用氢化可的松琥珀酸钠	●

续表

药品名称	配伍信息
注射用乳糖酸红霉素	×
注射用头孢呋辛钠	●
注射用头孢拉定	×
注射用头孢孟多酯钠	×
注射用头孢哌酮钠舒巴坦钠	▲
注射用头孢曲松钠	×
注射用头孢噻肟钠	●
注射用头孢他啶	●
注射用盐酸多柔比星	●
注射用盐酸哌甲酯	●
注射用依他尼酸钠	●
左氧氟沙星注射液	×

乳酸钠注射液
Sodium Lactate Injection

【制剂规格】

20ml∶2.24g；50ml∶5.60g。

【用法用量】

（1）代谢性酸中毒：按酸中毒程度计算剂量，静脉滴注碱缺失（mmol/L）×0.3×体重（kg）= 所需乳酸钠（mol/L）的体积（ml），目前已不用乳酸钠纠正代谢性酸中毒。

（2）高钾血症：首次可予静脉滴注 11.2% 注射液 40~60ml，以后酌情给药。

（3）制剂为 11.2% 高渗溶液，临床应用时可根据需要配制成不同渗透压浓度；等渗液浓度为 1.86%。

【药品稳定性】

密闭，避光保存。

【注意事项】

（1）给药速度不宜过快，以免发生碱中毒、低钾及低钙血症。

（2）浮肿及高血压患者，应用时宜谨慎。

（3）严重高钾血症导致缓慢异位心律失常，特别是心电图 QRS 波增宽时，应在心电图监护下给药。有时须高达 200ml 才能奏效，此时应注意血钠浓度及防止心衰。

（4）下列情况应慎用：①糖尿病患者服用双胍类药物尤其是盐酸苯乙双胍，阻碍肝脏对乳酸的利用，易引起乳酸中毒。②水肿患者伴有钠潴留倾向时。③高血压患者可增高血压。④心功能不全。⑤肝功能不全时乳酸降解速度减慢。⑥缺氧及休克，组织供血不足及缺氧时，乳酸氧化成丙酮酸进入三羧酸循环代谢速度减慢，以致延缓酸中毒的纠正速度。⑦酗酒、水杨酸中毒、Ⅰ型糖原沉积病时有发生乳酸性酸中毒倾向，不宜再用乳酸钠纠正酸碱平衡。⑧糖尿病酮症酸中毒时乙酰乙酸、β- 羟丁酸及乳酸均升高，且常伴有循环不良或脏器供血不足，乳酸降解速度减慢。⑨肾功能不全，容易出现水、钠潴留，增加心脏负担。

【配伍禁忌表】

药品名称	配伍信息
阿糖胞苷注射剂	●
氨茶碱注射液	●
氨基己酸注射液	×
氨甲环酸注射液	●
胞磷胆碱钠注射液	●
醋酸泼尼松龙注射液	×
地塞米松磷酸钠注射液	●
地西泮注射液	×
二羟丙茶碱注射液	●
呋塞米注射液	●
氟尿嘧啶注射液	●
氟哌啶醇注射液	●
复合维生素 B 注射液	●
甘露醇注射液	×
磺胺嘧啶钠注射液	×
肌苷注射剂	●
甲磺酸酚妥拉明注射液	●
甲磺酸培氟沙星注射液	●
甲硫酸新斯的明注射液	×
甲硝唑注射液	●

续表

药品名称	配伍信息
利巴韦林注射液	●
利血平注射液	×
硫酸阿托品注射液	●
硫酸卡那霉素注射液	●
硫酸镁注射液	●
硫酸庆大霉素注射液	●
硫酸妥布霉素注射液	●
氯化琥珀胆碱注射液	●
氯化钾注射液	●
氯化钠注射液	×
氯化筒箭毒碱注射液	×
马来酸氯苯那敏注射液	●
马来酸麦角新碱注射液	●
尼克刹米注射液	●
葡萄糖注射液	●
葡萄糖氯化钠注射液	●
葡萄糖酸钙注射液	●
葡萄糖盐乳酸钠	●
氢化可的松注射液	×
氢溴酸东莨菪碱注射液	●
氢溴酸山莨菪碱注射液	●
曲克芦丁注射液	●
去乙酰毛花苷注射液	×

续表

药品名称	配伍信息
乳酸环丙沙星注射液	●
塞替派注射液	●
三磷腺苷注射液	●
山梨醇注射液	●
双嘧达莫注射液	×
碳酸氢钠注射液	×
替硝唑葡萄糖注射液	●
西咪替丁注射液	●
细胞色素 C 注射液	●
盐酸倍他司汀注射液	●
盐酸多巴胺注射液	●
盐酸多巴酚丁胺注射液	●
盐酸利多卡因注射液	●
盐酸氯胺酮注射液	●
盐酸洛贝林注射液	●
盐酸麻黄碱注射液	●
盐酸吗啡注射液	×
盐酸美西律注射液	●
盐酸纳洛酮注射液	●
盐酸哌替啶注射液	●
盐酸普鲁卡因注射液	●
盐酸普萘洛尔注射液	●
盐酸去氧肾上腺素注射液	●

续表

药品名称	配伍信息
盐酸山莨菪碱注射液	●
盐酸肾上腺素注射液	×
盐酸维拉帕米注射液	●
盐酸异丙嗪注射液	●
盐酸异丙肾上腺素注射液	●
氧氟沙星注射液	●
异烟肼注射液	●
右旋糖酐 40 注射液	●
正规胰岛素注射剂	●
重酒石酸间羟胺注射液	×
重酒石酸去甲肾上腺素注射液	×
注射用奥美拉唑钠	●
注射用辅酶 A	●
注射用阿莫西林钠克拉维酸钾	●
注射用氨苄西林钠	×
注射用苯巴比妥钠	●
注射用苯妥英钠	●
注射用环磷酰胺	●
注射用环磷腺苷	●
注射用甲氨蝶呤	●
注射用两性霉素 B	●

续表

药品名称	配伍信息
注射用磷霉素钠	×
注射用硫酸阿米卡星	●
注射用硫酸多黏菌素 B	●
注射用普鲁卡因胺	●
注射用青霉素钾	●
注射用青霉素钠	×
注射用氢化可的松琥珀酸钠	●
注射用乳糖酸红霉素	×
注射用丝裂霉素	●
注射用头孢地嗪	×
注射用头孢呋辛钠	●
注射用头孢拉定	●
注射用头孢孟多酯钠	●

续表

药品名称	配伍信息
注射用头孢哌酮钠舒巴坦钠	●
注射用头孢曲松钠	●
注射用头孢噻吩钠	×
注射用头孢噻肟钠	●
注射用头孢他啶	●
注射用头孢唑林钠	×
注射用硝普钠	▲
注射用盐酸多柔比星	●
注射用盐酸哌甲酯	●
注射用盐酸柔红霉素	×
注射用依他尼酸钠	●
左氧氟沙星注射液	●

塞替派注射液

Thiotepa Injection

【制剂规格】

1ml∶10mg。

【用法用量】

（1）静脉或肌内注射（单一用药）：一次 10mg（0.2mg/kg），一日 1 次，连用 5 天后改为每周 3 次，一疗程总量 300mg，如血常规良好，在第一疗程结束后 1.5~2 月后可重复疗程。

（2）胸腹腔或心包腔内注射：一次 10~30mg，每周 1~2 次。

（3）膀胱腔内灌注：每次排空尿液后将导尿管插入膀胱内向腔内注入 50~100mg（溶于 50~100ml 氯化钠注射液中），每周 1~2 次，10 次为一疗程。

（4）动脉注射：每次 10~20mg，用法同静脉注射。

（5）瘤内注射：开始按体重 0.6~0.8mg/kg 向瘤体内直接注射，以后维持治疗根据患者情况按体重 0.07~0.8mg/kg 注射，每 1~4 周重复。

（6）儿童用量：肌内注射或静脉注射，根据体重每次 0.2~0.3mg/kg，一日 1 次，连用 5 次后改为一周 1 次，约 25~40mg 为一疗程。

【药品稳定性】

密闭，避光，阴凉处保存。

【注意事项】

（1）尽量减少与其他烷化剂联合使用，或同时接受放射治疗。

（2）下列情况应慎用或减量使用：骨髓抑制、肝功能损害、感染、肾功能损害、肿瘤细胞浸润骨髓、有泌尿系结石或痛风病史。

（3）肝、肾功能较差时，本品应用较低的剂量。

【配伍禁忌表】

药品名称	配伍信息
阿糖胞苷注射剂	×
氨茶碱注射液	×
氨甲环酸注射液	●
地高辛注射液	×
地塞米松磷酸钠注射液	●
呋塞米注射液	●
氟尿嘧啶注射液	●
氟哌啶醇注射液	×
甘露醇注射液	×
肝素钠注射液	●
磺胺嘧啶钠注射液	▲
肌苷注射剂	●

续表

药品名称	配伍信息
甲磺酸酚妥拉明注射液	●
甲硫酸新斯的明注射液	×
卡莫司汀注射液	▲
卡托普利注射液	▲
磷酸克林霉素	●
硫酸阿托品注射液	●
硫酸卡那霉素注射液	▲
硫酸吗啡注射液	●
硫酸庆大霉素注射液	▲
硫酸妥布霉素注射液	▲
氯化琥珀胆碱注射液	▲
氯化钠注射液	●
氯化筒箭毒碱注射液	×
马来酸氯苯那敏注射液	×
尼克刹米注射液	●
葡萄糖注射液	●
葡萄糖氯化钠注射液	●
葡萄糖酸钙注射液	●
氢化可的松注射液	●
氢溴酸东莨菪碱注射液	●
去乙酰毛花苷注射液	●
乳酸钠注射液	●
三磷腺苷注射液	●
山梨醇注射液	●

续表

药品名称	配伍信息
碳酸氢钠注射液	●
西咪替丁注射液	●
细胞色素 C 注射液	●
盐酸多巴胺注射液	●
盐酸林可霉素注射液	×
盐酸氯胺酮注射液	×
盐酸氯丙嗪注射液	×
盐酸洛贝林注射液	●
盐酸麻黄碱注射液	×
盐酸吗啡注射液	×
盐酸哌替啶注射液	●
盐酸普鲁卡因注射液	×
盐酸去氧肾上腺素注射液	●
盐酸肾上腺素注射液	●
盐酸维拉帕米注射液	▲
盐酸异丙嗪注射液	×
异烟肼注射液	×
右旋糖酐 40 注射液	×
正规胰岛素注射剂	×
重酒石酸间羟胺注射液	●
重酒石酸去甲肾上腺素注射液	●
注射用辅酶 A	●
注射用氨苄西林钠	●

续表

药品名称	配伍信息
注射用更昔洛韦钠	▲
注射用磺苄西林钠	●
注射用甲氨蝶呤	×
注射用两性霉素 B	×
注射用硫酸阿米卡星	▲
注射用硫酸多黏菌素 B	×
注射用尿激酶	×
注射用青霉素钠	×
注射用氢化可的松琥珀酸钠	●
注射用乳糖酸红霉素	×
注射用头孢噻吩钠	×
注射用头孢噻肟钠	●
注射用头孢唑林钠	▲
注射用依他尼酸钠	●

三磷腺苷注射液

Adenosine Triphosphate Injection

【制剂规格】

2ml∶20mg。

【用法用量】

肌内注射或静脉注射，一次 20mg，一日 1~3 次。肌内注射多用注射液；静脉注射都用注射用三磷腺苷，用附带的缓冲液溶解，再以 5%~10% 葡萄糖液 10~20ml 稀释后缓慢静脉注射，也可用 5%~10% 葡萄糖液稀释后静脉滴注。

【药品稳定性】

密闭，避光，低温干燥处保存。

【注意事项】

（1）静脉注射宜缓慢，以免引起头晕、头胀、胸闷及低血压等。用于治疗快速性室上型心律失常时用静脉注射，首剂常用 20mg 用葡萄糖液稀释至 5ml 于 20 秒内快速静脉注射，若无效则间隔 5 分钟，再注入 30mg。单剂注入量不超过 40mg。由于本品在终止室上速发作过程中，可发生多种心律失常和全身反应，尽管是瞬间反应，不需处理，但仍具有一定潜在危险。故使用本药时宜连续心电图监测，密切注意病人全身反应；治疗剂量宜小剂量开始，无效时逐渐加量，一次不宜超过 40mg；另外本药对窦房结有明显抑制，因此对病窦综合征或窦房结功能不全或老年人慎用或不用。

（2）脑出血初期忌用。

（3）本品受热后易降低效价，应在低温干燥处保存。

【配伍禁忌表】

药品名称	配伍信息
阿糖胞苷注射剂	×
氨茶碱注射液	×
氨基己酸注射液	●

续表

药品名称	配伍信息
氨甲环酸注射液	●
胞磷胆碱钠注射液	●
地塞米松磷酸钠注射液	●
地西泮注射液	×
二羟丙茶碱注射液	▲
呋塞米注射液	●
氟尿嘧啶注射液	●
氟哌啶醇注射液	×
甘露醇注射液	●
肝素钠注射液	●
磺胺嘧啶钠注射液	×
肌苷注射剂	●
甲磺酸酚妥拉明注射液	×
甲磺酸培氟沙星注射液	×
甲硫酸新斯的明注射液	×
甲硝唑注射液	●
利巴韦林注射液	●
硫酸阿托品注射液	●
硫酸卡那霉素注射液	×
硫酸镁注射液	●
硫酸庆大霉素注射液	×
硫酸妥布霉素注射液	●
氯化钙注射液	×
氯化钾注射液	●

续表

药品名称	配伍信息
氯化筒箭毒碱注射液	●
马来酸氯苯那敏注射液	●
马来酸麦角新碱注射液	×
尼克刹米注射液	●
诺氟沙星葡萄糖注射液	●
葡萄糖注射液	●
葡萄糖氯化钠注射液	●
葡萄糖酸钙注射液	×
葡萄糖盐乳酸钠	●
氢化可的松注射液	●
氢溴酸东莨菪碱注射液	●
氢溴酸山莨菪碱注射液	●
曲克芦丁注射液	●
去乙酰毛花苷注射液	●
乳酸环丙沙星注射液	●
乳酸钠林格注射液	×
乳酸钠注射液	●
塞替派注射液	●
山梨醇注射液	●
双嘧达莫注射液	×
碳酸氢钠注射液	●
替硝唑葡萄糖注射液	●
西咪替丁注射液	×
细胞色素 C 注射液	●

续表

药品名称	配伍信息
盐酸倍他司汀注射液	●
盐酸多巴胺注射液	●
盐酸多巴酚丁胺注射液	●
盐酸林可霉素注射液	●
盐酸氯胺酮注射液	●
盐酸氯丙嗪注射液	×
盐酸麻黄碱注射液	●
盐酸吗啡注射液	●
盐酸美西律注射液	●
盐酸哌替啶注射液	×
盐酸普罗帕酮注射液	×
盐酸普萘洛尔注射液	×
盐酸去氧肾上腺素注射液	●
盐酸山莨菪碱注射液	●
盐酸肾上腺素注射液	●
盐酸维拉帕米注射液	×
盐酸异丙嗪注射液	×
盐酸异丙肾上腺素注射液	●
氧氟沙星注射液	●
右旋糖酐 40 注射液	●
正规胰岛素注射剂	●
重酒石酸间羟胺注射液	●

续表

药品名称	配伍信息
重酒石酸去甲肾上腺素注射液	●
注射用奥美拉唑钠	●
注射用辅酶 A	●
注射用阿莫西林钠克拉维酸钾	●
注射用氨苄西林钠	▲
注射用苯巴比妥钠	●
注射用苯妥英钠	●
注射用环磷酰胺	●
注射用磺苄西林钠	×
注射用甲氨蝶呤	●
注射用两性霉素 B	●
注射用磷霉素钠	●
注射用硫酸阿米卡星	×
注射用硫酸多黏菌素 B	●
注射用普鲁卡因胺	●
注射用青霉素钠	●
注射用氢化可的松琥珀酸钠	●
注射用乳糖酸红霉素	●
注射用丝裂霉素	×
注射用头孢呋辛钠	●
注射用头孢拉定	▲

续表

药品名称	配伍信息
注射用头孢哌酮钠舒巴坦钠	●
注射用头孢噻肟钠	●
注射用头孢他啶	●
注射用头孢唑林钠	●
注射用硝普钠	▲
注射用盐酸多柔比星	×
注射用盐酸哌甲酯	●
注射用盐酸柔红霉素	●
注射用依他尼酸钠	●
左氧氟沙星注射液	●

山梨醇注射液
Sorbitol Injection

【制剂规格】

100ml∶25g；250ml∶62.5g。

【用法用量】

静脉滴注，一次25%溶液250~500ml，儿童一次量1~2g/kg，在30分钟内输入。为消退脑水肿，每隔6~12小时重复注射一次。

【药品稳定性】

密闭，避光处保存。

【注意事项】

（1）针剂如有结晶析出，可用热水加温摇匀后再注射。注射不宜太快，否则可引起头痛、视力模糊、眩晕、注射部疼痛。注射时注意药液不可漏出血管。

（2）心脏功能不全，或因脱水所致尿少患者慎用。

【配伍禁忌表】

药品名称	配伍信息
阿糖胞苷注射剂	×
氨基己酸注射液	●
氨甲环酸注射液	●
胞磷胆碱钠注射液	●
地高辛注射液	×
地塞米松磷酸钠注射液	●
呋塞米注射液	●
氟尿嘧啶注射液	●
磺胺嘧啶钠注射液	●
肌苷注射剂	●
甲磺酸酚妥拉明注射液	●
甲硫酸新斯的明注射液	×
甲硝唑注射液	●
利血平注射液	●
硫酸阿托品注射液	●
硫酸卡那霉素注射液	●
硫酸庆大霉素注射液	●
硫酸妥布霉素注射液	●
氯化钙注射液	●

S

续表

药品名称	配伍信息
氯化钾注射液	●
氯化钠注射液	×
马来酸氯苯那敏注射液	●
马来酸麦角新碱注射液	●
尼克刹米注射液	●
葡萄糖注射液	●
葡萄糖氯化钠注射液	●
葡萄糖酸钙注射液	●
葡萄糖盐乳酸钠	×
氢化可的松注射液	●
氢溴酸东莨菪碱注射液	●
氢溴酸山莨菪碱注射液	●
去乙酰毛花苷注射液	●
乳酸钠林格注射液	●
乳酸钠注射液	●
塞替派注射液	●
三磷腺苷注射液	●
碳酸氢钠注射液	×
西咪替丁注射液	●
细胞色素 C 注射液	●
盐酸倍他司汀注射液	●
盐酸多巴胺注射液	●
盐酸可乐定注射液	×

续表

药品名称	配伍信息
盐酸利多卡因注射液	●
盐酸林可霉素注射液	●
盐酸氯丙嗪注射液	×
盐酸洛贝林注射液	●
盐酸美西律注射液	●
盐酸哌替啶注射液	●
盐酸普鲁卡因注射液	●
盐酸普萘洛尔注射液	●
盐酸去氧肾上腺素注射液	●
盐酸肾上腺素注射液	●
盐酸维拉帕米注射液	●
盐酸异丙嗪注射液	×
盐酸异丙肾上腺素注射液	●
异烟肼注射液	●
右旋糖酐 40 注射液	×
正规胰岛素注射剂	●
重酒石酸间羟胺注射液	●
重酒石酸去甲肾上腺素注射液	●
注射用辅酶 A	●
注射用氨苄西林钠	●
注射用苯妥英钠	●

续表

药品名称	配伍信息
注射用环磷酰胺	●
注射用磺苄西林钠	●
注射用甲氨蝶呤	×
注射用两性霉素 B	●
注射用硫酸阿米卡星	●
注射用普鲁卡因胺	●
注射用青霉素钾	●
注射用青霉素钠	●
注射用氢化可的松琥珀酸钠	●
注射用乳糖酸红霉素	●
注射用丝裂霉素	●
注射用头孢呋辛钠	●
注射用头孢他啶	●
注射用头孢唑林钠	▲
注射用硝普钠	×
注射用盐酸多柔比星	●
注射用盐酸哌甲酯	●
注射用依他尼酸钠	●

舒芬太尼注射液

Sufentanil Injection

【制剂规格】

1ml∶50μg；2ml∶100μg；5ml∶250μg。

【用法用量】

静脉内快速注射给药或静脉内滴注给药。用药的时间间隔长短取决于手术的持续时间。根据个体的需要可重复给予额外的（维持）剂量。①当作为复合麻醉的一种镇痛成分进行诱导应用时：按体重 0.1~5.0μg/kg 作静脉内注射或者加入输液管中，在 2~10 分钟内滴完。②当临床表现显示镇痛效应减弱时可按 0.15~0.7μg/kg 体重追加维持剂量（相当于舒芬太尼注射 0.2~1.0ml/70kg 体重）。③在以枸橼酸舒芬太尼为主的全身麻醉中，舒芬太尼用药总量可为 8~30μg/kg。当临床表现显示镇痛效应减弱时可按体重 0.35~1.4μg/kg 追加维持剂量（相当于舒芬太尼注射液 0.5~2.0ml/70kg 体重）。

【药品稳定性】

遮光密闭，室温保存。

【注意事项】

（1）剩余药液应该丢弃。使用前应对容器及溶液进行仔细检查。正常溶液为清澈、无颗粒、无色状。破损容器内药品应丢弃。

（2）运动员慎用。

（3）用于 2~12 岁儿童以枸橼酸舒芬太尼为主的全身麻醉中用药总量建议为 10~12μg/kg 体重。如果临床表现镇痛效应降低时，可给予额外的剂量1~2μg/kg体重。

【配伍禁忌表】

药品名称	配伍信息
盐酸多巴胺注射剂	×
重酒石酸去甲肾上腺素注射液	×
盐酸去氧肾上腺素注射液	×
盐酸异丙肾上腺素注射液	×
盐酸肾上腺素注射液	×

双氯芬酸钠注射液

Diclofenac Sodium Injection

【制剂规格】

2ml∶50mg。

【用法用量】

深部肌内注射，每日1次，每次1~2ml，必要时每天2次，于两侧臀部分别注射。疗程不超过2天。年老、体弱的高热患者酌情减量，或遵医嘱。

【药品稳定性】

密闭，避光处保存。

【注意事项】

（1）有消化性溃疡史或溃疡出血史者慎用。

（2）肝、肾功能损害或溃疡患者慎用。

（3）本品因含钠，对限制钠盐摄入量的病人应慎用。

【配伍禁忌表】

药品名称	配伍信息
倍他米松磷酸钠注射液	▲
醋酸泼尼松龙注射液	▲
地高辛注射液	▲
地塞米松磷酸钠注射液	▲
呋塞米注射液	▲
肝素钠注射液	×
己酮可可碱注射液	×
卡巴胆碱注射液	×
氢化可的松注射液	▲
正规胰岛素注射剂	▲
注射用氢化可的松琥珀酸钠	▲

双嘧达莫注射液

Dipyridamole Injection

【制剂规格】

2ml∶10mg。

【用法用量】

0.142mg/(kg · min)，静脉滴注共4分钟。

【药品稳定性】

密闭，避光，阴凉处保存。

【注意事项】

（1）不宜与葡萄糖以外的其他药物混合注射。与肝素合用可引起出血倾向。

（2）可引起外周血管扩张，故低血压患者应慎用。有出血倾向患者慎用。

（3）双嘧达莫从人乳汁中排泌，故哺乳期妇女应慎用。

【配伍禁忌表】

药品名称	配伍信息
氨茶碱注射液	×
醋酸泼尼松龙注射液	×
氟尿嘧啶注射液	×
肝素钠注射液	▲
肌苷注射剂	×
甲硫酸新斯的明注射液	×
硫酸卡那霉素注射液	×
葡萄糖注射液	●
氢化可的松注射液	×
乳酸钠注射液	×
三磷腺苷注射液	×
盐酸胺碘酮注射液	×
右旋糖酐 40 注射液	×
注射用氨苄西林钠	×
注射用苯巴比妥钠	×
注射用丙戊酸钠	▲
注射用甲氨蝶呤	×
注射用磷霉素钠	×
注射用尿激酶	▲
注射用青霉素钠	×
注射用丝裂霉素	×
注射用头孢拉定	×
注射用头孢孟多酯钠	▲
注射用头孢噻肟钠	×

—T—

碳酸氢钠注射液

Sodium Bicarbonate Injection

【制剂规格】

10ml：5g；100ml：5g；250ml：12.5g。

【用法用量】

（1）代谢性酸中毒，静脉滴注，所需剂量按下式计算：补碱量（mmol）= 正常的二氧化碳结合力 CO_2CP－实际测得的 CO_2CP（mmol）×0.25×体重（kg）。除非体内丢失碳酸氢盐，一般先给计算剂量的1/3~1/2，4~8小时内滴注完毕。

（2）心肺复苏抢救时，首次1mmol/kg，以后根据血气分析结果调整用量（每1g碳酸氢钠相当于12mmol碳酸氢根）。

【药品稳定性】

密闭保存。

【注意事项】

（1）对诊断的干扰：对胃酸分泌试验或血、尿pH测定结果有明显影响。

（2）下列情况慎用：少尿或无尿，因能增加钠负荷；钠潴留并有水肿时，如肝硬化、充血性心力衰竭、肾功能不全、妊娠高血压综合征；原发性高血压，因钠负荷增加可能加重病情。

（3）下列情况不作静脉内用药：代谢性或呼吸性碱中毒；因呕吐或持续胃肠负压吸引导致大量氯丢失，而极有可能发生代谢性碱中毒；低钙血症时，因本品引起碱中毒可加重低钙血症表现。对诊断的干扰：对胃酸分泌试验或血、尿pH测定结果有明显影响。

【配伍禁忌表】

药品名称	配伍信息
阿糖胞苷注射剂	×
氨茶碱注射液	×
氨基己酸注射液	●
氨甲环酸注射液	●
胞磷胆碱钠注射液	●
布美他尼注射液	▲
醋酸泼尼松龙注射液	×
地高辛注射液	▲
地塞米松磷酸钠注射液	●
地西泮注射液	×
碘解磷定注射液	×
丁溴东莨菪碱注射液	×
二羟丙茶碱注射液	●

续表

药品名称	配伍信息
呋塞米注射液	▲
氟哌啶醇注射液	×
肝素钠注射液	×
磺胺嘧啶钠注射液	×
肌苷注射剂	●
甲磺酸酚妥拉明注射液	●
甲磺酸培氟沙星注射液	▲
甲硫酸新斯的明注射液	×
甲硝唑注射液	×
甲氧氯普胺注射液	×
卡莫司汀注射液	×
利血平注射液	×
磷酸克林霉素	●
硫酸阿托品注射液	▲
硫酸卡那霉素注射液	▲
硫酸镁注射液	×
硫酸奈替米星注射液	▲
硫酸庆大霉素注射液	▲
硫酸西索米星注射液	▲
硫酸小诺米星注射液	▲
硫酸依替米星注射液	▲
氯化钙注射液	×
氯化琥珀胆碱注射液	×

续表

药品名称	配伍信息
氯化钾注射液	●
马来酸麦角新碱注射液	×
咪达唑仑注射液	×
尼克刹米注射液	×
帕米磷酸二钠注射液	▲
葡萄糖氯化钠注射液	×
葡萄糖盐乳酸钠	×
氢溴酸东莨菪碱注射液	×
氢溴酸加兰他敏注射液	×
氢溴酸烯丙吗啡注射液	●
乳酸环丙沙星注射液	×
乳酸钠林格注射液	▲
乳酸钠注射液	×
塞替派注射液	×
三磷腺苷注射液	●
山梨醇注射液	×
双氯芬酸钠注射液	×
维生素 D_3 注射液	×
硝酸异山梨酯注射液	×
烟酸注射液	×
盐酸氨溴索注射液	×
盐酸胺碘酮注射液	×
盐酸倍他司汀注射液	×

续表

药品名称	配伍信息
盐酸苯海拉明注射液	×
盐酸布比卡因注射液	▲
盐酸多巴胺注射液	×
盐酸多巴酚丁胺注射液	×
盐酸可乐定注射液	×
盐酸利多卡因注射液	×
盐酸氯丙嗪注射液	×
盐酸洛贝林注射液	×
盐酸吗啡注射液	×
盐酸美沙酮注射液	×
盐酸美西律注射液	●
盐酸纳洛酮注射液	×
盐酸哌替啶注射液	×
盐酸普鲁卡因注射液	×
盐酸普罗帕酮注射液	●
盐酸普萘洛尔注射液	×
盐酸去氧肾上腺素注射液	×
盐酸肾上腺素注射液	×
盐酸维拉帕米注射液	×
盐酸异丙嗪注射液	▲
盐酸异丙肾上腺素注射液	×

续表

药品名称	配伍信息
氧氟沙星注射液	▲
右旋糖酐 40 注射液	×
正规胰岛素注射剂	×
重酒石酸间羟胺注射液	×
重酒石酸去甲肾上腺素注射液	×
注射用奥美拉唑钠	●
注射用辅酶 A	×
注射用阿莫西林钠克拉维酸钾	×
注射用阿昔洛韦	●
注射用氨苄西林钠	×
注射用氨力农	×
注射用苯巴比妥钠	▲
注射用苯妥英钠	×
注射用环磷酰胺	●
注射用环磷腺苷	●
注射用磺苄西林钠	×
注射用甲氨蝶呤	●
注射用两性霉素 B	×
注射用磷霉素钠	×
注射用硫酸阿米卡星	▲
注射用哌拉西林钠	×

续表

药品名称	配伍信息
注射用青霉素钾	▲
注射用青霉素钠	×
注射用乳糖酸红霉素	×
注射用丝裂霉素	×
注射用头孢呋辛钠	×
注射用头孢孟多酯钠	×
注射用头孢噻吩钠	×
注射用头孢噻肟钠	×
注射用头孢他啶	×
注射用硝普钠	×
注射用盐酸多柔比星	×
注射用盐酸哌甲酯	×
注射用盐酸柔红霉素	×
注射用依他尼酸钠	▲

替罗非班注射剂

Tirofiban Injection

【制剂规格】

①注射用盐酸替罗非班：5mg；12.5mg（以 $C_{22}H_{36}N_2O_5S$ 计）。②盐酸替罗非班注射液：100ml∶5mg；50ml∶12.5mg。

【用法用量】

（1）将本品溶于0.9%氯化钠注射液或5%葡萄糖注射液中，终浓度为50μg/ml。本品仅供静脉使用，需用无菌设备。本品可与肝素联用，从同一液路输入。建议用有刻度的输液器输入本品。必须注意避免长时间负荷输入。

（2）还应注意根据病人体重计算静脉注射剂量和滴注速率。临床研究中的病人除有禁忌证外，均服用了阿司匹林。不稳定型心绞痛或非Q波心肌梗死：盐酸替罗非班注射液与肝素联用由静脉滴注，起始30分钟滴注速率0.4μg/(kg · min)起始滴注量完成后，继续以0.1μg/(kg · min)的速率维持滴注。在验证疗效的研究中，本品与肝素联用滴注一般至少持续48小时，并可达108小时。病人平均接受本品71.3小时。在血管造影术期间可持续滴注，并在血管成形术或动脉内斑块切除术后持续滴注12~24小时。当病人激活凝血时间小于180秒或停用肝素后2~6小时应撤去动脉鞘管。血管成形术或动脉内斑块切除术：对于血管成形术或动脉内斑块切除术病人开始接受本品时，本品应与肝素联用由静脉滴注，起始注射剂量为10μg/kg，在3分钟内注射完毕，而后以0.15μg/(kg · min)的速率维持滴注。本品维持量滴注应持续36小时。以后，停用肝素。如果病人激活凝血时间小于180秒应撤掉动脉鞘管。严重肾功能不全病人：如上面调整剂量表所特别指出的，对于严重肾功能不全的病人（肌酐清除率小于 30ml/min），本品的剂量应减少 50%。其他病人：对于老年病人（参见老年用药）或女性病人不推荐调整剂量。

（3）在使用之前应肉眼检查颗粒及变色。本品可以与下列注射药物在同一条静脉输液管路中使用，如硫酸阿托品、多巴酚丁胺、多巴胺、盐酸肾上腺素、呋塞米、利多卡因、盐酸咪达唑仑、硫酸吗啡、硝酸甘油、氯化钾、盐酸普萘洛尔及法莫替丁。但是本品不能与地西泮（安定）在同一条静脉输液管路中使用。

【药品稳定性】

室温（10~30℃），密封保存。

【注意事项】

盐酸替罗非班应慎用于下列患者。

（1）近期（1 年内）出血，包括胃肠道出血或有临床意义的泌尿生殖道出血、已知的凝血障碍、血小板异常或血小板减少病史，血小板计数小于 150000/mm^3；1 年内的脑血管病史、1 个月内的大的外科手术或严重躯体创伤史近期硬膜外的手术病史、症状或检查结果显示为壁间动脉瘤。

（2）严重的未控制的高血压［收缩压大于 180mmHg 和（或）舒张压大于 110mmHg］、急性心包炎、出血性视网膜病、慢性血液透析。

（3）出血的预防。因为盐酸替罗非班抑制血小板聚集，所以与其他影响止血的药物合用时应当谨慎。盐酸替罗非班与溶栓药物联用的安全性尚未确定。盐酸替罗非班治疗期间，应监测患者有无潜在的出血。当出血需要治疗时，应考虑停止使用盐酸替罗非班。也要考虑是否需要输血。曾有报道发生致命性出血。股动脉穿刺部位：盐酸替罗非班可轻度增加出血的发生率，特别是在股动脉鞘管穿刺部位。当要进行血管穿刺时要注意确保只穿刺股动脉的前壁，避免用 Seldinger（穿透）技术使鞘管进入。鞘管拔出后要注意正确止血并密切观察。实验室监测：在盐酸替罗非班治疗前、注射或负荷滴注后 6 小时内以及治疗期间至少每天要监测血小板计数、血红蛋白和血球压积（如果证实有显著下降需更频繁监测）。在原先接受过血小板糖蛋白Ⅱ b/ Ⅲ a 受体拮抗剂的患者应当考虑尽早监测血小板计数。如果患者的血小板计数下降到小于 90000/mm^3，则需要再进行血小板计数以排除假性血小板减少。如果已证实有血小板减少，则需停用盐酸替罗非班和肝素，并进行适当的监测和治疗。此外，在治疗前应测定活化部分凝血酶原时间（APTT），并且应当反复测定 APTT 仔细监测肝素的抗凝效应并据此调整剂量。有可能发生潜在致命性出血，特别是肝素与影响止血的其他产品如血小板糖蛋白Ⅱ b/ Ⅲ a 受体拮抗剂联用时尤其可能。

（4）严重肾功能不全。在临床研究中，已证明有严重肾功能不全（肌酐清除率＜ 30ml/min）的患者其替罗非班血浆清除率下降。对于这样的患者应减少替罗非班的剂量。

【配伍禁忌表】

药品名称	配伍信息
地西泮注射液	×
硫酸阿托品注射液	●
盐酸多巴酚丁胺注射剂	●
盐酸多巴胺注射剂	●
盐酸肾上腺素注射液	●
呋塞米注射液	●
盐酸利多卡因注射液	●
硫酸吗啡注射液	●
硝酸甘油注射液	●
氯化钾注射液	●
盐酸普萘洛尔注射液	●

替沃噻吨注射液

Tiotixene Injection

【制剂规格】

2ml∶4mg。

【用法用量】

常用的起始肌内注射剂量是 4mg，每日 2~4 次，如有必要，可增加到每天 30mg，对于老年或虚弱患者，使用时应减量。

【药品稳定性】

室温、密闭，干燥处保存，稳定剂复合物硫酸羟喹和香草醛能保护替沃噻吨不被光降解。

【注意事项】

替沃噻吨引起镇静的可能性较小，但引起锥体外系反应较常见。

【配伍禁忌表】

药品名称	配伍信息
曲马多	增加癫痫发生的危险
佐替平	增加癫痫发生的危险
卡麦角林	互相拮抗
酮洛酸氨丁三醇注射液	有使患者产生幻觉的可能性

替硝唑葡萄糖注射液
Tinidazole and Glucose Injection

【制剂规格】

100ml：0.2g；100ml：0.4g；200ml∶0.4g。

【用法用量】

（1）预防手术后由厌氧菌引起的感染：总量1.6g，分1次或2次静脉缓慢滴注，第一次于手术前2~4小时滴注，第二次于手术期间或术后12~24小时内滴注。

（2）治疗厌氧菌引起的感染：静脉缓慢滴注，每天1次，每次0.8g，连用5~6天；当某种感染类型使病人难以康复时，疗程可视临床情况而定。

【药品稳定性】

密闭，避光，阴凉处保存。

【注意事项】

（1）本品滴注速度应缓慢，浓度为2mg/ml时，每次滴注时间应不少于1小时，浓度大于2mg/ml时，滴注速度宜再降低1~2倍。药物不应与含铝的针头和套管接触，并避免与其他药物一起滴注。

（2）致癌、致突变作用：动物试验或体外测定发现本品具致癌、致突变作用，但人体中尚缺乏资料。

（3）如疗程中发生中枢神经系统不良反应，应及时停药。

（4）本品可干扰丙氨酸氨基转移酶、乳酸脱氢酶、甘油三酯、己糖激酶等的检验结果，使其测定值降至零。

（5）用药期间不应饮用含酒精的饮料，因可引起体内乙醛蓄积，干扰酒精的氧化过程，导致双硫仑样反应，患者可出现腹部痉挛、恶心、呕吐、头痛、面部潮红等。

（6）肝功能减退者本品代谢减慢，药物及其代谢物易在体内蓄积，应予减量，并作血药浓度监测。

（7）本品可自胃液持续清除，某些放置胃管作吸引减压者，可引起血药浓度下降。血液透析时，本品及代谢物迅速被清除，故应用本品不需减量。

（8）念珠菌感染者应用本品，其症状会加重，需同时给抗真菌治疗。

【配伍禁忌表】

药品名称	配伍信息
氨茶碱注射液	●
氨甲环酸注射液	●
胞磷胆碱钠注射液	●
醋酸泼尼松龙注射液	▲
地塞米松磷酸钠注射液	●
地西泮注射液	×
呋塞米注射液	●

续表

药品名称	配伍信息
磺胺嘧啶钠注射液	×
肌苷注射剂	●
甲氧氯普胺注射液	●
利巴韦林注射液	●
硫酸镁注射液	●
硫酸庆大霉素注射液	●
氯化钾注射液	●
氯化钠注射液	●
葡萄糖注射液	●
葡萄糖氯化钠注射液	●
葡萄糖酸钙注射液	●
氢化可的松注射液	▲
乳酸环丙沙星注射液	●
乳酸钠注射液	●
三磷腺苷注射液	●
西咪替丁注射液	▲
硝酸甘油注射液	×
盐酸林可霉素注射液	●
盐酸山莨菪碱注射液	●
盐酸异丙嗪注射液	●
右旋糖酐 40 注射液	●
注射用辅酶 A	●
注射用阿昔洛韦	●

续表

药品名称	配伍信息
注射用氨苄西林钠	●
注射用苯巴比妥钠	▲
注射用苯妥英钠	▲
注射用拉氧头孢钠	●
注射用磷霉素钠	●
注射用硫酸阿米卡星	●
注射用哌拉西林钠	●
注射用青霉素钠	●
注射用氢化可的松琥珀酸钠	●
注射用头孢呋辛钠	●
注射用头孢曲松钠	●
注射用头孢噻肟钠	●
注射用头孢他啶	●
注射用头孢唑林钠	●
注射用硝普钠	×

酮洛酸氨丁三醇注射液

Ketorolac Tromethamine Injection

【制剂规格】

1ml∶10mg；1ml∶30mg；1ml∶60mg。

【用法用量】

肌内注射或静脉注射。本品静脉注射时间不少于15秒；肌内注射缓慢给药，并注射于肌内较深部位。静脉注射或肌内注射后30分钟内开始产生止痛作用，1~2小时后达到最大止痛效果，止痛作用持续时间4~6小时。

（1）单次给药

以下治疗剂量仅适用于单次给药。

成年病人：肌内注射剂量：65岁以下：一次60mg；65岁或以上、肾损伤或体重低于50kg：一次30mg。静脉注射剂量：65岁以下：30mg；65岁或以上、肾损伤或体重低于50kg：一次15mg。

儿科病人（2~16岁）：儿科病人仅接受单次给药，注射剂量如下：肌内注射剂量：一次1mg/kg，最大剂量不超过30mg。静脉注射剂量：一次0.5mg/kg，最大剂量不超过15mg。

（2）成人多次给药

65岁以下：建议每6小时静脉注射或肌内注射30mg，最大日剂量不超过120mg。65岁或以上：肾损伤或体重低于50kg：建议每6小时静脉注射或肌内注射15mg，最大日剂量不超过60mg。

【药品稳定性】

避光干燥保存。

【注意事项】

（1）对肾脏影响。肾功能损伤及血容减少引起肾功能衰竭的患者禁用本品。

（2）出血的危险性。本品有抑制血小板功能，疑有或确诊有脑血管出血、有出血倾向、止血不完全和高危的出血患者禁用。大手术前止痛预防、需紧急止血时的手术中禁用。

（3）过敏性。由于使用酮咯酸氨丁三醇的患者出现过从支气管痉挛到过敏性休克等过敏性反应，因此首次注射酮咯酸氨丁三醇（静脉注射/肌内注射）时有必要采用适当的抗过敏措施，有酮咯酸氨丁三醇过敏史、对阿司匹林或其他非甾体抗炎药过敏的患者禁用。

（4）临产、分娩妇女和哺乳期妇女。由于酮咯酸氨丁三醇会影响胎动和子宫收缩，因此禁用于临产和分娩妇女；本品的前列腺素合成抑制作用对新生儿存在潜在的不良影响，故忌用于哺乳期妇女。

（5）与非甾体抗炎药的联合用药。由于非甾体抗炎药产生的严重副作用有累积的可能性，故本品不宜与5-氨基水杨酸或其他非甾体抗炎药并用。

（6）肝功能损伤或有肝病史的病人慎用。本品可能会引起肝酶升高，肝功能不良的病人使用本品有进一步增加肝脏反应的可能性。患者使用本品期间若出现肝功能异常应立即停止用药。

（7）使用本品还可能出现体液潴留、水肿、氯化钠潴留、少尿、血清尿素氮和肌酐升高等症状，故心脏代偿失调、高血压或有相似症状的患者应慎用。

【配伍禁忌表】

药品名称	配伍信息
注射用青霉素钠	●
注射用青霉素钾	●
注射用头孢拉定	●
注射用硫酸链霉素	●
硫酸卡那霉素注射液	●
硫酸奈替米星注射液	●
注射用硫酸阿米卡星	●
萘普生注射剂	×
注射用萘普生钠	×

妥拉唑林注射液
Tolazoline Injection

【制剂规格】

1ml∶25mg。

【用法用量】

肺动脉高压的新生儿：初始剂量为每千克体重1~2mg，10分钟内静脉注射。维持剂量为每小时每千克体重0.2mg。静脉滴注，负荷量每千克体重1mg，动脉血气稳定后逐渐减量，必要时在维持滴注中可重复初始剂量。通过头皮静脉或回流至上腔静脉的其他静脉注射，使本品最大量到达肺动脉；肾功能不全和少尿病人应适当降低维持量，＜0.9mg/（kg·h），且减慢输液速度。

【药品稳定性】

遮光、密封保存。

【注意事项】

（1）缺血性心脏病、低血压、脑血管意外、对本品过敏者禁用。

（2）慎用于二尖瓣狭窄、酸中毒、消化性溃疡的患者。

（3）由于本品主要通过肾脏排泄，肾功能障碍时应减量。

（4）婴儿使用本品后曾有发生低氯性碱中毒、急性肾功能衰竭和十二指肠穿孔的报道。适当减少剂量能增加使用本品的安全性。婴儿预先使用抗酸剂可能会防止胃肠道出血的发生。对新生儿不应该使用含有苯甲醇的稀释液，因一种致命的中毒综合征包括代谢性酸中毒、中枢性神经系统抑制、呼吸障碍、肾功能衰竭、低血压、癫痫及颅内出血，与苯甲醇的使用有关。

（5）本品应在婴幼儿监护病房中使用，监护病房应具备受过婴幼儿重症监护专门培训的医护人员及完善的抢救设施。

（6）为理想地控制用量，应使用微量泵。

【配伍禁忌表】

药品名称	配伍信息
盐酸多巴胺注射剂	拮抗
重酒石酸间羟胺注射液	降低间羟胺的升压作用
盐酸麻黄碱注射液	可降低麻黄碱的升压作用

续表

药品名称	配伍信息
盐酸去氧肾上腺素注射液、盐酸肾上腺素注射液、盐酸异丙肾上腺素注射液、重酒石酸去甲肾上腺素注射液	大剂量的本品与肾上腺素或去甲肾上腺素合用可导致反常性的血压下降随后发生反跳性的剧烈升高。应用本品后，再应用甲氧明或去甲肾上腺素将阻滞后者的升压作用，可能出现严重的低血压

维生素 B_2 注射液

Vitamin B_2 Injection

【制剂规格】

2ml∶1mg；2ml∶5mg；2ml∶10mg。

【用法用量】

成人每日的需要量为2~3mg。治疗口角炎、舌炎、阴囊炎时，皮下注射或肌内注射一次5~10mg，每日1次，连用数周。

【药品稳定性】

遮光，密闭，于有色瓶中保存。

【注意事项】

使用本品后，尿呈黄绿色；可使荧光法测定尿中儿茶酚胺浓度结果呈假性增高，尿胆原呈假阳性。

【配伍禁忌表】

药品名称	配伍信息
注射用博来霉素	×
头孢噻啶	×
放线菌素D	×
多西环素	×
注射用乳糖酸红霉素	×
盐酸林可霉素注射剂	×
土霉素	×

续表

药品名称	配伍信息
注射用硫酸链霉素	×
四环素	×
吩噻嗪	增加维生素 B_2 的用量
三环类抗抑郁药	增加维生素 B_2 的用量
丙磺舒	增加维生素 B_2 的用量

维生素 B_{12} 注射液

Vitamin B_{12} Injection

【制剂规格】

1ml∶0.05mg；1ml∶0.1mg；1ml∶0.25mg；1ml∶0.5mg；1ml∶1mg。

【用法用量】

肌内注射，成人，一日0.025~0.1mg或隔日0.05~0.2mg。用于神经炎时，用量可酌增。

【药品稳定性】

温度过高或消毒时间过长均可使之分解，应避光密闭保存。

【注意事项】

（1）可致过敏反应，甚至过敏性休克，不宜滥用。

（2）有条件时，用药过程中应监测血中维生素 B_{12} 浓度。

（3）痛风患者使用本品可能发生高尿酸血症。

【配伍禁忌表】

药品名称	配伍信息
硫酸卡那霉素注射液	▲
硫酸奈替米星注射液	▲
硫酸庆大霉素注射液	▲
硫酸妥布霉素注射液	▲
硫酸西索米星注射液	▲
硫酸依替米星注射液	▲
注射用苯巴比妥钠	▲
注射用苯妥英钠	▲
注射用硫酸阿米卡星	▲
注射用硫酸链霉素	▲

维生素 C 注射剂
Vitamin C Injection

【制剂规格】

①注射用维生素 C：0.5g；1g。②维生素 C 注射液：2ml∶0.1g；2ml∶0.25g；5ml∶0.5g；20ml∶2.5g。

【用法用量】

注射用维生素 C 和维生素 C 注射液：肌内注射或静脉注射，成人每次 100~250mg，每日 1~3 次；小儿每日 100~300mg，分次注射。救治克山病可用大剂量，需遵医嘱。

【药品稳定性】

遮光，密闭保存。制剂色泽变黄后不可应用。

【注意事项】

（1）维生素 C 对下列情况的作用未被证实：预防或治疗癌症、牙龈炎、化脓、出血、血尿、视网膜出血、抑郁症、龋齿、贫血、痤疮、不育症、衰老、动脉硬化、溃疡病、结核、痢疾、结缔组织病、骨折、皮肤溃疡、花粉症、药物中毒、血管栓塞、感冒等。

（2）对诊断的干扰。大量服用将影响以下诊断性试验的结果：大便隐血可致假阳性；能干扰血清乳酸脱氢酶和血清转氨酶浓度的自动分析结果；尿糖（硫酸铜法）、葡萄糖（氧化酶法）均可致假阳性；尿中草酸盐、尿酸盐和半胱氨酸等浓度增高；血清胆红素浓度下降；尿 pH 下降。

（3）下列情况应慎用：半胱氨酸尿症；痛风；高草酸盐尿症；草酸盐沉积症；尿酸盐性肾结石；糖尿病（因维生素 C 可能干扰血糖定量）；葡萄糖 -6- 磷酸脱氢酶缺乏症；血色病；铁粒幼细胞性贫血或地中海贫血；镰形红细胞贫血。

（4）长期大量服用突然停药，有可能出现坏血病症状，故宜逐渐减量停药。

【配伍禁忌表】

药品名称	配伍信息
氨茶碱注射液	×
注射用博来霉素	×
注射用丝裂霉素	×
硫酸庆大霉素注射液	×
注射用头孢唑林钠	×
注射用氨苄西林钠	×
注射用氨苄西林钠舒巴坦钠	×
多沙普仑注射剂	×
注射用乳糖酸红霉素	×
盐酸氯丙嗪注射液	×
维生素 B_2 注射液	×
维生素 B_{12} 注射液	×
维生素 K_1 注射液	×

维生素 D_3 注射液
Vitamin D_3 Injection

【制剂规格】

1ml：7.5mg（30 万 U）；1ml：15mg（60 万 U）。

【用法用量】

肌内注射：一次 7.5~15mg（30~60 万 U），病情严重者可于 2~4 周后重复注射 1 次。

【药品稳定性】

密闭，避光，阴凉处保存。

【注意事项】

（1）治疗低钙血症前，应先控制血清磷的浓度，定期复查血钙等有关指标；除非遵医嘱，避免同时应用钙、磷和维生素 D 制剂。

（2）由于个体差异，维生素 D_3 用量应依据临床反应作调整。

（3）对诊断的干扰：维生素 D_3 可促使血清磷酸酶浓度降低，血清钙、胆固醇、磷酸盐和镁的浓度可能升高，尿液内钙和磷酸盐的浓度亦增高。

（4）下列情况应慎用：动脉硬化、心功能不全、高胆固醇血症、高磷血症；对维生素 D 高度敏感及肾功能不全；非肾脏病用维生素 D_3 治疗时，如患者对维生素 D_3 异常敏感，也可产生肾脏毒性。

（5）注意检查：血清尿素氮、肌酐和肌酐清除率、血清碱性磷酸酶、血磷、24 小时尿钙、尿钙与肌酐的比值、血钙（用治疗量维生素 D_3 时应定期作监测，维持血钙浓度 2.00~2.50mmol/L），以及骨 X 线检查等。

【配伍禁忌表】

药品名称	配伍信息
硫酸卡那霉素注射液	×
硫酸依替米星注射液	▲
葡萄糖注射液	▲
注射用氨力农	▲

维生素 K_1 注射液

Vitamine K_1 Injection

【制剂规格】

1ml∶2mg；1ml∶10mg。

【药品稳定性】

避光、干燥低温处保存。

【用法用量】

（1）低凝血酶原血症：肌内或深部皮下注射，每次 10mg，每日 1~2 次，24 小时内总量不超过 40mg。

（2）预防新生儿出血：可于分娩前 12~24 小时给母亲肌内注射或缓慢静脉注射 2~5mg。也可在新生儿出生后肌内注射或皮下注射 0.5~1mg，8 小时后可重复。

（3）本品用于重症患者静脉注射时，给药速度不应超过 1mg/min。

【配伍禁忌表】

药品名称	配伍信息
葡萄糖注射液	●
葡萄糖氯化钠注射液	●
氯化钠注射液	●
注射用苯妥英钠	×
维生素 C 注射剂	×
维生素 B_{12} 注射液	×
右旋糖酐 40 注射液	×

西咪替丁注射液

Cimetidine Injection

【制剂规格】

①西咪替丁氯化钠注射液：100ml∶西咪替丁0.2g与氯化钠0.9g。②西咪替丁注射液：2ml∶0.2g。

【用法用量】

（1）静脉滴注：本品0.2g用5%葡萄糖注射液或0.9%氯化钠注射液或葡萄糖氯化钠注射液250~500ml稀释后静脉滴注，滴速为每小时14mg/kg，每次0.2~0.6g。

（2）静脉注射：用上述溶液20ml稀释后缓慢静脉注射（2~3分钟），6小时1次，每次0.2g。

（3）肌内注射：一次0.2g，6小时1次。

【药品稳定性】

密封保存。

【注意事项】

（1）不宜用于急性胰腺炎。

（2）用药期间应注意检查肾功能和血常规。

（3）应避免本品与中枢抗胆碱药同时使用，以防加重中枢神经毒性反应。

（4）用本品时应禁用咖啡因及含咖啡因的饮料。

（5）老年人、儿童应慎用。

（6）突然停药，可能导致慢性消化性溃疡穿孔，估计为停用后回跳的高酸度所致。故完成治疗后尚需继续服药（每晚400mg）3个月。

（7）对诊断的干扰：胃液隐血试验可出现假阳性；血液水杨酸浓度、血肌酐、催乳素、氨基转移酶等浓度均可能升高；甲状旁腺激素浓度则可能降低。

（8）下列情况应慎用：严重心脏及呼吸系统疾病；肝、肾功能不全患者慎用；慢性炎症，如系统性红斑狼疮（SLE），西咪替丁的骨髓毒性可能增高；器质性脑病；肾功能损害（中度或重度）。

【配伍禁忌表】

药品名称	配伍信息
阿糖胞苷注射剂	●
氨茶碱注射液	▲
氨基己酸注射液	●
氨甲环酸注射液	●
胞磷胆碱钠注射液	●
醋酸泼尼松龙注射液	▲
地高辛注射液	▲

续表

药品名称	配伍信息
地塞米松磷酸钠注射液	▲
地西泮注射液	▲
二羟丙茶碱注射液	▲
呋塞米注射液	×
氟尿嘧啶注射液	▲
氟哌啶醇注射液	●
氟哌利多注射液	●
肝素钠注射液	●
枸橼酸芬太尼注射液	●
肌苷注射剂	●
己酮可可碱注射液	▲
甲硫酸新斯的明注射液	×
甲硝唑注射液	×
甲氧氯普胺注射液	▲
卡莫司汀注射液	▲
卡托普利注射液	▲
利巴韦林注射液	●
硫酸阿托品注射液	▲
硫酸卡那霉素注射液	▲
硫酸镁注射液	●
硫酸庆大霉素注射液	▲
硫酸妥布霉素注射液	▲
氯化钙注射液	●
氯化钾注射液	●

续表

药品名称	配伍信息
氯化钠注射液	●
氯硝西泮注射液	▲
马来酸氯苯那敏注射液	▲
马来酸麦角新碱注射液	×
咪达唑仑注射液	▲
尼克刹米注射液	●
诺氟沙星葡萄糖注射液	×
葡萄糖注射液	●
葡萄糖氯化钠注射液	●
葡萄糖酸钙注射液	●
葡萄糖盐乳酸钠	●
氢化可的松注射液	▲
氢溴酸东莨菪碱注射液	●
曲克芦丁注射液	●
去乙酰毛花苷注射液	●
乳酸环丙沙星注射液	●
乳酸钠林格注射液	●
乳酸钠注射液	●
塞替派注射液	●
三磷腺苷注射液	×
山梨醇注射液	●
替硝唑葡萄糖注射液	▲
细胞色素 C 注射液	●
盐酸胺碘酮注射液	▲

续表

药品名称	配伍信息
盐酸苯海拉明注射液	●
盐酸多巴胺注射液	▲
盐酸多巴酚丁胺注射液	×
盐酸利多卡因注射液	▲
盐酸林可霉素注射液	●
盐酸氯胺酮注射液	●
盐酸氯丙嗪注射液	▲
盐酸洛贝林注射液	●
盐酸吗啡注射液	▲
盐酸美西律注射液	▲
盐酸哌替啶注射液	▲
盐酸普罗帕酮注射液	×
盐酸普萘洛尔注射液	▲
盐酸去氧肾上腺素注射液	●
盐酸山莨菪碱注射液	●
盐酸肾上腺素注射液	●
盐酸维拉帕米注射液	▲
盐酸异丙嗪注射液	▲
盐酸异丙肾上腺素注射液	●
氧氟沙星注射液	●
异烟肼注射液	●
右旋糖酐 40 注射液	●
正规胰岛素注射剂	▲

续表

药品名称	配伍信息
重酒石酸间羟胺注射液	●
重酒石酸去甲肾上腺素注射液	●
注射用奥美拉唑钠	●
注射用辅酶 A	●
注射用阿莫西林钠克拉维酸钾	●
注射用阿昔洛韦	●
注射用氨力农	●
注射用苯巴比妥钠	▲
注射用苯妥英钠	▲
注射用丙戊酸钠	▲
注射用环磷酰胺	●
注射用环磷腺苷	●
注射用磺苄西林钠	●
注射用甲氨蝶呤	●
注射用两性霉素 B	×
注射用磷霉素钠	●
注射用硫酸阿米卡星	▲
注射用普鲁卡因胺	▲
注射用青霉素钠	●
注射用氢化可的松琥珀酸钠	▲
注射用乳糖酸红霉素	●
注射用丝裂霉素	×

续表

药品名称	配伍信息
注射用头孢呋辛钠	●
注射用头孢孟多酯钠	×
注射用头孢哌酮钠舒巴坦钠	×
注射用头孢噻吩钠	×
注射用头孢噻肟钠	×
注射用头孢他啶	●
注射用头孢唑林钠	×
注射用硝普钠	▲
注射用盐酸多柔比星	●
注射用盐酸哌甲酯	●
注射用盐酸柔红霉素	×
注射用依他尼酸钠	×
左氧氟沙星注射液	●

细胞色素 C 注射液
Cytochrome C Injection

【制剂规格】

2ml∶15mg。

【用法用量】

（1）成人：静脉注射或静脉滴注，一次 15~30mg，每日 30~60mg。静脉注射时，加 25% 葡萄糖注射液 20ml 混匀后缓慢注射。也可用 5%~10% 葡萄糖注射液或 0.9% 氯化钠注射液稀释后静脉滴注。

（2）儿童：肌内注射：＜1 岁，每次 1.5~7.5mg；1~8 岁，每次 15mg；9 岁，每次 15~30mg，每日 1 次。静脉注射：＜1 岁，每次 7.5mg；1~8 岁，每次 7.5mg~15mg；＞9 岁，每次 15~30mg，每日 1 次。静脉滴注：＜8 岁，每次 15mg；＞9 岁，每次 15~30mg，每日 1 次。

【药品稳定性】

密闭，在阴凉处保存

【注意事项】

（1）用药前需做过敏试验，皮试划痕法系用 0.03% 溶液 1 滴，滴于前臂屈面皮肤上，用针在其上刺扎一下（单刺）或多下（多刺），至少量出血程度。皮内注射法系用 0.03mg/ml 溶液 0.03~0.05ml 皮内注射。均观察 15~20 分钟，单刺者局部红晕直径 10mm 以上或丘疹直径＞7mm 以上，多刺和皮内注射者红晕直径 15mm 以上或丘疹直径 10mm 以上为阳性。皮试阳性者禁用。

（2）中止用药后再继续用药时，过敏反应尤易发生，须再做皮试，且应用用药量较小的皮内注射法。

【配伍禁忌表】

药品名称	配伍信息
阿糖胞苷注射剂	×
氨茶碱注射液	×

续表

药品名称	配伍信息
氨基己酸注射液	●
氨甲环酸注射液	●
胞磷胆碱钠注射液	●
醋酸泼尼松龙注射液	×
地塞米松磷酸钠注射液	×
呋塞米注射液	●
氟尿嘧啶注射液	×
甘露醇注射液	×
肝素钠注射液	●
磺胺嘧啶钠注射液	×
肌苷注射剂	▲
甲磺酸酚妥拉明注射液	●
甲磺酸培氟沙星注射液	△
甲硫酸新斯的明注射液	×
利巴韦林注射液	△
利血平注射液	●
硫代硫酸钠注射液	×
硫酸阿托品注射液	●
硫酸卡那霉素注射液	×
硫酸镁注射液	●
硫酸庆大霉素注射液	×
硫酸妥布霉素注射液	×
氯化钙注射液	●
氯化钾注射液	●

续表

药品名称	配伍信息
氯化钠注射液	●
氯化筒箭毒碱注射液	×
马来酸氯苯那敏注射液	●
马来酸麦角新碱注射液	●
尼克刹米注射液	●
葡萄糖注射液	●
葡萄糖氯化钠注射液	●
葡萄糖酸钙注射液	●
葡萄糖盐乳酸钠	●
氢化可的松注射液	×
氢溴酸东莨菪碱注射液	×
氢溴酸加兰他敏注射液	×
氢溴酸山莨菪碱注射液	●
曲克芦丁注射液	●
去乙酰毛花苷注射液	●
乳酸环丙沙星注射液	×
乳酸钠林格注射液	●
乳酸钠注射液	●
塞替派注射液	●
三磷腺苷注射液	●
山梨醇注射液	●
西咪替丁注射液	●
盐酸倍他司汀注射液	●
盐酸苯海拉明注射液	●

续表

药品名称	配伍信息
盐酸多巴胺注射液	×
盐酸多巴酚丁胺注射液	●
盐酸利多卡因注射液	●
盐酸林可霉素注射液	×
盐酸氯丙嗪注射液	●
盐酸洛贝林注射液	●
盐酸吗啡注射液	×
盐酸美西律注射液	×
盐酸哌替啶注射液	●
盐酸普鲁卡因注射液	×
盐酸普萘洛尔注射液	●
盐酸去氧肾上腺素注射液	×
盐酸肾上腺素注射液	●
盐酸维拉帕米注射液	●
盐酸异丙嗪注射液	×
盐酸异丙肾上腺素注射液	×
氧氟沙星注射液	×
异烟肼注射液	×
右旋糖酐 40 注射液	●
正规胰岛素注射剂	●
重酒石酸间羟胺注射液	×
重酒石酸去甲肾上腺素注射液	×

续表

药品名称	配伍信息
注射用辅酶 A	●
注射用氨苄西林钠	×
注射用环磷酰胺	●
注射用磺苄西林钠	△
注射用甲氨蝶呤	×
注射用硫酸阿米卡星	×
注射用硫酸多黏菌素 B	×
注射用普鲁卡因胺	●
注射用青霉素钾	▲
注射用青霉素钠	×
注射用氢化可的松琥珀酸钠	×
注射用乳糖酸红霉素	×
注射用丝裂霉素	●
注射用头孢呋辛钠	×
注射用头孢拉定	×
注射用头孢哌酮钠舒巴坦钠	×
注射用头孢噻肟钠	△
注射用头孢他啶	△
注射用头孢唑林钠	×
注射用硝普钠	×
注射用盐酸多柔比星	●
注射用依他尼酸钠	×

硝酸甘油注射液

Nitroglycerin Injection

【制剂规格】

1ml：1mg；1ml：2mg；1ml：5mg；1ml∶10mg。

【用法用量】

5%葡萄糖注射液或氯化钠注射液稀释后静脉滴注，开始剂量为5μg/min，最好用输液泵恒速输入。用于降低血压或治疗心力衰竭，可每3~5分钟增加5μg/min，如在20μg/min时无效可以10μg/min递增，以后可20μg/min。患者对本药的个体差异很大，静脉滴注无固定适合剂量，应根据个体的血压、心率和其他血流动力学参数来调整用量。

【药品稳定性】

密闭，避光，阴凉处保存。

【注意事项】

（1）应使用能有效缓解急性心绞痛的最小剂量，过量可能导致耐受现象。

（2）小剂量可能发生严重低血压，尤其在直立位时。

（3）应慎用于血容量不足或收缩压低的患者。

（4）发生低血压时可合并心动过缓，加重心绞痛。

（5）加重肥厚梗阻型心肌病引起的心绞痛。

（6）易出现药物耐受性。

（7）如果出现视力模糊或口干，应停药。

（8）剂量过大可引起剧烈头痛。

（9）静脉滴注本品时，由于许多塑料输液器可吸附硝酸甘油，因此应采用非吸附本品的输液装置，如玻璃输液瓶等。

（10）静脉使用本品时须采用避光措施。

【配伍禁忌表】

药品名称	配伍信息
肝素钠注射液	▲
利血平注射液	▲
硫酸吗啡注射液	●
氯化钠注射液	●
葡萄糖注射液	●
葡萄糖氯化钠注射液	●
替硝唑葡萄糖注射液	×
硝酸异山梨酯注射液	×
盐酸多巴酚丁胺注射液	×
盐酸可乐定注射液	▲
盐酸利多卡因注射液	▲
盐酸去氧肾上腺素注射液	▲
盐酸肾上腺素注射液	▲
重酒石酸去甲肾上腺素注射液	▲

X

续表

药品名称	配伍信息
注射用苯妥英钠	×
注射用环磷腺苷	×
注射用硝普钠	▲
左氧氟沙星注射液	×

硝酸异山梨酯注射剂
Isosorbide Dinitrate Injection

【制剂规格】

①注射用硝酸异山梨酯：10mg；20mg。②硝酸异山梨酯注射液：5ml∶5mg；10ml∶10mg；100ml∶10mg；200ml∶20mg。

【用法用量】

（1）注射用硝酸异山梨酯

①剂量：剂量需根据病人的反应而调节，正常剂量为每小时2~7mg硝酸异山梨酯，但需要时亦可增加至每小时10mg。

②推荐浓度：将50mg注射用硝酸异山梨酯与适当滴注液如氯化钠注射液或葡萄糖注射液混合总量至500ml，其浓度为100μg/ml。

③因减低液体摄入量而需要较高浓度，可用100mg注射用硝酸异山梨酯与滴注液混合总量至500ml，其浓度为200μg/ml。

④本品打开后应立即加入滴注液中，混合时应在无菌条件下操作。

⑤静脉滴注开始剂量为30μg/min，观察0.5~1小时，如无不良反应可将剂量加倍。每日1次，10天为一疗程。

⑥与适当稀释液如氯化钠注射液或葡萄糖注射液等混合后用于静脉滴注并利用输液装置或输液泵滴注。用药期间，必须密切监察病人脉搏及血压。

（2）硝酸异山梨酯注射液：静脉滴注。最适浓度：1支10ml安瓿注入200ml 0.9%氯化钠注射液或5%葡萄糖液中，或者5支5ml安瓿注入500ml 0.9%氯化钠注射液或5%葡萄糖液中，振摇数次，得到50μg/ml的浓度；亦可用10ml安瓿5支注入500ml输液中，得到100μg/ml的浓度。药物剂量可根据病人的反应调整，静脉滴注开始剂量30μg/min，观察0.5~1小时，如无不良反应可加倍，一日1次，10天为一疗程。

【药品稳定性】

阴凉处防冻，密闭保存。

【注意事项】

（1）应用本品时必须密切监察脉搏及血压，以便及时调整剂量。

（2）下列情况慎用：近期心肌梗死、肥厚梗阻型心肌病、甲状腺功能低下、营养不良、严重肝脏、严重肾脏疾病或低温的病人。

（3）用药期间宜保持卧位，站起时应缓慢，以防突发体位性低血压。

（4）长期连续用药可产生耐受性，故不宜长期连续用药。

【配伍禁忌表】

药品名称	配伍信息
利血平注射液	▲
氯化钠注射液	●
葡萄糖注射液	●
碳酸氢钠注射液	×
硝酸甘油注射液	×
盐酸可乐定注射液	▲
盐酸麻黄碱注射液	▲
盐酸去氧肾上腺素注射液	▲
盐酸肾上腺素注射液	▲
重酒石酸去甲肾上腺素注射液	▲
注射用硝普钠	▲

—Y—

亚甲蓝注射液
Methylthioninium Chloride Injection

【制剂规格】

2ml∶20mg；5ml∶50mg；10ml∶100mg。

【用法用量】

静脉注射。亚硝酸盐中毒，一次按体重1~2mg/kg；氰化物中毒，一次按体重5~10mg/kg，最大剂量为20mg/kg。

【药品稳定性】

避光、密闭保存。

【注意事项】

（1）本品不能皮下、肌内或鞘内注射，前二者引起坏死，后者引起瘫痪。

（2）葡萄糖-6-磷酸脱氢酶缺乏患者和小儿应用本品剂量过大可引起溶血。肾功能不全患者应慎用。

（3）本品为1%溶液，应用时需用25%葡萄糖注射液40ml稀释，静脉缓慢注射（10分钟注射完毕）。对化学物质和药物引起的高铁血红蛋白血症，若30~60分钟皮肤黏膜发绀不消退，可重复用药。先天性还原型二磷酸吡啶核苷高铁血红蛋白还原酶缺陷引起的高铁血红蛋白血症，每日口服300mg和大剂量维生素C。

【配伍禁忌表】

药品名称	配伍信息
氢氧化钠	×
碘解磷定	×
盐酸胺碘酮	×
戈拉碘铵	×

烟酸注射剂
Nicotinic Acid Injection

【制剂规格】

①注射用烟酸：25mg；50mg；100mg。②烟酸注射液：2ml∶20mg；2ml∶100mg；5ml∶50mg。

【用法用量】

（1）注射用烟酸：静脉或肌内注射一次50~100mg，一日1~2次；用于脑血管疾病：50~100mg，一日1~2次；用于脑血管疾病：50~200mg，加于5%~10%葡萄糖液100~200ml中静脉滴注，一日1次。小儿静脉缓慢注射，一次25~100mg，一日2次。

（2）烟酸注射液：成人肌内注

射，一次 50~100mg，一日 5 次；静脉缓慢注射，一次 25~100mg，一日 2 次或多次。小儿静脉缓慢注射，一次 25~100mg，一日 2 次。

【药品稳定性】

密闭，避光，阴凉处保存。

【注意事项】

青光眼、糖尿病、溃疡病及肝功能不全患者慎用。

【配伍禁忌表】

药品名称	配伍信息
氨茶碱注射液	×
醋酸泼尼松龙注射液	×
二羟丙茶碱注射液	●
氟尿嘧啶注射液	×
氟哌啶醇注射液	×
肝素钠注射液	×
磺胺嘧啶钠注射液	×
氯化钠注射液	●
葡萄糖注射液	●
葡萄糖氯化钠注射液	●
氢化可的松注射液	×
碳酸氢钠注射液	×
盐酸氯丙嗪注射液	×
盐酸普罗帕酮注射液	●
盐酸异丙嗪注射液	×
注射用氨苄西林钠	×
注射用苯巴比妥钠	×
注射用苯妥英钠	×
注射用环磷腺苷	●
左氧氟沙星注射液	●

盐酸氨溴索注射剂
Ambroxol Hydrochloride and Glucose Injection

【制剂规格】

①注射用盐酸氨溴索：30mg。②盐酸氨溴索注射液：50ml∶15mg；100ml∶30mg。

【用法用量】

（1）注射用盐酸氨溴索：用前用 5ml 无菌注射用水溶解，缓慢静脉注射。①成人及 12 岁以上儿童：每天 2 次，每次 30mg（1 瓶）。本品亦可用适量无菌注射用水稀释后与葡萄糖、果糖、0.9% 氯化钠注射液或林格液混合静脉滴注使用。②预防治疗：成人及 12 岁以上儿童：每天 2~3 次，每次 15mg；严重病例可以增至每次 30mg。6~12 岁儿童：每天 2~3 次，每次 15mg。2~6 岁儿童：每天 3 次，每次 7.5mg。2 岁以下儿童：每天 2 次，每次 7.5mg。均为缓慢静脉注射。③婴儿呼吸窘迫综合征（IRDS）的治疗：每日用药总量以婴儿体重计算 30mg/kg，分 4 次给药，应使用注射泵给药，静脉注射时间至少 5 分钟。

（2）盐酸氨溴索注射液：①预防治疗：成人及 12 岁以上儿童：每天 2~3 次，每次 1 安瓿，慢速静脉注射；严重病例可以增至每次 2 安瓿。6~12 岁儿童：每天 2~3 次，每次 1 安瓿。2~6 岁儿童：每天 3 次，每次 1/2 安瓿。2 岁以下儿童：每天 2 次，每次 1/2 安瓿。均为慢速静脉滴注。②婴儿呼吸窘迫综合征（IRDS）的治疗：每日用药总量以婴儿体重计算，30mg/kg，分 4 次给药。应使用注射器泵给药，静脉注射时间至少 5 分钟。本注射液亦可与葡萄糖、果糖、0.9% 氯化钠溶液或林格液混合静脉滴注使用。

【药品稳定性】

于 30℃以下密闭保存。

【注意事项】

应使用注射泵给药，静脉注射时间至少 5 分钟。本品（pH 5.0）不能与 pH 值大于 6.3 的其他溶液混合，因为 pH 增加会导致本品游离碱沉淀。

【配伍禁忌表】

续表

药品名称	配伍信息
氨茶碱注射液	×
磺胺嘧啶钠注射液	×
肌苷注射剂	×
氯化钠注射液	●
葡萄糖注射液	●
碳酸氢钠注射液	×
注射用阿昔洛韦	×
注射用氨苄西林钠	×
注射用苯巴比妥钠	×
注射用苯妥英钠	×
注射用头孢拉定	×

盐酸胺碘酮注射剂
Amiodarone Hydrochloride Injection

【制剂规格】

①注射用盐酸胺碘酮：0.15g。②盐酸胺碘酮注射液：3ml∶0.15g。

【用法用量】

静脉滴注：负荷量按体重 3mg/kg，然后以 1~1.5mg/min 维持，6 小时后减至 0.5~1mg/min，一日总量 1200mg。以后逐渐减量，静脉滴注胺碘酮最好不超过 3~4 天。

【药品稳定性】

密闭，避光，阴凉处保存。

【注意事项】

（1）交叉过敏反应：对碘过敏者对本品可能过敏。

（2）下列情况应慎用：窦性心

动过缓；Q-T 间期延长综合征；低血压；肝功能不全；肺功能不全；严重充血性心力衰竭。

（3）对诊断的干扰：心电图变化：例如 P-R 及 Q-T 间期延长，用药后患者可能有 T 波减低伴增宽及双向出现 u 波，此并非停药指征；极少数有天冬氨酸氨基转移酶、丙氨酸氨基转移酶及碱性磷酸酶增高；甲状腺功能变化，本品抑制周围 T4 转化为 T3，导致 T4 及 rT3 增高和血清 T3 轻度下降，甲状腺功能检查通常不正常，但临床并无甲状腺功能障碍。甲状腺功能检查不正常可持续至停药后数周或数月。

（4）用药期间需监测血压及心电图；应注意随访检查：肝功能、甲状腺功能（包括 T3、T4 及促甲状腺激素，每 3~6 个月 1 次）、肺功能和胸部 X 片（每 6~12 个月 1 次）及作眼科检查。

（5）本品半衰期长，故停药后换用其他抗心律失常药时应注意相互作用。

【配伍禁忌表】

药品名称	配伍信息
氨茶碱注射液	×
布美他尼注射液	▲
醋酸泼尼松龙注射液	▲

续表

药品名称	配伍信息
地高辛注射液	▲
地塞米松磷酸钠注射液	▲
呋塞米注射液	▲
氟尿嘧啶注射液	×
肝素钠注射液	×
磺胺嘧啶钠注射液	×
枸橼酸芬太尼注射液	▲
甲磺酸酚妥拉明注射液	●
酒石酸美托洛尔注射液	▲
磷酸克林霉素	●
硫酸阿托品注射液	▲
硫酸吗啡注射液	●
硫酸镁注射液	×
氯化钾注射液	●
尼莫地平注射液	▲
葡萄糖注射液	●
葡萄糖盐乳酸钠	●
氢化可的松注射液	▲
双嘧达莫注射液	×
碳酸氢钠注射液	×
西咪替丁注射液	▲
盐酸多巴胺注射液	●
盐酸多巴酚丁胺注射液	●
盐酸利多卡因注射液	▲

Y

续表

药品名称	配伍信息
盐酸氯丙嗪注射液	▲
盐酸吗啡注射液	●
盐酸美西律注射液	▲
盐酸普罗帕酮注射液	▲
盐酸普萘洛尔注射液	▲
盐酸去氧肾上腺素注射液	●
盐酸山莨菪碱注射液	▲
盐酸维拉帕米注射液	▲
盐酸异丙肾上腺素注射液	●
右旋糖酐 40 注射液	●
正规胰岛素注射剂	●
重酒石酸间羟胺注射液	●
重酒石酸去甲肾上腺素注射液	●
注射用阿莫西林钠	×
注射用苯妥英钠	▲
注射用甲氨蝶呤	▲
注射用硫酸阿米卡星	△
注射用哌拉西林钠	×
注射用普鲁卡因胺	▲
注射用氢化可的松琥珀酸钠	▲
注射用乳糖酸红霉素	▲
注射用头孢呋辛钠	△

续表

药品名称	配伍信息
注射用头孢孟多酯钠	×
注射用头孢他啶	×
注射用头孢唑林钠	×
注射用依他尼酸钠	▲

盐酸倍他司汀注射液
Betahistine Hydrochloride Injection

【制剂规格】

2ml∶10mg。

【用法用量】

（1）肌内注射。一次 10mg，一日 1~2 次。

（2）静脉滴注。10~30mg，加入 5% 葡萄糖注射液或 0.9% 氯化钠注射液中，一日 1 次。

【药品稳定性】

密闭，避光，阴凉处保存。

【注意事项】

（1）消化性溃疡、支气管哮喘、嗜铬细胞瘤患者慎用。

（2）注意出现发热情况，防止不良后果。

【配伍禁忌表】

药品名称	配伍信息
地塞米松磷酸钠注射液	●
甘露醇注射液	●

续表

药品名称	配伍信息
肝素钠注射液	●
甲磺酸酚妥拉明注射液	●
硫酸镁注射液	●
氯化钾注射液	●
氯化钠注射液	●
马来酸氯苯那敏注射液	×
尼克刹米注射液	●
葡萄糖注射液	●
葡萄糖氯化钠注射液	●
葡萄糖酸钙注射液	●
氢化可的松注射液	●
氢溴酸东莨菪碱注射液	●
乳酸钠注射液	●
三磷腺苷注射液	●
山梨醇注射液	●
碳酸氢钠注射液	×
细胞色素 C 注射液	●
盐酸氯丙嗪注射液	×
盐酸洛贝林注射液	●
盐酸去氧肾上腺素注射液	●
盐酸山莨菪碱注射液	●
盐酸肾上腺素注射液	●
盐酸异丙嗪注射液	×

续表

药品名称	配伍信息
盐酸异丙肾上腺素注射液	●
右旋糖酐 40 注射液	●
重酒石酸间羟胺注射液	●
重酒石酸去甲肾上腺素注射液	●
注射用氨苄西林钠	●
注射用氢化可的松琥珀酸钠	●
注射用头孢呋辛钠	●
注射用头孢拉定	●
注射用头孢噻肟钠	●
注射用头孢他啶	●

盐酸苯海拉明注射液
Diphenhydramine Hydrochloride Injection

【制剂规格】

1ml∶20mg。

【用法用量】

深部肌内注射，每次 20mg，一日 1~2 次。

【药品稳定性】

室温下避光保存，避免冷冻。

【注意事项】

（1）幽门十二指肠梗阻、消化性溃疡所致幽门狭窄、膀胱颈狭窄、甲状腺功能亢进、心血管病、高血压以及下呼吸道感染（包括哮喘）者不宜用本品。

（2）对其他乙醇胺类高度过敏者，对本品也可能过敏。

（3）应用本药后避免驾驶车辆、高空作业或操作机器。

（4）肾功能衰竭时，给药的间隔时间应延长。

（5）本品的镇吐作用可给某些疾病的诊断造成困难。

【配伍禁忌表】

药品名称	配伍信息
阿奇霉素注射液	●
阿糖胞苷注射剂	×
醋酸泼尼松龙注射液	×
地塞米松磷酸钠注射液	×
氟哌啶醇注射液	×
枸橼酸芬太尼注射液	●
肌苷注射剂	×
甲磺酸酚妥拉明注射液	●
甲硫酸新斯的明注射液	×
硫酸阿托品注射液	●
硫酸吗啡注射液	●
硫酸小诺米星注射液	×
氯化钾注射液	●
氯化钠注射液	●
马来酸氯苯那敏注射液	●
尼克刹米注射液	●
葡萄糖注射液	●
葡萄糖氯化钠注射液	●
氢化可的松注射液	×
氢溴酸东莨菪碱注射液	●
氢溴酸山莨菪碱注射液	●
乳酸钠林格注射液	●
碳酸氢钠注射液	×
西咪替丁注射液	●
细胞色素 C 注射液	●
盐酸氯丙嗪注射液	●
盐酸洛贝林注射液	●
盐酸吗啡注射液	●
盐酸去氧肾上腺素注射液	●
盐酸肾上腺素注射液	×
重酒石酸间羟胺注射液	●
注射用苯巴比妥钠	×
注射用苯妥英钠	×
注射用环磷酰胺	●
注射用甲氨蝶呤	×
注射用两性霉素 B	×
注射用青霉素钠	●
注射用氢化可的松琥珀酸钠	×

盐酸表柔比星注射剂
Epirubicin Hydrochloride Injection

【制剂规格】

①注射用盐酸表柔比星：10mg；50mg。②盐酸表柔比星注射液：5ml：10mg。

【用法用量】

（1）注射用盐酸表柔比星：

①常规剂量：表柔比星单独用药时，成人剂量为按体表面积一次 60~120mg/m^2，当表柔比星用来辅助治疗腋下淋巴阳性的乳腺癌患者联合化疗时，推荐的起始剂量为 100~120mg/m^2 静脉注射，每个疗程的总起始剂量可以一次单独给药或者连续 2~3 天分次给药。根据患者血常规可间隔 21 天重复使用。

②优化剂量：高剂量可用于治疗肺癌和乳腺癌。单独用药时，成人推荐起始剂量为按体表面积一次最高可达 135mg/m^2，在每疗程的第 1 天一次给药或在每疗程的第 1、2、3 天分次给药，3~4 周一次。联合化疗时，推荐起始剂量按体表面积最高可达 120mg/m^2，在每疗程的第 1 天给药，3~4 周一次。静脉注射给药。根据患者血常规可间隔 21 天重复使用。

③膀胱内给药：表柔比星应用导管灌注并应在膀胱内保持一小时左右。在灌注期间，患者应时常变换体位，以保证膀胱黏膜能最大面积地接触药物。为了避免药物被尿液不适当的稀释，应告知患者灌注前 12 小时不要饮用任何液体。医生应指导患者在治疗结束时排空尿液。

④浅表性膀胱癌，表柔比星 50mg 溶于 25~50ml 0.9% 氯化钠溶液中，每周 1 次，灌注 8 次。对于有局部毒性（化学性膀胱炎）的病例，可将每次剂量减少至 30mg，患者也可接受 50mg 每周 1 次共 4 次、然后每月 1 次共 11 次的同剂量药物膀胱灌注。医生可根据患者病情调整给药次数。

（2）盐酸表柔比星注射液：

本品应采用缓慢静脉或动脉内注射，也可加 100~250ml 0.9% 氯化钠注射液滴注。在进行肝动脉插管介入治疗时，可加碘化钐混合以期增强疗效。

①常规剂量：表柔比星单独用药时成人剂量为 60~90mg/m^2 体表面积，静脉注射，3~5 分钟内注入体内。根据病人血常规可间隔 21 天重复使用。

②高剂量：若单独使用表柔比星治疗肺癌时，应按下述方案给药：未经治疗的小细胞肺癌每天按体表面积 120mg/m^2，每三周 1 次。未经治疗的非小细胞肺癌（鳞状上

皮细胞肺癌、小细胞肺癌或肺腺癌）：每天按体表面积 135mg/m^2，每三周一次；或 45mg/m^2，每 3 周的第一、二、三天各一次。

③联合化疗时，可参阅多柔比星的联合化疗方案，以相应的较高剂量表柔比星替代多柔比星即可。据国外文献报道：以 CEF-120［环磷酰胺（C）：75mg/m^2，d1、14；盐酸表柔比星注射液（E）：60mg/m^2，d1、8；氟尿嘧啶（F）：500mg/m^2，d1、8］和 FEC-100 方案组［氟尿嘧啶（F）：500mg/m^2，d1；盐酸表柔比星注射液（E）：100mg/m^2，d1；环磷酰胺（C）：500mg/m^2，d1］较为常用，其中 CEF-120 方案组尚需额外给予甲氧苄啶－磺胺甲噁唑或氟喹诺酮类抑菌剂治疗，并根据血液毒性对剂量进行调整。

④本品体外溶血性实验结果表明本品具有溶血特性，给药时注意缓慢给药或缓慢滴注并严密监测血常规。

⑤特殊人群给药肝功能不全者：肝脏为表柔比星的主要代谢途径，肝功能不全可降低本品的清除率，引起药物总毒性的增加。故应降低给药剂量，中度肝功能受损患者（胆红素 1.4~3mg/100ml 或 BPS 滞留量＞15%），药量应减少 75%。

⑥肾功能不全的患者：本品仅有少量经由肾脏排出，故轻、中度肾功能受损患者无需减少剂量，但严重肾衰患者（血肌酐＞5mg/ml）应减少给药剂量。骨髓功能不全的患者：对因以往化疗、放疗、老年或骨髓浸润而造成骨髓造血功能不良的病人，可用小剂量（即常规剂量的 60~75mg/m^2 体表面积，高剂量的 105~120mg/m^2 体表面积）治疗。每个疗程的总量分 2~3 次使用。

⑦使用注意保护措施：接触本品时，应采取以下措施：给药人员应当接受过相关的配液及注射技术培训。孕妇不应从事接触本品的工作。给药人员应穿戴防护衣服、手套，并在接触本品后予以抛弃。注射时应在指定区域（最好在通风处），并铺上保护性的废弃吸水性塑料纸。所有配液及注射时用过的器具、手套等均应放入高危废弃袋中高温焚烧。一旦发生药物外溢或泄漏，应给予低浓度的次氯酸钠（0.1% 氯），最好是用肥皂水、水依次冲洗。一旦皮肤或眼睛意外接触本品，应用大量的清水、肥皂水或碳酸钠溶液冲洗，眼结膜应用 0.9% 氯化钠溶液冲洗。并注意不要伤及皮肤，伤及皮肤时应寻求医疗监护。脱下手套后应立即洗手。

【药品稳定性】

避光，密闭，冷处（2~10℃）保存。

【注意事项】

（1）本品应在有抗肿瘤药物治疗经验的医生指导下使用。本药总剂量不宜超过 800mg/m^2。初始治疗应给予仔细的基础护理，包括各种实验室检查和心功能检查，并在治疗开始前，或（及）在治疗进行过程中，应对肝功能进行评估检查（SGOT、SGPT、碱性磷酸酶、胆红素、BSP）。

（2）用表柔比星治疗的病人在第一疗程必须得到仔细严密的观察。对接受表柔比星治疗的病人，用药前需全面测定心脏功能，除监测心电图外，有条件时加作超声心动图和血清肌酸磷酸激酶活力测定，左心室射血指数（LVEF）和 LVEF/PEP 等检查。对目前或既往接受纵隔、心包区合并放疗的病人，表柔比星心脏毒性的潜在危险可能增加，有报道对以往未接受过蒽环类治疗的病人，仅在表柔比星蓄积剂量超过 1000mg/m^2 时才出现充血性心力衰竭。但是，在表柔比星治疗期间仍应严密监测心功能，以减少发生心力衰竭的危险（这种心力衰竭甚至可以在终治疗几周后发生，并可能对相应的药物治疗无效）。

（3）监测红细胞、白细胞和血小板计数，正常治疗方案下的白细胞减少通常是暂时的，于用药后第10~14 天下降至最低，到第 21 天时恢复正常。每 7~10 天检查周围血象一次，每 1~2 月随访肝功能一次。

（4）和其他细胞毒药物一样，表柔比星可因肿瘤细胞的迅速崩解而引起高尿酸血症，应仔细检查血尿酸水平，通过采用碱化尿液等措施以减少肿瘤溶解综合征并发症的发生。发生骨髓抑制综合征时，应给予适当的药物治疗，如注射抗生素、集落刺激因子、输液等，并予以小心监测。用本品后偶可出现肝功能损害，特别是丙氨酸氨基转移酶的增高甚或出现黄疸，如有上述情况应暂时停药，黄疸消退、肝功能恢复正常后恢复用药。如实在不能停药，用量应相应减少。患带状疱疹等病例毒性疾病时不应使用本品；原有心肌病者慎用本品。用药期间应多饮水，用药后可口服或肌内注射甲氧氯普胺，以预防胃肠道反应。

（5）本品在保存和用药时应避光。给药说明本品可经由动、静脉注射或滴注，也可浆膜腔内或膀胱内给药，但不能用作鞘内注射。本品尽可能在大静脉注射，不应在关节处或已损伤、淋巴导液管处注射。面部潮红，血管出现局部红斑条纹预示滴注速度过快，并可引起静脉炎或血栓性静脉炎。本品具有催吐性，抗吐药可减少恶心和呕吐，在化疗前应给予防吐药的治疗，尤其在与别的具有催吐作用的药物联合治疗时。给药期间，同用大量维生素E或辅酶Q10可能有减轻本品心肌毒性和保护肝脏的作用。

（6）本品注射时应在3~5分钟内缓慢注射以防血液倒流引起药物外溢的危险。本品瓶塞一旦被针头穿透，应在24小时内使用，未用完者应予以抛弃。

【配伍禁忌表】

药品名称	配伍信息
肝素	×
头孢菌素	×
地塞米松	×
琥珀酸氢化可的松	×
环磷酰胺	▲
氟尿嘧啶	▲
甲氨蝶呤	▲
顺铂	▲

盐酸布比卡因注射液

Bupivacaine Hydrochloride Injection

【制剂规格】

5ml∶12.5mg；5ml∶25mg；5ml∶37.5mg。

【用法用量】

（1）臂丛神经阻滞　0.25%溶液，20~30ml或0.375%，20ml（50~75mg）。

（2）骶管阻滞　0.25%，15~30ml（37.5~75.0mg），或0.5%，15~20ml（75~100mg）。

（3）硬脊膜外间隙阻滞　0.25%~0.375%可以镇痛，0.5%可用于一般的腹部手术等。

（4）局部浸润　总用量一般以175~200mg（0.25%，70~80ml）为限，24小时内分次给药，一日极量400mg。

（5）交感神经节阻滞　总用量50~125mg（0.25%，20~50ml）。

（6）蛛网膜下隙阻滞　常用量5~15mg，并加10%葡萄糖成高密度液或用脑脊液稀释成近似等密度液。用0.25%，0.5%或0.75%溶液，一次极量0.2g，一日极量0.4g。

【药品稳定性】

密闭，避光，阴凉处保存。

【注意事项】

（1）本品毒性较利多卡因大4倍，心脏毒性尤应注意，其引起循环衰竭和惊厥比值较小（CC/CNS=3.7±0.5），心脏毒性症状出现较早，往往循环衰竭与惊厥同时发生，一旦心脏停搏，复苏甚为困难。

（2）局部浸润麻醉儿童用0.1%浓度。

【配伍禁忌表】

药品名称	配伍信息
硫酸吗啡注射液	●
碳酸氢钠注射液	▲
盐酸维拉帕米注射液	▲
重酒石酸去甲肾上腺素注射液	●
注射用青霉素钾	●

盐酸丁咯地尔注射剂
Buflomedil Hydrochloride Injection

【制剂规格】

①注射用盐酸丁咯地尔：50mg；100mg；200mg。②盐酸丁咯地尔注射液：5ml∶50mg。

【用法用量】

（1）注射用盐酸丁咯地尔

静脉注射：50~100mg 稀释于 5% 葡萄糖注射液 20ml 中。静脉滴注：200~400mg 稀释于 5% 葡萄糖或 0.9% 氯化钠注射液 250~500ml 中。静脉注射或静脉滴注，用于脑血管供血不足引起的症状 1 次 200~400mg，用于痴呆症，1 次 50~100mg，一日 2 次。

（2）盐酸丁咯地尔注射液

每日 1 次，每次 0.1~0.2g 稀释于 250~500ml 葡萄糖溶液或 0.9% 氯化钠溶液，静脉缓慢滴注，或遵医嘱。

【药品稳定性】

密闭，避光，阴凉处保存。

【注意事项】

（1）肝、肾功能不全者及正在服用降压药患者应慎用。

（2）本品可引起头晕、嗜睡、因此驾驶车辆及操作机器者不宜使用。

【配伍禁忌表】

药品名称	配伍信息
氯化钠注射液	●
尼莫地平注射液	▲
葡萄糖注射液	●
盐酸去氧肾上腺素注射液	×
盐酸维拉帕米注射液	▲
重酒石酸间羟胺注射液	×
重酒石酸去甲肾上腺素注射液	×

盐酸多巴胺注射剂
Dopamine Hydrochloride Injection

【制剂规格】

①注射用盐酸多巴胺：5mg。②盐酸多巴胺注射液：2ml∶20mg。

【用法用量】

（1）成人常用量静脉注射，开

始时每分钟按体重1~5μg/kg，10分钟内以每分钟1~4μg/kg速度递增，以达到最大疗效。慢性顽固性心力衰竭，静脉滴注开始时，每分钟按体重0.5~2μg/kg逐渐递增。多数病人按1~3μg/（kg·min）给予即可生效。

（2）闭塞性血管病变患者，静脉滴注开始时按1μg/（kg·min），逐增至5~10μg/（kg·min），直到20μg/（kg·min），以达到最满意效应。如危重病例，先按5μg/（kg·min）滴注，然后以5~10μg/（kg·min）递增至20~50μg/（kg·min），以达到满意效应。或本品20mg加入5%葡萄糖注射液200~300ml中静脉滴注，开始时，每分钟按75~100滴入，以后根据血压情况，可加快速度和加大浓度，但最大剂量不超过每分钟500μg。

【药品稳定性】

避光，密闭保存。

【注意事项】

（1）交叉过敏反应：对其他拟交感胺类药高度敏感的病人，可能对本品也异常敏感。

（2）对人体研究尚不充分，动物实验未见有致畸。给妊娠鼠有导致新生仔鼠存活率降低，而且存活者潜在形成白内障的报道。孕妇应用时必须权衡利弊。

（3）本品是否排入乳汁未定，但在乳母应用未发生问题。

（4）本品在小儿应用未有充分研究。

（5）本品在老年人应用未有充分研究，但未见报告发生问题。

（6）下列情况应慎用：嗜铬细胞瘤患者不宜使用；闭塞性血管病（或有既往史者），包括动脉栓塞、动脉粥样硬化、血栓闭塞性脉管炎、冻伤（如冻疮）、糖尿病性动脉内膜炎、雷诺病等慎用；对肢端循环不良的病人，须严密监测，注意坏死及坏疽的可能性；频繁的室性心律失常时应用本品也须谨慎。

（7）在滴注本品时须进行血压、心排血量、心电图及尿量的监测。

（8）给药说明：应用多巴胺治疗前必须先纠正低血容量；在滴注前必须稀释，稀释液的浓度取决于剂量及个体需要的液量，若不需要扩容，可用0.8mg/ml溶液，如有液体潴留，可用1.6~3.2mg/ml溶液。中、小剂量对周围血管阻力无作用，用于处理低心排血量引起的低血压；较大剂量则用于提高周围血管阻力以纠正低血压；选用粗大的静脉作静脉注射或静脉滴注，以防药液外溢，及产生组织坏死；如确已发生液体外溢，可用5~10mg酚妥拉明稀释溶液在注射部位作浸润；静脉滴注时应控制每分钟滴速，滴注的速度和时间需根据血压、心率、尿量、外周血管灌流情况、异位搏动出现与否等而定，可能时应做心排血量测定；休克纠正时即减慢滴速；遇有血管过度收缩引起舒张压不成比例升高和脉压减小、尿量减少、心率增快或出现心律失常，滴速必须减慢或暂停滴注；如在滴注多巴胺时血压继续下降或经调整剂量仍持续低血压，应停用多巴胺，改用更强的血管收缩药；突然停药可产生严重低血压，故停用时应逐渐递减。

【配伍禁忌表】

药品名称	配伍信息
氨茶碱注射液	×
氨基己酸注射液	●
氨甲环酸注射液	●
醋酸泼尼松龙注射液	×
地塞米松磷酸钠注射液	●
地西泮注射液	◎
呋塞米注射液	×
氟尿嘧啶注射液	●
氟哌啶醇注射液	×
甘露醇注射液	●
肝素钠注射液	▲
磺胺嘧啶钠注射液	×
枸橼酸芬太尼注射液	●
肌苷注射剂	×
甲磺酸酚妥拉明注射液	×

续表

药品名称	配伍信息
甲磺酸培氟沙星注射液	●
甲硫酸新斯的明注射液	×
甲硝唑注射液	●
甲氧氯普胺注射液	×
利巴韦林注射液	●
利血平注射液	×
硫酸阿托品注射液	●
硫酸吗啡注射液	●
硫酸镁注射液	●
硫酸庆大霉素注射液	×
氯化钙注射液	●
氯化钾注射液	●
氯化钠注射液	●
氯化筒箭毒碱注射液	●
马来酸麦角新碱注射液	▲
咪达唑仑注射液	●
尼克刹米注射液	●
葡萄糖注射液	●
葡萄糖氯化钠注射液	●
葡萄糖酸钙注射液	●
葡萄糖盐乳酸钠	●
氢化可的松注射液	×
氢溴酸东莨菪碱注射液	●
氢溴酸山莨菪碱注射液	●
曲克芦丁注射液	●

续表

药品名称	配伍信息
去乙酰毛花苷注射液	●
乳酸环丙沙星注射液	●
乳酸钠林格注射液	●
乳酸钠注射液	●
塞替派注射液	●
三磷腺苷注射液	●
山梨醇注射液	●
碳酸氢钠注射液	×
西咪替丁注射液	▲
细胞色素 C 注射液	×
盐酸胺碘酮注射液	●
盐酸多巴酚丁胺注射液	●
盐酸可乐定注射液	×
盐酸利多卡因注射液	▲
盐酸氯胺酮注射液	●
盐酸氯丙嗪注射液	×
盐酸洛贝林注射液	●
盐酸吗啡注射液	×
盐酸美西律注射液	●
盐酸哌替啶注射液	●
盐酸普鲁卡因注射液	●
盐酸普萘洛尔注射液	×
盐酸去氧肾上腺素注射液	●
盐酸山莨菪碱注射液	●

续表

药品名称	配伍信息
盐酸肾上腺素注射液	●
盐酸维拉帕米注射液	●
盐酸异丙肾上腺素注射液	●
氧氟沙星注射液	●
异烟肼注射液	●
右旋糖酐 40 注射液	●
正规胰岛素注射剂	×
重酒石酸间羟胺注射液	●
重酒石酸去甲肾上腺素注射液	●
注射用辅酶 A	●
注射用阿莫西林钠	×
注射用阿昔洛韦	×
注射用氨苄西林钠	×
注射用氨力农	●
注射用苯巴比妥钠	●
注射用苯妥英钠	▲
注射用环磷酰胺	●
注射用甲氨蝶呤	●
注射用两性霉素 B	×
注射用磷霉素钠	●
注射用硫酸阿米卡星	●
注射用普鲁卡因胺	●
注射用青霉素钾	●

续表

药品名称	配伍信息
注射用青霉素钠	●
注射用氢化可的松琥珀酸钠	●
注射用乳糖酸红霉素	●
注射用丝裂霉素	●
注射用头孢拉定	×
注射用头孢噻吩钠	×
注射用头孢噻肟钠	●
注射用头孢他啶	●
注射用头孢唑林钠	×
注射用硝普钠	▲
注射用盐酸多柔比星	●
注射用盐酸哌甲酯	▲
注射用盐酸柔红霉素	●

盐酸多巴酚丁胺注射剂
Hydrochloride Injection

【制剂规格】

①注射用盐酸多巴酚丁胺：20mg；125mg；250mg。②盐酸多巴酚丁胺注射液：2ml∶20mg；5ml∶250mg。

【用法用量】

（1）注射用盐酸多巴酚丁胺

①给药方法：由于盐酸多巴酚丁胺的半衰期短，所以必须以连续静脉滴注的方式给药。继开始常速滴注或继改变滴注速度后，大约在10分钟之内血浆多巴酚丁胺的浓度可以达到稳定状态。因此，无需给予负荷剂量或大剂量快速注射，而且也不推荐这样做。

②推荐剂量：对于绝大多数病人而言，能够使心输出量增加的滴注速度范围为2.5~10μg/（kg·min）。要使血流动力学得到适当的改善，剂量常常需要高达20μg/（kg·min）。有报道称，在极少数情况下，滴注速度高达40μg/（kg·min）。给药速度与治疗的持续时间必须根据病人的反应进行调整，并根据下列临床指征加以确定：血流动力学参数，例如心率和节律、动脉压以及当时能够得到的参数，心输出量和心室充盈压的测定值（中心静脉压、肺毛细管楔压和左心房压），以及肺充血和器官充盈的体征（尿量、皮肤温度和精神状态）。给人滴注的最高浓度曾经达到5000mg/L（250mg/50ml）。必须根据病人对液体的需求决定最后的给药容量。逐渐减少剂量通常是明智的，而不是突然停止使用盐酸多巴酚丁胺治疗。

③剂量单位：在大部分有关盐酸多巴酚丁胺的报告中均以与体重的相对关系来表达剂量，例如，μg/（kg·min）。这种方式有利于表明在婴儿与儿童中使用的剂量与

成人之间的关系，体重的差别对盐酸多巴酚丁胺的作用影响不大；由于盐酸多巴酚丁胺的剂量在每位病人中都需进行调节，在成人中使用μg/min作为单位可能更容易给药。盐酸多巴酚丁胺的起始剂量可能为100~200μg/min，随后逐渐增加到1000~2000μg/min或更高，这取决于每位病人的临床及血流动力学的反应。

④重溶：盐酸多巴酚丁胺可以通过注射用灭菌水、注射用抑菌水或5%葡萄糖注射液进行重溶。偶尔，当预计在相对延长的滴注时间内滴注容量小的药物时，使用注射用抑菌水对盐酸多巴酚丁胺进行重溶可能会减低重溶液被细菌污染的危险。不得使用0.9%氯化钠溶液对盐酸多巴酚丁胺进行重溶，因为氯离子可能会通过一种常见的离子作用而影响盐酸多巴酚丁胺的最初溶解。重溶时，加入10ml稀释液至含有盐酸多巴酚丁胺250mg的7051号药瓶中。如果溶质未能彻底溶解，再加入10ml稀释液。进一步稀释：当浓度高达25mg/ml时，重溶后的盐酸多巴酚丁胺依然维持稳定。然而，在大多数情况下，给药以前应将盐酸多巴酚丁胺进一步稀释至浓度为5mg/ml或更低。使用5%葡萄糖注射液、0.9%氯化钠注射液或乳酸钠注射液进行稀释。不得将盐酸多巴酚丁胺加入到含有5%碳酸氢钠的抑菌注射液或其他任何强碱性溶液中。由于可能存在着物理上的不相容性，建议不要将其他药物与盐酸多巴酚丁胺混合在同一种溶液中。不得将盐酸多巴酚丁胺与其他药物或含有亚硫酸氢钠及乙醇的稀释液共同注射。稳定性：重溶后的溶液可以在冰箱中贮存96小时或在室温下贮存24小时。配制好的静脉滴注液必须在24小时内使用。含有盐酸多巴酚丁胺的溶液可能会呈粉色，假如出现的话，颜色会随着时间而加深。这一颜色的变化是由于药物的轻微氧化作用造成的，但在上述指定的重溶时间范围内药物的疗效不会明显地丢失。根据盐酸多巴酚丁胺的浓度决定滴注速度：对液体滴注速度的要求是为了提供特定的剂量，它是滴注液中盐酸多巴酚丁胺浓度的一个函数。

（2）盐酸多巴酚丁胺注射液：成人常用量将多巴酚丁胺加于5%葡萄糖液或0.9%氯化钠注射液中稀释后，以滴速每分钟2.5~10μg/kg给予，在每分钟15μg/kg以下的剂量时，心率和外周血管阻力基本无变化；偶用每分钟＞15μg/kg，但需注意过大剂量仍然有可能加速心率并产生心律失常。

【药品稳定性】

输液用注射液应在24小时内

使用。在24小时内，由于药品的轻微氧化，将使注射液变成粉红色，这不表明药品出现了重要的损失。本品对塑料或玻璃容器没有吸附作用，不会引起本品的损失。

【注意事项】

（1）交叉过敏反应，对其他拟交感药过敏，可能对本品也敏感。

（2）对妊娠的影响，在人体应用未发生问题。

（3）本品是否排入乳汁未定，但应用未发生问题。

（4）梗阻性肥厚型心肌病不宜使用，以免加重梗阻。

（5）下列情况应慎用：心房颤动，多巴酚丁胺能加快房室传导，心室率加速，如须用本品，应先给予洋地黄类药；高血压可能加重；严重的机械梗阻，如重度主动脉瓣狭窄，多巴酚丁胺可能无效；低血容量时应用本品可加重，故用前须先加以纠正；室性心律失常可能加重；心肌梗死后，使用大量本品可能使心肌耗氧量增加而加重缺血。用药期间应定时或连续监测心电图、血压、心排血量，必要或可能时监测肺嵌压。

【配伍禁忌表】

药品名称	配伍信息
阿糖胞苷注射剂	●
氨茶碱注射液	×
氨基己酸注射液	●
氨甲环酸注射液	●
胞磷胆碱钠注射液	●
布美他尼注射液	×
地高辛注射液	×
地塞米松磷酸钠注射液	×
地西泮注射液	×
呋塞米注射液	×
氟尿嘧啶注射液	×
甘露醇注射液	×
肝素钠注射液	×
磺胺嘧啶钠注射液	×
枸橼酸芬太尼注射液	●
肌苷注射剂	×
甲磺酸培氟沙星注射液	●
甲硝唑注射液	●
利血平注射液	×
硫酸阿托品注射液	×
硫酸吗啡注射液	●
硫酸镁注射液	×
硫酸庆大霉素注射液	●
硫酸妥布霉素注射液	●
氯化钙注射液	×
氯化钾注射液	×

续表

药品名称	配伍信息
氯化钠注射液	●
马来酸麦角新碱注射液	▲
咪达唑仑注射液	×
尼克刹米注射液	●
葡萄糖注射液	●
葡萄糖氯化钠注射液	●
葡萄糖酸钙注射液	×
氢溴酸东莨菪碱注射液	●
氢溴酸山莨菪碱注射液	●
乳酸环丙沙星注射液	●
乳酸钠林格注射液	●
乳酸钠注射液	●
三磷腺苷注射液	●
碳酸氢钠注射液	×
西咪替丁注射液	×
细胞色素 C 注射液	●
硝酸甘油注射液	×
盐酸胺碘酮注射液	●
盐酸多巴胺注射液	●
盐酸利多卡因注射液	×
盐酸林可霉素注射液	●
盐酸氯胺酮注射液	●
盐酸氯丙嗪注射液	×
盐酸洛贝林注射液	●

续表

药品名称	配伍信息
盐酸吗啡注射液	×
盐酸普萘洛尔注射液	×
盐酸去氧肾上腺素注射液	●
盐酸山莨菪碱注射液	●
盐酸肾上腺素注射液	●
盐酸异丙嗪注射液	●
盐酸异丙肾上腺素注射液	●
氧氟沙星注射液	●
右旋糖酐 40 注射液	●
正规胰岛素注射剂	×
重酒石酸间羟胺注射液	●
重酒石酸去甲肾上腺素注射液	●
注射用辅酶 A	●
注射用阿昔洛韦	×
注射用氨苄西林钠	×
注射用氨力农	●
注射用苯巴比妥钠	×
注射用苯妥英钠	×
注射用两性霉素 B	×
注射用磷霉素钠	×
注射用硫酸阿米卡星	●
注射用哌拉西林钠	×

续表

药品名称	配伍信息
注射用普鲁卡因胺	×
注射用青霉素钠	×
注射用氢化可的松琥珀酸钠	×
注射用乳糖酸红霉素	●
注射用丝裂霉素	●
注射用头孢呋辛钠	×
注射用头孢拉定	×
注射用头孢曲松钠	×
注射用头孢噻肟钠	×
注射用头孢他啶	×
注射用头孢唑林钠	×
注射用硝普钠	×
注射用盐酸多柔比星	●
注射用盐酸柔红霉素	●
注射用依他尼酸钠	●
左氧氟沙星注射液	●

盐酸酚苄明注射液
Phenoxybenzamine Hydrochloride Injection

【制剂规格】

1ml∶10mg。

【用法用量】

本品局部刺激性强，不作皮下或肌肉给药，可采用静脉用药。

静脉注射：每日0.5~1mg/kg；

静脉滴注：0.5~1mg/kg，加入5%葡萄糖液200~500ml中静脉滴注（2小时滴完），一日总量不宜超过2mg/kg，用于心力衰竭和休克。

嗜铬细胞瘤术前应用3天，必要时麻醉诱导时给药一次。

【药品稳定性】

避光，密闭保存。

【注意事项】

（1）可有直立性低血压、心动过速、瞳孔缩小、鼻塞、口干等。

（2）脑供血不足时使用本品需注意血压下降，可能加重脑缺血。

（3）代偿性心力衰竭者使用本品降低血压引起反射性心跳加快，导致心功能失代偿。

（4）冠心病患者用本品可因反射性心跳加速而致心绞痛。

（5）肾功能不全时用本品，可因降压和肾缺血而导致肾功能进一步损害。

（6）上呼吸道感染时用本品可因鼻塞而加重症状。

（7）用药期间需定时测血压；有血容量不足时不宜使用。

（8）开始治疗嗜铬细胞瘤时，建议定时测定尿儿茶酚胺及其代谢物，以决定用药量。

【配伍禁忌表】

药品名称	配伍信息
胍乙啶	易发生直立性低血压
二氮嗪	拮抗二氮嗪的抑制胰岛素释放
甲基多巴	导致尿失禁

盐酸可乐定注射液
Clonidine Hydrochloride Injection

【制剂规格】

1ml∶0.15mg。

【用法用量】

常用剂量为0.15mg，加入5%葡萄糖溶液慢注射。24小时内总量不宜超过0.75mg。

【药品稳定性】

密闭，避光，阴凉处保存。

【注意事项】

（1）长期用药由于液体潴留及血容量扩充，可产生耐药性，降压作用减弱，但加利尿剂可纠正。

（2）治疗时突然停药，可发生血压反跳性增高。多于12~48小时出现，可持续数天，其中5%~20%的病人伴有神经紧张、胸痛、失眠、脸红、头痛、恶心、唾液增多、呕吐、手指颤动等症状。日剂量超过1.2mg或与β受体阻滞剂合用时，突然停药后发生反跳性高血压的机会增多。因此，停药必须在1~2周内逐渐减量，同时加以其他降压治疗。血压过高时可给二氮嗪或α受体阻滞剂，或再用本品。若手术必须停药，应在术前4~6小时停药，术中静脉滴注降压药，术后复用本品。

（3）下列情况慎用：脑血管病、冠状动脉供血不足、精神抑郁史、近期心肌梗死、雷诺病、慢性肾功能障碍、窦房结或房室结功能低下、血栓闭塞性脉管炎。

（4）对诊断的干扰：应用本品时可使直接抗球蛋白（Coombs）试验弱阳性，尿儿茶酚胺和香草杏仁酸（VMA）排出减少。

【配伍禁忌表】

药品名称	配伍信息
氨茶碱注射液	×
醋酸泼尼松龙注射液	▲
呋塞米注射液	×
氟哌啶醇注射液	▲
氟哌利多注射液	▲
肝素钠注射液	×
己烯雌酚注射液	▲
酒石酸美托洛尔注射液	▲
利血平注射液	×
硫酸吗啡注射液	●
氯化钠注射液	●

续表

药品名称	配伍信息
氯硝西泮注射液	▲
马来酸氯苯那敏注射液	▲
葡萄糖注射液	●
葡萄糖氯化钠注射液	●
氢化可的松注射液	▲
山梨醇注射液	×
碳酸氢钠注射液	×
硝酸甘油注射液	▲
硝酸异山梨酯注射液	▲
盐酸多巴胺注射液	×
盐酸氯胺酮注射液	▲
盐酸氯丙嗪注射液	▲
盐酸麻黄碱注射液	×
盐酸纳洛酮注射液	×
盐酸普罗帕酮注射液	▲
盐酸普萘洛尔注射液	▲
盐酸去氧肾上腺素注射液	×
盐酸肾上腺素注射液	×
盐酸异丙嗪注射液	▲
盐酸异丙肾上腺素注射液	×
氧氟沙星注射液	▲
重酒石酸间羟胺注射液	×

续表

药品名称	配伍信息
重酒石酸去甲肾上腺素注射液	×
注射用氨苄西林钠	×
注射用苯巴比妥钠	▲
注射用苯妥英钠	×
注射用氢化可的松琥珀酸钠	×
注射用依他尼酸钠	▲

盐酸利多卡因注射液

Lidocaine Hydrochloride Injection

【制剂规格】

5ml : 50mg；5ml : 100mg；10ml : 200mg；20ml : 400mg。

【用法用量】.

（1）麻醉用

①成人常用量：表面麻醉：2%~4% 溶液一次不超过 100mg。注射给药时一次量不超过 4.5mg/kg（不用肾上腺素）或每 7mg/kg（用 1 : 200000 浓度的肾上腺素）。骶管阻滞用于分娩镇痛：用 1.0% 溶液，以 200mg 为限。硬脊膜外阻滞：胸腰段用 1.5%~2.0% 溶液，250~300mg。浸润麻醉或静脉注射区域阻滞：用 0.25%~0.5% 溶液，

50~300mg。外周神经阻滞：臂丛（单侧）用1.5%溶液，250~300mg；牙科用2%溶液，20~100mg；肋间神经（每支）用1%溶液，30mg，300mg为限；宫颈旁浸润用0.5%~1.0%溶液，左右侧各100mg；椎旁脊神经阻滞（每支）用1.0%溶液，30~50mg，300mg为限；阴部神经用0.5%~1.0%溶液，左右侧各100mg。交感神经节阻滞：星状神经用1.0%溶液，50mg；腰麻用1.0%溶液，50~100mg。一次限量，不加肾上腺为200mg（4mg/kg），加肾上腺素为300~350mg（6mg/kg）；静脉注射区域阻滞，极量4mg/kg；治疗用静脉注射，第一次首次剂量1~2mg/kg，极量4mg/kg，成人静脉滴注每分钟以1mg为限；反复多次给药，间隔时间不得短于45~60分钟。②小儿常用量随个体而异，一次给药总量不得超过4.0~4.5mg/kg，常用0.25%~0.5%溶液，特殊情况才用1.0%溶液。

（2）抗心律失常

①常用量：静脉注射1~1.5mg/kg体重（一般用50~100mg）作首次负荷量静脉注射2~3分钟，必要时每5分钟后重复静脉注射1~2次，但1小时之内的总量不得超过300mg。静脉滴注一般以5%葡萄糖注射液配成1~4mg/ml药液滴注或用输液泵给药。在用负荷量后可继续以每分钟1~4mg速度静脉滴注维持，或以每分钟0.015~0.03mg/kg体重速度静脉滴注。老年人、心力衰竭、心源性休克、肝血流量减少、肝或肾功能障碍时应减少用量，以每分钟0.5~1mg静脉滴注。即可用本品0.1%溶液静脉滴注，每小时不超过100mg。②极量静脉注射1小时内最大负荷量4.5mg/kg体重（或300mg）。最大维持量为每分钟4mg。

【药品稳定性】

未开启的本品应在控制的室温下贮存，应防止高温和冷冻。盐酸利多卡因在大部分的pH值范围内保持稳定，但当pH值在3~6之间时最稳定。

【注意事项】

（1）防止误入血管，注意局麻药中毒症状的诊治。

（2）肝、肾功能障碍、肝血流量减低、充血性心力衰竭、严重心肌受损、低血容量及休克等患者慎用。

（3）对其他局麻药过敏者，可能对本品也过敏，但利多卡因与普鲁卡因胺、奎尼丁间尚无交叉过敏反应的报道。

（4）本品严格掌握浓度和用药总量，超量可引起惊厥及心搏骤停。

（5）其体内代谢较普鲁卡因慢，有蓄积作用，可引起中毒而发生惊厥。

（6）某些疾病如急性心肌梗死病人常伴有 α_1- 酸性蛋白及蛋白率增加，利多卡因蛋白结合也增加而降低了游离血药浓度。

（7）用药期间应注意检查血压、监测心电图，并备有抢救设备；心电图 P-R 间期延长或 QRS 波增宽，出现其他心律失常或原有心律失常加重者应立即停药。

【配伍禁忌表】

药品名称	配伍信息
氨茶碱注射液	×
氨基己酸注射液	×
氨甲环酸注射液	●
胞磷胆碱钠注射液	●
地高辛注射液	●
地塞米松磷酸钠注射液	×
地西泮注射液	●
二羟丙茶碱注射液	×
呋塞米注射液	●
氟尿嘧啶注射液	×
甘露醇注射液	×
肝素钠注射液	●
磺胺嘧啶钠注射液	×
肌苷注射剂	×
甲磺酸酚妥拉明注射液	●
甲磺酸培氟沙星注射液	●

续表

药品名称	配伍信息
甲硫酸新斯的明注射液	×
甲硝唑注射液	●
甲氧氯普胺注射液	●
利巴韦林注射液	●
利血平注射液	×
硫酸阿托品注射液	×
硫酸卡那霉素注射液	▲
硫酸吗啡注射液	●
硫酸镁注射液	●
硫酸庆大霉素注射液	▲
硫酸妥布霉素注射液	▲
氯化钙注射液	●
氯化琥珀胆碱注射液	×
氯化钾注射液	●
氯化钠注射液	●
氯化筒箭毒碱注射液	×
马来酸麦角新碱注射液	●
尼克刹米注射液	●
葡萄糖注射液	●
葡萄糖氯化钠注射液	●
葡萄糖酸钙注射液	●
葡萄糖盐乳酸钠	×
氢溴酸东莨菪碱注射液	●
氢溴酸加兰他敏注射液	×

续表

药品名称	配伍信息
氢溴酸山莨菪碱注射液	●
去乙酰毛花苷注射液	●
乳酸环丙沙星注射液	×
乳酸钠林格注射液	●
乳酸钠注射液	●
山梨醇注射液	●
碳酸氢钠注射液	×
西咪替丁注射液	▲
细胞色素 C 注射液	●
硝酸甘油注射液	▲
盐酸胺碘酮注射液	▲
盐酸多巴胺注射液	▲
盐酸多巴酚丁胺注射液	×
盐酸林可霉素注射液	●
盐酸氯胺酮注射液	●
盐酸洛贝林注射液	●
盐酸麻黄碱注射液	●
盐酸吗啡注射液	▲
盐酸美西律注射液	▲
盐酸哌替啶注射液	▲
盐酸普鲁卡因注射液	●
盐酸普罗帕酮注射液	▲
盐酸普萘洛尔注射液	▲
盐酸去氧肾上腺素注射液	×

续表

药品名称	配伍信息
盐酸山莨菪碱注射液	●
盐酸肾上腺素注射液	×
盐酸维拉帕米注射液	●
盐酸异丙嗪注射液	●
盐酸异丙肾上腺素注射液	▲
氧氟沙星注射液	●
异烟肼注射液	●
右旋糖酐 40 注射液	●
正规胰岛素注射剂	●
重酒石酸间羟胺注射液	●
重酒石酸去甲肾上腺素注射液	▲
注射用奥美拉唑钠	×
注射用辅酶 A	●
注射用阿莫西林钠克拉维酸钾	●
注射用氨苄西林钠	×
注射用氨力农	●
注射用苯巴比妥钠	▲
注射用苯妥英钠	▲
注射用环磷酰胺	●
注射用环磷腺苷	●
注射用磺苄西林钠	●
注射用甲氨蝶呤	×

续表

药品名称	配伍信息
注射用两性霉素 B	×
注射用磷霉素钠	●
注射用硫酸阿米卡星	▲
注射用硫酸多黏菌素 B	●
注射用哌拉西林钠	●
注射用普鲁卡因胺	▲
注射用青霉素钾	●
注射用青霉素钠	●
注射用氢化可的松琥珀酸钠	●
注射用乳糖酸红霉素	●
注射用丝裂霉素	×
注射用头孢呋辛钠	×
注射用头孢拉定	×
注射用头孢哌酮钠舒巴坦钠	×
注射用头孢曲松钠	×
注射用头孢噻吩钠	×
注射用头孢噻肟钠	●
注射用头孢他啶	×
注射用头孢唑林钠	×
注射用硝普钠	×
注射用盐酸多柔比星	●
注射用盐酸柔红霉素	●
左氧氟沙星注射液	×

盐酸林可霉素注射剂

Lincomycin Hydrochloride Injection

【制剂规格】

①注射用盐酸林可霉素：0.3g；0.6g。②盐酸林可霉素注射液：1ml∶0.2g；2ml∶0.3g；2ml∶0.6g。

【用法用量】

肌内注射：成人一日 0.6~1.2g，小儿每日按体重 10~20mg/kg，分次注射。静脉滴注：一般成人一次 0.6g，每 8 小时或 12 小时 1 次，每 0.6g 溶于 100~200ml 输液中，滴注 1~2 小时。小儿每日按体重 10~20mg/kg。需注意静脉滴注时每 0.6g 溶于不少于 100ml 的溶液中，滴注时间不少于 1 小时。婴儿小于 4 周者不用。

【药品稳定性】

密闭，避光，阴凉处保存。

【注意事项】

（1）对本品过敏时有可能对克林霉素类也过敏。

（2）对诊断的干扰：服药后血清丙氨酸氨基转移酶和门冬氨酸氨基转移酶可有增高。

（3）下列情况应慎用：肠道疾病或有既往史者，特别如溃疡性结肠炎、局限性肠炎或抗生素双关肠炎（本品可引起假膜性肠炎）；肝功能减退；肾功能严重减退。

（4）用药期间需密切注意大便次数，如出现排便次数增多，应注意假膜性肠炎的可能，需及时停药并作适当处理。

（5）为防止急性风湿热的发生，用本类药物治疗溶血性链球菌感染时的疗程，至少为 10 日。

（6）处理本品所致的假膜性肠炎，轻症患者停药后可能恢复，中等至重症患者需纠正水、电解质紊乱。如经上述处理病情无明显好转者，则应口服甲硝唑 250~500mg，一日 3 次。如复发时可再用甲硝唑口服仍可有效，仍无效时可改用万古霉素（或者去甲万古霉素）口服，成人每日 0.5~2.0g，分 3~4 次服用。

（7）偶尔会导致不敏感微生物的过度繁殖或引起二重感染，一旦发生二重感染，需采取相应措施。

（8）既往有哮喘或其他过敏史者慎用。

（9）疗程长者，需定期检测肝、肾功能和血常规。

【配伍禁忌表】

药品名称	配伍信息
阿糖胞苷注射剂	●
氨茶碱注射液	▲
氨基己酸注射液	●
氨甲环酸注射液	●
胞磷胆碱钠注射液	△
醋酸泼尼松龙注射液	×
地塞米松磷酸钠注射液	●
地西泮注射液	△
碘解磷定注射液	×
二羟丙茶碱注射液	▲
呋塞米注射液	●
氟哌啶醇注射液	△
复合维生素 B 注射液	▲
磺胺嘧啶钠注射液	×
肌苷注射剂	●
甲磺酸酚妥拉明注射液	●
甲硫酸新斯的明注射液	×
甲硝唑注射液	●
利巴韦林注射液	●
利血平注射液	▲
硫酸阿托品注射液	●
硫酸卡那霉素注射液	×
硫酸镁注射液	●
硫酸妥布霉素注射液	●
硫酸西索米星注射液	▲
氯化琥珀胆碱注射液	▲
氯化钾注射液	●
氯化钠注射液	●

续表

药品名称	配伍信息
氯化筒箭毒碱注射液	▲
马来酸麦角新碱注射液	●
尼克刹米注射液	●
葡萄糖注射液	●
葡萄糖氯化钠注射液	●
葡萄糖盐乳酸钠	●
氢化可的松注射液	×
氢溴酸东莨菪碱注射液	●
氢溴酸加兰他敏注射液	×
氢溴酸山莨菪碱注射液	●
曲克芦丁注射液	●
去乙酰毛花苷注射液	△
乳酸钠林格注射液	●
塞替派注射液	×
三磷腺苷注射液	●
山梨醇注射液	●
替硝唑葡萄糖注射液	●
西咪替丁注射液	●
细胞色素 C 注射液	×
盐酸多巴酚丁胺注射液	●
盐酸利多卡因注射液	●
盐酸吗啡注射液	▲
盐酸哌替啶注射液	△
盐酸普鲁卡因注射液	●

续表

药品名称	配伍信息
盐酸普罗帕酮注射液	●
盐酸去氧肾上腺素注射液	●
盐酸山莨菪碱注射液	●
盐酸异丙嗪注射液	●
盐酸异丙肾上腺素注射液	●
异烟肼注射液	●
右旋糖酐 40 注射液	●
正规胰岛素注射剂	△
重酒石酸间羟胺注射液	●
重酒石酸去甲肾上腺素注射液	●
注射用奥美拉唑钠	×
注射用辅酶 A	●
注射用阿莫西林钠	×
注射用氨苄西林钠	×
注射用苯巴比妥钠	△
注射用苯妥英钠	×
注射用环磷腺苷	●
注射用磺苄西林钠	●
注射用拉氧头孢钠	×
注射用两性霉素 B	●
注射用磷霉素钠	×
注射用硫酸阿米卡星	●

续表

药品名称	配伍信息
注射用硫酸多黏菌素 B	●
注射用普鲁卡因胺	△
注射用青霉素钾	▲
注射用青霉素钠	×
注射用氢化可的松琥珀酸钠	●
注射用乳糖酸红霉素	×
注射用丝裂霉素	×
注射用头孢呋辛钠	×
注射用头孢拉定	×
注射用头孢孟多酯钠	×
注射用头孢哌酮钠舒巴坦钠	●
注射用头孢曲松钠	×
注射用头孢噻吩钠	×
注射用头孢噻肟钠	×
注射用头孢他啶	×
注射用头孢唑林钠	×
注射用硝普钠	▲
注射用盐酸多柔比星	×
注射用盐酸哌甲酯	●
注射用依他尼酸钠	●
左氧氟沙星注射液	×

盐酸氯胺酮注射液

Ketamine Hydrochloride Injection

【制剂规格】

2ml∶0.1g；10ml∶0.1g；20ml∶0.2g。

【用法用量】

（1）全麻诱导：成人按体重静脉注射 1~2mg/kg，维持可采用连续静脉滴注，每分钟不超过 1~2mg，即按体重 10~30μg/kg，加用苯二氮䓬类药，可减少其用量。

（2）镇痛：成人先按体重静脉注射 0.2~0.75mg/kg，2~3 分钟注完，而后连续静脉滴注每分钟按体重 5~20μg/kg。

（3）基础麻醉：临床个体间差异大，小儿肌内注射按体重 4~5mg/kg，必要时追加 1/2~1/3 量。

【药品稳定性】

密闭，避光，阴凉处保存。

【注意事项】

（1）颅内压增高、脑出血、青光眼患者不宜单独使用。

（2）静脉注射切忌过快，否则易致一过性呼吸暂停。

（3）苏醒期间可出现恶梦幻觉，预先应用镇静药，如苯二氮䓬类，可减少此反应。

（4）完全清醒后心理恢复正常

需一定时间，24小时内不得驾车和操作精密性工作。

（5）失代偿的休克病人或心功能不全病人可引起血压剧降，甚至心搏骤停。

【配伍禁忌表】

药品名称	配伍信息
氨茶碱注射液	▲
氨基己酸注射液	×
地塞米松磷酸钠注射液	●
地西泮注射液	▲
呋塞米注射液	×
氟尿嘧啶注射液	×
肝素钠注射液	●
肌苷注射剂	×
甲磺酸酚妥拉明注射液	●
甲磺酸培氟沙星注射液	×
甲硫酸新斯的明注射液	▲
甲硝唑注射液	×
利血平注射液	▲
硫酸阿托品注射液	●
硫酸卡那霉素注射液	△
硫酸吗啡注射液	●
硫酸镁注射液	●
硫酸庆大霉素注射液	△
氯化琥珀胆碱注射液	▲
氯化钾注射液	●

续表

药品名称	配伍信息
氯化钠注射液	●
马来酸麦角新碱注射液	●
咪达唑仑注射液	●
尼克刹米注射液	▲
葡萄糖注射液	●
葡萄糖氯化钠注射液	●
葡萄糖酸钙注射液	●
葡萄糖盐乳酸钠	●
氢溴酸东莨菪碱注射液	●
氢溴酸山莨菪碱注射液	●
乳酸钠注射液	●
塞替派注射液	×
三磷腺苷注射液	●
西咪替丁注射液	●
盐酸多巴胺注射液	●
盐酸多巴酚丁胺注射液	●
盐酸可乐定注射液	▲
盐酸利多卡因注射液	●
盐酸氯丙嗪注射液	●
盐酸洛贝林注射液	▲
盐酸麻黄碱注射液	●
盐酸吗啡注射液	▲
盐酸哌替啶注射液	●

续表

药品名称	配伍信息
盐酸普鲁卡因注射液	●
盐酸去氧肾上腺素注射液	●
盐酸肾上腺素注射液	×
盐酸维拉帕米注射液	●
盐酸异丙嗪注射液	●
盐酸异丙肾上腺素注射液	●
氧氟沙星注射液	▲
异烟肼注射液	△
右旋糖酐 40 注射液	●
正规胰岛素注射剂	●
重酒石酸间羟胺注射液	●
重酒石酸去甲肾上腺素注射液	●
注射用辅酶 A	●
注射用氨苄西林钠	×
注射用苯巴比妥钠	×
注射用环磷酰胺	●
注射用磷霉素钠	×
注射用哌拉西林钠	△
注射用青霉素钠	△
注射用乳糖酸红霉素	△
注射用丝裂霉素	×

续表

药品名称	配伍信息
注射用头孢呋辛钠	△
注射用头孢他啶	△
注射用头孢唑林钠	△
注射用盐酸多柔比星	●
注射用盐酸柔红霉素	●
注射用依他尼酸钠	×

盐酸氯丙嗪注射液

Chlorpromazine Hydrochloride Injection

【制剂规格】

1ml∶10mg；1ml∶25mg；1ml∶50mg。

【用法用量】

用于静脉直接注射，用 0.9% 氯化钠溶液稀释配制成浓度不大于 1mg/ml 注射液。用于静脉滴注，用 0.9% 氯化钠溶液 500~1000ml 稀释。

用于精神分裂症或躁狂症，肌内注射：一次 25~50mg，一日 2 次，待患者合作后改为口服。静脉滴注：从小剂量开始，25~50mg 稀释于 500ml 葡萄糖氯化钠注射液中缓慢静脉滴注，一日 1 次，每隔 1~2 日缓慢增加 25~50mg，治疗剂量一日 100~200mg。不宜静脉注射。

【药品稳定性】

避光贮存，以防变色。淡黄色的注射液并不表明有药效丢失，如出现明显褪色，说明药效已受损，不能使用。碱性溶液可能引起氧化和沉淀。本品对塑料袋和设备有吸附作用。

【注意事项】

（1）患有心血管疾病（如心衰、心肌梗死、传导异常）慎用。

（2）出现迟发性运动障碍，应停用所有的抗精神病药。

（3）出现过敏性皮疹及恶性综合征应立即停药并进行相应的处理。

（4）用药后引起体位性低血压应卧床，血压过低可静脉滴注去甲肾上腺素，禁用肾上腺素。

（5）肝、肾功能不全者应减量。

（6）癫痫患者慎用。

（7）应定期检查肝功能与白细胞计数。

（8）对晕动症引起的呕吐效果差。

（9）用药期间不宜驾驶车辆、操作机械或高空作业。

（10）本品颜色变深或有沉淀时禁止使用。

（11）本品不宜皮下注射。静脉注射可引起血栓性静脉炎，应稀释后缓慢注射。

（12）不适用于有意识障碍的精神异常者。

【配伍禁忌表】

药品名称	配伍信息
阿糖胞苷注射剂	●
安钠咖注射液	▲
氨茶碱注射液	×
氨基己酸注射液	×
氨甲环酸注射液	▲
胞磷胆碱钠注射液	●
醋酸泼尼松龙注射液	×
地高辛注射液	●
地塞米松磷酸钠注射液	×
地西泮注射液	▲
碘解磷定注射液	×
丁溴东莨菪碱注射液	▲
二羟丙茶碱注射液	●
奋乃静注射液	▲
呋塞米注射液	▲
氟尿嘧啶注射液	×
氟哌啶醇注射液	▲
氟哌利多注射液	●
肝素钠注射液	×
磺胺嘧啶钠注射液	×
枸橼酸芬太尼注射液	×
肌苷注射剂	×

续表

药品名称	配伍信息
甲磺酸酚妥拉明注射液	●
甲磺酸培氟沙星注射液	×
甲硫酸新斯的明注射液	▲
甲硝唑注射液	×
甲氧氯普胺注射液	▲
酒石酸美托洛尔注射液	▲
卡托普利注射液	▲
利血平注射液	▲
硫酸阿托品注射液	▲
硫酸卡那霉素注射液	×
硫酸镁注射液	▲
硫酸妥布霉素注射液	×
氯化琥珀胆碱注射液	×
氯化钾注射液	●
氯化钠注射液	●
马来酸氯苯那敏注射液	●
马来酸麦角新碱注射液	●
咪达唑仑注射液	×
葡萄糖注射液	●
葡萄糖氯化钠注射液	●
葡萄糖酸钙注射液	●
葡萄糖盐乳酸钠	●
氢化可的松注射液	×

续表

药品名称	配伍信息
氢溴酸东莨菪碱注射液	▲
氢溴酸加兰他敏注射液	●
氢溴酸山莨菪碱注射液	▲
曲克芦丁注射液	●
去乙酰毛花苷注射液	●
塞替派注射液	×
三磷腺苷注射液	×
山梨醇注射液	×
碳酸氢钠注射液	×
西咪替丁注射液	▲
细胞色素 C 注射液	●
烟酸注射液	×
盐酸胺碘酮注射液	▲
盐酸倍他司汀注射液	×
盐酸苯海拉明注射液	●
盐酸多巴胺注射液	×
盐酸多巴酚丁胺注射液	×
盐酸可乐定注射液	▲
盐酸氯胺酮注射液	●
盐酸洛贝林注射液	●
盐酸麻黄碱注射液	×
盐酸吗啡注射液	▲
盐酸美西律注射液	●

续表

药品名称	配伍信息
盐酸哌替啶注射液	▲
盐酸普鲁卡因注射液	●
盐酸普罗帕酮注射液	●
盐酸普萘洛尔注射液	▲
盐酸去氧肾上腺素注射液	×
盐酸山莨菪碱注射液	▲
盐酸肾上腺素注射液	▲
盐酸维拉帕米注射液	▲
盐酸异丙嗪注射液	●
盐酸异丙肾上腺素注射液	●
氧氟沙星注射液	●
异烟肼注射液	▲
右旋糖酐 40 注射液	●
正规胰岛素注射剂	▲
重酒石酸间羟胺注射液	▲
重酒石酸去甲肾上腺素注射液	▲
注射用奥美拉唑钠	×
注射用辅酶 A	×
注射用阿莫西林钠克拉维酸钾	×
注射用氨苄西林钠	×

续表

药品名称	配伍信息
注射用氨力农	×
注射用苯巴比妥钠	×
注射用苯妥英钠	▲
注射用丙戊酸钠	▲
注射用环磷酰胺	▲
注射用环磷腺苷	●
注射用磺苄西林钠	×
注射用甲氨蝶呤	×
注射用两性霉素 B	×
注射用磷霉素钠	×
注射用哌拉西林钠	×
注射用青霉素钾	▲
注射用青霉素钠	×
注射用乳糖酸红霉素	×
注射用丝裂霉素	▲
注射用头孢呋辛钠	×
注射用头孢拉定	×
注射用头孢哌酮钠舒巴坦钠	×
注射用头孢曲松钠	×
注射用头孢噻肟钠	×
注射用头孢他啶	×
注射用头孢唑林钠	×

续表

药品名称	配伍信息
注射用硝普钠	▲
注射用盐酸多柔比星	●
注射用依他尼酸钠	▲
左氧氟沙星注射液	▲

盐酸氯米帕明注射液
Clomipramine Hydrochloride Injection

【制剂规格】

2ml∶25mg。

【用法用量】

静脉滴注。开始用 25~50mg 稀释于 250~500ml 葡萄糖氯化钠溶液，在 1.5~3 小时滴完，一日 1 次，缓慢增加至一日 50~150mg，高剂量一日不超过 200mg。

【药品稳定性】

遮光，密闭，阴凉处保存。

【注意事项】

肝、肾功能严重不全、前列腺肥大、老年或心血管疾病者慎用，使用期间应监测心电图。本品不得与单胺氧化酶抑制剂合用，应在停用单胺氧化酶抑制剂后 14 天，才能使用本品。患者有转向躁狂倾向时应立即停药。用药期间不宜驾驶车辆、操作机械或高空作业。

【配伍禁忌表】

药品名称	配伍信息
依那普利	增加盐酸氯米帕明的毒性
费洛克汀	增加盐酸氯米帕明的毒性
氟伏沙明	增加盐酸氯米帕明的毒性
帕罗西汀	增加盐酸氯米帕明的毒性
普罗帕酮	增加盐酸氯米帕明的毒性
利托那韦	增加盐酸氯米帕明的毒性
舍曲林	增加盐酸氯米帕明的毒性
丙戊酸	增加盐酸氯米帕明的毒性
安普那韦	增加盐酸氯米帕明的毒性
奎尼丁	增加盐酸氯米帕明的毒性
醋奋乃静	增加不良反应
氯丙嗪	增加不良反应
氟哌噻吨	增加不良反应
氟非那嗪	增加不良反应
美索达嗪	增加不良反应
五氟利多	增加不良反应

续表

药品名称	配伍信息
奋乃静	增加不良反应
哌泊塞嗪	增加不良反应
丙氯拉嗪	增加不良反应
三氟拉嗪	增加不良反应
苄普地尔	可能会产生尖端扭转型室性心动过速、心脏停搏
西沙必利	可能会产生尖端扭转型室性心动过速、心脏停搏
多非利特	可能会产生尖端扭转型室性心动过速、心脏停搏
加替沙星	可能会产生尖端扭转型室性心动过速、心脏停搏
格帕沙星	可能会产生尖端扭转型室性心动过速、心脏停搏
卤泛群	可能会产生尖端扭转型室性心动过速、心脏停搏
伊布利特	可能会产生尖端扭转型室性心动过速、心脏停搏
莫西沙星	可能会产生尖端扭转型室性心动过速、心脏停搏

续表

药品名称	配伍信息
匹莫齐特	可能会产生尖端扭转型室性心动过速、心脏停搏
索他洛尔	可能会产生尖端扭转型室性心动过速、心脏停搏
司氟沙星	可能会产生尖端扭转型室性心动过速、心脏停搏
苯海拉明	增效
苯妥英	增加苯妥英的毒性
华法林	增加出血危险
双香豆素	增加出血危险
苯茚二酮	增加出血危险
胍乙啶	降低胍乙啶的降压效果
可乐定	降低可乐定的降压效果
倍他尼定	降低倍他尼定的降压效果
胍那决尔	降低胍那决尔的降压效果
碘海醇	导致癫痫发作
奈福泮	导致癫痫发作
奥氮平	导致癫痫发作
曲马多	导致癫痫发作

盐酸甲氧氯普胺注射液

Metoclopramide Dihydrochloride Injection

【制剂规格】

1ml∶10mg。

【用法用量】

肌内或静脉注射。成人，一次10~20mg，一日剂量不超过0.5mg/kg；小儿，6岁以下每次0.1mg/kg，6~14岁一次2.5~5mg。肾功能不全者，剂量减半。

【药品稳定性】

本品为无色的澄明液体。避光，密闭，阴凉处保存。

【注意事项】

（1）静脉注射甲氧氯普胺须慢，1~2分钟注完，快速给药可出现躁动不安，随即进入昏睡状态。

（2）本品遇光变成黄色或黄棕色后，毒性增高。

（3）药物过量时，使用抗胆碱药物、治疗帕金森病药物或抗组胺药，可有助于缓解锥体外系反应。

【配伍禁忌表】

药品名称	配伍信息
阿糖胞苷注射剂	×
地高辛注射液	▲
丁溴东莨菪碱注射液	×

续表

药品名称	配伍信息
奋乃静注射液	▲
呋塞米注射液	×
氟尿嘧啶注射液	×
氟哌啶醇注射液	▲
氟哌利多注射液	●
甘露醇注射液	×
磺胺嘧啶钠注射液	×
枸橼酸芬太尼注射液	●
甲硫酸新斯的明注射液	×
利血平注射液	×
磷酸可待因注射液	▲
磷酸克林霉素	●
硫酸阿托品注射液	×
硫酸卡那霉素注射液	×
硫酸吗啡注射液	●
硫酸庆大霉素注射液	×
硫酸妥布霉素注射液	×
氯化琥珀胆碱注射液	▲
氯化钠注射液	●
葡萄糖注射液	●
葡萄糖氯化钠注射液	●
葡萄糖酸钙注射液	×
氢溴酸东莨菪碱注射液	×

续表

药品名称	配伍信息
氢溴酸山莨菪碱注射液	×
乳酸钠林格注射液	●
碳酸氢钠注射液	×
替硝唑葡萄糖注射液	●
西咪替丁注射液	▲
盐酸多巴胺注射液	×
盐酸利多卡因注射液	●
盐酸氯丙嗪注射液	▲
盐酸去氧肾上腺素注射液	×
盐酸山莨菪碱注射液	×
盐酸异丙嗪注射液	▲
重酒石酸间羟胺注射液	×
重酒石酸去甲肾上腺素注射液	×
注射用奥美拉唑钠	●
注射用阿莫西林钠克拉维酸钾	●
注射用阿昔洛韦	●
注射用氨苄西林钠	×
注射用氨力农	×
注射用环磷腺苷	●
注射用甲氨蝶呤	×
注射用两性霉素 B	×

续表

药品名称	配伍信息
注射用硫酸阿米卡星	×
注射用硫酸长春碱	●
注射用乳糖酸红霉素	×
注射用丝裂霉素	●
注射用头孢哌酮钠舒巴坦钠	×
注射用盐酸多柔比星	●
左氧氟沙星注射液	●

盐酸洛贝林注射液
Lobeline Hydrochloride Injection

【制剂规格】

1ml∶3mg；1ml∶10mg。

【用法用量】

3mg 溶于 5% 葡萄糖注射液 20ml 中。

（1）静脉注射常用量：成人一次 3mg；极量：一次 6mg，一日 20mg。小儿一次 0.3~3mg，必要时每隔 30 分钟可重复使用；新生儿窒息可注入脐静脉 3mg。

（2）皮下或肌内注射常用量：成人一次 10mg；极量：一次 20mg，一日 50mg。小儿一次 1~3mg。

【药品稳定性】

药液遇光、热后易分解变色，

宜置于遮光、冷处储存。

【注意事项】

剂量较大时，能引起心动过速、传导阻滞、呼吸抑制甚至惊厥。

【配伍禁忌表】

药品名称	配伍信息
氨茶碱注射液	×
氨基己酸注射液	●
氨甲环酸注射液	●
胞磷胆碱钠注射液	●
地塞米松磷酸钠注射液	×
地西泮注射液	●
呋塞米注射液	×
氟尿嘧啶注射液	×
氟哌啶醇注射液	●
肝素钠注射液	●
磺胺嘧啶钠注射液	×
肌苷注射剂	×
甲磺酸酚妥拉明注射液	●
甲磺酸培氟沙星注射液	×
甲硫酸新斯的明注射液	×
甲硝唑注射液	●
利巴韦林注射液	●
利血平注射液	●
硫酸阿托品注射液	●
硫酸卡那霉素注射液	×

续表

药品名称	配伍信息
硫酸镁注射液	●
硫酸庆大霉素注射液	●
硫酸妥布霉素注射液	●
氯化钙注射液	●
氯化琥珀胆碱注射液	●
氯化钾注射液	●
氯化钠注射液	●
氯化筒箭毒碱注射液	●
马来酸氯苯那敏注射液	●
马来酸麦角新碱注射液	●
尼克刹米注射液	●
葡萄糖注射液	●
葡萄糖氯化钠注射液	●
葡萄糖盐乳酸钠	●
氢溴酸东莨菪碱注射液	●
氢溴酸加兰他敏注射液	●
氢溴酸山莨菪碱注射液	●
曲克芦丁注射液	●
去乙酰毛花苷注射液	●
乳酸钠林格注射液	●
乳酸钠注射液	●
塞替派注射液	●
山梨醇注射液	●

续表

药品名称	配伍信息
碳酸氢钠注射液	×
西咪替丁注射液	●
细胞色素 C 注射液	●
盐酸倍他司汀注射液	●
盐酸苯海拉明注射液	●
盐酸多巴胺注射液	●
盐酸多巴酚丁胺注射液	●
盐酸利多卡因注射液	●
盐酸氯胺酮注射液	▲
盐酸氯丙嗪注射液	●
盐酸麻黄碱注射液	●
盐酸吗啡注射液	●
盐酸美西律注射液	●
盐酸哌替啶注射液	●
盐酸普鲁卡因注射液	●
盐酸普萘洛尔注射液	●
盐酸去氧肾上腺素注射液	●
盐酸山莨菪碱注射液	●
盐酸肾上腺素注射液	●
盐酸维拉帕米注射液	●
盐酸异丙嗪注射液	●
盐酸异丙肾上腺素注射液	●

续表

药品名称	配伍信息
氧氟沙星注射液	●
异烟肼注射液	●
右旋糖酐 40 注射液	●
正规胰岛素注射剂	●
重酒石酸间羟胺注射液	●
重酒石酸去甲肾上腺素注射液	●
注射用辅酶 A	×
注射用氨苄西林钠	×
注射用苯巴比妥钠	×
注射用苯妥英钠	●
注射用环磷酰胺	●
注射用磺苄西林钠	●
注射用两性霉素 B	●
注射用磷霉素钠	●
注射用硫酸阿米卡星	●
注射用硫酸多黏菌素 B	●
注射用普鲁卡因胺	●
注射用青霉素钾	▲
注射用青霉素钠	●
注射用氢化可的松琥珀酸钠	×
注射用乳糖酸红霉素	●
注射用丝裂霉素	●

续表

药品名称	配伍信息
注射用头孢呋辛钠	●
注射用头孢噻吩钠	●
注射用头孢噻肟钠	×
注射用头孢他啶	●
注射用头孢唑林钠	●
注射用硝普钠	×
注射用盐酸多柔比星	●
注射用盐酸哌甲酯	●
注射用盐酸柔红霉素	●
注射用依他尼酸钠	×

盐酸麻黄碱注射液

Ephedrine Hydrochloride Injection

【制剂规格】

1ml∶30mg。

【用法用量】

（1）常用量　皮下或肌内注射一次 15~30mg（0.5~1 支），一日 3 次。

（2）极量　皮下或肌内注射一次 60 mg（2 支），一日 150 mg。

【药品稳定性】

密闭，避光，阴凉处保存。

【注意事项】

（1）交叉过敏反应对其他拟交感胺类药，如肾上腺素、异丙肾上腺素等过敏者，对本品也过敏。

（2）如有头痛、焦虑不安、心动过速、眩晕、多汗等症状，应注意停药或调整剂量。

（3）短期内反复用药，作用可逐渐减弱（快速耐受现象），停药数小时后可以恢复。每日用药如不超过 3 次，则耐受现象不明显。

【配伍禁忌表】

药品名称	配伍信息
阿糖胞苷注射剂	×
安钠咖注射液	▲
氨茶碱注射液	▲
氨甲环酸注射液	●
醋酸泼尼松龙注射液	×
地塞米松磷酸钠注射液	●
地西泮注射液	●
氟哌啶醇注射液	●
甘露醇注射液	●
肝素钠注射液	●
磺胺嘧啶钠注射液	×
肌苷注射剂	●
甲磺酸酚妥拉明注射液	▲
甲硫酸新斯的明注射液	×
卡托普利注射液	×
利血平注射液	▲

续表

药品名称	配伍信息
硫酸阿托品注射液	●
硫酸镁注射液	●
氯化钾注射液	●
氯化钠注射液	●
马来酸氯苯那敏注射液	●
马来酸麦角新碱注射液	×
尼克刹米注射液	●
葡萄糖注射液	●
葡萄糖氯化钠注射液	●
葡萄糖盐乳酸钠	●
氢化可的松注射液	×
氢溴酸东莨菪碱注射液	●
氢溴酸加兰他敏注射液	●
氢溴酸山莨菪碱注射液	●
去乙酰毛花苷注射液	▲
乳酸钠注射液	●
塞替派注射液	×
三磷腺苷注射液	●
盐酸可乐定注射液	×
硝酸异山梨酯注射液	▲
盐酸利多卡因注射液	●
盐酸氯胺酮注射液	●
盐酸氯丙嗪注射液	×

续表

药品名称	配伍信息
盐酸洛贝林注射液	●
盐酸吗啡注射液	●
盐酸美西律注射液	×
盐酸哌替啶注射液	●
盐酸普鲁卡因注射液	●
盐酸普萘洛尔注射液	×
盐酸去氧肾上腺素注射液	●
盐酸山莨菪碱注射液	●
盐酸肾上腺素注射液	▲
盐酸维拉帕米注射液	×
盐酸异丙嗪注射液	●
盐酸异丙肾上腺素注射液	▲
右旋糖酐 40 注射液	●
正规胰岛素注射剂	●
重酒石酸间羟胺注射液	●
重酒石酸去甲肾上腺素注射液	●
注射用辅酶 A	●
注射用苯巴比妥钠	×
注射用苯妥英钠	×
注射用甲氨蝶呤	×
注射用两性霉素 B	×

续表

药品名称	配伍信息
注射用哌拉西林钠	×
注射用青霉素钾	▲
注射用青霉素钠	×
注射用氢化可的松琥珀酸钠	×
注射用丝裂霉素	×

盐酸吗啡注射液
Morphine Hydrochloride Injection

【制剂规格】

5mg∶0.5ml；10mg∶1ml；50mg∶5ml。

【用法用量】

（1）皮下注射：成人常用量为一次5~15mg，一日15~40mg；极量：一次20mg，一日60mg。

（2）静脉注射：成人镇痛时常用量5~10mg；用作静脉全麻不得超过1mg/kg体重，不够时加用作用时效短的本类镇痛药，以免苏醒迟延，术后发生血压下降和长时间呼吸抑制。

（3）手术后镇痛：注入硬膜外间隙，成人自腰脊部位注入，一次极限5mg，胸脊部位应减为2~3mg，按一定的间隔可重复给药多次。注入蛛网膜下腔，一次0.1~0.3mg。原则上不再重复给药。

（4）对于重度癌痛病人，首次剂量范围较大，每日3~6次，以预防癌痛发生及充分缓解癌痛。

【药品稳定性】

（1）本品为国家特殊管理的麻醉药品，务必严格遵守国家对麻醉药品的管理条例，医院和病室的贮药处均须加锁，处方颜色应与其他药处方区别开。各级负责保管人员均应遵守交接班制度，不可稍有疏忽。使用该药医生处方量每次不应超过3日常用量。处方留存两年备查。

（2）根据WHO《癌症疼痛三阶梯止痛治疗指导原则》中关于癌症疼痛治疗用药个体化的规定，对癌症病人镇痛使用吗啡应由医师根据病情需要和耐受情况决定剂量。

（3）未明确诊断的疼痛，尽可能不用本品，以免掩盖病情，贻误诊断。

（4）可干扰对脑脊液压升高的病因诊断，这是因为本品使二氧化碳滞留，脑血管扩张的结果。

（5）能促使胆道括约肌收缩，引起胆管系的内压上升；可使血浆淀粉酶和脂肪酶均升高。

（6）对血清碱性磷酸酶、丙氨酸氨基转移酶、门冬氨酸氨基转移酶、胆红素、乳酸脱氢酶等测定有一定影响，故应在本品停药24小时以上方可进行以上项目测定，以防可能出现假阳性。

（7）因本品对平滑肌的兴奋作用较强，故不能单独用于内脏绞痛（如胆、肾绞痛），而应与阿托品等有效的解痉药合用，单独使用反使绞痛加剧。

（8）应用大量吗啡进行静脉全麻时，常和神经阻滞剂（neuroleptic）并用，诱导中可发生低血压，手术开始遇到外科刺激时血压又会骤升，应及早对症处理。

（9）吗啡注入硬膜外间隙或蛛网膜下隙后，应监测呼吸和循环功能，前者24小时，后者12小时。

（10）药液不得与氨茶碱、巴比妥类药钠盐等碱性液、溴或碘化合物、碳酸氢盐、氧化剂（如高锰酸钾）、植物收敛剂、氢氯噻嗪、肝素钠、苯妥英钠、呋喃妥英、新生霉素、甲氧西林、氯丙嗪、异丙嗪、哌替啶、磺胺嘧啶、磺胺甲异噁唑以及铁、铝、镁、银、锌化合物等接触或混合，以免发生混浊甚至出现沉淀。

（11）密闭，避光，阴凉处保存。

【注意事项】

（1）本品为国家特殊管理的麻醉药品，务必严格遵守国家对麻醉药品的管理条例，医院和病室的贮药处均须加锁，处方颜色应与其他药处方区别开。各级负责保管人员均应遵守交接班制度，不可稍有疏忽。使用该药医生处方量每次不应超过3日常用量。处方留存两年备查。

（2）根据WHO《癌症疼痛三阶梯止痛治疗指导原则》中关于癌症疼痛治疗用药个体化的规定，对癌症病人镇痛使用吗啡应由医师根据病情需要和耐受情况决定剂量。

（3）未明确诊断的疼痛，尽可能不用本品，以免掩盖病情，贻误诊断。

（4）可干扰对脑脊液压升高的病因诊断，这是因为本品使二氧化碳滞留，脑血管扩张的结果。

（5）能促使胆道括约肌收缩，引起胆管系的内压上升；可使血浆淀粉酶和脂肪酶均升高。

（6）对血清碱性磷酸酶、丙氨酸氨基转移酶、门冬氨酸氨基转移酶、胆红素、乳酸脱氢酶等测定有一定影响，故应在本品停药24小时以上方可进行以上项目测定，以防可能出现假阳性。

（7）因本品对平滑肌的兴奋作用较强，故不能单独用于内脏绞痛（如胆、肾绞痛），而应与阿托品等有效的解痉药合用，单独使用反使绞痛加剧。

（8）应用大量吗啡进行静脉全麻时，常和神经阻滞剂（neuroleptic）并用，诱导中可发生低血压，手术开始遇到外科刺激时血压又会骤升，应及早对症处理。

（9）吗啡注入硬膜外间隙或蛛网膜下隙后，应监测呼吸和循环功能，前者24小时，后者12小时。

（10）药液不得与氨茶碱、巴比妥类药钠盐等碱性液、溴或碘化合物、碳酸氢盐、氧化剂（如高锰酸钾）、植物收敛剂、氢氯噻嗪、肝素钠、苯妥英钠、呋喃妥英、新生霉素、甲氧西林、氯丙嗪、异丙嗪、哌替啶、磺胺嘧啶、磺胺甲异噁唑以及铁、铝、镁、银、锌化合物等接触或混合，以免发生混浊甚至出现沉淀。

【配伍禁忌表】

药品名称	配伍信息
氨茶碱注射液	×
氨基己酸注射液	×
氨甲环酸注射液	●
醋酸泼尼松龙注射液	×
地高辛注射液	●
地西泮注射液	●
奋乃静注射液	●
呋塞米注射液	▲
氟尿嘧啶注射液	×
氟哌啶醇注射液	×
氟哌利多注射液	●
肝素钠注射液	×

续表

药品名称	配伍信息
磺胺嘧啶钠注射液	×
枸橼酸芬太尼注射液	×
甲磺酸酚妥拉明注射液	●
甲硫酸新斯的明注射液	×
利血平注射液	●
硫酸阿托品注射液	●
硫酸镁注射液	▲
硫酸庆大霉素注射液	△
氯化钙注射液	●
氯化琥珀胆碱注射液	▲
氯化钾注射液	●
氯化钠注射液	●
氯硝西泮注射液	▲
马来酸氯苯那敏注射液	×
马来酸麦角新碱注射液	▲
咪达唑仑注射液	●
尼克刹米注射液	×
葡萄糖注射液	●
葡萄糖氯化钠注射液	●
葡萄糖酸钙注射液	●
葡萄糖盐乳酸钠	●
羟丁酸钠注射液	▲
氢化可的松注射液	▲

续表

药品名称	配伍信息
氢溴酸东莨菪碱注射液	●
氢溴酸山莨菪碱注射液	●
去乙酰毛花苷注射液	●
乳酸环丙沙星注射液	●
乳酸钠林格注射液	●
乳酸钠注射液	×
塞替派注射液	×
三磷腺苷注射液	●
碳酸氢钠注射液	×
西咪替丁注射液	▲
细胞色素 C 注射液	×
盐酸胺碘酮注射液	●
盐酸苯海拉明注射液	●
盐酸多巴胺注射液	×
盐酸多巴酚丁胺注射液	×
盐酸利多卡因注射液	▲
盐酸林可霉素注射液	▲
盐酸氯胺酮注射液	▲
盐酸氯丙嗪注射液	▲
盐酸洛贝林注射液	●
盐酸麻黄碱注射液	●
盐酸美西律注射液	▲
盐酸纳洛酮注射液	×

续表

药品名称	配伍信息
盐酸哌替啶注射液	×
盐酸普萘洛尔注射液	▲
盐酸去氧肾上腺素注射液	●
盐酸山莨菪碱注射液	●
盐酸肾上腺素注射液	●
盐酸异丙嗪注射液	×
盐酸异丙肾上腺素注射液	●
正规胰岛素注射剂	▲
重酒石酸间羟胺注射液	●
重酒石酸去甲肾上腺素注射液	●
注射用辅酶 A	●
注射用阿昔洛韦	×
注射用氨力农	×
注射用苯巴比妥钠	×
注射用苯妥英钠	×
注射用环磷酰胺	▲
注射用甲氨蝶呤	●
注射用两性霉素 B	×
注射用普鲁卡因胺	▲
注射用青霉素钾	●
注射用青霉素钠	▲

续表

药品名称	配伍信息
注射用氢化可的松琥珀酸钠	×
注射用丝裂霉素	×
注射用头孢呋辛钠	×
注射用头孢拉定	▲
注射用头孢噻吩钠	●
注射用头孢唑林钠	▲
注射用依他尼酸钠	×

盐酸美沙酮注射液

Methadone Hydrochloride Injection

【制剂规格】

1ml∶5mg。

【用法用量】

肌内注射或皮下注射每次2.5~5mg，一日10~15mg。三角肌内注射射血浆峰值高，作用出现快，因此可采用三角肌内注射射。极量：一次10mg，一日20mg。

【药品稳定性】

密闭，避光，阴凉处保存

【注意事项】

（1）本品为国家特殊管理的麻醉药品，务必严格遵守国家对麻醉药品的管理条例，医院和病室的贮药处均须加锁，处方颜色应与其他药处方区别开。各级负责保管人员均应遵守交接班制度，不可稍有疏忽。

（2）本品为阿片或吗啡成瘾者可取的戒断用药，戒断症状轻微，但依赖性显著，所以弊多利少，多采用“美沙酮维持法”。

（3）本药仅供皮下或肌内注射，不得静脉注射，能释放组胺，忌作麻醉前和麻醉中用药。

【配伍禁忌表】

药品名称	配伍信息
氨茶碱注射液	▲
地塞米松磷酸钠注射液	▲
呋塞米注射液	▲
肝素钠注射液	▲
磺胺嘧啶钠注射液	▲
肌苷注射剂	▲
甲氧氯普胺注射液	×
硫酸阿托品注射液	▲
氯化钠注射液	●
碳酸氢钠注射液	×
盐酸肾上腺素注射液	▲
异烟肼注射液	▲
注射用氨苄西林钠	▲
注射用苯巴比妥钠	▲
注射用苯妥英钠	▲

盐酸美西律注射液
Mexiletine Hydrochloride Injection

【制剂规格】

2ml∶100mg。

【用法用量】

静脉滴注：250~500ml稀释于5%葡萄糖或0.9%氯化钠注射液500ml中。静脉注射：开始量100mg，加入5%葡萄糖液20ml中，缓慢静脉注射3~5分钟。如无效，可在5~10分钟后再给50~100mg一次。然后以1.5~2mg/min的速度静脉滴注3~4小时后滴速减至0.75~1mg/min，并维持24~48小时。

【药品稳定性】

密闭，避光，阴凉处保存。

【注意事项】

（1）美西律可用于已安装起搏器的Ⅱ度和Ⅲ度房室传导阻滞病人，有临床试验表明在Ⅰ度房室传导阻滞的病人中应用较安全，但要慎用。

（2）美西律可引起严重心律失常，多发生于恶性心律失常患者。

（3）在低血压和严重充血性心力衰竭病人中慎用。

（4）肝功能异常者慎用。

（5）室内传导阻滞或严重窦性心动过缓者慎用。

（6）用药期间注意监测血压、心电图。

【配伍禁忌表】

药品名称	配伍信息
阿糖胞苷注射剂	×
氨茶碱注射液	×
氨基己酸注射液	●
氨甲环酸注射液	●
胞磷胆碱钠注射液	×
布美他尼注射液	▲
醋酸泼尼松龙注射液	▲
醋酸曲安奈德注射液	▲
地高辛注射液	▲
地塞米松磷酸钠注射液	▲
地西泮注射液	◎
二羟丙茶碱注射液	▲
呋塞米注射液	▲
甘露醇注射液	×
肝素钠注射液	×
肌苷注射剂	●
甲磺酸酚妥拉明注射液	●
甲硫酸新斯的明注射液	×
利血平注射液	×

续表

药品名称	配伍信息
硫酸阿托品注射液	▲
硫酸镁注射液	●
硫酸庆大霉素注射液	▲
氯化钾注射液	●
氯化钠注射液	●
马来酸麦角新碱注射液	●
尼克刹米注射液	●
葡萄糖注射液	●
葡萄糖氯化钠注射液	●
氢化可的松注射液	▲
氢溴酸东莨菪碱注射液	●
曲克芦丁注射液	×
去乙酰毛花苷注射液	●
乳酸钠注射液	●
三磷腺苷注射液	●
山梨醇注射液	●
碳酸氢钠注射液	●
西咪替丁注射液	▲
细胞色素 C 注射液	×
盐酸胺碘酮注射液	▲
盐酸多巴胺注射液	●
盐酸利多卡因注射液	▲

续表

药品名称	配伍信息
盐酸氯丙嗪注射液	●
盐酸洛贝林注射液	●
盐酸麻黄碱注射液	×
盐酸吗啡注射液	▲
盐酸哌替啶注射液	●
盐酸普罗帕酮注射液	●
盐酸普萘洛尔注射液	●
盐酸去氧肾上腺素注射液	●
盐酸维拉帕米注射液	▲
盐酸异丙嗪注射液	●
右旋糖酐 40 注射液	●
正规胰岛素注射剂	▲
重酒石酸间羟胺注射液	●
重酒石酸去甲肾上腺素注射液	●
注射用奥美拉唑钠	×
注射用辅酶 A	●
注射用氨苄西林钠	×
注射用苯巴比妥钠	▲
注射用苯妥英钠	▲
注射用环磷腺苷	●
注射用甲氨蝶呤	×

续表

药品名称	配伍信息
注射用两性霉素 B	▲
注射用硫酸多黏菌素 B	▲
注射用青霉素钠	×
注射用氢化可的松琥珀酸钠	▲
注射用头孢呋辛钠	×
注射用头孢哌酮钠舒巴坦钠	×
注射用盐酸多柔比星	●
注射用依他尼酸钠	▲

盐酸纳洛酮注射剂
Naloxone Hydrochloride Injection

【制剂规格】

①注射用盐酸纳洛酮：0.4mg；0.8mg；1mg；1.2mg；2mg；4mg。②盐酸纳洛酮注射液：1ml∶0.4mg；1ml∶1mg；2ml∶2mg；10ml∶4mg。

【用法用量】

（1）注射用盐酸纳洛酮：

①因本品存在明显的个体差异，应用时应根据患者具体情况由医生确定给药剂量及是否需多次给药。

②本品可静脉滴注、注射或肌内注射给药。静脉注射起效最快，适合在急诊时使用。因为某些阿片类物质作用持续时间可能超过本品，所以，应对患者持续监护，必要时应重复给予本品。

③静脉滴注：静脉滴注本品可用 0.9% 氯化钠溶液或葡萄糖溶液稀释。把 2mg 本品加入 500ml 的以上任何一种液体中，使浓度达到 0.004mg/ml，混合液应在 24 小时内使用，超过 24 小时未使用的剩余混合液必须丢弃。根据患者反应控制滴注速度。

④成人使用：阿片类药物过量首次可静脉注射本品 0.4~2mg，如果未获得呼吸功能的理想的对抗和改善作用，可隔 2~3 分钟重复注射给药。如果给 10mg 后还未见反应，就应考虑此诊断问题。如果不能静脉给药，可肌内注射给药。

术后阿片类药物抑制效应部分纠正在手术中使用阿片类药物后的阿片抑制效应，通常较小剂量本品即有效。本品给药剂量应根据患者反应来确定。首次纠正呼吸抑制时，应每隔 2~3 分钟，静脉注射 0.1~0.2mg，直至产生理想的效果，即有通畅的呼吸和清醒度，无明显疼痛和不适。本品大于必需剂量时可明显逆转痛觉缺失和升高血压。同样，逆转太快可引起恶心、呕吐、出汗或循环负担增加。1~2 小时时间间隔内需要重复给予本品的量取决于最后一次使用的阿片类药物的剂量、给药类型（短作用型还是长作用型）与间隔时间。重度乙醇中毒 0.8~1.2mg，一小时后重复给药 0.4~0.8mg。术后阿片类药物抑制效应参考成人术后阿片抑制项下的建议和注意事项。在首次纠正呼吸抑制效应时，每隔 2~3 分钟静脉注射本品 0.005~0.01mg，直至达到理想逆转程度。

⑤儿童使用：阿片类药物过量小儿静脉注射的首次剂量为 0.01mg/kg。如果此剂量没有在临床上取得满意的效果，接下去则应给予 0.1mg/kg。如果不能静脉注射，可以分次肌内注射。

⑥新生儿用药：阿片类药物引起的抑制静脉注射、肌内注射或皮下汴射的常用初始剂量为每千克体重 0.01mg。可按照成人术后阿片类抑制的用药说明重复该剂量。

⑦纳洛酮激发试验：用来诊断怀疑阿片耐受或急性阿片过量。静脉注射本品 0.2mg，观察 30 秒钟看是否出现阿片戒断的症状和体征。如果没有出现，每注射 0.6mg，再观察 20 分钟。本品不应给予有明显戒断症状和体征的患者，或者尿中含阿片的患者。

（2）盐酸纳洛酮注射液：

①常用剂量：纳洛酮 5μg/kg，待 15min 后再肌内注射 10μg/kg。或先给负荷量：1.5~3.5μg/kg，以 3μg/（kg · h）维持。

②脱瘾治疗时可肌内注射或静脉注射：每次 0.4~0.8mg。在用美沙酮戒除过程中，可试用小剂量美沙酮（每天 5~10mg），每半小时给纳洛酮 1.2mg，为时数小时（3~6 小时），然后换用纳洛酮，每周使用 3 次即可达到戒除目的。

【药品稳定性】

密闭，避光，阴凉处保存。

【注意事项】

（1）应用纳洛酮拮抗大剂量麻醉镇痛药后，由于痛觉恢复，可产生高度兴奋。表现为血压升高，心率增快，心律失常，甚至肺水肿和心室颤动。

（2）由于此药作用持续时间短，用药起作用后，一旦其作用消失，可使患者再度陷入昏睡和呼吸抑制。用药需注意维持药效。

（3）心功能不全和高血压患者慎用。

【配伍禁忌表】

药品名称	配伍信息
氨茶碱注射液	×
二羟丙茶碱注射液	●

续表

药品名称	配伍信息
氟尿嘧啶注射液	×
肝素钠注射液	●
磺胺嘧啶钠注射液	×
枸橼酸芬太尼注射液	×
氯化钠注射液	●
葡萄糖注射液	●
葡萄糖氯化钠注射液	●
乳酸钠注射液	●
碳酸氢钠注射液	×
盐酸可乐定注射液	×
盐酸吗啡注射液	×
盐酸哌替啶注射液	×
盐酸维拉帕米注射液	●
注射用氨苄西林钠	×
注射用苯巴比妥钠	×
注射用苯妥英钠	×
注射用环磷腺苷	●
注射用头孢哌酮钠舒巴坦钠	●
左氧氟沙星注射液	●

盐酸尼卡地平注射液

Nicardipine Hydrochloride Injection

【制剂规格】

5ml∶5mg；10ml∶25mg。

【用法用量】

使用前必须用相溶的滴注液将浓度稀释到0.1mg/ml。为制备0.1mg/ml的稀释液，厂家建议将10ml安瓿装的本品加入240ml相溶滴注液中。

（1）手术时异常高血压的急救处置：本品用0.9%氯化钠溶液或5%葡萄糖注射液稀释后，以盐酸尼卡地平计，0.01%~0.02%（1ml中的含量为0.1~0.2mg）的溶液进行静脉滴注。这时，以1分钟2~10μg/kg（体重）的滴注速度开始给予，将血压降到目标值后，边监测血压边调节滴注速度。如有必要迅速降低血压时，则将本品以盐酸尼卡地平计，10~30μg/kg（体重）的剂量进行静脉给予。

（2）高血压性紧急症：本品用0.9%氯化钠溶液或5%葡萄糖注射液稀释后，以盐酸尼卡地平计，0.01%~0.02%（1ml中的含量为0.1~0.2mg）的溶液进行。这时，以1分钟0.5~6μg/kg（体重）的滴注速度速度给予。从1分钟0.5μg/kg(体重）开始，将血压降到目标值后，边监测血压边调节滴注速度。

【药品稳定性】

澄明的黄色注射剂应在室温下避光保存。暴露在阳光下 14 小时，药效会损失 21%。冷藏不会对本品造成影响。应避免温度过高。对聚氯乙烯（PVC）塑料制品（注射袋和注射管）有吸附作用，在聚氯乙烯容器中的损失可高达 12%~42%。建议将本品放置在非聚氯乙烯（non-PVC）质地的容器和装置中。

【注意事项】

（1）本品作用因人而异，因此应充分监测血压、心搏率等情形下慎重用药。

（2）对高血压性急症，经投与本品，血压达到目标后，仍然继续进行降压治疗且可口服时，应改为口服。

（3）高血压急症在停止使用本品后血压有时会重新上升，因此应逐渐减量，停药后仍应细心观察血压。此外，改为口服时，也应注意血压再次上升。

（4）长期使用本品若注射部位出现疼痛或发红时，应改变注射部位。

（5）有肝、肾功能障碍的患者或主动脉瓣狭窄症进展的患者慎用。

（6）孕妇必须在认真权衡利弊后慎用。哺乳期妇女避免使用，如需应用本品，应停止哺乳。

（7）老年人用药时，应从低剂量开始［如 0.5μg/（kg · min）］，仔细观察病情，慎重给予。本品对小儿的安全性尚未确立。

（8）与下列药物合用时应慎重：降血压药（会加剧降血压药的效果）；β 受体阻滞剂（充血性心力衰竭患者有时会呈阴性变力作用）；西咪替丁会使本品的血药浓度上升；地高辛（会使地高辛的血药浓度升高）；芬太尼麻醉（与 β 受体阻滞剂合用时，有时会出现低血压）；环胞素（会使环胞素的血药浓度上升）；苯妥英钠（会使苯妥英钠的血药浓度上升，引起神经性中毒症状）；丹曲林（有报告指出，使用其他钙拮抗剂的动物实验中，观察到心室纤维性颤动）；硝酸甘油（有报告指出，出现过房室性传导阻滞）；本品对光不稳定，使用时应避免阳光直射。

【配伍禁忌表】

药品名称	配伍信息
磷酸克林霉素	●
硫酸吗啡注射液	●
氯化钠注射液	●
葡萄糖注射液	●
葡萄糖氯化钠注射液	●
乳酸钠林格注射液	●

盐酸哌替啶注射液
Pethidine Hydrochloride Injection

【制剂规格】

1ml∶50mg；2ml∶100mg。

【用法用量】

静脉注射：25~50mg溶于5%葡萄糖注射液中10~20ml中；静脉滴注：50~100mg溶于5%葡萄糖注射液250~500ml中。

（1）镇痛：注射，成人肌内注射常用量：一次25~100mg，一日100~400mg；极量：一次150mg，一日600mg。静脉注射成人一次按体重以0.3mg/kg为限。

（2）分娩镇痛：阵痛开始时肌内注射，常用量：25~50mg，每4~6小时按需重复；极量：一次量以50~100mg为限。

（3）麻醉前用药：30~60分钟前按体重肌内注射1.0~2.0mg/kg。麻醉维持中，按体重1.2mg/kg计算60~90分钟总用量，配成稀释液，成人一般以每分钟静脉滴注1mg，小儿滴速相应减慢。

（4）手术后镇痛：硬膜外间隙注药，24小时内总量以2.1~2.5mg/kg为限，两次用药间隔不宜少于4小时。

（5）晚期癌症病人解除中重度疼痛：因个体化给药，剂量可较常规为大，应逐渐增加剂量，直至疼痛满意缓解，但不提倡使用。

【药品稳定性】

室温下避光贮存，防止冷冻。对塑料静脉注射袋、注射装置和注射器没有吸附作用。

【注意事项】

（1）本品为国家特殊管理的麻醉药品，务必严格遵守国家对麻醉药品的管理条例，医院和病室的贮药处均须加锁，处方颜色应与其他药处方区别开。各级负责保管人员均应遵守交接班制度，不可稍有疏忽。使用该药医生处方量每次不应超过3日常用量。处方留存两年备查。

（2）未明确诊断的疼痛，尽可能不用本品，以免掩盖病情贻误诊治。

（3）肝功能损伤、甲状腺功能不全者慎用。

（4）静脉注射后可出现外周血管扩张，血压下降，尤其与吩噻嗪类药物（如氯丙嗪等）以及中枢抑制药并用时。

（5）本品务必在单胺氧化酶抑制药（如呋喃唑酮、丙卡巴肼等）停用14天以上方可给药，而且应先试用小剂量（1/4常用量），否则会发生难以预料的、严重的并发症，临床表现为多汗、肌肉僵直、血压先升高后剧降、呼吸抑制、发绀、昏迷、高热、惊厥，终致循环虚脱而死亡。

（6）注意勿将药液注射到外周神经干附近，否则产生局麻或神经阻滞。

（7）不宜用于病人自控镇痛（PCA），特别不能做皮下 PCA。

【配伍禁忌表】

药品名称	配伍信息
氨茶碱注射液	×
氨基己酸注射液	●
氨甲环酸注射液	●
胞磷胆碱钠注射液	●
醋酸泼尼松龙注射液	▲
地高辛注射液	●
地西泮注射液	▲
奋乃静注射液	●
呋塞米注射液	×
氟尿嘧啶注射液	×
氟哌啶醇注射液	●
氟哌利多注射液	●
肝素钠注射液	×
磺胺嘧啶钠注射液	×
枸橼酸芬太尼注射液	×
甲磺酸酚妥拉明注射液	●
甲磺酸培氟沙星注射液	△

续表

药品名称	配伍信息
甲硫酸新斯的明注射液	×
利血平注射液	●
磷酸克林霉素	●
硫酸阿托品注射液	●
硫酸吗啡注射液	×
硫酸镁注射液	▲
硫酸庆大霉素注射液	△
硫酸妥布霉素注射液	●
氯化钙注射液	●
氯化琥珀胆碱注射液	▲
氯化钾注射液	●
氯化钠注射液	●
氯化筒箭毒碱注射液	×
氯硝西泮注射液	▲
马来酸氯苯那敏注射液	×
马来酸麦角新碱注射液	●
咪达唑仑注射液	●
尼克刹米注射液	▲
葡萄糖注射液	●
葡萄糖氯化钠注射液	●
葡萄糖酸钙注射液	●
葡萄糖盐乳酸钠	●
羟丁酸钠注射液	▲
氢化可的松注射液	▲

续表

药品名称	配伍信息
氢溴酸东莨菪碱注射液	●
氢溴酸山莨菪碱注射液	▲
曲克芦丁注射液	●
去乙酰毛花苷注射液	●
乳酸环丙沙星注射液	●
乳酸钠林格注射液	●
乳酸钠注射液	●
塞替派注射液	●
三磷腺苷注射液	×
山梨醇注射液	●
碳酸氢钠注射液	×
西咪替丁注射液	▲
细胞色素 C 注射液	●
盐酸多巴胺注射液	●
盐酸利多卡因注射液	▲
盐酸林可霉素注射液	△
盐酸氯胺酮注射液	●
盐酸氯丙嗪注射液	▲
盐酸洛贝林注射液	●
盐酸麻黄碱注射液	●
盐酸吗啡注射液	×
盐酸美西律注射液	●
盐酸纳洛酮注射液	×
盐酸普鲁卡因注射液	●

续表

药品名称	配伍信息
盐酸普萘洛尔注射液	●
盐酸去氧肾上腺素注射液	●
盐酸山莨菪碱注射液	▲
盐酸维拉帕米注射液	●
盐酸异丙嗪注射液	×
盐酸异丙肾上腺素注射液	●
氧氟沙星注射液	△
异烟肼注射液	▲
右旋糖酐 40 注射液	●
正规胰岛素注射剂	●
重酒石酸间羟胺注射液	●
重酒石酸去甲肾上腺素注射液	●
注射用辅酶 A	●
注射用阿昔洛韦	▲
注射用苯巴比妥钠	×
注射用苯妥英钠	×
注射用环磷酰胺	▲
注射用磺苄西林钠	△
注射用甲氨蝶呤	●
注射用两性霉素 B	×
注射用硫酸阿米卡星	●
注射用硫酸多黏菌素 B	△

续表

药品名称	配伍信息
注射用哌拉西林钠	●
注射用普鲁卡因胺	▲
注射用青霉素钾	●
注射用青霉素钠	△
注射用氢化可的松琥珀酸钠	●
注射用乳糖酸红霉素	△
注射用丝裂霉素	×
注射用头孢呋辛钠	△
注射用头孢拉定	×
注射用头孢曲松钠	●
注射用头孢噻肟钠	●
注射用头孢他啶	●
注射用头孢唑林钠	×
注射用硝普钠	▲
注射用盐酸多柔比星	×
注射用盐酸柔红霉素	●

盐酸普鲁卡因注射剂
Procaine Hydrochloride Injection

【制剂规格】

①注射用盐酸普鲁卡因：0.15g；1g。②盐酸普鲁卡因注射液：10ml∶100mg；20ml∶200mg；10ml∶200mg；20ml∶400mg。

【用法用量】

（1）注射用盐酸普鲁卡因：局部注射，临用前用灭菌注射用水或其他适宜的溶媒溶解后，按用途分别如下：

①浸润麻醉和封闭疗法：注射范围较大的一般用0.25%~0.5%溶液，注射范围较小的用1%溶液，若需加肾上腺素，每毫升药液中一般加入肾上腺素0.002~0.004mg，或加入1:200000~300000肾上腺素，总量不得超过0.5mg，普鲁卡因的每次用量不加肾上腺素的不得过0.5g，加肾上腺素的不得过1.0g。

②阻滞麻醉：1%~2%溶液。不加肾上腺素的每次用量不得过0.5g，加肾上腺素的不得过1.0g。（指、趾的阻滞麻醉不得加肾上腺素！）。

③脊椎麻醉：5%溶液，一般每次注射2~3ml（150mg）。

④硬膜外麻醉：2%溶液，一般每次注射20~25ml。

⑤静脉复合麻醉：盐酸普鲁卡因5g，加5%葡萄糖注射液500ml，静脉滴注。

成人处方限量：一次量不得超过1.0g。

（2）盐酸普鲁卡因注射液：

①浸润麻醉：0.25%~0.5%水溶液，每小时不得过1.5g。

②阻滞麻醉：1%~2% 水溶液，每小时不得过 1.0g。

③硬膜外麻醉：2% 水溶液，每小时不得过 0.75g。

【药品稳定性】

密闭，避光，阴凉处保存。

【注意事项】

（1）给药前必须作皮内敏感试验，遇周围有较大红晕时应谨慎，必须分次给药，有丘肿者应作较长时间观察，每次不超过 30~50mg，证明无不良反应时，方可继续给药；有明显丘肿者主诉不适者，立即停药。

（2）除有特殊原因外，一般不必加肾上腺素，如确要加入，应在临用时即加，且高血压患者应谨慎。

（3）药液不得注入血管内，给药时应反复抽吸，不得有回血。

（4）本品的毒性与给药途径、注速、药液浓度、注射部位、是否加入肾上腺素等有关，应严格按照本说明书给药。营养不良、饥饿状态更易出现毒性反应，应予减量。

（5）给予最大剂量后应休息 1 小时以上方准行动。

（6）脊椎麻醉时尤其需调节阻滞平面，随时观察血压和脉搏的变化。

（7）注射器械不可用碱性物质如肥皂、煤酚皂溶液等洗涤消毒，注射部位应避免接触碘，否则会引起普鲁卡因沉淀。

【配伍禁忌表】

药品名称	配伍信息
阿糖胞苷注射剂	×
安钠咖注射液	▲
氨茶碱注射液	×
氨甲环酸注射液	●
醋酸泼尼松龙注射液	×
地高辛注射液	▲
地塞米松磷酸钠注射液	×
地西泮注射液	×
奋乃静注射液	×
氟尿嘧啶注射液	●
甘露醇注射液	●
磺胺嘧啶钠注射液	×
肌苷注射剂	×
甲磺酸酚妥拉明注射液	●
甲磺酸培氟沙星注射液	●
甲硫酸新斯的明注射液	▲
利血平注射液	●
硫酸阿托品注射液	●
硫酸卡那霉素注射液	●
硫酸吗啡注射液	×
硫酸镁注射液	×
硫酸庆大霉素注射液	●

Y

续表

药品名称	配伍信息
氯化钾注射液	●
氯化钠注射液	●
马来酸氯苯那敏注射液	●
马来酸麦角新碱注射液	●
尼克刹米注射液	●
葡萄糖注射液	×
葡萄糖盐乳酸钠	●
氢化可的松注射液	×
氢溴酸东莨菪碱注射液	●
氢溴酸加兰他敏注射液	▲
乳酸环丙沙星注射液	●
乳酸钠林格注射液	●
乳酸钠注射液	●
塞替派注射液	×
山梨醇注射液	●
碳酸氢钠注射液	×
细胞色素 C 注射液	×
盐酸多巴胺注射液	●
盐酸利多卡因注射液	●
盐酸林可霉素注射液	●
盐酸氯胺酮注射液	●
盐酸氯丙嗪注射液	●
盐酸洛贝林注射液	●

续表

药品名称	配伍信息
盐酸麻黄碱注射液	●
盐酸哌替啶注射液	●
盐酸普萘洛尔注射液	×
盐酸去氧肾上腺素注射液	●
盐酸山莨菪碱注射液	●
盐酸肾上腺素注射液	×
盐酸异丙嗪注射液	●
盐酸异丙肾上腺素注射液	●
氧氟沙星注射液	●
异烟肼注射液	●
右旋糖酐 40 注射液	●
正规胰岛素注射剂	×
重酒石酸间羟胺注射液	●
重酒石酸去甲肾上腺素注射液	●
注射用辅酶 A	×
注射用苯巴比妥钠	×
注射用苯妥英钠	×
注射用环磷酰胺	●
注射用两性霉素 B	×
注射用硫酸多黏菌素 B	●
注射用普鲁卡因胺	●

续表

药品名称	配伍信息
注射用青霉素钾	▲
注射用青霉素钠	×
注射用乳糖酸红霉素	●
注射用丝裂霉素	×
注射用头孢呋辛钠	●
注射用头孢唑林钠	×
注射用盐酸柔红霉素	●
注射用依他尼酸钠	×

盐酸普罗帕酮注射液
Propafenone Hydrochloride Injection

【制剂规格】

5ml∶17.5mg；10ml∶35mg。

【用法用量】

静脉注射：成人常用量1～1.5mg/kg或以70mg加5%葡萄糖液稀释，于10分钟内缓慢注射，必要时10~20分钟重复一次，总量不超过210mg。静脉注射起效后改为静脉滴注，滴速0.5~1.0mg/min或口服维持。

【药品稳定性】

密闭，避光，阴凉处保存。

【注意事项】

（1）心肌严重损害者慎用。

（2）严重的心动过缓，肝、肾功能不全，明显低血压患者慎用。

（3）如出现窦房性或房室性传导高度阻滞时，可静脉注射乳酸钠、阿托品、异丙肾上腺素等解救。

【配伍禁忌表】

药品名称	配伍信息
氨茶碱注射液	▲
氨甲环酸注射液	●
胞磷胆碱钠注射液	●
地高辛注射液	▲
地塞米松磷酸钠注射液	×
地西泮注射液	●
二羟丙茶碱注射液	▲
呋塞米注射液	×
肝素钠注射液	●
肌苷注射剂	●
酒石酸美托洛尔注射液	▲
利血平注射液	▲
硫酸阿托品注射液	●
硫酸镁注射液	●
硫酸庆大霉素注射液	×
氯化钙注射液	●
氯化钾注射液	●
氯化钠注射液	●
葡萄糖注射液	●
葡萄糖氯化钠注射液	●

续表

药品名称	配伍信息
葡萄糖酸钙注射液	●
氢化可的松注射液	●
氢溴酸东莨菪碱注射液	●
氢溴酸山莨菪碱注射液	●
乳酸钠林格注射液	×
三磷腺苷注射液	×
碳酸氢钠注射液	●
西咪替丁注射液	×
烟酸注射液	●
盐酸胺碘酮注射液	▲
盐酸可乐定注射液	▲
盐酸利多卡因注射液	▲
盐酸林可霉素注射液	●
盐酸氯丙嗪注射液	●
盐酸美西律注射液	●
盐酸普萘洛尔注射液	▲
盐酸山莨菪碱注射液	●
盐酸维拉帕米注射液	▲
盐酸异丙嗪注射液	●
右旋糖酐 40 注射液	●
注射用辅酶 A	●
注射用氨苄西林钠	×
注射用氢化可的松琥珀酸钠	●

续表

药品名称	配伍信息
注射用乳糖酸红霉素	●
注射用头孢他啶	×
注射用硝普钠	▲

盐酸普萘洛尔注射液

Propranolol Hydrochloride Injection

【制剂规格】

5ml∶5mg。

【用法用量】

抗心律失常：静脉注射，1~3mg，缓慢注射，必要时 5 分钟后可重复，总量 5mg。儿童，静脉注射，0.01~0.1mg/kg，缓慢注入（> 10min），不宜超过 1mg。

【药品稳定性】

本品药液应避光保存，避免过热与冰冻；在 pH 为 2.8~3.5 时稳定，在碱性环境中可迅速讲解，降解时水溶液 pH 下降并变色，pH 4~5 时可发荧光。

【注意事项】

妊娠分类 C。孕妇、哺乳期妇女、失代偿充血性心力衰竭、心源性休克、传导阻滞、肺水肿、哮喘者禁用。本品血药浓度不能完全预示药理效应，应根据心率及血压等临床征象指导临床用药；冠心病、甲亢患者用药不可骤停。长期用本品者撤药须逐渐递减剂量，至少经过3日，一般为2周。

逾量的处理：对症处理，心动过缓，给予阿托品或异丙肾上腺素，必要时安装人工起搏器；室性早搏，给予利多卡因或苯妥英钠；心力衰竭，给氧、给予洋地黄苷类或利尿药；低血压时输液并给升压药；抽搐，给予地西泮或苯妥英钠；支气管痉挛，给予异丙肾上腺素。

【配伍禁忌表】

药品名称	配伍信息
阿糖胞苷注射剂	×
氨茶碱注射液	×
氨甲环酸注射液	●
胞磷胆碱钠注射液	●
醋酸泼尼松龙注射液	▲
地高辛注射液	▲
地塞米松磷酸钠注射液	×
地西泮注射液	▲
二羟丙茶碱注射液	×
奋乃静注射液	▲
呋塞米注射液	▲
氟尿嘧啶注射液	×
氟哌啶醇注射液	▲
甘露醇注射液	×

续表

药品名称	配伍信息
肝素钠注射液	●
枸橼酸芬太尼注射液	▲
肌苷注射剂	×
己烯雌酚注射液	▲
甲磺酸酚妥拉明注射液	▲
甲硫酸新斯的明注射液	×
酒石酸美托洛尔注射液	×
利血平注射液	▲
硫酸阿托品注射液	●
硫酸吗啡注射液	●
硫酸镁注射液	●
硫酸沙丁胺醇注射液	×
氯化钙注射液	●
氯化琥珀胆碱注射液	▲
氯化钾注射液	●
氯化钠注射液	●
氯化筒箭毒碱注射液	▲
氯硝西泮注射液	▲
马来酸氯苯那敏注射液	×
尼克刹米注射液	●
尼莫地平注射液	▲
葡萄糖注射液	●
葡萄糖氯化钠注射液	●
葡萄糖酸钙注射液	●

续表

药品名称	配伍信息
葡萄糖盐乳酸钠	●
氢化可的松注射液	▲
氢溴酸东莨菪碱注射液	●
氢溴酸山莨菪碱注射液	●
去乙酰毛花苷注射液	▲
乳酸环丙沙星注射液	▲
乳酸钠林格注射液	●
乳酸钠注射液	●
三磷腺苷注射液	×
山梨醇注射液	●
碳酸氢钠注射液	×
西咪替丁注射液	▲
细胞色素 C 注射液	●
盐酸胺碘酮注射液	▲
盐酸多巴胺注射液	×
盐酸多巴酚丁胺注射液	×
盐酸可乐定注射液	▲
盐酸利多卡因注射液	▲
盐酸氯丙嗪注射液	▲
盐酸洛贝林注射液	●
盐酸麻黄碱注射液	×
盐酸吗啡注射液	▲
盐酸美西律注射液	●

续表

药品名称	配伍信息
盐酸哌替啶注射液	●
盐酸普鲁卡因注射液	×
盐酸普罗帕酮注射液	▲
盐酸去氧肾上腺素注射液	▲
盐酸山莨菪碱注射液	●
盐酸肾上腺素注射液	▲
盐酸维拉帕米注射液	▲
盐酸异丙嗪注射液	▲
盐酸异丙肾上腺素注射液	×
正规胰岛素注射剂	▲
重酒石酸间羟胺注射液	▲
重酒石酸去甲肾上腺素注射液	▲
注射用辅酶 A	×
注射用氨苄西林钠	×
注射用氨力农	●
注射用苯巴比妥钠	▲
注射用苯妥英钠	▲
注射用甲氨蝶呤	●
注射用两性霉素 B	×
注射用普鲁卡因胺	▲
注射用青霉素钾	▲

续表

药品名称	配伍信息
注射用氢化可的松琥珀酸钠	×
注射用乳糖酸红霉素	▲
注射用丝裂霉素	×
注射用盐酸多柔比星	▲
注射用依他尼酸钠	×

盐酸去氧肾上腺素注射液
Phenylephrine Hydrochloride Injection

【制剂规格】

1ml∶10mg。

【用法用量】

成人常用量：

（1）血管收缩，局麻药液中每20 ml可加本品1mg，达到1∶20000浓度；蛛网膜下隙阻滞时，每2~3ml达到1∶1000浓度。

（2）升高血压，轻或中度低血压，肌内注射2~5mg，再次给药间隔不短于10~15分钟，静脉注射一次0.2mg，按需每隔10~15分钟给药一次。

（3）阵发性室上性心动过速，初量静脉注射0.5mg，20~30秒钟内注入，以后用量递增，每次加药量不超过0.1~0.2mg，一次量以1mg为限。

（4）严重低血压和休克（包括与药物有关的低血压），可静脉给药，5%葡萄糖注射液或0.9%氯化钠注射液每500ml中加本品10mg（1∶50000浓度），开始时滴速为每分钟100~180滴，血压稳定后递减至每分钟40~60滴，必要时浓度可加倍，滴速则根据血压而调节。

（5）为了预防蛛网膜下隙阻滞期间出现低血压，可在阻滞前3~4分钟肌内注射本品2~3mg。

【药品稳定性】

密闭，避光，阴凉处保存。

【注意事项】

（1）交叉过敏反应：对其他拟交感胺如苯丙胺、麻黄碱、肾上腺素、异丙肾上腺素、去甲肾上腺素、奥西那林、间羟异丙肾上腺素过敏者，可能对本品也异常敏感。

（2）下列情况慎用：严重动脉粥样硬化、心动过缓、高血压、甲状腺功能亢进症、糖尿病、心肌病、心脏传导阻滞、室性心动过速、周围或肠系膜动脉血栓形成等患者。

（3）治疗期间除应经常测量血压外，须根据不同情况作其他必要的检查和监测。

（4）防止药液漏出血管，出现缺血性坏死。

【配伍禁忌表】

药品名称	配伍信息
氨茶碱注射液	×
氨基己酸注射液	●
氨甲环酸注射液	●
胞磷胆碱钠注射液	●
布美他尼注射液	▲
地高辛注射液	▲
地塞米松磷酸钠注射液	●
地西泮注射液	●
呋塞米注射液	▲
氟哌啶醇注射液	×
甘露醇注射液	●
磺胺嘧啶钠注射液	×
肌苷注射剂	●
甲磺酸酚妥拉明注射液	×
甲磺酸培氟沙星注射液	●
甲硫酸新斯的明注射液	×
甲氧氯普胺注射液	×
酒石酸美托洛尔注射液	×
利血平注射液	×
硫酸阿托品注射液	●
硫酸庆大霉素注射液	●
硫酸沙丁胺醇注射液	▲
氯化钙注射液	●

续表

药品名称	配伍信息
氯化琥珀胆碱注射液	●
氯化钾注射液	●
氯化钠注射液	●
马来酸氯苯那敏注射液	×
马来酸麦角新碱注射液	▲
尼克刹米注射液	●
葡萄糖注射液	●
葡萄糖氯化钠注射液	●
葡萄糖酸钙注射液	●
葡萄糖盐乳酸钠	●
氢化可的松注射液	●
氢溴酸东莨菪碱注射液	●
氢溴酸山莨菪碱注射液	●
去乙酰毛花苷注射液	●
乳酸环丙沙星注射液	●
乳酸钠注射液	●
塞替派注射液	●
三磷腺苷注射液	●
山梨醇注射液	●
碳酸氢钠注射液	×
西咪替丁注射液	●
细胞色素 C 注射液	×
硝酸甘油注射液	▲

续表

药品名称	配伍信息
硝酸异山梨酯注射液	▲
盐酸胺碘酮注射液	●
盐酸倍他司汀注射液	●
盐酸苯海拉明注射液	●
盐酸丁咯地尔注射液	×
盐酸多巴胺注射液	●
盐酸多巴酚丁胺注射液	●
盐酸可乐定注射液	×
盐酸利多卡因注射液	×
盐酸林可霉素注射液	●
盐酸氯胺酮注射液	●
盐酸氯丙嗪注射液	×
盐酸洛贝林注射液	●
盐酸麻黄碱注射液	●
盐酸吗啡注射液	●
盐酸美西律注射液	●
盐酸哌替啶注射液	●
盐酸普鲁卡因注射液	●
盐酸普萘洛尔注射液	▲
盐酸山莨菪碱注射液	●
盐酸维拉帕米注射液	●
盐酸异丙嗪注射液	×
氧氟沙星注射液	●

续表

药品名称	配伍信息
右旋糖酐 40 注射液	●
正规胰岛素注射剂	×
注射用辅酶 A	●
注射用氨苄西林钠	●
注射用氨力农	●
注射用苯巴比妥钠	×
注射用苯妥英钠	×
注射用更昔洛韦钠	×
注射用环磷酰胺	●
注射用磺苄西林钠	●
注射用甲氨蝶呤	●
注射用两性霉素 B	×
注射用硫酸阿米卡星	●
注射用硫酸多黏菌素 B	●
注射用哌拉西林钠	●
注射用普鲁卡因胺	▲
注射用青霉素钾	▲
注射用青霉素钠	×
注射用氢化可的松琥珀酸钠	●
注射用丝裂霉素	×
注射用头孢噻吩钠	×
注射用硝普钠	▲
注射用盐酸多柔比星	●

续表

药品名称	配伍信息
注射用盐酸哌甲酯	▲
注射用盐酸柔红霉素	●

盐酸山莨菪碱注射液

Raceanisodamine Hydrochloride Injection

【制剂规格】

1ml∶2mg；1ml∶5mg；1ml∶10mg；1ml∶20mg。

【用法用量】

（1）肌内注射：成人每次肌内注射 5~10mg，小儿按体重 0.1~0.2mg/kg，每日 1~2 次；

（2）静脉注射：感染中毒性休克依病情决定剂量，成人静脉注射每次 10~40mg，小儿按体重 0.3~2mg/kg，每隔 10~30 分钟重复给药，随病情好转延长给药间隔，直至停药，情况无好转可酌量加量。也可将本品 5~10mg 加于 5% 葡萄糖注射液 200ml 中静脉滴注。有机磷中毒的解救用量视病情而定。

【药品稳定性】

密闭，避光，阴凉处保存。

【注意事项】

（1）急腹症诊断未明确时，不宜轻易使用。

（2）夏季用药时，因其闭汗作用，可使体温升高。

（3）静脉滴注过程中若出现排尿困难，对于成人可肌内注射新斯的明 0.5~1.0mg 或氢溴酸加兰他敏 2.5~5mg，对于小儿可肌内注射新斯的明 0.01~0.02mg/kg，以解除症状。

【配伍禁忌表】

药品名称	配伍信息
阿糖胞苷注射剂	●
氨茶碱注射液	●
氨甲环酸注射液	●
胞磷胆碱钠注射液	●
地塞米松磷酸钠注射液	●
地西泮注射液	×
二羟丙茶碱注射液	●
呋塞米注射液	●
氟尿嘧啶注射液	●
氟哌啶醇注射液	×
甘露醇注射液	●
肝素钠注射液	●
磺胺嘧啶钠注射液	×
肌苷注射剂	●
甲磺酸酚妥拉明注射液	●
甲硫酸新斯的明注射液	×
甲硝唑注射液	●
甲氧氯普胺注射液	×

续表

药品名称	配伍信息
利巴韦林注射液	●
利血平注射液	×
硫酸阿托品注射液	●
硫酸卡那霉素注射液	●
硫酸镁注射液	●
硫酸庆大霉素注射液	●
硫酸妥布霉素注射液	●
氯化钙注射液	●
氯化琥珀胆碱注射液	●
氯化钾注射液	●
氯化钠注射液	●
氯化筒箭毒碱注射液	●
马来酸麦角新碱注射液	●
尼克刹米注射液	●
葡萄糖注射液	●
葡萄糖氯化钠注射液	●
葡萄糖酸钙注射液	●
氢化可的松注射液	●
氢溴酸东莨菪碱注射液	●
氢溴酸加兰他敏注射液	×
氢溴酸山莨菪碱注射液	●
乳酸钠林格注射液	●
乳酸钠注射液	●
三磷腺苷注射液	●

续表

药品名称	配伍信息
替硝唑葡萄糖注射液	●
西咪替丁注射液	●
盐酸胺碘酮注射液	▲
盐酸倍他司汀注射液	●
盐酸多巴胺注射液	●
盐酸多巴酚丁胺注射液	●
盐酸利多卡因注射液	●
盐酸林可霉素注射液	●
盐酸氯丙嗪注射液	▲
盐酸洛贝林注射液	●
盐酸麻黄碱注射液	●
盐酸吗啡注射液	●
盐酸哌替啶注射液	▲
盐酸普鲁卡因注射液	●
盐酸普罗帕酮注射液	●
盐酸普萘洛尔注射液	●
盐酸去氧肾上腺素注射液	●
盐酸肾上腺素注射液	●
盐酸维拉帕米注射液	●
盐酸异丙嗪注射液	●
盐酸异丙肾上腺素注射液	●
异烟肼注射液	●

续表

药品名称	配伍信息
右旋糖酐 40 注射液	●
正规胰岛素注射剂	●
重酒石酸间羟胺注射液	●
重酒石酸去甲肾上腺素注射液	●
注射用奥美拉唑钠	●
注射用辅酶 A	×
注射用阿莫西林钠克拉维酸钾	●
注射用苯巴比妥钠	●
注射用苯妥英钠	●
注射用环磷腺苷	●
注射用甲氨蝶呤	●
注射用两性霉素 B	●
注射用磷霉素钠	●
注射用硫酸阿米卡星	●
注射用硫酸多黏菌素 B	×
注射用普鲁卡因胺	●
注射用青霉素钾	●
注射用青霉素钠	●
注射用氢化可的松琥珀酸钠	●
注射用乳糖酸红霉素	●
注射用丝裂霉素	×
注射用头孢呋辛钠	●

续表

药品名称	配伍信息
注射用头孢拉定	●
注射用头孢哌酮钠舒巴坦钠	●
注射用头孢噻肟钠	●
注射用头孢唑林钠	●
注射用盐酸多柔比星	●
注射用盐酸哌甲酯	●
注射用依他尼酸钠	●
左氧氟沙星注射液	●

盐酸肾上腺素注射液
Adrenaline Hydrochloride Injection

【制剂规格】

0.5ml∶0.5mg；1ml∶1mg。

【用法用量】

常用量：皮下注射，1 次 0.25~1mg；极量：皮下注射，1 次 1mg。

（1）抢救过敏性休克：如青霉素等引起的过敏性休克。由于本品具有兴奋心肌、升高血压、松弛支气管等作用，故可缓解过敏性休克的心跳微弱、血压下降、呼吸困难等症状。皮下注射或肌内注射 0.5~1mg，也可用 0.1~0.5mg 缓慢静脉注射（以 0.9% 氯化钠注射液稀释到 10ml），如疗效不好，可改用 4~8mg 静脉滴注（溶于

5% 葡萄糖液 500~1000ml）。

（2）抢救心脏骤停：可用于麻醉和手术中的意外、药物中毒或心脏传导阻滞等原因引起的心脏骤停，以 0.25~0.5mg 以 10ml0.9% 氯化钠溶液稀释后静脉（或心内注射），同时进行心脏按压、人工呼吸、纠正酸中毒。对电击引起的心脏骤停，亦可用本品配合电除颤仪或利多卡因等进行抢救。

（3）治疗支气管哮喘：效果迅速但不持久。皮下注射 0.25~0.5mg，3~5 分钟见效，但仅能维持 1 小时。必要时每 4 小时可重复注射一次。

（4）与局麻药合用：加少量（约 1∶200000~500000）于局麻药中（如普鲁卡因），在混合药液中，本品浓度为 2~5μg/ml，总量不超过 0.3mg，可减少局麻药的吸收而延长其药效，并减少其毒副作用，亦可减少手术部位的出血。

（5）制止鼻黏膜和齿龈出血：将浸有 1∶20000~1∶1000 溶液的纱布填塞出血处。

（6）治疗荨麻疹、花粉症、血清反应等：皮下注射 1∶1000 溶液 0.2~0.5ml，必要时再以上述剂量注射一次。

【药品稳定性】

本品对光和空气敏感。从纸箱中取出的安瓿装本品需立即使用。肾上腺素氧化时，从无色变成粉红色，最后变成褐色。溶液出现变色和沉淀，不能再使用。影响本品稳定性最大的因素为 pH 值，pH 值为 3~4 时较为稳定，当大于 5.5 时则不稳定，此时药液外观虽无变化，但会发生明显失活。本品在高压灭菌器内 121 ℃、15 分钟或 115 ℃、30 分钟，不会引起药效损失。

【注意事项】

皮下注射勿注入血管内，心内注射、静脉注射前必须稀释，最大给药浓度为 0.1mg/ml，静脉滴注时最大给药浓度为 64μg/ml，反复静脉给药时注意更换注射部位。高血压、器质性心脏病、冠状动脉疾病、糖尿病、甲状腺功能亢进、洋地黄中毒、外伤性及出血性休克、心源性哮喘等患者禁用。

【配伍禁忌表】

药品名称	配伍信息
阿糖胞苷注射剂	●
安钠咖注射液	▲
氨茶碱注射液	×
氨基己酸注射液	●
氨甲环酸注射液	●
胞磷胆碱钠注射液	●
布美他尼注射液	▲
地高辛注射液	▲
地塞米松磷酸钠注射液	●

续表

药品名称	配伍信息
地西泮注射液	×
奋乃静注射液	▲
呋塞米注射液	▲
氟哌啶醇注射液	▲
氟哌利多注射液	▲
甘露醇注射液	●
肝素钠注射液	●
磺胺嘧啶钠注射液	×
枸橼酸芬太尼注射液	●
甲磺酸酚妥拉明注射液	▲
甲硫酸新斯的明注射液	×
酒石酸美托洛尔注射液	▲
利血平注射液	▲
硫酸阿托品注射液	●
硫酸吗啡注射液	●
硫酸镁注射液	×
氯化钙注射液	×
氯化钾注射液	●
氯化钠注射液	●
氯化筒箭毒碱注射液	●
马来酸氯苯那敏注射液	×
马来酸麦角新碱注射液	▲
咪达唑仑注射液	●
尼克刹米注射液	●

续表

药品名称	配伍信息
尼莫地平注射液	×
葡萄糖注射液	●
葡萄糖氯化钠注射液	●
葡萄糖酸钙注射液	×
葡萄糖盐乳酸钠	●
氢化可的松注射液	●
氢溴酸东莨菪碱注射液	●
氢溴酸山莨菪碱注射液	●
去乙酰毛花苷注射液	×
乳酸钠林格注射液	●
乳酸钠注射液	×
塞替派注射液	●
三磷腺苷注射液	●
山梨醇注射液	●
碳酸氢钠注射液	×
西咪替丁注射液	●
细胞色素 C 注射液	●
硝酸甘油注射液	▲
硝酸异山梨酯注射液	▲
盐酸倍他司汀注射液	●
盐酸苯海拉明注射液	×
盐酸多巴胺注射液	●
盐酸多巴酚丁胺注射液	●
盐酸可乐定注射液	×

续表

药品名称	配伍信息
盐酸利多卡因注射液	×
盐酸氯胺酮注射液	×
盐酸氯丙嗪注射液	▲
盐酸洛贝林注射液	●
盐酸麻黄碱注射液	▲
盐酸吗啡注射液	●
盐酸美沙酮注射液	▲
盐酸普鲁卡因注射液	×
盐酸普萘洛尔注射液	▲
盐酸山莨菪碱注射液	●
盐酸维拉帕米注射液	●
盐酸异丙嗪注射液	×
异烟肼注射液	▲
右旋糖酐 40 注射液	●
正规胰岛素注射剂	▲
重酒石酸去甲肾上腺素注射液	●
注射用辅酶 A	●
注射用阿莫西林钠	×
注射用氨苄西林钠	×
注射用氨力农	●
注射用苯巴比妥钠	×
注射用苯妥英钠	×
注射用环磷酰胺	●

续表

药品名称	配伍信息
注射用甲氨蝶呤	●
注射用两性霉素 B	×
注射用磷霉素钠	×
注射用普鲁卡因胺	●
注射用青霉素钾	●
注射用青霉素钠	×
注射用氢化可的松琥珀酸钠	●
注射用丝裂霉素	×
注射用头孢拉定	×
注射用头孢噻吩钠	×
注射用硝普钠	▲
注射用盐酸多柔比星	▲
注射用盐酸哌甲酯	▲
注射用依他尼酸钠	×
左氧氟沙星注射液	●

盐酸维拉帕米注射剂
Verapamil Hydrochloride Injection

【制剂规格】

①注射用盐酸维拉帕米：5mg。②盐酸维拉帕米注射液：2ml∶5mg。

【用法用量】

必须在持续心电监测和血压监

测下，缓慢静脉注射至少2分钟。本品注射液与林格液、5%葡萄糖注射液或氯化钠注射液均无配伍禁忌。因无法确定重复静脉给药的最佳给药间隔，必须个体化治疗。

一般起始剂量为5~10mg（或按0.075~0.15mg/kg体重），稀释后缓慢静脉注射至少2分钟。如果初反应不令人满意，首剂15~30分钟后再给一次5~10mg或0.15mg/kg体重。静脉滴注给药，每小时5~10mg，加入0.9%氯化钠注射液或5%葡萄糖注射液中静脉滴注，一日总量不超过50~100mg。

【药品稳定性】

室温下避光贮存，防止冷冻。当pH值在3~6之间时物理相溶，但在pH值大于6时可能出现沉淀。对玻璃、聚氯乙烯（PVC）或聚烯容器没有吸附作用。

【注意事项】

（1）低血压：静脉注射维拉帕米引起的血压下降一般是一过性和无症状的，但也可能发生眩晕。静脉注射维拉帕米之前静脉给予钙剂可预防该血流动力学反应。

（2）极度心动过缓/心脏停搏：维拉帕米影响房室结和窦房结，罕见导致Ⅱ或Ⅲ度房室传导阻滞、心动过缓，更甚者心脏停搏，易发生在病窦综合征病人，这类疾病老年人多发。需立即采取适当的治疗。

（3）心力衰竭：轻度心力衰竭的病人如有可能必须在使用维拉帕米治疗之前已由洋地黄类或利尿剂所控制。中到重度心功能不全者可能会出现心力衰竭急性恶化。

（4）房室旁路通道（预激或LGL综合征）：房室旁路通道合并心房扑动或心房颤动病人静脉用维拉帕米治疗，会通过加速房室旁路的前向传导，引起心室率加快，甚至诱发心室颤动。此类病人禁止使用。

（5）肝或肾功能损害：严重肝、肾功能不全可能不增强维拉帕米的药效，但可能延长其作用时间。反复静脉给药可能会导致蓄积，产生过度药效。如果必须重复静脉给药，必须严密监测血压和P-R间期或药效过度的其他表现。

（6）肌肉萎缩：静脉给维拉帕米可诱发呼吸肌衰竭，肌肉萎缩病人慎用。

（7）颅内压增高：静脉给维拉帕米升高幕上肿瘤病人的颅内压。颅内压增高者应用时小心。

【配伍禁忌表】

药品名称	配伍信息
氨茶碱注射液	▲
氨甲环酸注射液	●
胞磷胆碱钠注射液	●
醋酸泼尼松龙注射液	×

续表

药品名称	配伍信息
地高辛注射液	●
地塞米松磷酸钠注射液	●
地西泮注射液	▲
呋塞米注射液	×
氟尿嘧啶注射液	×
氟哌啶醇注射液	●
肝素钠注射液	●
枸橼酸芬太尼注射液	▲
肌苷注射剂	×
甲磺酸培氟沙星注射液	△
甲硫酸新斯的明注射液	×
酒石酸美托洛尔注射液	▲
利血平注射液	▲
磷酸克林霉素	●
硫酸阿托品注射液	●
硫酸卡那霉素注射液	△
硫酸吗啡注射液	●
硫酸庆大霉素注射液	●
硫酸妥布霉素注射液	△
氯化钙注射液	×
氯化琥珀胆碱注射液	▲
氯化钾注射液	●
氯化钠注射液	●

续表

药品名称	配伍信息
氯化筒箭毒碱注射液	▲
尼克刹米注射液	●
尼莫地平注射液	×
葡萄糖注射液	●
葡萄糖氯化钠注射液	●
葡萄糖酸钙注射液	×
氢化可的松注射液	×
氢溴酸东莨菪碱注射液	●
曲克芦丁注射液	●
乳酸环丙沙星注射液	△
乳酸钠林格注射液	●
乳酸钠注射液	●
塞替派注射液	▲
三磷腺苷注射液	×
山梨醇注射液	●
碳酸氢钠注射液	×
西咪替丁注射液	▲
细胞色素 C 注射液	●
盐酸胺碘酮注射液	▲
盐酸布比卡因注射液	▲
盐酸丁咯地尔注射液	▲
盐酸多巴胺注射液	●
盐酸利多卡因注射液	●

续表

药品名称	配伍信息
盐酸氯胺酮注射液	●
盐酸氯丙嗪注射液	▲
盐酸洛贝林注射液	●
盐酸麻黄碱注射液	×
盐酸纳洛酮注射液	●
盐酸哌替啶注射液	●
盐酸普罗帕酮注射液	▲
盐酸普萘洛尔注射液	▲
盐酸去氧肾上腺素注射液	●
盐酸山莨菪碱注射液	●
盐酸肾上腺素注射液	●
盐酸异丙嗪注射液	▲
盐酸异丙肾上腺素注射液	●
氧氟沙星注射液	△
异烟肼注射液	▲
右旋糖酐 40 注射液	●
正规胰岛素注射剂	●
重酒石酸间羟胺注射液	●
重酒石酸去甲肾上腺素注射液	●
注射用奥美拉唑钠	×
注射用辅酶 A	●

续表

药品名称	配伍信息
注射用阿莫西林钠克拉维酸钾	×
注射用氨苄西林钠	×
注射用氨力农	●
注射用苯巴比妥钠	▲
注射用苯妥英钠	▲
注射用环磷腺苷	●
注射用甲氨蝶呤	×
注射用两性霉素 B	×
注射用磷霉素钠	×
注射用硫酸阿米卡星	△
注射用硫酸多黏菌素 B	×
注射用氢化可的松琥珀酸钠	×
注射用乳糖酸红霉素	△
注射用头孢呋辛钠	△
注射用头孢哌酮钠舒巴坦钠	×
注射用头孢噻肟钠	●
注射用头孢他啶	×
注射用硝普钠	▲
注射用盐酸多柔比星	▲
注射用盐酸柔红霉素	●
注射用依他尼酸钠	×

盐酸溴己新注射液
Bromhexine Hydrochloride Injection

【制剂规格】

2ml∶4mg。

【用法用量】

肌内注射或静脉注射。一次4mg，一日8~12mg。静脉注射时用5%葡萄糖注射液稀释后使用。

【药品稳定性】

密闭，避光，阴凉处保存。

【注意事项】

胃溃疡者应慎用。

盐酸异丙嗪注射液
Promethazine Hydrochloride Injection

【制剂规格】

1ml∶25mg；2ml∶50mg

【用法用量】

肌内注射。

（1）成人用量：抗过敏，一次25mg，必要时2小时后重复；严重过敏时可用肌内注射25~50mg，最高量不得超过100mg；在特殊紧急情况下，可用灭菌注射用水稀释至0.25%，缓慢静脉注射；止吐，12.5~25mg，必要时每4小时重复一次；镇静催眠，一次25~50mg。

（2）小儿常用量：抗过敏，每次按体重0.125mg/kg或按体表面积3.75mg/m^2，每4~6小时一次；抗眩晕，睡前可按需给予，按体重0.25~0.5mg/kg或按体表面积7.5~15mg/m^2。或一次6.25~12.5mg，每日3次；止吐，每次按体重0.25~0.5mg/kg或按体表面积7.5~15mg/m^2，必要时每4~6小时重复；或每次12.5~25mg，必要时每4~6小时重复；镇静催眠，必要时每次按体重0.5~1mg/kg或每次12.5~25mg。

【药品稳定性】

未开启的注射液在室温下避光贮存，防止冷冻。由于吸附作用，与塑料静脉滴注袋、滴注装置和输液管接触，将造成盐酸异丙嗪显著减少。

【注意事项】

（1）已知对吩噻嗪类药高度过敏的人，也对本品过敏。

（2）下列情况应慎用：急性哮喘，膀胱颈部梗阻，骨髓抑制，心血管疾病，昏迷，闭角型青光眼，肝功能不全，高血压，胃溃疡，前列腺肥大症状明显者，幽门或十二指肠梗阻，呼吸系统疾病（尤其是儿童，服用本品后痰液黏稠，影响排痰，并可抑制咳嗽反射），癫痫患者（注射给药时可增加抽搐的严重程度），黄疸，各种肝病以及肾功能衰竭，Reye 综合征（异丙嗪所致的锥体外系症状易与 Reye 综合征混淆）。应用异丙嗪时，应特别注意有无肠梗阻，或药物的逾量、中毒等问题，因其症状体征可被异丙嗪的镇吐作用所掩盖。

【配伍禁忌表】

药品名称	配伍信息
阿糖胞苷注射剂	●
安钠咖注射液	▲
氨茶碱注射液	×
氨基己酸注射液	×
氨甲环酸注射液	●
胞磷胆碱钠注射液	×
布美他尼注射液	▲
醋酸泼尼松龙注射液	▲
地塞米松磷酸钠注射液	×
地西泮注射液	▲
丁溴东莨菪碱注射液	▲
二羟丙茶碱注射液	●
奋乃静注射液	●
呋塞米注射液	▲
氟尿嘧啶注射液	×
氟哌啶醇注射液	▲
氟哌利多注射液	●
甘露醇注射液	●
肝素钠注射液	×

续表

药品名称	配伍信息
磺胺嘧啶钠注射液	×
枸橼酸芬太尼注射液	×
肌苷注射剂	×
甲磺酸酚妥拉明注射液	●
甲磺酸培氟沙星注射液	●
甲硫酸新斯的明注射液	×
甲硝唑注射液	×
甲氧氯普胺注射液	▲
利巴韦林注射液	●
利血平注射液	●
硫酸阿托品注射液	▲
硫酸卡那霉素注射液	×
硫酸镁注射液	●
硫酸奈替米星注射液	●
硫酸庆大霉素注射液	▲
硫酸沙丁胺醇注射液	▲
硫酸妥布霉素注射液	▲
硫酸小诺米星注射液	▲
氯化钙注射液	●
氯化琥珀胆碱注射液	×
氯化钾注射液	×
氯化钠注射液	●
氯化筒箭毒碱注射液	●
马来酸氯苯那敏注射液	●

续表

药品名称	配伍信息
马来酸麦角新碱注射液	●
咪达唑仑注射液	●
葡萄糖注射液	●
葡萄糖氯化钠注射液	●
葡萄糖酸钙注射液	●
葡萄糖盐乳酸钠	●
氢化可的松注射液	▲
氢溴酸东莨菪碱注射液	●
氢溴酸加兰他敏注射液	●
氢溴酸山莨菪碱注射液	●
去乙酰毛花苷注射液	●
乳酸环丙沙星注射液	●
乳酸钠林格注射液	●
乳酸钠注射液	●
塞替派注射液	×
三磷腺苷注射液	×
山梨醇注射液	×
碳酸氢钠注射液	▲
替硝唑葡萄糖注射液	●
西咪替丁注射液	▲
细胞色素 C 注射液	×
烟酸注射液	×
盐酸倍他司汀注射液	×
盐酸多巴酚丁胺注射液	●

续表

药品名称	配伍信息
盐酸可乐定注射液	▲
盐酸利多卡因注射液	●
盐酸林可霉素注射液	●
盐酸氯胺酮注射液	●
盐酸氯丙嗪注射液	●
盐酸洛贝林注射液	●
盐酸麻黄碱注射液	●
盐酸吗啡注射液	×
盐酸美西律注射液	●
盐酸哌替啶注射液	×
盐酸普鲁卡因注射液	●
盐酸普罗帕酮注射液	●
盐酸普萘洛尔注射液	▲
盐酸去氧肾上腺素注射液	×
盐酸山莨菪碱注射液	●
盐酸肾上腺素注射液	×
盐酸维拉帕米注射液	▲
盐酸异丙肾上腺素注射液	●
氧氟沙星注射液	●
异烟肼注射液	●
右旋糖酐 40 注射液	×
正规胰岛素注射剂	×

续表

药品名称	配伍信息
重酒石酸去甲肾上腺素注射液	●
注射用奥美拉唑钠	×
注射用辅酶 A	×
注射用阿莫西林钠	×
注射用阿莫西林钠克拉维酸钾	×
注射用氨苄西林钠	×
注射用氨力农	×
注射用苯巴比妥钠	×
注射用苯妥英钠	×
注射用丙戊酸钠	▲
注射用环磷腺苷	●
注射用磺苄西林钠	×
注射用甲氨蝶呤	×
注射用两性霉素 B	×
注射用磷霉素钠	●
注射用硫酸阿米卡星	▲
注射用硫酸多黏菌素 B	▲
注射用哌拉西林钠	×
注射用青霉素钾	▲
注射用青霉素钠	×
注射用氢化可的松琥珀酸钠	×
注射用乳糖酸红霉素	●

续表

药品名称	配伍信息
注射用丝裂霉素	×
注射用头孢呋辛钠	×
注射用头孢拉定	×
注射用头孢哌酮钠舒巴坦钠	×
注射用头孢曲松钠	×
注射用头孢噻肟钠	×
注射用头孢他啶	×
注射用头孢替唑钠	×
注射用头孢唑林钠	×
注射用硝普钠	×
注射用盐酸多柔比星	●
注射用依他尼酸钠	▲
左氧氟沙星注射液	●

盐酸异丙肾上腺素注射液

Isoprenaline Hydrochloride Injection

【制剂规格】

2ml∶1mg。

【用法用量】

（1）救治心脏骤停，心腔内注射 0.5~1mg。

（2）Ⅲ度房室传导阻滞，心率每分钟不及 40 次时，可以本品 0.5~1mg

加在5%葡萄糖注射液200~300ml内缓慢静脉滴注。

【药品稳定性】

未开启的注射液在2~15℃下避光贮存，暴露在空气、阳光下或受热可能使溶液呈现介于粉红色和红褐色之间的颜色。溶液一旦出现颜色或沉淀物就不能使用。pH大于6的溶液，将发生明显降解。

【注意事项】

（1）心律失常并伴有心动过速；心血管疾病，包括心绞痛、冠状动脉供血不足；糖尿病；高血压；甲状腺功能亢进；洋地黄中毒所致的心动过速慎用。

（2）遇有胸痛及心律失常应及早重视。

（3）交叉过敏，病人对其他肾上腺能激动药过敏者，对本品也常过敏。

【配伍禁忌表】

药品名称	配伍信息
阿糖胞苷注射剂	●
氨茶碱注射液	▲
氨基己酸注射液	●
氨甲环酸注射液	●
胞磷胆碱钠注射液	●
醋酸泼尼松龙注射液	▲
地高辛注射液	▲

续表

药品名称	配伍信息
地西泮注射液	◎
二羟丙茶碱注射液	▲
呋塞米注射液	×
氟尿嘧啶注射液	●
氟哌啶醇注射液	●
甘露醇注射液	●
肝素钠注射液	●
磺胺嘧啶钠注射液	×
甲磺酸酚妥拉明注射液	×
甲硫酸新斯的明注射液	×
甲硝唑注射液	●
利血平注射液	×
硫酸阿托品注射液	×
硫酸镁注射液	●
硫酸庆大霉素注射液	●
氯化钙注射液	●
氯化琥珀胆碱注射液	●
氯化钾注射液	▲
氯化钠注射液	●
氯化筒箭毒碱注射液	●
马来酸氯苯那敏注射液	●
马来酸麦角新碱注射液	▲
尼克刹米注射液	●

Y

续表

药品名称	配伍信息
葡萄糖注射液	●
葡萄糖氯化钠注射液	●
葡萄糖酸钙注射液	●
葡萄糖盐乳酸钠	●
氢化可的松注射液	▲
氢溴酸东莨菪碱注射液	×
氢溴酸山莨菪碱注射液	●
去乙酰毛花苷注射液	●
乳酸钠林格注射液	●
乳酸钠注射液	●
三磷腺苷注射液	●
山梨醇注射液	●
碳酸氢钠注射液	×
西咪替丁注射液	●
细胞色素 C 注射液	×
盐酸胺碘酮注射液	●
盐酸倍他司汀注射液	●
盐酸多巴胺注射液	●
盐酸多巴酚丁胺注射液	●
盐酸可乐定注射液	×
盐酸利多卡因注射液	▲
盐酸林可霉素注射液	●
盐酸氯胺酮注射液	●

续表

药品名称	配伍信息
盐酸氯丙嗪注射液	●
盐酸洛贝林注射液	●
盐酸麻黄碱注射液	▲
盐酸吗啡注射液	●
盐酸哌替啶注射液	●
盐酸普鲁卡因注射液	●
盐酸普萘洛尔注射液	×
盐酸山莨菪碱注射液	●
盐酸维拉帕米注射液	●
盐酸异丙嗪注射液	●
异烟肼注射液	●
右旋糖酐 40 注射液	●
正规胰岛素注射剂	×
重酒石酸间羟胺注射液	●
注射用辅酶 A	●
注射用氨力农	●
注射用苯巴比妥钠	×
注射用环磷酰胺	●
注射用两性霉素 B	×
注射用硫酸阿米卡星	●
注射用硫酸多黏菌素 B	●
注射用青霉素钾	●

续表

药品名称	配伍信息
注射用氢化可的松琥珀酸钠	●
注射用丝裂霉素	×
注射用头孢呋辛钠	●
注射用头孢拉定	●
注射用头孢他啶	●
注射用硝普钠	▲
注射用盐酸多柔比星	▲
注射用盐酸哌甲酯	▲
注射用盐酸柔红霉素	●
左氧氟沙星注射液	●

依达拉奉注射液
Edaravone Injection

【制剂规格】

10ml∶10mg；10ml∶15mg；10ml∶30mg。

【用法用量】

静脉滴注，一次30mg，临床用前加入适量的0.9%氯化钠溶液中稀释后静脉滴注。30分钟内滴完。每日2次，14天为一个疗程，尽可能在发病后24小时内开始给药。

【药品稳定性】

遮光，密闭，在阴凉处（不超过20℃）保存。

【注意事项】

（1）轻、中度肾功能损害的患者慎用（有致肾功能衰竭加重的可能）。

（2）肝功能损害患者慎用（有致肝功能损害加重的可能）。

（3）心脏病患者慎用（有致心脏病加重的可能，或可能伴有肾功能不全）。

（4）高龄患者慎用。据日本厚生劳动省2002年10月28日安全性通报，该产品在日本上市销售15个月内，累计使用患者约146000人，发生加重急性肾功能不全或肾功能衰竭病例报告29例（约占0.02%），其中有12人死亡，分别是50~60岁1人、70~80岁3人、80~90岁7人、90岁以上1人，是否与本品的使用有因果关系尚不能确认；自此安全性通报后，未再见有类似报道。建议临床使用本品时应对患者的肾功能进行密切观察，在给药过程中进行多次肾功能检测，出现肾功能下降的表现或少尿等症状的情况下，立即停止给药，进行适当处理。尤其针对年龄高于80岁的患者，应特别注意。

【配伍禁忌表】

药品名称	配伍信息
地西泮注射液	◎
注射用苯妥英钠	◎
注射用坎利酸钾	◎

依替巴肽注射液
Eptifibatide Injection

【制剂规格】

10ml∶20mg；100ml∶75mg；100ml∶200mg

【用法用量】

急性冠脉综合征病人：静脉注射本品180μg/kg，继以每分钟持续滴注2μg/kg，直至病人出院或作冠状动脉搭桥手术，最长可达72小时。无急性冠状动脉综合征的病人，在开始作PCI前，立即静脉注射本品135μg/kg，继以每分钟持续滴注0.5μg/kg，共20~24小时。

【药品稳定性】

2~8℃保存。

【注意事项】

使用本品期间应注意观察心电图的变化和出血倾向。

【配伍禁忌表】

药品名称	配伍信息
呋塞米注射液	◎
注射用阿替普酶	●
阿托品注射液	●
盐酸多巴酚丁胺注射液	●
盐酸利多卡因注射液	●
盐酸哌替啶注射液	●
酒石酸美托洛尔注射液	●
咪达唑仑注射液	●
盐酸吗啡注射液	●
硝酸甘油注射液	●
氯化钾注射液	●
葡萄糖注射液	●
氯化钠注射液	●

乙酰唑胺注射剂
Acetazolamide Injection

【制剂规格】

①注射用乙酰唑胺钠500mg。②乙酰唑胺注射液5ml∶250mg。

【用法用量】

（1）静脉注射：对于急性青光眼发作时的抢救和某些恶心、呕吐妨碍口服的患者，可静脉或肌内注射乙酰唑胺500mg，或者静脉注射250mg与肌内注射250mg交替使用。对于一些急性发作的青光眼患者可在2~4h内重复使用上述剂量，但继续治疗则应根据患者的情况改为口服剂。

（2）肌内注射：同静脉注射。

（3）儿童：静脉注射：抗急性青光眼，常按体重静脉注射，每次5~10mg/kg，每6小时1次。肌内注射：参见静脉注射项。

【药品稳定性】

避光，密闭保存。

【注意事项】

（1）①糖尿病；②肺梗死或肺气肿。

（2）药物对老人的影响：老年患者长期使用更易产生耐药性，并易引起代谢性酸中毒和低钾血症。

（3）药物对妊娠的影响：动物实验证实，给予啮齿类动物10倍于成人常规剂量的乙酰唑胺，有较高的致畸率，因此妊娠妇女不宜使用乙酰唑胺，尤其是妊娠的前3个月。

（4）药物对检验值或诊断的影响：①可干扰Glenn-Nelson法的吸收，使尿17-羟类固醇测定产生假阳性结果；②可碱化尿液，使尿蛋白测定（如溴酚蓝试验等）出现假阳性结果；③可增高血氨浓度、血清胆红素、尿胆原浓度；④可增高血糖浓度、尿糖浓度，但非糖尿病者不受影响；⑤血浆氯化物的浓度可增高，血清钾的浓度可降低。

（5）用药前后及用药时应当检查或监测：对于青光眼患者：①急性发作时每天应测眼压，慢性期应定期测量眼压，并定期检查视力、视野；②眼压控制后应根据青光眼类型、虹膜角膜角改变等情况，调整用药剂量及选择适宜的抗青光眼手术；③使用缩瞳剂或噻吗洛尔滴眼剂联合乙酰唑胺控制眼压仍不理想的晚期开角型青光眼、先天性青光眼及需延期施行抗青光眼手术的患者，除应加服钾盐外，在治疗前还需有24小时眼压曲线、视力、视野、血压、血常规及尿常规等记录，以便在治疗过程中评价疗效及发现可能产生的不良反应。

（6）不能耐受磺胺类药物或其他磺胺衍生物利尿药的患者，也不能耐受乙酰唑胺。

（7）对于闭角型青光眼，在急性期使用乙酰唑胺后，原则上应根据虹膜角膜角及眼压描记情况选择适宜的抗青光眼手术，否则眼压降低会给人以安全的假象，从而使房角粘连进一步发展，延误手术时机。

（8）某些不耐受乙酰唑胺不良反应或久服乙酰唑胺无效者，可改用其他碳酸酐酶抑制药（如双氯非那胺）。

（9）为预防肾脏并发症的发生，除按磺胺类药物一般预防原则外，还应加服钾盐、镁盐等，高钙尿患者应进低钙饮食。

（10）对肾结石（含钙为主）患者，乙酰唑胺可诱发或加重病情。

如出现腹绞痛和血尿应立即停药。

（11）服用期间多饮水，长期服用应加服钾盐，不宜与钙、碘及广谱抗生素合用。

（12）肺心病、心力衰竭、爱迪生病、肝功能衰竭、代谢性酸血症及伴有低钾血症水肿患者不宜用。慢性非充血性闭角型青光眼患者不宜用。

（13）乙酰唑胺能引起近视、眼调节功能丧失、晶状体向前移位、视网膜水肿等症，出现时应及时停药。

【配伍禁忌表】

药品名称	配伍信息
促皮质激素	低血钾，骨质疏松
苯巴比妥	骨软化的发生率上升
卡马西平	骨软化的发生率上升
苯妥英	骨软化的发生率上升

异烟肼注射剂

Isoniazid Injection

【制剂规格】

①注射用异烟肼：100mg。②异烟肼注射液：2ml∶50mg；2ml∶100mg。③异烟肼氯化钠注射液 250ml：异烟肼 0.3g 与氯化钠 2.25g。

【用法用量】

（1）注射用异烟肼：

①肌内注射成人与其他抗结核药合用，按体重每日 5mg/kg，最高 0.3g；或每日 15mg/kg，最高 900mg，每周 2~3 次。小儿按体重每日 10~20mg/kg，每日不超过 0.3g。某些严重结核病患儿（如结核性脑膜炎），每日按体重可高达 30mg/kg（一日量最高 500mg）。

②静脉滴注只用于重症病例，用 0.9% 氯化钠注射液或 5% 葡萄糖注射液溶解并稀释后静脉滴注，一日 0.3~0.6g。

（2）异烟肼注射液：肌内注射、静脉注射或静脉滴注：国内极少肌内注射，一般在强化期或对于重症或不能口服用药的病人采用静脉滴注的方法，用 0.9% 氯化钠注射液或 5% 葡萄糖注射液稀释后使用。

①成人一日 0.3~0.4g 或 5~10mg/kg；儿童每日按体重 10~15mg/kg，一日不超过 0.3g。

②急性粟粒型肺结核或结核性脑膜炎患者，成人一日 10~15mg/kg，每日不超过 0.9g。

③采用间歇疗法时，成人每次 0.6~0.8g，每周 2~3 次。

④局部用药：雾化吸入：每次 0.1~0.2g，每日 2 次。局部注射（胸膜腔、腹腔或椎管内），每次 50~200mg。

（3）异烟肼氯化钠注射液：静脉滴注，只用于重症病例。成人：一日 0.3~0.6g，或每日 15mg/kg，最高 900mg，每周 2~3 次。儿童：按体重每日 10~20mg/kg，每日不超过 0.3g。某些严重结核病患儿（如结核性脑膜炎），每日按体重可高达 30mg/kg（一日量最高 500mg）。

【药品稳定性】

异烟肼注射液为无色或微黄色的澄明液体。遮光，密闭保存。

【注意事项】

（1）精神病、癫痫、肝功能损害及严重肾功能损害者应慎用本品或剂量酌减。

（2）本品与乙硫异烟胺、吡嗪酰胺、烟酸或其他化学结构有关药物存在交叉过敏。

（3）肾功能减退但血肌酐值低于 6mg/100ml 者，异烟肼的用量无需减少。如肾功能减退严重或患者系慢乙酰化者则需减量，以异烟肼服用后 24 小时的血药浓度不超过 1mg/L 为宜。在无尿患者中异烟肼的剂量可减为常用量的一半。

【配伍禁忌表】

续表

药品名称	配伍信息
阿糖胞苷注射剂	●
氨茶碱注射液	▲
氨基己酸注射液	●
胞磷胆碱钠注射液	×
醋酸泼尼松龙注射液	▲
醋酸曲安奈德注射液	▲
地高辛注射液	×
地塞米松磷酸钠注射液	●
地西泮注射液	▲
二羟丙茶碱注射液	▲
磺胺嘧啶钠注射液	▲
肌苷注射剂	●
甲磺酸酚妥拉明注射液	●
甲磺酸培氟沙星注射液	●
甲硫酸新斯的明注射液	×
甲硝唑注射液	●
利巴韦林注射液	●
硫酸阿托品注射液	▲
硫酸卡那霉素注射液	●
硫酸镁注射液	▲
硫酸庆大霉素注射液	●
硫酸妥布霉素注射液	●
氯化钾注射液	●
氯化钠注射液	●
氯硝西泮注射液	▲
马来酸氯苯那敏注射液	●

续表

药品名称	配伍信息
马来酸麦角新碱注射液	●
尼克刹米注射液	●
葡萄糖注射液	●
葡萄糖氯化钠注射液	●
葡萄糖酸钙注射液	×
葡萄糖盐乳酸钠	●
氢化可的松注射液	▲
氢溴酸东莨菪碱注射液	●
氢溴酸山莨菪碱注射液	●
乳酸环丙沙星注射液	●
乳酸钠林格注射液	●
乳酸钠注射液	●
塞替派注射液	×
山梨醇注射液	●
西咪替丁注射液	●
细胞色素 C 注射液	×
盐酸多巴胺注射液	●
盐酸利多卡因注射液	●
盐酸林可霉素注射液	●
盐酸氯胺酮注射液	△
盐酸氯丙嗪注射液	▲
盐酸洛贝林注射液	●
盐酸美沙酮注射液	▲
盐酸哌替啶注射液	▲
盐酸普鲁卡因注射液	●

续表

药品名称	配伍信息
盐酸山莨菪碱注射液	●
盐酸肾上腺素注射液	▲
盐酸维拉帕米注射液	▲
盐酸异丙嗪注射液	●
盐酸异丙肾上腺素注射液	●
氧氟沙星注射液	●
正规胰岛素注射剂	▲
重酒石酸去甲肾上腺素注射液	●
注射用辅酶 A	●
注射用氨苄西林钠	●
注射用苯巴比妥钠	▲
注射用苯妥英钠	▲
注射用丙戊酸钠	▲
注射用磺苄西林钠	●
注射用甲氨蝶呤	▲
注射用两性霉素 B	●
注射用硫酸阿米卡星	●
注射用硫酸多黏菌素 B	×
注射用青霉素钾	●
注射用青霉素钠	△
注射用氢化可的松琥珀酸钠	●

续表

药品名称	配伍信息
注射用乳糖酸红霉素	▲
注射用丝裂霉素	×
注射用头孢呋辛钠	×
注射用头孢拉定	●
注射用头孢噻肟钠	●
注射用头孢他啶	×
注射用头孢唑林钠	●
注射用硝普钠	×
注射用盐酸多柔比星	▲
注射用盐酸柔红霉素	▲

右旋糖酐 40 注射液
Dextran 40 Injection

【制剂规格】

①右旋糖酐 40 注射液氯化钠注射液 100ml；250ml；500ml。②右旋糖酐 40 注射液葡萄糖注射液 100ml；250ml；500ml。③复方右旋糖酐 40 注射液：每 1ml 含 100mg 右旋糖酐 40 注射液、氯化钙 0.2mg、氯化钾 0.3mg、氯化钠 6.0mg、乳酸钠 3.1mg。

【用法用量】

（1）右旋糖酐 40 注射液氯化钠注射液：静脉滴注，用量视病情而定，成人常用量一次 250~500ml，24 小时内不超过 1000~1500ml。婴儿用量为 5ml/kg，儿童用量为 10ml/kg。或遵医嘱。

（2）右旋糖酐 40 注射液葡萄糖注射液：同右旋糖酐 40 注射液氯化钠注射液。

（3）复方右旋糖酐40注射液：静脉滴注：每次 250~500ml，成人和儿童每日每千克体重不超过 20ml。抗休克时滴注速度为每分钟 20~40ml，在 15~30 分钟注入 500ml。对冠心病和脑血栓应缓慢静脉滴注。通常每日或隔日 1 次，7~14 次为 1 疗程。

【药品稳定性】

右旋糖酐 40 注射液氯化钠注射液：无色、稍带黏性的澄明液体，有时显轻微的乳光、味咸，在 25℃以下保存。右旋糖酐 40 注射液葡萄糖注射液：本品为无色、稍带黏性的澄明液体，有时显轻微的乳光、味甜，在 25℃以下保存。

【注意事项】

（1）首次输用本品，开始几毫升应缓慢静脉滴注，并在注射开始后严密观察 5~10 分钟，出现所有不正常征象（寒战、皮疹）都应马上停药。

（2）对严重的肾功能不全，尿量减少病人，因本品可从肾脏快速排泄，增加尿黏度，可能导致少尿或肾功能衰竭，因此，本品禁用于少尿病人。一旦使用中出现少尿或无尿应停用。

（3）避免用量过大，尤其是老年人、动脉粥样硬化或补液不足者。

（4）重度休克时，如大量滴注右旋糖酐，应同时给予一定数量的全血，以维持血液携氧功能。如未同时输血，由于血液在短时间内过度稀释，则携氧功能降低，组织供氧不足，而且影响血液凝固，出现低蛋白血症。

（5）某些手术创面渗血较多的患者，不应过多使用本品，以免增加渗血。

（6）伴有急性脉管炎者，不宜使用本品，以免炎症扩散。

（7）对于脱水病人，应同时纠正水电解质紊乱情况。

（8）每日用量不宜超过 1500ml，否则易引起出血倾向和低蛋白血症。

（9）本品不应与维生素 C、维生素 B_{12}、维生素 K、双嘧达莫及促皮质素，氢化可的松，琥珀酸钠在同一溶液中混合给药。

（10）本品能吸附于细胞表面，与红细胞形成假凝集，对血型鉴定和血交叉配血试验结果有一定干扰。输血患者的血型检查，交叉配血试验应在使用右旋糖酐前进行，以确保输血安全。

【配伍禁忌表】

药品名称	配伍信息
氨茶碱注射液	●

续表

药品名称	配伍信息
氨基己酸注射液	×
氨甲环酸注射液	●
胞磷胆碱钠注射液	●
醋酸泼尼松龙注射液	×
地塞米松磷酸钠注射液	●
地西泮注射液	●
二羟丙茶碱注射液	●
呋塞米注射液	●
氟尿嘧啶注射液	●
氟哌啶醇注射液	●
肝素钠注射液	▲
磺胺嘧啶钠注射液	×
枸橼酸芬太尼注射液	●
肌苷注射剂	●
甲磺酸酚妥拉明注射液	●
甲磺酸培氟沙星注射液	×
甲硫酸新斯的明注射液	×
酒石酸美托洛尔注射液	×
利巴韦林注射液	●
利血平注射液	●
硫酸阿托品注射液	●
硫酸卡那霉素注射液	▲
硫酸镁注射液	●

续表

药品名称	配伍信息
硫酸奈替米星注射液	▲
硫酸庆大霉素注射液	▲
硫酸妥布霉素注射液	▲
硫酸西索米星注射液	▲
硫酸小诺米星注射液	▲
硫酸依替米星注射液	▲
氯化钙注射液	●
氯化琥珀胆碱注射液	●
氯化钾注射液	●
氯化钠注射液	●
氯化筒箭毒碱注射液	●
马来酸氯苯那敏注射液	●
马来酸麦角新碱注射液	●
尼克刹米注射液	●
葡萄糖注射液	●
葡萄糖氯化钠注射液	●
葡萄糖酸钙注射液	●
葡萄糖盐乳酸钠	×
氢化可的松注射液	×
氢溴酸东莨菪碱注射液	●
氢溴酸山莨菪碱注射液	●
去乙酰毛花苷注射液	●
乳酸钠林格注射液	●

续表

药品名称	配伍信息
乳酸钠注射液	●
塞替派注射液	×
三磷腺苷注射液	●
山梨醇注射液	×
双嘧达莫注射液	×
碳酸氢钠注射液	×
替硝唑葡萄糖注射液	●
西咪替丁注射液	●
细胞色素 C 注射液	●
盐酸胺碘酮注射液	●
盐酸倍他司汀注射液	●
盐酸多巴胺注射液	●
盐酸多巴酚丁胺注射液	●
盐酸利多卡因注射液	●
盐酸林可霉素注射液	●
盐酸氯胺酮注射液	●
盐酸氯丙嗪注射液	●
盐酸洛贝林注射液	●
盐酸麻黄碱注射液	●
盐酸美西律注射液	●
盐酸哌替啶注射液	●
盐酸普鲁卡因注射液	●
盐酸普罗帕酮注射液	●

续表

药品名称	配伍信息
盐酸去氧肾上腺素注射液	●
盐酸山莨菪碱注射液	●
盐酸肾上腺素注射液	●
盐酸维拉帕米注射液	●
盐酸异丙嗪注射液	×
盐酸异丙肾上腺素注射液	●
氧氟沙星注射液	×
正规胰岛素注射剂	●
重酒石酸间羟胺注射液	●
重酒石酸去甲肾上腺素注射液	●
注射用奥美拉唑钠	●
注射用辅酶 A	●
注射用阿莫西林钠	×
注射用阿莫西林钠克拉维酸钾	●
注射用阿昔洛韦	×
注射用氨苄西林钠	×
注射用氨力农	×
注射用环磷酰胺	●
注射用环磷腺苷	●
注射用磷霉素钠	●

续表

药品名称	配伍信息
注射用硫酸阿米卡星	▲
注射用尿激酶	●
注射用普鲁卡因胺	●
注射用青霉素钾	●
注射用青霉素钠	●
注射用氢化可的松琥珀酸钠	×
注射用乳糖酸红霉素	●
注射用丝裂霉素	×
注射用头孢呋辛钠	×
注射用头孢拉定	●
注射用头孢哌酮钠舒巴坦钠	×
注射用头孢曲松钠	●
注射用头孢噻肟钠	●
注射用头孢他啶	●
注射用头孢唑林钠	●
注射用硝普钠	×
注射用盐酸多柔比星	●
注射用盐酸哌甲酯	●
注射用盐酸柔红霉素	●
注射用依他尼酸钠	●
左氧氟沙星注射液	×

右旋糖酐铁注射液
Iron Dextran Injection

【制剂规格】

以 Fe 计：2ml∶50mg；2ml∶100mg；4ml∶100mg。

【用法用量】

深部肌内注射一次 50~100mg（Fe）1~3 日 1 次。小儿体重超过 6kg 者一次 25mg（Fe）一日 1 次。小儿体重 6kg 以下者一次 12.5mg（Fe）一日 1 次。

【药品稳定性】

本品为深褐色的胶体溶液。遮光，密闭保存。

【注意事项】

（1）适于不能耐受口服铁剂的缺铁性贫血患者，或需迅速纠正缺铁患者。

（2）注射本品后血红蛋白未见逐步升高者应即停药。

（3）严重肝、肾功能不全者禁用。

【配伍禁忌表】

药品名称	配伍信息
氯化钠注射液	●
氯磷酸二钠注射液	▲
葡萄糖注射液	●

—Z—

正规胰岛素注射剂

Regular Insulin Injection

【制剂规格】

①正规胰岛素注射液：10ml∶400U；10ml∶800U。②注射用正规胰岛素：50U；100U；400U。

【用法用量】

一般为皮下注射，一日3~4次，能正常饮食者，三餐前15~20分钟皮下注射。

静脉注射只有在急症时（如糖尿病性昏迷）才用。可按病人尿糖指标来确定剂量，一般24小时尿中每2~4g糖需注射1个U。

（1）中型糖尿病人（症状较轻型糖尿病明显，血糖多在11.1~16.6mmol/L之间）每日需要量为5~40U，于每次餐前30分钟注射。

（2）较重病人用量在40U以上。对糖尿病性昏迷，用量在100U左右，与葡萄糖（50~100g）一同静脉注射。

【药品稳定性】

本品为无色或几乎无色的澄明液体。密闭，2~10℃保存，避免冰冻。

【注意事项】

（1）低血糖患者禁用；由于胰岛素过量出现低血糖休克时，静脉注射50%葡萄糖溶液50ml。必要时，再静脉滴注5%葡萄糖注射液。

（2）对本药过敏者禁用。

（3）局部反应，注射部位可有皮肤发红、皮下结节和皮下脂肪萎缩等局部反应。故需经常更换注射部位。

（4）本品不宜与抗凝血药、水杨酸盐、磺胺类及抗肿瘤药甲氨蝶呤、甲状腺素、避孕药、噻嗪类利尿药等合用。

【配伍禁忌表】

药品名称	配伍信息
阿糖胞苷注射剂	×
氨茶碱注射液	×
氨甲环酸注射液	●
苯丙酸诺龙注射液	▲
醋酸泼尼松龙注射液	▲
醋酸曲安奈德注射液	▲
地高辛注射液	▲
地塞米松磷酸钠注射液	×
地西泮注射液	×
呋塞米注射液	▲
氟尿嘧啶注射液	●
氟哌啶醇注射液	●

续表

药品名称	配伍信息
甘露醇注射液	●
肝素钠注射液	×
磺胺嘧啶钠注射液	×
肌苷注射剂	●
甲磺酸酚妥拉明注射液	×
甲硫酸新斯的明注射液	×
利血平注射液	▲
硫酸阿托品注射液	●
硫酸卡那霉素注射液	△
硫酸吗啡注射液	●
硫酸镁注射液	●
硫酸庆大霉素注射液	△
氯化钾注射液	●
氯化钠注射液	●
氯化筒箭毒碱注射液	●
马来酸麦角新碱注射液	●
咪达唑仑注射液	●
尼克刹米注射液	●
葡萄糖酸钙注射液	●
葡萄糖盐乳酸钠	●
氢化可的松注射液	▲
氢溴酸东莨菪碱注射液	●
去乙酰毛花苷注射液	×
乳酸环丙沙星注射液	△

续表

药品名称	配伍信息
乳酸钠林格注射液	●
乳酸钠注射液	●
塞替派注射液	×
三磷腺苷注射液	●
山梨醇注射液	●
双氯芬酸钠注射液	▲
碳酸氢钠注射液	×
西咪替丁注射液	▲
细胞色素 C 注射液	●
盐酸胺碘酮注射液	●
盐酸多巴胺注射液	×
盐酸多巴酚丁胺注射液	×
盐酸利多卡因注射液	●
盐酸林可霉素注射液	△
盐酸氯胺酮注射液	●
盐酸氯丙嗪注射液	▲
盐酸洛贝林注射液	●
盐酸麻黄碱注射液	●
盐酸吗啡注射液	▲
盐酸美西律注射液	▲
盐酸哌替啶注射液	●
盐酸普鲁卡因注射液	×
盐酸普萘洛尔注射液	▲
盐酸去氧肾上腺素注射液	×

续表

药品名称	配伍信息
盐酸山莨菪碱注射液	●
盐酸肾上腺素注射液	▲
盐酸维拉帕米注射液	●
盐酸异丙嗪注射液	×
盐酸异丙肾上腺素注射液	×
异烟肼注射液	▲
右旋糖酐 40 注射液	●
重酒石酸间羟胺注射液	●
重酒石酸去甲肾上腺素注射液	×
注射用辅酶 A	●
注射用氨苄西林钠	△
注射用氨力农	×
注射用苯巴比妥钠	×
注射用苯妥英钠	×
注射用环磷酰胺	●
注射用甲氨蝶呤	●
注射用两性霉素 B	×
注射用硫酸阿米卡星	×
注射用硫酸多黏菌素 B	△
注射用哌拉西林钠	×
注射用普鲁卡因胺	●
注射用青霉素钾	●
注射用青霉素钠	×

续表

药品名称	配伍信息
注射用氢化可的松琥珀酸钠	×
注射用乳糖酸红霉素	△
注射用丝裂霉素	×
注射用头孢呋辛钠	△
注射用头孢他啶	△
注射用头孢唑林钠	△
注射用硝普钠	×
注射用盐酸柔红霉素	●
注射用依他尼酸钠	▲
左氧氟沙星注射液	×

重酒石酸间羟胺注射液

Metaraminol Bitartrate Injection

【制剂规格】

1ml∶10mg 间羟胺（相当于重酒石酸间羟胺 19mg）；5ml∶50mg 间羟胺（相当于重酒石酸间羟胺 95mg）。

【用法用量】

（1）成人用量

①肌内或皮下注射：每次 2~10mg（以间羟胺计），由于最大效应不是立即显现，在重复用药前对初始量效应至少应观察 10 分钟。

②静脉注射：初量 0.5~5mg，继而静脉滴注，用于重症休克。

③静脉滴注：将间羟胺15~100mg加入5%葡萄糖液或氯化钠注射液500ml中滴注，调节滴速以维持合适的血压。成人极量一次100mg（每分钟0.3~0.4mg）。

（2）小儿用量

①肌内或皮下注射：按0.1mg/kg，用于严重休克。

②静脉滴注：0.4mg/kg或按体表面积12mg/m^2，用氯化钠注射液稀释至每25ml中含间羟胺1mg的溶液，滴速以维持合适的血压水平为度。配制后应于24小时内用完。

【药品稳定性】

本品为无色的澄明液体。遮光，密闭保存。

【注意事项】

（1）甲状腺功能亢进、高血压、冠心病、充血性心力衰竭、糖尿病患者和疟疾病史者慎用。

（2）血容量不足者应先纠正后再用本品。

（3）本品有蓄积作用，如用药后血压上升不明显，须观察10分钟以上再决定是否增加剂量，以免贸然增量致使血压上升过高。

（4）给药时应选用较粗大静脉注射，并避免药液外溢。静脉滴注时药液外溢，可引起局部血管严重收缩，导致组织坏死糜烂或红肿硬结形成脓肿。

（5）短期内连续应用，出现快速耐受性，作用会逐渐减弱。长期使用骤然停药时可能发生低血压。

【配伍禁忌表】

药品名称	配伍信息
阿糖胞苷注射剂	●
氨茶碱注射液	×
氨基己酸注射液	●
氨甲环酸注射液	●
胞磷胆碱钠注射液	●
布美他尼注射液	▲
醋酸泼尼松龙注射液	×
地高辛注射液	▲
地塞米松磷酸钠注射液	×
地西泮注射液	×
呋塞米注射液	▲
氟哌啶醇注射液	●
甘露醇注射液	●
磺胺嘧啶钠注射液	×
甲磺酸酚妥拉明注射液	×
甲磺酸培氟沙星注射液	●
甲硫酸新斯的明注射液	×
甲硝唑注射液	●
甲氧氯普胺注射液	×
酒石酸美托洛尔注射液	×
利血平注射液	▲
硫酸阿托品注射液	×

续表

药品名称	配伍信息
硫酸庆大霉素注射液	●
氯化钙注射液	●
氯化琥珀胆碱注射液	●
氯化钾注射液	●
氯化筒箭毒碱注射液	●
马来酸氯苯那敏注射液	●
马来酸麦角新碱注射液	▲
尼克刹米注射液	●
葡萄糖注射液	●
葡萄糖氯化钠注射液	●
葡萄糖酸钙注射液	●
葡萄糖盐乳酸钠	●
氢化可的松注射液	×
氢溴酸东莨菪碱注射液	×
氢溴酸山莨菪碱注射液	●
曲克芦丁注射液	×
乳酸环丙沙星注射液	●
乳酸钠林格注射液	×
乳酸钠注射液	×
塞替派注射液	●
三磷腺苷注射液	●
山梨醇注射液	●
碳酸氢钠注射液	×
西咪替丁注射液	●

续表

药品名称	配伍信息
细胞色素 C 注射液	×
盐酸胺碘酮注射液	●
盐酸倍他司汀注射液	●
盐酸苯海拉明注射液	●
盐酸丁咯地尔注射液	×
盐酸多巴胺注射液	●
盐酸多巴酚丁胺注射液	●
盐酸可乐定注射液	×
盐酸利多卡因注射液	●
盐酸林可霉素注射液	●
盐酸氯胺酮注射液	●
盐酸氯丙嗪注射液	▲
盐酸洛贝林注射液	●
盐酸麻黄碱注射液	●
盐酸吗啡注射液	●
盐酸美西律注射液	●
盐酸哌替啶注射液	●
盐酸普鲁卡因注射液	●
盐酸普萘洛尔注射液	▲
盐酸山莨菪碱注射液	●
盐酸维拉帕米注射液	●
盐酸异丙肾上腺素注射液	●
氧氟沙星注射液	●
右旋糖酐 40 注射液	●

续表

药品名称	配伍信息
正规胰岛素注射剂	●
注射用辅酶 A	×
注射用阿莫西林钠	×
注射用阿昔洛韦	×
注射用氨苄西林钠	×
注射用氨力农	●
注射用苯巴比妥钠	×
注射用苯妥英钠	×
注射用更昔洛韦钠	×
注射用环磷酰胺	●
注射用甲氨蝶呤	●
注射用两性霉素 B	×
注射用硫酸阿米卡星	●
注射用硫酸多黏菌素 B	●
注射用哌拉西林钠	×
注射用青霉素钾	▲
注射用青霉素钠	×
注射用氢化可的松琥珀酸钠	×
注射用乳糖酸红霉素	×
注射用丝裂霉素	×
注射用头孢呋辛钠	×
注射用头孢拉定	×
注射用头孢曲松钠	×
注射用头孢噻吩钠	×

续表

药品名称	配伍信息
注射用头孢噻肟钠	×
注射用头孢他啶	×
注射用头孢替唑钠	×
注射用头孢唑林钠	×
注射用硝普钠	▲
注射用盐酸多柔比星	●
注射用盐酸哌甲酯	▲
注射用盐酸柔红霉素	●

重酒石酸去甲肾上腺素注射液

Noradrenaline Bitartrate Injection

【制剂规格】

1ml∶2mg；2ml∶10mg。

【用法用量】

用 5% 葡萄糖注射液或葡萄糖氯化钠注射液稀释后静脉滴注。

成人常用量：开始以每分钟 8~12μg 速度滴注，调整滴速以达到血压升到理想水平；维持量为每分钟 2~4μg。在必要时可按医嘱超越上述剂量，但需注意保持或补足血容量。

小儿常用量：开始按体重以每分钟 0.02~0.1μg/kg 速度滴注，按需要调节滴速。

【药品稳定性】

本品为无色或几乎无色的澄明

液体；遇光和空气易变质。遮光，密闭，在阴凉处保存。

【注意事项】

（1）禁止与含卤素的麻醉剂和其他儿茶酚胺类药合并使用，可卡因中毒及心动过速患者禁用。

（2）药液外漏可引起局部组织坏死。

（3）缺氧、高血压、动脉硬化、甲状腺功能亢进症、糖尿病、闭塞性血管炎、血栓病患者慎用。用药过程中必须监测动脉压、中心静脉压、尿量、心电图。

【配伍禁忌表】

药物名称	配伍信息
阿糖胞苷注射剂	●
氨茶碱注射液	×
氨基己酸注射液	●
氨甲环酸注射液	●
胞磷胆碱钠注射液	●
布美他尼注射液	▲
醋酸泼尼松龙注射液	×
地高辛注射液	▲
地塞米松磷酸钠注射液	●
地西泮注射液	◎
奋乃静注射液	×
呋塞米注射液	▲
甘露醇注射液	●

续表

药物名称	配伍信息
肝素钠注射液	●
磺胺嘧啶钠注射液	×
枸橼酸芬太尼注射液	●
肌苷注射剂	×
甲磺酸酚妥拉明注射液	×
甲磺酸培氟沙星注射液	●
甲硫酸新斯的明注射液	×
甲硝唑注射液	●
酒石酸美托洛尔注射液	×
利巴韦林注射液	●
利血平注射液	×
硫酸阿托品注射液	×
硫酸庆大霉素注射液	●
硫酸沙丁胺醇注射液	▲
氯化钙注射液	●
氯化琥珀胆碱注射液	●
氯化钾注射液	●
马来酸氯苯那敏注射液	×
马来酸麦角新碱注射液	▲
咪达唑仑注射液	●
尼克刹米注射液	●
尼莫地平注射液	×
葡萄糖注射液	●
葡萄糖氯化钠注射液	●

续表

药物名称	配伍信息
葡萄糖酸钙注射液	●
葡萄糖盐乳酸钠	●
氢化可的松注射液	×
氢溴酸东莨菪碱注射液	×
氢溴酸山莨菪碱注射液	●
去乙酰毛花苷注射液	▲
乳酸环丙沙星注射液	●
乳酸钠林格注射液	●
乳酸钠注射液	×
塞替派注射液	●
三磷腺苷注射液	●
山梨醇注射液	●
碳酸氢钠注射液	×
西咪替丁注射液	●
细胞色素 C 注射液	×
硝酸甘油注射液	▲
硝酸异山梨酯注射液	▲
盐酸胺碘酮注射液	●
盐酸倍他司汀注射液	●
盐酸布比卡因注射液	●
盐酸丁咯地尔注射液	×
盐酸多巴胺注射液	●
盐酸多巴酚丁胺注射液	●
盐酸可乐定注射液	×
盐酸利多卡因注射液	▲
盐酸林可霉素注射液	●
盐酸氯胺酮注射液	●
盐酸氯丙嗪注射液	▲
盐酸洛贝林注射液	●
盐酸麻黄碱注射液	●
盐酸吗啡注射液	●
盐酸美西律注射液	●
盐酸哌替啶注射液	●
盐酸普鲁卡因注射液	●
盐酸普萘洛尔注射液	▲
盐酸山莨菪碱注射液	●
盐酸肾上腺素注射液	●
盐酸维拉帕米注射液	●
盐酸异丙嗪注射液	●
氧氟沙星注射液	●
异烟肼注射液	●
右旋糖酐 40 注射液	●
正规胰岛素注射剂	×
注射用辅酶 A	●
注射用阿莫西林钠	×
注射用氨苄西林钠	×
注射用氨力农	●
注射用苯巴比妥钠	×

续表

药物名称	配伍信息
注射用苯妥英钠	×
注射用环磷酰胺	●
注射用甲氨蝶呤	●
注射用两性霉素 B	×
注射用磷霉素钠	●
注射用硫酸阿米卡星	●
注射用哌拉西林钠	×
注射用普鲁卡因胺	▲
注射用青霉素钾	▲
注射用青霉素钠	×
注射用氢化可的松琥珀酸钠	×
注射用丝裂霉素	×
注射用头孢呋辛钠	×
注射用头孢拉定	×
注射用头孢曲松钠	×
注射用头孢噻吩钠	×
注射用头孢他啶	×
注射用头孢替唑钠	×
注射用头孢唑林钠	×
注射用硝普钠	▲
注射用盐酸多柔比星	▲
注射用盐酸哌甲酯	▲
注射用盐酸四环素	●
注射用依他尼酸钠	×

注射用阿洛西林钠

Azlocillin Sodium for Injection

一种半合成的广谱青霉素，属酰脲类青霉素。

【制剂规格】

0.5g；1g；1.5g；2g；3g；4g。

【用法用量】

加入适量 5% 葡萄糖氯化钠注射液或 5%~10% 葡萄糖注射液中，静脉滴注。

成人一日 6~10g，严重病例可增至 10~16g，一般分 2~4 次滴注。儿童按体重一日 75mg/kg，婴儿及新生儿按体重一日 100mg/kg，分 2~4 次滴注。

【药品稳定性】

本品为白色或类白色粉末或疏松块状物，未开启的本品密封，干燥处保存。配置后的药物室温条件下可放置 8 小时。

【注意事项】

（1）用药前须做青霉素皮肤试验，阳性者禁用。

（2）静脉滴注时注意速度不宜太快。

（3）交叉过敏反应：对一种青霉素类抗生素过敏者可能对其他青霉素类抗生素也过敏，也可能对青霉素胺或头孢菌素类过敏。

（4）肾功能减退患者应适当降

低用量。

（5）下列情况应慎用：有哮喘、湿疹、花粉症、荨麻疹等过敏性疾病史者。

（6）应用大剂量时应定期检测血清钠。

（7）老年患者肾功能减退，须调整剂量。

【配伍禁忌表】

药品名称	配伍信息
5% 葡萄糖溶液	●
0.9% 氯化钠溶液	●
阿米卡星	×
地贝卡星	×
庆大霉素	×
卡那霉素	×
新霉素	×
奈替米星	×
链霉素	×
妥布霉素	×
头孢噻吩	×
林可霉素	×
万古霉素	×
琥乙红霉素	×
两性霉素 B	×
去甲肾上腺素	×
间羟胺	×
苯妥英钠	×

续表

药品名称	配伍信息
盐酸羟嗪	×
丙氯拉嗪	×
异丙嗪	×
维生素 B 族	×
维生素 C	×

注射用阿莫西林钠
Amoxicillin Sodium for Injection

【制剂规格】

0.5g；2g。

【用法用量】

肌内注射或稀释后静脉滴注给药。成人一次 0.5~1g，每 6~8 小时 1 次。小儿一日剂量按体重 50~100mg/kg，分 3~4 次给药。

肾功能严重损害患者需调整给药剂量，其中内生肌酐清除率为 10~30ml/min 的患者每 12 小时 0.25~0.5g；内生肌酐清除率小于 10ml/min 的患者每 24 小时 0.25~0.5g。

【药品稳定性】

本品为白色或类白色粉末或结晶。遮光，密闭保存。

【注意事项】

（1）青霉素过敏及青霉素皮肤试验阳性患者禁用。

（2）传染性单核细胞增多症患者应用本品易发生皮疹，应避免使用。

（3）疗程较长患者应检查肝、肾功能和血常规。

（4）阿莫西林可导致采用 Benedict 或 Fehling 试剂的尿糖试验出现假阳性。

（5）下列情况应慎用：有哮喘、湿疹、花粉症、荨麻疹等过敏性疾病史者；老年人和肾功能严重损害时可能须调整剂量。

（6）血液透析可清除本品，每次血液透析后应给予阿莫西林 1g。

【配伍禁忌表】

药品名称	配伍信息
阿糖胞苷注射剂	▲
磺胺嘧啶钠注射液	×
甲磺酸培氟沙星注射液	×
甲硝唑注射液	●
硫酸阿托品注射液	×
硫酸卡那霉素注射液	×
硫酸庆大霉素注射液	×
硫酸妥布霉素注射液	×
氯化钾注射液	×
氯化钠注射液	●
葡萄糖氯化钠注射液	●
葡萄糖酸钙注射液	×

续表

药品名称	配伍信息
乳酸环丙沙星注射液	×
盐酸胺碘酮注射液	×
盐酸多巴胺注射液	×
盐酸林可霉素注射液	×
盐酸肾上腺素注射液	×
盐酸异丙嗪注射液	×
氧氟沙星注射液	●
右旋糖酐 40 注射液	×
重酒石酸间羟胺注射液	×
重酒石酸去甲肾上腺素注射液	×
注射用苯妥英钠	×
注射用两性霉素 B	×
注射用硫酸阿米卡星	×
注射用硫酸多黏菌素 B	×
注射用氢化可的松琥珀酸钠	×
注射用乳糖酸红霉素	×

注射用阿莫西林钠克拉维酸钾

Amoxicillin Sodium and Clavulanate Potassium for Injection

【制剂规格】

1.2g（含阿莫西林钠 1g 与克拉

维酸钾 0.2g）。

【用法用量】

本品为复方制剂，其组分为阿莫西林钠和克拉维酸钾，两者之比为 5∶1。

静脉滴注。成人一次 1.2g，一日 3~4 次，疗程 10~14 日。取本品一次用量溶于 50~100ml 0.9% 氯化钠注射液中，静脉滴注 30 分钟。

【药品稳定性】

本品为白类或类白色粉末。密闭，在暗凉干燥处保存。

【注意事项】

（1）患者每次开始使用本品前，必须先进行青霉素皮试。本品与其他青霉素类和头孢菌素类药物之间有交叉过敏性。

（2）对头孢菌素类药物过敏者、严重肝功能障碍者、中度或严重肾功能障碍者及有哮喘、湿疹、花粉症、荨麻疹等过敏性疾病史者慎用。

（3）本品溶解后应立即给药，剩余药液应废弃，不可再用。制备好的本品溶液不能冷冻保存。

（4）本品不宜肌内注射。

（5）本品在含有葡萄糖、葡聚糖或酸性碳酸盐的溶液中会降低稳定性，故本品不能与含有上述物质的溶液混合。

（6）本品溶液在体外不可与血制品、含蛋白质的液体（如水解蛋白等）混合，也不可与静脉脂质乳化液混合。

（7）本品不能与氨基糖苷类抗生素在体外混合，因为本品可使后者丧失活性。

（8）本品可通过胎盘，脐带血中浓度为母体血药浓度的 1/4~1/3，故孕妇禁用。

（9）本品可分泌入母乳中，可能使婴儿致敏并引起腹泻、皮疹、念珠菌属感染等，故哺乳期妇女慎用或用药期间暂停哺乳。

【配伍禁忌表】

药品名称	配伍信息
氨茶碱注射液	●
氨甲环酸注射液	●
胞磷胆碱钠注射液	△
地塞米松磷酸钠注射液	●
地西泮注射液	×
呋塞米注射液	●
肝素钠注射液	●
磺胺嘧啶钠注射液	×
肌苷注射剂	●
甲氧氯普胺注射液	●
利巴韦林注射液	●
利血平注射液	×
硫酸阿托品注射液	●
硫酸卡那霉素注射液	×

续表

药品名称	配伍信息
硫酸镁注射液	●
硫酸庆大霉素注射液	×
硫酸妥布霉素注射液	×
氯化钾注射液	●
氯化钠注射液	●
咪达唑仑注射液	×
葡萄糖注射液	×
葡萄糖氯化钠注射液	●
葡萄糖酸钙注射液	●
氢化可的松注射液	●
氢溴酸东莨菪碱注射液	●
乳酸环丙沙星注射液	●
乳酸钠注射液	●
三磷腺苷注射液	●
碳酸氢钠注射液	×
西咪替丁注射液	●
盐酸利多卡因注射液	●
盐酸氯丙嗪注射液	×
盐酸山莨菪碱注射液	●
盐酸维拉帕米注射液	×
盐酸异丙嗪注射液	×
右旋糖酐 40 注射液	●
注射用辅酶 A	●

续表

药品名称	配伍信息
注射用氨苄西林钠	●
注射用苯巴比妥钠	△
注射用甲氨蝶呤	▲
注射用硫酸阿米卡星	×
注射用哌拉西林钠	●
注射用氢化可的松琥珀酸钠	●
注射用乳糖酸红霉素	×
注射用头孢呋辛钠	●
注射用头孢曲松钠	●
注射用头孢他啶	●
注射用头孢唑林钠	●

注射用阿昔洛韦

Aciclovir for Injection

【制剂规格】

0.25g；0.5g。

【用法用量】

药液的配制：取本品 0.5g 加入 10ml 注射用水中，使浓度为 50g/L，充分摇匀成溶液后，再用 0.9% 氯化钠注射液或 5% 葡萄糖注射液稀释至至少 100ml，使最后药物浓度不超过 7g/L，否则易引起静脉炎。

成人常用量：

（1）重症生殖器疱疹初治，按

体重一次5mg/kg（按阿昔洛韦计，下同），一日3次，隔8小时滴注1次，共5日。

（2）免疫缺陷者皮肤黏膜单纯疱疹或严重带状疱疹，按体重一次5~10mg/kg，一日3次，隔8小时滴注1次，共7~10日。

（3）单纯疱疹性脑炎，按体重一次10mg/kg，一日3次，隔8小时滴注1次，共10日。

（4）急性视网膜坏死，一次5~10mg/kg，一日3次，隔8小时滴注1次，共7~10日。以后一次口服0.8g，一日5次，连续6~14周。成人一日最高剂量按体重为30mg/kg，或按体表面积为1.5g/m^2。

小儿常用量：

（1）重症生殖器疱疹初治，婴儿与12岁以下小儿，按体表面积一次250mg/m^2（按阿昔洛韦计，下同），一日3次，隔8小时滴注1次，共5日。

（2）免疫缺陷者皮肤黏膜单纯疱疹，婴儿与12岁以下小儿，按体表面积一次250mg/m^2，一日3次，隔8小时滴注1次，共7日，12岁以上按成人量。

（3）单纯疱疹性脑炎，按体重一次10mg/kg，一日3次，隔8小时滴注1次，共10日。

（4）免疫缺陷者合并水痘，按体重一次10mg/kg或按体表面积一次500mg/m^2，一日3次，隔8小时滴注1次，共10日。小儿最高剂量为每8小时按体表面积500mg/m^2。

【药品稳定性】

白色疏松块状物或粉末。遮光，密闭保存。

【注意事项】

（1）对更昔洛韦过敏者也可能对本品过敏。

（2）急性或慢性肾功能不全者不宜用本品静脉滴注，因为滴速过快时可引起肾功能衰竭。

（3）以下情况需考虑用药利弊：脱水患者，本品剂量应减少。严重肝功能不全者、对本品不能承受者、精神异常或以往对细胞毒性药物出现精神反应者，应用本品易产生精神症状，需慎用。

（4）严重免疫功能缺陷者长期或多次应用本品治疗后可能引起单纯疱疹病毒和带状疱疹病毒对本品耐药。

（5）对诊断的干扰：可引起肾小管阻塞，使血肌酐和尿素氮增高。如剂量恰当、水分充足一般不会引起。

（6）随访检查：由于生殖器疱疹患者大多易患子宫颈癌，因此患者至少应一年检查一次，以早期发现。静脉用药可能引起肾毒性，用药前或用药期间应检查肾功能。

（7）静脉滴注后2小时，尿药浓度最高，此时应给病人充足的水，防止药物沉积于肾小管内。

（8）一次血液透析可使血药浓度降低 60%，故每次血液透析 6 小时应重复初给一次剂量。

（9）静脉滴注时宜缓慢，否则可发生肾小管内药物结晶沉淀，引起肾功能损害的病例可达 10%，并勿使之漏至血管外，以免引起疼痛及静脉炎。

（10）本剂呈碱性，与其他药物混合容易引起 pH 值改变，应尽量避免配伍使用。

【配伍禁忌表】

药品名称	配伍信息
地塞米松磷酸钠注射液	●
丁溴东莨菪碱注射液	×
呋塞米注射液	▲
肝素钠注射液	●
甲氧氯普胺注射液	●
硫酸卡那霉素注射液	▲
硫酸镁注射液	●
硫酸庆大霉素注射液	▲
硫酸妥布霉素注射液	▲
氯化钾注射液	●
氯化钠注射液	●
氢化可的松注射液	●
乳酸钠林格注射液	●
碳酸氢钠注射液	●

续表

药品名称	配伍信息
替硝唑葡萄糖注射液	●
西咪替丁注射液	●
盐酸氨溴索注射液	×
盐酸多巴胺注射液	×
盐酸多巴酚丁胺注射液	×
盐酸吗啡注射液	×
盐酸哌替啶注射液	▲
右旋糖酐 40 注射液	×
重酒石酸间羟胺注射液	×
注射用氨苄西林钠	●
注射用苯妥英钠	▲
注射用甲氨蝶呤	▲
注射用两性霉素 B	▲
注射用磷霉素钠	×
注射用硫酸阿米卡星	▲
注射用硫酸多黏菌素 B	▲
注射用尿激酶	×
注射用哌拉西林钠	●
注射用青霉素钠	×
注射用乳糖酸红霉素	●
注射用丝裂霉素	▲
注射用头孢呋辛钠	●
注射用头孢曲松钠	●

续表

药品名称	配伍信息
注射用头孢噻肟钠	●
注射用头孢他啶	●
注射用头孢唑林钠	●
注射用盐酸多柔比星	●
左氧氟沙星注射液	×

注射用氨苄西林钠

Ampicillin Sodium and Sulbactam Sodium for Injection

【制剂规格】

按 $C_{16}H_{19}N_3O_4S$ 计算：0.5g；1.0g；2.0g。

【用法用量】

（1）成人：肌内注射一日2~4g，分4次给药；静脉滴注或注射剂量为一日4~8g，分2~4次给药。重症感染患者一日剂量可以增加至12g，一日最高剂量为14g。

（2）儿童：肌内注射每日按体重50~100mg/kg，分4次给药；静脉滴注或注射每日按体重100~200mg/kg，分2~4次给药。一日最高剂量为按体重300mg/kg。

（3）足月新生儿：按体重一次12.5~25mg/kg，出生第1、2日每12小时1次，第3日~2周每8小时1次，以后每6小时1次。

（4）早产儿：出生第一周、1~4周和4周以上按体重每次12.5~50mg/kg，分别为每12小时、8小时和6小时1次，静脉滴注给药。

（5）肾功能不全者：内生肌酐清除率为10~50ml/min或小于10ml/min时，给药间期应分别延长至6~12小时和12~24小时。

（6）氨苄西林钠溶液浓度愈高，稳定性愈差。在5℃时1%氨苄西林钠溶液能保持其生物效价7天，但5%的溶液则为24小时。浓度为30mg/ml的氨苄西林钠静脉滴注液在室温放置2~8小时仍能至少保持其90%的效价，放置冰箱内则可保持其90%的效价至72小时。稳定性可因葡萄糖、果糖和乳酸的存在而降低，亦随温度升高而降低。

供肌内注射可分别溶解125mg、500mg和1g氨苄西林钠于0.9~1.2ml、1.2~1.8ml和2.4~7.4ml灭菌注射用水中。氨苄西林钠静脉滴注液的浓度不宜超过30mg/ml。深部肌内注射、静脉注射或静脉滴注。将每次药量溶于50~100ml的适当稀释液中于15~30分钟内静脉滴注。成人一次1.5~3g（包括氨苄西林和舒巴坦，每6小时1次）。肌内注射一日剂量不超过6g，静脉用药一日剂量不超过12g（舒巴坦一日剂量最高不超过4g）。儿童按体重一日100~200mg/kg，分次给药。

【药品稳定性】

本品为白色或类白色粉末或结晶。严封，在干燥处保存。

【注意事项】

（1）有青霉素类药物过敏史或青霉素皮肤试验阳性患者禁用。

（2）传染性单核细胞增多症、巨细胞病毒感染、淋巴细胞白血病、淋巴瘤患者应用本品时易发生皮疹，宜避免使用。

（3）本品须新鲜配制。

（4）本品宜单独滴注，不可与下列药物同瓶滴注：氨基糖苷类药物、磷酸克林霉素、盐酸林可霉素、多黏菌素 B、琥珀氯霉素、红霉素、肾上腺素、间羟胺、多巴胺、阿托品、葡萄糖酸钙、维生素 B 族、维生素 C、含有氨基酸的营养注射剂和琥珀酸氢化可的松等。

【配伍禁忌表】

药品名称	配伍信息
阿糖胞苷注射剂	●
氨茶碱注射液	×
氨基己酸注射液	●
氨甲环酸注射液	●
胞磷胆碱钠注射液	×
醋酸泼尼松龙注射液	×
地塞米松磷酸钠注射液	●
地西泮注射液	×

续表

药品名称	配伍信息
二羟丙茶碱注射液	●
呋塞米注射液	●
氟哌啶醇注射液	×
甘露醇注射液	×
肝素钠注射液	▲
磺胺嘧啶钠注射液	×
肌苷注射剂	●
甲磺酸培氟沙星注射液	×
甲硫酸新斯的明注射液	×
甲硝唑注射液	×
甲氧氯普胺注射液	×
利巴韦林注射液	●
利血平注射液	×
硫酸阿托品注射液	×
硫酸卡那霉素注射液	×
硫酸吗啡注射液	●
硫酸镁注射液	●
硫酸奈替米星注射液	×
硫酸庆大霉素注射液	×
硫酸妥布霉素注射液	×
硫酸西索米星注射液	×
硫酸小诺米星注射液	×
氯化钙注射液	×
氯化琥珀胆碱注射液	●

续表

药品名称	配伍信息
氯化钾注射液	●
氯化钠注射液	●
马来酸麦角新碱注射液	●
咪达唑仑注射液	×
尼克刹米注射液	×
诺氟沙星葡萄糖注射液	×
葡萄糖注射液	▲
葡萄糖氯化钠注射液	▲
葡萄糖酸钙注射液	×
葡萄糖盐乳酸钠	●
氢化可的松注射液	×
氢溴酸烯丙吗啡注射液	×
去乙酰毛花苷注射液	△
乳酸环丙沙星注射液	×
乳酸钠林格注射液	●
乳酸钠注射液	×
塞替派注射液	●
三磷腺苷注射液	▲
山梨醇注射液	●
双嘧达莫注射液	×
碳酸氢钠注射液	×
替硝唑葡萄糖注射液	●
细胞色素 C 注射液	×

续表

药品名称	配伍信息
烟酸注射液	×
盐酸氨溴索注射液	×
盐酸倍他司汀注射液	●
盐酸多巴胺注射液	×
盐酸多巴酚丁胺注射液	×
盐酸可乐定注射液	×
盐酸利多卡因注射液	×
盐酸林可霉素注射液	×
盐酸氯胺酮注射液	×
盐酸氯丙嗪注射液	×
盐酸洛贝林注射液	×
盐酸美沙酮注射液	▲
盐酸美西律注射液	×
盐酸纳洛酮注射液	×
盐酸普罗帕酮注射液	×
盐酸普萘洛尔注射液	×
盐酸去氧肾上腺素注射液	●
盐酸肾上腺素注射液	×
盐酸维拉帕米注射液	×
盐酸异丙嗪注射液	×
氧氟沙星注射液	●
异烟肼注射液	●
右旋糖酐 40 注射液	×

续表

药品名称	配伍信息
正规胰岛素注射剂	△
重酒石酸间羟胺注射液	×
重酒石酸去甲肾上腺素注射液	×
注射用奥美拉唑钠	●
注射用辅酶 A	▲
注射用阿莫西林钠克拉维酸钾	●
注射用阿昔洛韦	●
注射用氨力农	×
注射用苯巴比妥钠	×
注射用苯妥英钠	△
注射用环磷酰胺	●
注射用环磷腺苷	●
注射用甲氨蝶呤	▲
注射用两性霉素 B	●
注射用磷霉素钠	×
注射用硫酸阿米卡星	×
注射用硫酸多黏菌素 B	×
注射用普鲁卡因胺	△
注射用青霉素钾	●
注射用青霉素钠	×
注射用氢化可的松琥珀酸钠	▲
注射用乳糖酸红霉素	×

续表

药品名称	配伍信息
注射用丝裂霉素	●
注射用头孢呋辛钠	×
注射用头孢拉定	●
注射用头孢哌酮钠舒巴坦钠	●
注射用头孢噻肟钠	●
注射用头孢他啶	●
注射用头孢唑林钠	●
注射用硝普钠	▲
注射用盐酸多柔比星	×
注射用依他尼酸钠	●
左氧氟沙星注射液	●

注射用氨苄西林钠舒巴坦钠

Ampicillin Sodium and Sulbactam Sodium for Injection

【制剂规格】

0.75g（氨苄西林钠 0.5g、舒巴坦钠 0.25g）；1.5g（氨苄西林钠 1g、舒巴坦钠 0.5g）；2.25（氨苄西林钠 1.5g、舒巴坦钠 0.75g）；3g（氨苄西林钠 2g、舒巴坦钠 1g）。

【用法用量】

本品可深部肌内注射、静脉注射或静脉滴注。将每次药量溶于 50~100ml 的适当稀释液中于

15~30分钟内静脉滴注。成人：一次1.5~3g（包括氨苄西林和舒巴坦），每6小时1次。肌内注射一日剂量不超过6g，静脉用药一日剂量不超过12g（舒巴坦一日剂量最高不超过4g）。儿童：按体重一日100~200mg/kg，分次给药。

【药品稳定性】

未开启的氨苄西林钠舒巴坦钠遮光，在凉暗干燥处保存，氨苄西林溶液浓度愈高，稳定性愈差，其稳定性亦随温度升高而降低，且溶液放置后致敏物质可增加，故本品配成溶液后须及时使用，不宜久置。

【注意事项】

（1）用药前须做青霉素皮肤试验，阳性者禁用。

（2）交叉过敏反应：对一种青霉素类抗生素过敏者可能对其他青霉素类抗生素也过敏。也可能对青霉胺或头孢菌素过敏。

（3）下列情况应慎用：有哮喘、湿疹、花粉症、荨麻疹等过敏性疾病史者。

【配伍禁忌表】

药品名称	配伍信息
硫酸阿米卡星	×
卡那霉素	×
庆大霉素	×
链霉素	×
克林霉素磷酸酯	×
盐酸林可霉素	×
多黏菌素E甲磺酸钠	×
多黏菌素B	×
红霉素乙基琥珀酸盐和乳糖酸盐	×
新生霉素	×
肾上腺素	×
间羟胺	×
多巴胺	×
阿托品	×
盐酸肼屈嗪	×
水解蛋白	×
氯化钙	×
葡萄糖酸钙	×
维生素B族	×
维生素C	×
右旋糖酐40	×
氢化可的松琥珀酸钠	×
含氨基酸的营养注射液	×

注射用氨力农

Amrinone for Injection

【制剂规格】

50mg。

Z

【用法用量】

氨力农静脉注射粉针：每支加注射用氨力农溶剂1支，温热，振摇，完全溶解后，再用适量的0.9%氯化钠溶液稀释后使用。负荷量：0.5~1.0mg/kg，5~10分钟缓慢静脉注射，继续以5~10μg/（kg·min）静脉滴注，单次剂量最大不超过2.5mg/kg。每日最大量＜10mg/kg。疗程不超过2周。

【药品稳定性】

本品为黄色疏松冻干块状物。遮光，密闭保存。

【注意事项】

（1）氨力农在溶媒中成盐速度较慢，需温热、振摇、待溶解完全后，方可稀释使用。不能用含右旋糖酐或葡萄糖的溶液稀释。静脉注射用0.9%氯化钠溶液稀释成1~3mg/ml。

（2）不宜用于严重瓣膜狭窄病变及梗阻性肥厚型心肌病患者。急性心肌梗死或其他急性缺血性心脏病患者慎用。

（3）合用强利尿剂时，可使左室充盈压过度下降，且易引起水、电解质失衡。

（4）对房扑、房颤患者，因可增加房室传导作用导致心室率增快，宜先用洋地黄制剂控制心室率。

（5）肝、肾功能损害者慎用。

（6）尚无用于心肌梗死经验，应慎重。

（7）与呋塞米混合立即产生沉淀。

【配伍禁忌表】

药物名称	配伍信息
氨茶碱注射液	●
布美他尼注射液	▲
地高辛注射液	●
地塞米松磷酸钠注射液	×
呋塞米注射液	×
甘露醇注射液	×
肝素钠注射液	×
磺胺嘧啶钠注射液	×
甲氧氯普胺注射液	×
硫酸阿托品注射液	●
硫酸镁注射液	×
硫酸妥布霉素注射液	×
氯化钾注射液	×
氯化钠注射液	●
葡萄糖注射液	×
葡萄糖氯化钠注射液	×
葡萄糖酸钙注射液	×
氢溴酸东莨菪碱注射液	●
碳酸氢钠注射液	×
维生素 D_3 注射液	▲
西咪替丁注射液	●

续表

药物名称	配伍信息
盐酸多巴胺注射液	●
盐酸多巴酚丁胺注射液	●
盐酸利多卡因注射液	●
盐酸氯丙嗪注射液	×
盐酸吗啡注射液	×
盐酸普萘洛尔注射液	●
盐酸去氧肾上腺素注射液	●
盐酸肾上腺素注射液	●
盐酸维拉帕米注射液	●
盐酸异丙嗪注射液	×
盐酸异丙肾上腺素注射液	●
右旋糖酐 40 注射液	×
正规胰岛素注射剂	×
重酒石酸间羟胺注射液	●
重酒石酸去甲肾上腺素注射液	●
注射用氨苄西林钠	×
注射用苯巴比妥钠	×
注射用两性霉素 B	×
注射用哌拉西林钠	×
注射用普鲁卡因胺	●
注射用青霉素钠	×

续表

药物名称	配伍信息
注射用氢化可的松琥珀酸钠	●
注射用头孢曲松钠	×
注射用头孢噻肟钠	×
注射用头孢他啶	×
注射用头孢唑林钠	×
注射用依他尼酸钠	▲

注射用奥美拉唑钠

Omeprazole Sodium for Injection

【制剂规格】

10mg；20mg；40mg。

【用法用量】

静脉注射。一次 40mg，每日 1~2 次。临用前将 10ml 专用溶剂注入冻干粉小瓶内，禁止用其他溶剂溶解。本品溶解后必须在 2 小时内使用，注射时间不少于 20 分钟。

【药品稳定性】

本品为白色疏松块状物或粉末，专用溶剂为无色的透明液体。密闭，在凉暗处保存。

【注意事项】

（1）本品抑制胃酸分泌的作用强，时间长，故应用本品时不宜同时再服用其他抗酸剂或抑酸剂。为防止抑酸过分，在一般消化性溃疡等病时，不建议大剂量长期应用（卓－艾综合征例外）。

（2）因本品能显著升高胃内 pH，可能影响许多药物的吸收。

（3）肾功能受损者不须调整剂量；肝功能受损者需要酌情减量。

（4）治疗胃溃疡时应排除胃癌后才能使用本品，以免延误诊断和治疗。

（5）建议妊娠期和哺乳期妇女尽可能不用。

【配伍禁忌表】

药品名称	配伍信息
氨甲环酸注射液	●
氨茶碱	●
地塞米松磷酸钠注射液	●
地西泮注射液	×
呋塞米注射液	●
肝素钠注射液	●
磺胺嘧啶钠注射液	●
肌苷注射剂	●
甲氧氯普胺注射液	●
利巴韦林注射液	●
利血平注射液	×
硫酸阿托品注射液	●
硫酸镁注射液	×
硫酸庆大霉素注射液	×

续表

药品名称	配伍信息
氯化钾注射液	●
氯化钠注射液	●
咪达唑仑注射液	×
葡萄糖注射液	●
葡萄糖氯化钠注射液	●
葡萄糖酸钙注射液	×
氢化可的松注射液	●
氢溴酸东莨菪碱注射液	●
乳酸环丙沙星注射液	●
乳酸钠林格注射液	●
乳酸钠注射液	●
三磷腺苷注射液	●
碳酸氢钠注射液	●
西咪替丁注射液	●
盐酸利多卡因注射液	×
盐酸林可霉素注射液	×
盐酸氯丙嗪注射液	×
盐酸美西律注射液	×
盐酸山莨菪碱注射液	●
盐酸维拉帕米注射液	×
盐酸异丙嗪注射液	×
右旋糖酐 40 注射液	●
注射用辅酶 A	●

续表

药品名称	配伍信息
注射用氨力农	●
注射用苯巴比妥钠	●
注射用苯妥英钠	×
注射用磷霉素钠	×
注射用硫酸阿米卡星	×
注射用哌拉西林钠	●
注射用氢化可的松琥珀酸钠	●
注射用乳糖酸红霉素	×
注射用头孢呋辛钠	●
注射用头孢曲松钠	●
注射用头孢噻肟钠	●
注射用头孢他啶	●
注射用头孢唑林钠	●

注射用苯巴比妥钠
Phenobarbital Sodium for Injection

【制剂规格】

50mg；100mg；200mg。

【用法用量】

肌内注射。

（1）成人常用量：催眠，一次 50~100mg；麻醉前用药，一次 100~200mg；术后应用，一次 100~200mg，必要时重复，24 小时内总量可达 400mg；极量一次 250mg，一日 500mg。治疗癫痫持续状态时静脉注射一次 200~300mg（速度不超过每分钟 60mg），必要时 6 小时重复一次。

（2）小儿常用量：镇静或麻醉前应用，一次按体重 2mg/kg；抗惊厥或催眠每次按体重 3~5mg/kg 或按体表面积 125mg/m^2。

【药品稳定性】

本品为白色结晶性颗粒或粉末。遮光，密闭保存。

【注意事项】

（1）对一种巴比妥过敏者，可能对本品过敏。禁用于以下情况：严重肺功能不全、肝硬化、血卟啉病史、贫血、哮喘史、未控制的糖尿病、过敏等。

（2）作抗癫痫药应用时，可能需 10~30 天才能达到最大效果，需按体重计算药量，如有可能应定期测定血药浓度，以达最大疗效。

（3）长期用药可产生耐药性。

（4）长期用药可产生精神或躯体的药物依赖性，停药需逐渐减量，以免引起撤药症状。

（5）下列情况慎用：轻微脑功能障碍（MBD）症、低血压、高血压、贫血、甲状腺功能低下、肾上腺功能减退、心、肝、肾功能损害、高空作业、驾驶员、精细和危险工种作业者。

【配伍禁忌表】

药品名称	配伍信息
氨茶碱注射液	▲
氨基己酸注射液	×
氨甲环酸注射液	×
胞磷胆碱钠注射液	●
丙酸睾酮注射液	▲
布美他尼注射液	▲
醋酸泼尼松龙注射液	▲
地高辛注射液	▲
地塞米松磷酸钠注射液	▲
地西泮注射液	×
碘解磷定注射液	×
丁溴东莨菪碱注射液	×
二羟丙茶碱注射液	▲
奋乃静注射液	▲
呋塞米注射液	×
氟尿嘧啶注射液	●
氟哌啶醇注射液	▲
氟哌利多注射液	×
甘露醇注射液	●
肝素钠注射液	×
磺胺嘧啶钠注射液	▲
枸橼酸芬太尼注射液	×

续表

药品名称	配伍信息
肌苷注射剂	●
己烯雌酚注射液	▲
甲磺酸酚妥拉明注射液	×
甲磺酸培氟沙星注射液	△
甲硫酸新斯的明注射液	×
甲硝唑注射液	▲
卡莫司汀注射液	▲
利血平注射液	▲
硫酸阿托品注射液	●
硫酸卡那霉素注射液	×
硫酸吗啡注射液	×
硫酸镁注射液	×
硫酸庆大霉素注射液	△
氯化钙注射液	×
氯化琥珀胆碱注射液	×
氯化钾注射液	●
氯化钠注射液	×
氯化筒箭毒碱注射液	×
氯硝西泮注射液	▲
马来酸氯苯那敏注射液	×
咪达唑仑注射液	×
尼莫地平注射液	▲
葡萄糖注射液	●

续表

药品名称	配伍信息
葡萄糖氯化钠注射液	●
葡萄糖酸钙注射液	●
葡萄糖盐乳酸钠	●
氢化可的松注射液	▲
氢溴酸东莨菪碱注射液	●
氢溴酸山莨菪碱注射液	●
氢溴酸烯丙吗啡注射液	×
曲克芦丁注射液	×
去乙酰毛花苷注射液	●
乳酸环丙沙星注射液	△
乳酸钠林格注射液	●
乳酸钠注射液	●
三磷腺苷注射液	●
双嘧达莫注射液	×
碳酸氢钠注射液	▲
替硝唑葡萄糖注射液	▲
维生素 B_{12} 注射液	▲
西咪替丁注射液	▲
烟酸注射液	×
盐酸氨溴索注射液	×
盐酸苯海拉明注射液	×
盐酸多巴胺注射液	●
盐酸多巴酚丁胺注射液	×

续表

药品名称	配伍信息
盐酸可乐定注射液	▲
盐酸利多卡因注射液	▲
盐酸林可霉素注射液	△
盐酸氯胺酮注射液	×
盐酸氯丙嗪注射液	×
盐酸洛贝林注射液	×
盐酸麻黄碱注射液	×
盐酸吗啡注射液	×
盐酸美沙酮注射液	▲
盐酸美西律注射液	▲
盐酸纳洛酮注射液	×
盐酸哌替啶注射液	×
盐酸普鲁卡因注射液	×
盐酸普萘洛尔注射液	▲
盐酸去氧肾上腺素注射液	×
盐酸山莨菪碱注射液	●
盐酸肾上腺素注射液	×
盐酸维拉帕米注射液	▲
盐酸异丙嗪注射液	×
盐酸异丙肾上腺素注射液	×
氧氟沙星注射液	▲
异烟肼注射液	▲

续表

药品名称	配伍信息
正规胰岛素注射剂	×
重酒石酸间羟胺注射液	×
重酒石酸去甲肾上腺素注射液	×
注射用奥美拉唑钠	●
注射用辅酶 A	●
注射用阿莫西林钠克拉维酸钾	△
注射用氨苄西林钠	×
注射用氨力农	×
注射用苯妥英钠	×
注射用丙戊酸钠	▲
注射用环磷酰胺	▲
注射用环磷腺苷	●
注射用磺苄西林钠	△
注射用甲氨蝶呤	▲
注射用磷霉素钠	×
注射用硫酸多黏菌素 B	△
注射用哌拉西林钠	×
注射用普鲁卡因胺	×
注射用青霉素钾	▲
注射用青霉素钠	×
注射用氢化可的松琥珀酸钠	×

续表

药品名称	配伍信息
注射用乳糖酸红霉素	×
注射用丝裂霉素	●
注射用肾上腺色腙	▲
注射用头孢呋辛钠	×
注射用头孢拉定	×
注射用头孢噻吩钠	×
注射用头孢噻肟钠	×
注射用头孢他啶	×
注射用头孢唑林钠	×
注射用盐酸多柔比星	▲
注射用盐酸哌甲酯	▲
注射用盐酸柔红霉素	×
注射用依他尼酸钠	▲
左氧氟沙星注射液	△

注射用氨曲南

Aztreonam for Injection

【制剂规格】

0.5g；1.0g。

【用法用量】

（1）用法：静脉滴注，每 1g 氨曲南至少用注射用水 3ml 溶解，再用适当溶液（0.9% 氯化钠注射液、5% 或 10% 葡萄糖注射液或林格注射液）稀释，氨曲南浓度不得超过

2%，滴注时间20~60分钟。静脉注射，每瓶用注射用水6~10ml溶解，于3~5分钟内缓慢注入静脉。肌内注射，成人每1g氨曲南至少用注射用水或0.9%氯化钠注射液3ml溶解，深部肌内注射。病人有短暂或持续肾功能减退时，宜根据肾功能情况，酌情减量。

（2）用量：尿路感染0.5g或1g，间隔8或12小时，中重度感染1g或2g，间隔8或12小时，危及生命或铜绿假单胞菌严重感染2g，间隔6或8小时。病人单次剂量大于1g或患败血症、其他全身严重感染或危及生命的感染应静脉给药，最高剂量每日8g。病人有短暂或持续肾功能减退时：宜根据肾功能情况，酌情减量。

【药品稳定性】

未开启的药品遮光，密闭保存。

【注意事项】

（1）过敏体质及对其他β-内酰胺类抗生素（如青霉素、头孢菌素）有过敏反应者慎用。

（2）肝功能受损的病人应观察其动态变化。

（3）氨曲南和萘夫西林、头孢拉定、甲硝唑有配伍禁忌。

（4）可引起不同程度的假膜性肠炎，在治疗过程中应注意腹泻症状，并明确诊断。

【配伍禁忌表】

药品名称	配伍信息
萘夫西林	×
头孢拉定	×
万古霉素	×
甲硝唑	×
注射用别嘌醇钠	●

注射用苯妥英钠
Phenytoin Sodium for Injection

【制剂规格】

100mg；250mg。

【用法用量】

5%葡萄糖注射液20~40ml缓慢静脉注射。

（1）抗惊厥，成人常用量：150~250mg，每分钟不超过50mg，需要时30分钟后可再次静脉注射100~150mg，一日总量不超过500mg。小儿常用量：静脉注射5mg/kg或按体表面积250mg/m^2，1次或分2次注射。

（2）抗心律失常，成人常用量：为中止心律失常以100mg缓慢静脉注射2~3分钟，根据需要每10~15分钟重复一次至心律失常中止，或出现不良反应为止，总量不超过500mg。

【药品稳定性】

本品为白色粉末。密闭保存。

【注意事项】

（1）对己内酰脲类中一种药过敏者，对本品也过敏。以下情况禁用：对己内酰脲药有过敏史者或阿斯综合征，Ⅱ～Ⅲ度房室阻滞、窦房结阻滞、窦性心动过缓等心功能损害者。

（2）有酶诱导作用，可对某些诊断产生干扰，如地塞米松试验、甲状腺功能试验、使血清碱性磷酸酶、丙氨酸转氨酶、血糖浓度升高。

（3）本品个体差异很大，用量需个体化。

（4）下列情况应慎用：嗜酒，使本品的血药浓度降低；贫血，增加严重感染的危险性；心血管病（尤其老人）；糖尿病，可能升高血糖；肝、肾功能损害，改变本药的代谢和排泄；甲状腺功能异常者。

（5）本品能通过胎盘，可能致畸。

（6）老年人慢性低蛋白血症的发生率高、合并用药较多，应用本品时须慎重，应减少用量，减慢静脉注射速度至每2~3分钟50mg，并经常监测血药浓度。

【配伍禁忌表】

药物名称	配伍信息
阿糖胞苷注射剂	×
氨茶碱注射液	▲
氨基己酸注射液	×
氨甲环酸注射液	×
布美他尼注射液	▲
醋酸泼尼松龙注射液	▲
地高辛注射液	▲
地塞米松磷酸钠注射液	▲
地西泮注射液	▲
碘解磷定注射液	×
丁溴东莨菪碱注射液	×
二羟丙茶碱注射液	▲
奋乃静注射液	▲
呋塞米注射液	▲
氟哌啶醇注射液	▲
甘露醇注射液	●
肝素钠注射液	×
磺胺嘧啶钠注射液	▲
枸橼酸芬太尼注射液	×
肌苷注射剂	×
己烯雌酚注射液	▲
甲磺酸酚妥拉明注射液	×
甲磺酸培氟沙星注射液	▲
甲硫酸新斯的明注射液	×
甲硝唑注射液	▲

续表

药物名称	配伍信息
卡莫司汀注射液	▲
利血平注射液	×
磷酸克林霉素注射液	×
硫酸卡那霉素注射液	×
硫酸吗啡注射液	×
硫酸镁注射液	▲
硫酸庆大霉素注射液	×
氯化钙注射液	×
氯化琥珀胆碱注射液	×
氯化钾注射液	×
马来酸氯苯那敏注射液	▲
咪达唑仑注射液	▲
尼克刹米注射液	●
尼莫地平注射液	▲
诺氟沙星葡萄糖注射液	▲
葡萄糖注射液	×
葡萄糖氯化钠注射液	×
葡萄糖酸钙注射液	×
葡萄糖盐乳酸钠	×
氢化可的松注射液	▲
氢溴酸东莨菪碱注射液	●
氢溴酸加兰他敏注射液	×
氢溴酸山莨菪碱注射液	●

续表

药物名称	配伍信息
氢溴酸烯丙吗啡注射液	×
乳酸环丙沙星注射液	×
乳酸钠林格注射液	×
乳酸钠注射液	●
三磷腺苷注射液	●
山梨醇注射液	●
碳酸氢钠注射液	×
替硝唑葡萄糖注射液	▲
维生素 B_{12} 注射液	▲
西咪替丁注射液	▲
硝酸甘油注射液	×
烟酸注射液	×
盐酸氨溴索注射液	×
盐酸胺碘酮注射液	▲
盐酸苯海拉明注射液	×
盐酸多巴胺注射液	▲
盐酸多巴酚丁胺注射液	×
盐酸可乐定注射液	×
盐酸利多卡因注射液	▲
盐酸林可霉素注射液	×
盐酸氯丙嗪注射液	▲
盐酸洛贝林注射液	●
盐酸麻黄碱注射液	×

续表

药物名称	配伍信息
盐酸吗啡注射液	×
盐酸美沙酮注射液	▲
盐酸美西律注射液	▲
盐酸纳洛酮注射液	×
盐酸哌替啶注射液	×
盐酸普鲁卡因注射液	×
盐酸普萘洛尔注射液	▲
盐酸去氧肾上腺素注射液	×
盐酸山莨菪碱注射液	●
盐酸肾上腺素注射液	×
盐酸维拉帕米注射液	▲
盐酸异丙嗪注射液	×
氧氟沙星注射液	▲
异烟肼注射液	▲
正规胰岛素注射剂	×
重酒石酸间羟胺注射液	×
重酒石酸去甲肾上腺素注射液	×
注射用奥美拉唑钠	×
注射用辅酶 A	●
注射用阿莫西林钠	×
注射用阿昔洛韦	▲
注射用氨苄西林钠	△

续表

药物名称	配伍信息
注射用苯巴比妥钠	×
注射用丙戊酸钠	▲
注射用甲氨蝶呤	▲
注射用拉氧头孢钠	×
注射用磷霉素钠	×
注射用硫酸阿米卡星	×
注射用硫酸多黏菌素 B	×
注射用普鲁卡因胺	×
注射用青霉素钾	▲
注射用青霉素钠	×
注射用氢化可的松琥珀酸钠	×
注射用乳糖酸红霉素	×
注射用丝裂霉素	×
注射用肾上腺色腙	▲
注射用头孢呋辛钠	×
注射用头孢拉定	×
注射用头孢孟多酯钠	×
注射用头孢曲松钠	×
注射用头孢噻吩钠	×
注射用头孢他啶	×
注射用头孢替唑钠	×
注射用盐酸多柔比星	▲
注射用盐酸哌甲酯	▲

续表

药物名称	配伍信息
注射用依他尼酸钠	▲
左氧氟沙星注射液	▲

注射用苯唑西林钠
Oxacillin Sodium for Injection

【制剂规格】

按苯唑西林计：0.25g；0.5g。

【用法用量】

（1）肌内注射时，每 0.5g 加灭菌注射用水 2.8ml。肌内注射成人一日 4~6g，分 4 次给药；静脉滴注成人一日 4~8g，分 2~4 次给药，严重感染每日剂量可增加至 12g。

（2）小儿体重 40kg 以下者，每 6 小时按体重给予 12.5~25mg/kg，体重超过 40kg 者予以成人剂量。新生儿体重低于 2kg 者，日龄 1~14 天者每 12 小时按体重 25mg/kg，日龄 15~30 天者每 8 小时按体重 25mg/kg；体重超过 2kg 者，日龄 1~14 天者每 8 小时按体重 25mg/kg，日龄 15~30 天者每 6 小时按体重 25mg/kg。

【药品稳定性】

密闭干燥保存。

【注意事项】

（1）应用本品前需详细询问药物过敏史并进行青霉素皮肤试验，有青霉素类药物过敏史者或青霉素皮肤试验阳性患者禁用。

（2）对一种青霉素过敏者可能对其他青霉素类药物、青霉胺过敏，有青霉素过敏性休克史者约 5%~7% 可能存在对头孢菌素类药物交叉过敏。

（3）有哮喘、湿疹、花粉症、荨麻疹等过敏性疾病及肝病患者应慎用本品。

（4）新生儿尤其早产儿应慎用。

（5）轻、中度肾功能减退患者不需调整剂量，严重肾功能减退患者应避免应用大剂量，以防中枢神经系统毒性反应发生。

【配伍禁忌表】

药品名称	配伍信息
呋喃妥因	×
复合维生素 B 注射液	×
磺胺嘧啶钠注射液	×
硫酸庆大霉素注射液	×
氯化琥珀胆碱注射液	×
氯化钠注射液	●
葡萄糖注射液	●
土霉素	×
维生素 C	×
戊巴比妥	×
新生霉素	×

续表

药品名称	配伍信息
重酒石酸间羟胺注射液	×
重酒石酸去甲肾上腺素注射液	×
注射用苯巴比妥钠	×
注射用硫酸多黏菌素 B	×

注射用别嘌醇钠
Allopurinol Sodium for Injection

【制剂规格】

500mg。

【用法用量】

配置好的注射液每日滴注一次，或者分相等时间间隔滴注。用 5% 葡萄糖溶液或 0.9% 氯化钠溶液稀释成浓度不大于 6mg/ml 的注射液。

【药品稳定性】

粉针剂在室温下贮存。配置好的注射液不能贮存在冰箱里面，需在 10 小时内使用。

【注意事项】

对本品过敏、严重肝、肾功能不全和明显血细胞低下者禁用。

【配伍禁忌表】

药品名称	配伍信息
阿糖胞苷注射剂	×
氨茶碱注射液	●

续表

药品名称	配伍信息
氨曲南注射剂	●
博来霉素	●
布美他尼注射液	●
达卡巴嗪	×
地塞米松磷酸钠注射液	●
放线菌素 D	●
复方磺胺甲噁唑	●
氟康唑	●
氟尿嘧啶注射液	●
氟哌啶醇注射液	×
氟哌利多注射液	×
甘露醇注射液	●
肝素钠注射液	●
琥珀酸钠甲泼尼龙	×
甲硝唑注射液	●
甲氧氯普胺注射液	×
酒石酸布托啡诺	●
卡铂	●
卡莫司汀注射液	×
劳拉西泮	●
两性霉素 B	×
链佐星	×

续表

药品名称	配伍信息
磷酸氟拉达滨	●
磷酸克林霉素	×
硫酸长春新碱	●
硫酸吗啡注射液	●
硫酸庆大霉素注射液	×
硫酸妥布霉素注射液	×
氯化钾注射液	●
氯化钠注射液	●
美司钠	●
葡萄糖氯化钠注射液	●
葡萄糖酸钙注射液	●
葡萄糖注射液	●
齐夫多定	●
氢化可的松磷酸钠	●
塞替派注射液	●
顺铂	●
碳酸氢钠注射液	×
替卡西林钠	●
替卡西林钠克拉维酸钾	●
替尼泊苷	●
头孢曲松钠	●
头孢噻肟钠	×
头孢替坦二钠	●

续表

药品名称	配伍信息
头孢唑肟	●
西咪替丁	×
盐酸昂丹司琼	×
盐酸苯海拉明注射液	×
盐酸氮芥	×
盐酸丁丙诺啡	●
盐酸多柔比星脂质体注射液	●
盐酸多西环素	×
盐酸雷尼替丁	●
盐酸氯丙嗪注射液	×
盐酸米诺环素	×
盐酸米托蒽醌	●
盐酸纳布啡	×
盐酸哌替啶注射液	×
盐酸羟嗪	×
盐酸氢吗啡酮	●
盐酸万古霉素	●
盐酸异丙嗪注射液	×
盐酸伊达比星	×
乙二磺酸丙氯拉嗪	×
依那普利拉	●
依托泊苷	●
异环磷酰胺	●

续表

药品名称	配伍信息
重酒石酸长春瑞滨	×
注射用阿昔洛韦	●
注射用环磷酰胺	●
注射用更昔洛韦钠	●
注射用甲氨蝶呤	●
注射用硫酸阿米卡星	×
注射用硫酸长春碱	●
注射用哌拉西林钠	●
注射用氢化可的松琥珀酸钠	●
注射用头孢呋辛钠	●
注射用头孢他啶	●
注射用头孢唑林钠	●
注射用盐酸多柔比星	×
注射用盐酸柔红霉素	×

注射用丁二磺酸腺苷蛋氨酸

Ademetionine 1, 4-Butanedisulfonate for Injection

【制剂规格】

以腺苷蛋氨酸计：0.5g。

【用法用量】

初始治疗：使用注射用丁二磺酸腺苷蛋氨酸，每天 500~1000mg，肌内注射或静脉注射，共两周。静脉注射必须非常缓慢。

【药品稳定性】

密闭，在 25℃以下贮存。

【注意事项】

（1）注射用冻干粉针须在临用前用所附溶剂溶解。静脉注射必须非常缓慢。有血氨增高的肝硬化前及肝硬化患者必须在医生指导下服用本品，并注意血氨水平。请不要使用过期药品。请远离热源。若粉针瓶由于储存不当而有微小裂口或暴露于热源，结晶由白色或类白色变为其他颜色时，应将本品连同整个包装去药房退换。对驾驶或操作机械的能力无影响。

（2）配伍禁忌：本品不应与碱性溶液或含钙溶液混合。

（3）使用本品过程中出现的其他精神障碍也可能与自杀风险增高相关。此外，这些病症往往发生在抑郁症患者身上，因此对有其他精神障碍的患者在治疗期间应采取积极的预防措施。有自杀行为或自杀念头病史的患者，或者在治疗前即表现出明显自杀念头的自杀风险较大。在治疗期间对这些患者应严密观察和监控。用抗抑郁药进行治疗时应加强对病人的严密观察和监护，特别是对于自杀风险较大的患者，尤其在治疗的开始阶段以及调整药物剂量后，更应该加强这种监护。应该告诉患者（或其监护人）注意监测观察，一旦发现病情恶化，或出现自杀观念或自杀行为，或行为异常改变，应立即向主管医生报告。

【配伍禁忌表】

药品名称	配伍信息
碳酸氢钠注射液	×
乳酸钠注射液	×
乳酸钠林格注射液	×
葡萄糖盐乳酸钠注射液	×
复方乳酸钠山梨醇注射液	×

注射用丙戊酸钠
Sodium Valproate for Injection

【制剂规格】

0.4g。

【用法用量】

静脉注射：成人，癫痫持续状态时静脉注射400mg，每日2次。

用于临时替代时（例如等待手术时）：本品静脉注射剂溶于0.9%氯化钠溶液，按照之前接受的治疗剂量（通常平均剂量每日20~30mg/kg），末次口服给药4至6小时后静脉给药；或持续静脉滴注24小时；或每日分四次静脉滴注，每次时间需要约一小时。

需要快速达到有效血药浓度并维持时：以15mg/kg剂量缓慢静脉注射，持续至少5分钟；然后以1mg/（kg·h）的速度静脉滴注，使血浆丙戊酸浓度达到75mg/L，并根据临床情况调整静脉滴注速度。

一旦停止静脉滴注，需要立即口服给药，以补充有效成分。口服剂量可以用以前的剂量或调整后的剂量。

【药品稳定性】

本品为白色粉末或冻干块状物。密闭，在干燥处保存。

【注意事项】

（1）有血液病、肝病史、肾功能损害、器质性脑病时慎用。

（2）有肝病或明显肝功能损害时禁用。

（3）本品能透胎盘屏障，动物试验有致畸的报道，人类尚未能证实。孕妇应用时需权衡利弊得失。哺乳期妇女慎用。

（4）用药前和用药期间应作血细胞包括血小板计数，肝、肾功能检查，肝功能在最初半年内最好每1~2月复查一次，半年后复查间隔酌量延长。

【配伍禁忌表】

药品名称	配伍信息
地西泮注射液	▲
氟哌啶醇注射液	▲

续表

药品名称	配伍信息
肝素钠注射液	▲
硫酸吗啡注射液	×
咪达唑仑注射液	▲
尼莫地平注射液	▲
双嘧达莫注射液	▲
碳酸氢钠注射液	×
西咪替丁注射液	▲
盐酸氯丙嗪注射液	▲
盐酸异丙嗪注射液	▲
异烟肼注射液	▲
注射用苯巴比妥钠	▲
注射用苯妥英钠	▲
注射用甲氨蝶呤	▲
注射用两性霉素 B	▲
注射用尿激酶	▲
注射用乳糖酸红霉素	▲

注射用辅酶 A
Coenzyme A for Injection

【制剂规格】

50U；100U；200U。

【用法用量】

（1）静脉滴注：一次 50~200U，一日 50~400U，临用前用 5% 葡萄糖注射液 500ml 溶解后静脉滴注。

（1）肌内注射：一次 50~200U，一日 50~400U，临用前用氯化钠注射液 2ml 溶解后注射。

【药品稳定性】

本品为白色或类白色的冻干块状或粉状物。密封，遮光，在阴凉处保存，有效期 1 年。

【注意事项】

（1）急性心肌梗死病人禁用。对本品过敏者禁用。

（2）因本品内含有胰岛素，不宜在空腹时使用。缓慢静脉注射，否则易引起心悸，出汗等。

【配伍禁忌表】

药品名称	配伍信息
阿糖胞苷注射剂	●
氨茶碱注射液	×
氨基己酸注射液	●
氨甲环酸注射液	●
胞磷胆碱钠注射液	●
醋酸泼尼松龙注射液	×
地塞米松磷酸钠注射液	×
丁溴东莨菪碱注射液	×
二羟丙茶碱注射液	●
呋塞米注射液	●
氟哌啶醇注射液	●
甘露醇注射液	●

续表

药品名称	配伍信息
肝素钠注射液	●
磺胺嘧啶钠注射液	×
肌苷注射剂	▲
甲磺酸酚妥拉明注射液	●
甲磺酸培氟沙星注射液	●
甲硫酸新斯的明注射液	×
甲硝唑注射液	●
利巴韦林注射液	●
利血平注射液	×
硫酸阿托品注射液	●
硫酸卡那霉素注射液	×
硫酸镁注射液	●
硫酸庆大霉素注射液	●
硫酸妥布霉素注射液	●
氯化琥珀胆碱注射液	●
氯化钾注射液	●
氯化钠注射液	●
氯化筒箭毒碱注射液	●
马来酸氯苯那敏注射液	●
马来酸麦角新碱注射液	×
尼克刹米注射液	●
葡萄糖注射液	●
葡萄糖氯化钠注射液	●

续表

药品名称	配伍信息
葡萄糖酸钙注射液	×
葡萄糖盐乳酸钠	×
氢化可的松注射液	×
氢溴酸东莨菪碱注射液	●
氢溴酸加兰他敏注射液	●
氢溴酸山莨菪碱注射液	×
曲克芦丁注射液	●
去乙酰毛花苷注射液	●
乳酸环丙沙星注射液	●
乳酸钠林格注射液	●
乳酸钠注射液	●
塞替派注射液	●
三磷腺苷注射液	●
山梨醇注射液	●
碳酸氢钠注射液	×
替硝唑葡萄糖注射液	●
西咪替丁注射液	●
细胞色素 C 注射液	●
盐酸多巴胺注射液	●
盐酸多巴酚丁胺注射液	●
盐酸利多卡因注射液	●
盐酸林可霉素注射液	●
盐酸氯胺酮注射液	●

续表

药品名称	配伍信息
盐酸氯丙嗪注射液	×
盐酸洛贝林注射液	×
盐酸麻黄碱注射液	●
盐酸吗啡注射液	●
盐酸美西律注射液	●
盐酸哌替啶注射液	●
盐酸普鲁卡因注射液	×
盐酸普罗帕酮注射液	●
盐酸普萘洛尔注射液	×
盐酸去氧肾上腺素注射液	●
盐酸山莨菪碱注射液	×
盐酸肾上腺素注射液	●
盐酸维拉帕米注射液	●
盐酸异丙嗪注射液	×
盐酸异丙肾上腺素注射液	●
氧氟沙星注射液	●
异烟肼注射液	●
右旋糖酐 40 注射液	●
正规胰岛素注射剂	●
重酒石酸间羟胺注射液	×
重酒石酸去甲肾上腺素注射液	●

续表

药品名称	配伍信息
注射用奥美拉唑钠	●
注射用阿莫西林钠克拉维酸钾	●
注射用氨苄西林钠	▲
注射用苯巴比妥钠	●
注射用苯妥英钠	●
注射用环磷酰胺	●
注射用环磷腺苷	●
注射用磺苄西林钠	●
注射用甲氨蝶呤	●
注射用两性霉素 B	●
注射用磷霉素钠	●
注射用硫酸阿米卡星	●
注射用硫酸多黏菌素 B	●
注射用尿激酶	●
注射用普鲁卡因胺	×
注射用青霉素钾	▲
注射用青霉素钠	×
注射用氢化可的松琥珀酸钠	×
注射用乳糖酸红霉素	×
注射用丝裂霉素	●
注射用头孢呋辛钠	●

续表

药品名称	配伍信息
注射用头孢拉定	●
注射用头孢哌酮钠舒巴坦钠	●
注射用头孢他啶	●
注射用头孢唑林钠	●
注射用硝普钠	▲
注射用盐酸多柔比星	×
注射用盐酸哌甲酯	●
注射用盐酸柔红霉素	●
注射用依他尼酸钠	●
左氧氟沙星注射液	●

注射用促皮质素
Corticotrophin for Injection

【制剂规格】

25U；50U。

【用法用量】

①肌内注射：一次25U，一日2次。②静脉滴注：临用前，用5%葡萄糖注射液溶解后应用。一次12.5~25U，一日25~50U。③促皮质素兴奋试验：用5%葡萄糖注射液500ml溶解注射用促皮质素20~25U，静脉持续滴注8小时，滴注前后采血测血浆皮质醇，观察其变化，或留滴注促皮质素日尿液测尿游离皮质醇或17–羟皮质类固醇，与前一日对照值相比较。

【药品稳定性】

密闭，遮光，在阴凉处保存。

【注意事项】

（1）注射用促皮质素粉针剂使用时不可用氯化钠注射液溶解，也不宜加入氯化钠注射液中静脉滴注。

（2）由于促皮质素能使肾上腺皮质增生，因此促皮质素的停药较糖皮质类固醇容易，但应用促皮质素时皮质醇的负反馈作用，下丘脑–垂体–肾上腺皮质轴对应激的反应能力降低，促皮质素突然撤除可引起垂体功能减退，因而停药时也应逐渐减量。

（3）有下列情况应慎用：高血压、糖尿病、结核病、化脓性或霉菌感染、胃与十二指肠溃疡及心力衰竭患者等。

【配伍禁忌表】

药品名称	配伍信息
吲哚美辛注射液	▲
水杨酸盐注射液	▲
注射用依他尼酸钠	▲
呋塞米注射液	▲
注射用两性霉素B	▲

注射用更昔洛韦钠

Ganciclovir Sodium for Injection

【制剂规格】

125mg；250mg；500mg。

【用法用量】

（1）治疗巨细胞病毒感染性视网膜炎。肾功能正常者诱导期：静脉滴注，每次 5mg/kg，一日 2 次，连用 14~21 天。维持期：静脉滴注，每次 5mg/kg，为一日 1 次，连用 7 天，或一次 6mg/kg，一日 1 次，连用 5 天维持治疗。每次静脉滴注时间不少于 1 小时。

（2）预防可能发生于接受器官移植者的巨细胞病毒感染。肾功能正常者：静脉滴注，一次 5mg/kg，每 12 小时一次，连用 7~14 天后，改为一次 5mg/kg，一日 1 次，一周用 7 天，或一次 6mg/kg，一日 1 次，每周用 5 天，或遵医嘱。每次静脉滴注时间不少于 1 小时。

（3）肾功能异常者遵医嘱本品静脉滴注时，配置方法如下：首先根据患者体重确定使用剂量，用适量注射用水或 0.9% 氯化钠溶液使之溶解，浓度达 50mg/ml，再注入 0.9% 氯化钠溶液、5% 葡萄糖溶液、林格液或乳酸林格液 100ml 中静脉缓慢滴注，滴注液浓度不得大于 10mg/ml。

【药品稳定性】

本品为白色或类白色疏松块状物或粉末。避光密闭，在阴凉处保存。

【注意事项】

（1）本品治疗剂量下可引起胎儿畸形。哺乳期妇女用药时应停止哺乳。

（2）白细胞计数低于 500/mm^3 或血小板计数低于 25000/mm^3 患者慎用。

（3）肾功能损害患者慎用。

（4）一次最大剂量为 6mg/kg，充分溶解后，缓慢静脉滴注。溶液呈强碱性，故滴注时间不得少于 1 小时，避免与皮肤、黏膜接触，避免液体渗漏到血管外组织。

【配伍禁忌表】

药品名称	配伍信息
阿糖胞苷注射剂	×
丁溴东莨菪碱注射液	×
呋塞米注射液	▲
卡莫司汀注射液	▲
硫酸卡那霉素注射液	▲
硫酸庆大霉素注射液	▲
硫酸妥布霉素注射液	▲
氯化钠注射液	◎
葡萄糖注射液	◎
乳酸钠林格注射液	◎

续表

药品名称	配伍信息
塞替派注射液	▲
碳酸氢钠注射液	▲
盐酸去氧肾上腺素注射液	×
重酒石酸间羟胺注射液	×
注射用甲氨蝶呤	▲
注射用两性霉素 B	▲
注射用硫酸阿米卡星	▲
注射用硫酸长春碱	▲
注射用丝裂霉素	▲
注射用头孢噻肟钠	×
注射用盐酸多柔比星	▲
注射用盐酸柔红霉素	▲

注射用环磷酰胺

Cyclophosphamide for Injection

【制剂规格】

100mg；200mg。

【用法用量】

（1）成人常用量：单药静脉注射按体表面积每次 500~1000mg/m^2，加 0.9% 氯化钠溶液 20~30ml，静脉冲入，每周 1 次，连用 2 次，休息 1~2 周重复。联合用药 500~600mg/m^2。

（2）儿童常用量：静脉注射每次 10~15mg/kg，加 0.9% 氯化钠溶液 20ml 稀释后缓慢注射，每周 1 次，连用 2 次，休息 1~2 周重复。也可肌内注射。

【药品稳定性】

本品为白色结晶或结晶性粉末。遮光，密闭，在 30℃以下保存。

【注意事项】

（1）抗癌药物，必须在有经验的专科医生指导下用药。凡有骨髓抑制、感染、肝、肾功能损害者禁用或慎用。对本品过敏者禁用。

（2）妊娠及哺乳期妇女禁用。

（3）本品的代谢产物对尿路有刺激性，应用时应鼓励患者多饮水，大剂量应用时应水化、利尿，同时给予尿路保护剂美司钠。当肝、肾功能损害、骨髓转移或既往曾接受多程放化疗时，环磷酰胺的剂量应减少至治疗量的 1/2~1/3。由于本品需在肝内活化，因此腔内给药无直接作用。

（4）环磷酰胺水溶液仅能稳定 2~3 小时，最好现配现用。

【配伍禁忌表】

药品名称	配伍信息
阿糖胞苷注射剂	×
氨基己酸注射液	●
氨甲环酸注射液	●

续表

药品名称	配伍信息
醋酸泼尼松龙注射液	▲
地塞米松磷酸钠注射液	▲
地西泮注射液	▲
呋塞米注射液	●
甘露醇注射液	×
肝素钠注射液	●
磺胺嘧啶钠注射液	×
肌苷注射剂	●
甲硫酸新斯的明注射液	×
硫酸阿托品注射液	×
硫酸卡那霉素注射液	▲
硫酸吗啡注射液	●
硫酸镁注射液	●
硫酸奈替米星注射液	▲
硫酸庆大霉素注射液	▲
氯化琥珀胆碱注射液	▲
氯化钾注射液	●
氯化钠注射液	●
马来酸氯苯那敏注射液	×
葡萄糖注射液	●
葡萄糖氯化钠注射液	●
葡萄糖盐乳酸钠	●

续表

药品名称	配伍信息
氢化可的松注射液	▲
氢溴酸东莨菪碱注射液	●
乳酸钠林格注射液	●
乳酸钠注射液	●
三磷腺苷注射液	●
山梨醇注射液	●
碳酸氢钠注射液	●
西咪替丁注射液	●
细胞色素 C 注射液	●
盐酸苯海拉明注射液	●
盐酸多巴胺注射液	●
盐酸利多卡因注射液	●
盐酸氯胺酮注射液	●
盐酸氯丙嗪注射液	▲
盐酸洛贝林注射液	●
盐酸吗啡注射液	▲
盐酸哌替啶注射液	▲
盐酸普鲁卡因注射液	●
盐酸去氧肾上腺素注射液	●
盐酸肾上腺素注射液	●
盐酸异丙肾上腺素注射液	●

续表

药品名称	配伍信息
右旋糖酐 40 注射液	●
正规胰岛素注射剂	●
重酒石酸间羟胺注射液	●
重酒石酸去甲肾上腺素注射液	●
注射用辅酶 A	●
注射用氨苄西林钠	●
注射用苯巴比妥钠	▲
注射用甲氨蝶呤	●
注射用磷霉素钠	●
注射用硫酸阿米卡星	▲
注射用硫酸长春碱	●
注射用尿激酶	×
注射用青霉素钾	●
注射用氢化可的松琥珀酸钠	▲
注射用乳糖酸红霉素	●
注射用头孢噻肟钠	●
注射用头孢唑林钠	▲
注射用硝普钠	×
注射用盐酸多柔比星	▲
注射用盐酸柔红霉素	▲
注射用依他尼酸钠	●

注射用环磷腺苷

Adenosine Cyclophosphate for Injection

【制剂规格】

20mg。

【用法用量】

静脉注射，一次 20mg，溶于 20ml 0.9% 氯化钠注射液中，一日 2 次。静脉滴注，本品 40mg 溶于 250~500ml 5% 葡萄糖注射液中，一日 1 次。冠心病以 15 日为一疗程，可连续应用 2~3 疗程；白血病以一个月为一疗程；银屑病以 2~3 周为一疗程，可延长使用到 4~7 周，每日用量可增加至 60~80mg。

【药品稳定性】

本品为白色或类白色疏松块状物或粉末。严封或熔封，在凉处保存。

【注意事项】

大剂量静脉注射（按体重每分钟达 0.5mg/kg）时，可引起腹痛、头痛、肌痛、睾丸痛、背痛、四肢无力、恶心、手脚麻木、高热等。

【配伍禁忌表】

药物名称	配伍信息
氨茶碱注射液	●
氨甲环酸注射液	●
胞磷胆碱钠注射液	●

续表

药物名称	配伍信息
地塞米松磷酸钠注射液	●
地西泮注射液	●
呋塞米注射液	●
甘露醇注射液	×
肝素钠注射液	●
肌苷注射剂	●
甲氧氯普胺注射液	●
利巴韦林注射液	●
利血平注射液	●
硫酸阿托品注射液	●
硫酸镁注射液	●
硫酸庆大霉素注射液	●
氯化钾注射液	●
氯化钠注射液	●
葡萄糖注射液	●
葡萄糖氯化钠注射液	●
氢化可的松注射液	●
氢溴酸东莨菪碱注射液	●
乳酸环丙沙星注射液	●
乳酸钠注射液	●
碳酸氢钠注射液	●
西咪替丁注射液	●
硝酸甘油注射液	×
烟酸注射液	●

续表

药物名称	配伍信息
盐酸利多卡因注射液	●
盐酸林可霉素注射液	●
盐酸氯丙嗪注射液	●
盐酸美西律注射液	●
盐酸纳洛酮注射液	●
盐酸山莨菪碱注射液	●
盐酸维拉帕米注射液	●
盐酸异丙嗪注射液	●
右旋糖酐 40 注射液	●
注射用辅酶 A	●
注射用氨苄西林钠	●
注射用苯巴比妥钠	●
注射用磷霉素钠	●
注射用硫酸阿米卡星	●
注射用哌拉西林钠	●
注射用氢化可的松琥珀酸钠	●
注射用乳糖酸红霉素	●
注射用头孢呋辛钠	●
注射用头孢曲松钠	●
注射用头孢噻肟钠	●
注射用头孢他啶	●
注射用头孢唑林钠	●
注射用硝普钠	×

注射用还原型谷胱甘肽
Reduced Glutathione for Injection

【制剂规格】

50mg；300mg；600mg。

【用法用量】

（1）给药途径：①静脉注射：将之溶解于注射用水后，加入100ml0.9%氯化钠溶液中静脉滴注，或加入少于20ml的0.9%氯化钠溶液中缓慢静脉注射；②肌内注射给药：将之溶解于注射用水后肌内注射。

（2）用量：①化疗患者：给化疗药物前15分钟内将1.5g/m^{2}本品溶解于100ml0.9%氯化钠溶液中，于15分钟内静脉滴注，第2~5天每天肌内注射本品600mg。使用环磷酰胺（CTX）时，为预防泌尿系统损害，建议在CTX注射完后立即静脉注射本品，于15分钟内滴注完毕；用顺氯铵铂化疗时，建议本品的用量不宜超过35mg/mg顺氯铵铂，以免影响化疗效果。②肝脏疾病：每天肌内注射本品300mg或600mg。③其他疾病：如低氧血症，可将1.5g/m^{2}本品溶解于100ml 0.9%氯化钠溶液中静脉滴注，病情好转后每天肌内注射300~600mg维持。

【药品稳定性】

避光、保存。

【注意事项】

（1）在医生的监护下，在医院内使用本品。

（2）注射前必须完全溶解，外观澄清、无色；溶解后的本品在室温下可保存2小时，0~5℃保存8小时。

【配伍禁忌表】

药品名称	配伍信息
维生素 B_{12} 注射液	×
甲萘醌注射液	×
泛酸钙注射液	×
乳清酸注射液	×
苯海拉明注射液	×
氯苯那敏注射液	×
异丙嗪注射液	×
特非那丁注射液	×
阿司米唑注射液	×
左旋西替利嗪注射液	×
非索非那丁注射液	×

注射用磺苄西林钠
Sulbenicillin Sodium for Injection

【制剂规格】

1.0g（100万U）；2.0g（200万U）；

4.0g（400 万 U）。

【用法用量】

静脉滴注，也可静脉注射；中度感染成人一日剂量 8g，重症感染或铜绿假单胞菌感染时剂量需增至一日 20g，分 4 次静脉给药；儿童根据病情每日剂量按体重 80~300mg/kg，分 4 次给药。

【药品稳定性】

本品为白色或淡黄色冻干粉末。遮光，密闭，在凉暗干燥处保存。

【注意事项】

使用本品前需详细询问药物过敏史并进行青霉素皮肤试验，呈阳性反应者禁用。对一种青霉素过敏者可能对其他青霉素类药物、青霉胺过敏。

【配伍禁忌表】

药品名称	配伍信息
阿糖胞苷注射剂	●
氨茶碱注射液	×
氨基己酸注射液	●
氨甲环酸注射液	●
胞磷胆碱钠注射液	△
地塞米松磷酸钠注射液	●
地西泮注射液	×
呋塞米注射液	●
氟尿嘧啶注射液	×

续表

药品名称	配伍信息
甘露醇注射液	×
肝素钠注射液	●
磺胺嘧啶钠注射液	×
肌苷注射剂	×
甲磺酸酚妥拉明注射液	×
甲硝唑注射液	●
利巴韦林注射液	●
利血平注射液	×
硫酸阿托品注射液	●
硫酸卡那霉素注射液	×
硫酸镁注射液	●
硫酸奈替米星注射液	×
硫酸庆大霉素注射液	×
硫酸妥布霉素注射液	×
硫酸西索米星注射液	×
硫酸小诺米星注射液	×
氯化钙注射液	●
氯化钾注射液	●
氯化钠注射液	●
马来酸麦角新碱注射液	●
尼克刹米注射液	●
葡萄糖注射液	●
葡萄糖氯化钠注射液	●

续表

药品名称	配伍信息
葡萄糖酸钙注射液	●
氢化可的松注射液	●
氢溴酸东莨菪碱注射液	●
去乙酰毛花苷注射液	△
塞替派注射液	●
三磷腺苷注射液	×
山梨醇注射液	●
碳酸氢钠注射液	×
西咪替丁注射液	●
细胞色素 C 注射液	△
盐酸利多卡因注射液	●
盐酸林可霉素注射液	●
盐酸氯丙嗪注射液	×
盐酸洛贝林注射液	●
盐酸哌替啶注射液	△
盐酸去氧肾上腺素注射液	●
盐酸异丙嗪注射液	×
异烟肼注射液	●
注射用辅酶 A	●
注射用苯巴比妥钠	△
注射用甲氨蝶呤	×
注射用硫酸阿米卡星	×
注射用硫酸多黏菌素 B	×

续表

药品名称	配伍信息
注射用氢化可的松琥珀酸钠	●
注射用乳糖酸红霉素	×
注射用丝裂霉素	×
注射用头孢呋辛钠	●
注射用头孢拉定	●
注射用头孢噻肟钠	●
注射用头孢他啶	●
注射用头孢唑林钠	×
注射用硝普钠	×
注射用盐酸多柔比星	×
注射用盐酸哌甲酯	×
注射用依他尼酸钠	●

注射用甲氨蝶呤

Methotrexate for Injection

【制剂规格】

5mg；10mg；25mg；50mg；100mg；1000mg。

【用法用量】

本品用注射用水 2ml 溶解，可供静脉、肌内、动脉、鞘内注射。

（1）用于急性白血病：肌内或静脉注射，每次 10~30mg，每周 1~2 次；儿童每日 20~30mg/m^2，每周一次，或视骨髓情况而定。

（2）用于绒毛膜上皮癌或恶性葡萄胎：每日 10~20mg，亦可溶于 5% 或 10% 的葡萄糖注射液 500ml 中静脉滴注，一日 1 次，5~10 次为一疗程。总量 80~100mg。

（3）用于脑膜白血病：鞘内注射甲氨蝶呤每次一般 $6mg/m^2$，成人常用于 5~12mg，最大不 >12mg，一日 1 次，5 天为一疗程。用于预防脑膜白血病时，每日 10~15mg，一日 1 次，每隔 6~8 周一次。

（4）用于实体瘤：静脉一般每次 $20mg/m^2$；亦可介入治疗；高剂量合并亚叶酸钙解救治疗某些肿瘤，方案根据肿瘤由医师判定，如骨肉瘤等。

【药品稳定性】

本品为黄色或棕黄色疏松块状物或粉末。遮光，密闭，在阴凉处保存。

【注意事项】

（1）应用本品期间禁怀孕及哺乳。

（2）对生殖功能的影响，可导致闭经和精子减少或缺乏，尤其是长期应用较大剂量后。但一般多不严重，有时呈不可逆性。

（3）全身极度衰竭、恶病质或并发感染及心、肺、肝、肾功能不全时，禁用本品，周围血象如白细胞低于 $3500/mm^3$ 或血小板低于 $50000/mm^3$ 时不宜用。

（4）有肾病史或发现肾功能异常时，禁用大剂量甲氨蝶呤疗法，未准备好解救药四氢叶酸钙（CF），未充分进行液体补充或碱化尿液时，也不能用大剂量甲氨蝶呤疗法。

（5）大剂量甲氨蝶呤疗法易致严重副反应，须经住院并可能随时监测其血药浓度时才能谨慎使用。

（6）滴注时不宜超过 6 小时，太慢易增加肾脏毒性。大剂量注射本品 2~6 小时后，可肌内注射亚叶酸钙 3~6mg，每 6 小时 1 次，注射 1~4 次，可减轻或预防副作用。

【配伍禁忌表】

药品名称	配伍信息
阿糖胞苷注射剂	×
氨基己酸注射液	×
胞磷胆碱钠注射液	×
吡罗昔康注射液	×
醋酸泼尼松龙注射液	▲
地高辛注射液	×
地塞米松磷酸钠注射液	▲
奋乃静注射液	×
呋塞米注射液	▲
氟尿嘧啶注射液	×
氟哌啶醇注射液	×

续表

药品名称	配伍信息
氟哌利多注射液	×
甘露醇注射液	×
肝素钠注射液	▲
磺胺嘧啶钠注射液	▲
枸橼酸芬太尼注射液	×
甲磺酸酚妥拉明注射液	●
甲磺酸培氟沙星注射液	×
甲硫酸新斯的明注射液	×
甲氧氯普胺注射液	×
利巴韦林注射液	●
利血平注射液	×
硫酸阿托品注射液	●
硫酸卡那霉素注射液	▲
硫酸镁注射液	●
硫酸妥布霉素注射液	×
氯化钙注射液	●
氯化钾注射液	●
氯化钠注射液	●
马来酸氯苯那敏注射液	×
咪达唑仑注射液	×
葡萄糖注射液	●
葡萄糖氯化钠注射液	●
葡萄糖酸钙注射液	●

续表

药品名称	配伍信息
葡萄糖盐乳酸钠	●
氢化可的松注射液	▲
氢溴酸东莨菪碱注射液	●
氢溴酸加兰他敏注射液	×
氢溴酸山莨菪碱注射液	●
去乙酰毛花苷注射液	×
乳酸环丙沙星注射液	●
乳酸钠林格注射液	●
乳酸钠注射液	●
塞替派注射液	×
三磷腺苷注射液	●
山梨醇注射液	×
双嘧达莫注射液	×
碳酸氢钠注射液	●
西咪替丁注射液	●
细胞色素 C 注射液	×
盐酸胺碘酮注射液	▲
盐酸苯海拉明注射液	×
盐酸多巴胺注射液	●
盐酸利多卡因注射液	×
盐酸氯丙嗪注射液	×
盐酸麻黄碱注射液	×
盐酸吗啡注射液	●

续表

药品名称	配伍信息
盐酸美西律注射液	×
盐酸哌替啶注射液	●
盐酸普萘洛尔注射液	●
盐酸去氧肾上腺素注射液	●
盐酸山莨菪碱注射液	●
盐酸肾上腺素注射液	●
盐酸维拉帕米注射液	×
盐酸异丙嗪注射液	×
氧氟沙星注射液	×
异烟肼注射液	▲
正规胰岛素注射剂	●
重酒石酸间羟胺注射液	●
重酒石酸去甲肾上腺素注射液	●
注射用辅酶 A	●
注射用阿莫西林钠克拉维酸钾	▲
注射用阿昔洛韦	▲
注射用氨苄西林钠	▲
注射用苯巴比妥钠	▲
注射用苯妥英钠	▲
注射用丙戊酸钠	▲
注射用更昔洛韦钠	▲

续表

药品名称	配伍信息
注射用环磷酰胺	●
注射用磺苄西林钠	×
注射用两性霉素 B	▲
注射用硫酸长春碱	●
注射用青霉素钠	▲
注射用氢化可的松琥珀酸钠	▲
注射用乳糖酸红霉素	▲
注射用丝裂霉素	▲
注射用头孢曲松钠	▲
注射用头孢他啶	▲
注射用头孢唑林钠	▲
注射用盐酸多柔比星	▲
注射用盐酸哌甲酯	●
注射用盐酸柔红霉素	▲
注射用依他尼酸钠	▲

注射用甲丙氨酯

Meprobamate for Injection

【制剂规格】

0.1g。

【用法用量】

肌内注射，静脉注射。

【药品稳定性】

密闭保存。

【注意事项】

（1）长期使用可产生依赖性。若停药必须逐渐减量，若骤停可产生撤药综合征，表现为失眠、呕吐、震颤、肌肉抽搐、焦虑、动作失调等，甚至出现幻觉、惊厥。

（2）肾功能不全者、肺功能不全者慎用。

（3）定期检查肝功能与白细胞计数。

（4）用药期间勿饮酒，不宜驾驶车辆、操作机械或高空作业。

【配伍禁忌表】

药品名称	配伍信息
盐酸氯米帕明	▲
乙氯维诺	▲
羟丁酸钠	▲
巴比妥类药物	▲
苯二氮䓬类药物	▲
水合氯醛	▲
阿片类药物	▲
卡立普多	▲
戊四硝酯	▲

注射用拉氧头孢钠

Latamoxef Sodium for Injection

【制剂规格】

按 $C_{20}H_{20}N_6O_9S$ 计算：0.25g；0.5g；1.0g。

【用法用量】

静脉滴注、静脉注射或肌内注射，成人1~2g/d，分2次；小儿40~80mg/kg，分2~4次，并依年龄、症状适当增减。难治性或严重感染时，成人增加至4g/d，小儿150mg/（kg·d），分2~4次给药。静脉注射时，1g或0.5g，以4ml以上的注射用蒸馏水，5%葡萄糖注射液或0.9%氯化钠溶液充分摇匀，使之完全溶解；肌内注射时，以0.5%利多卡因注射液2~3ml充分摇匀，使完全溶解。溶解后，冰箱保存在72小时以内，室温保存24小时以内使用。

【药品稳定性】

白色或类白色的粉块或粉末，无臭。极易溶于水及甲醇，难溶于乙醇，几乎不溶于丙、乙醚、三氯甲烷等。在常规使用的注射溶媒如注射用水、0.9%氯化钠溶液、葡萄糖液及利多卡因液中易溶。阴凉干燥处保存。

【注意事项】

（1）对青霉素过敏者、肾功能

损害者慎用。

（2）静脉内大量注射，应选择合适部位，缓慢注射、以减轻对管壁的刺激及减少静脉炎的发生。

【配伍禁忌表】

药品名称	配伍信息
氨茶碱注射液	×
布美他尼注射液	▲
醋酸泼尼松龙注射液	×
地西泮注射液	×
呋塞米注射液	▲
甘露醇注射液	×
肝素钠注射液	▲
硫酸卡那霉素注射液	×
硫酸镁注射液	×
硫酸奈替米星注射液	▲
硫酸庆大霉素注射液	×
氯化钙注射液	×
氯化钠注射液	●
葡萄糖注射液	●
葡萄糖酸钙注射液	×
氢化可的松注射液	×
替硝唑葡萄糖注射液	●
盐酸林可霉素注射液	×
氧氟沙星注射液	●
注射用苯妥英钠	×
注射用两性霉素 B	×
注射用硫酸阿米卡星	×
注射用硫酸多黏菌素 B	×
注射用哌拉西林钠	×
注射用乳糖酸红霉素	×
注射用依他尼酸钠	▲

注射用两性霉素 B
Amphotericin B for Injection

【制剂规格】

5mg（5000U）；25mg（2.5 万 U）；50mg（5 万 U）。

【用法用量】

（1）静脉用药：开始静脉滴注时先试以 1~5mg 或按体重一次 0.02~0.1mg/kg 给药，以后根据患者耐受情况每日或隔日增加 5mg，当增至一次 0.6~0.7mg/kg 时即可暂停增加剂量，此为一般治疗量。成人最高一日剂量不超过 1mg/kg，每日或隔 1~2 日给药 1 次，累积总量 1.5~3.0g，疗程 1~3 个月，也可长至 6 个月，视病情及疾病种类而定。对敏感真菌感染宜采用较小剂量，即成人一次 20~30mg，疗程仍宜长。

（2）鞘内给药：首次 0.05~0.1mg，

以后渐增至每次 0.5mg，最大量一次不超过 1mg，每周给药 2~3 次，总量 15mg 左右。鞘内给药时宜与小剂量地塞米松或琥珀酸氢化可的松同时给予，并需用脑脊液反复稀释药液，边稀释边缓慢注入以减少不良反应。

（3）局部用药：气溶吸入时成人每次 5~10mg，用灭菌注射用水溶解成 0.2%~0.3% 溶液应用；超声雾化吸入时本品浓度为 0.01%~0.02%，每日吸入 2~3 次，每次吸入 5~10ml；持续膀胱冲洗时每日以两性霉素 B 5mg 加入 1000ml 灭菌注射用水中，按每小时注入 40ml 速度进行冲洗，共用 5~10 日。

（4）静脉滴注或鞘内给药时，均先以灭菌注射用水 10ml 配制本品 50mg，或 5ml 配制 25mg，然后用 5% 葡萄糖注射液稀释（不可用氯化钠注射液，因可产生沉淀），滴注液的药物浓度不超过 10mg/100ml，避光缓慢静脉滴注，每次滴注时间需 6 小时以上，稀释用葡萄糖注射液的 pH 值应在 4.2 以上。

（5）鞘内注射时可取 5mg/ml 浓度的药液 1ml，加 5% 葡萄糖注射液 19ml 稀释，使最终浓度成 250μg/ml。注射时取所需药液量以脑脊液 5~30ml 反复稀释，并缓慢注入。鞘内注射液的药物浓度不可高于 25mg/100ml，pH 值应在 4.2 以上。

【药品稳定性】

本品为黄色或橙黄色粉末。遮光，密闭，冷处保存。

【注意事项】

（1）本品毒性大，不良反应多见，但它又是治疗危重深部真菌感染的唯一有效药物，选用本品时必须权衡利弊后做出决定。

（2）鞘内给药时宜与小剂量地塞米松或琥珀酸氢化可的松同时给予，并需用脑脊液反复稀释药液，边稀释边缓慢注入以减少不良反应。

（3）治疗期间定期严密随访血、尿常规、肝、肾功能、血钾、心电图等，如血尿素氮或血肌酐明显升高时，则需减量或暂停治疗，直至肾功能恢复。

（4）为减少本品的不良反应，给药前可给解热镇痛药和抗组胺药，如吲哚美辛和异丙嗪等，同时给予琥珀酸氢化可的松 25~50mg 或地塞米松 2~5mg 一同静脉滴注。

（5）本品治疗如中断 7 日以上者，需重新自小剂量（0.25mg/kg）开始逐渐增加至所需量。

（6）本品宜缓慢避光滴注，每剂滴注时间至少 6 小时。

（7）药液静脉滴注时应避免外漏，因本品可致局部刺激。

【配伍禁忌表】

药品名称	配伍信息
阿糖胞苷注射剂	▲
氨茶碱注射液	▲
氨基己酸注射液	●
氨甲环酸注射液	●
布美他尼注射液	▲
醋酸泼尼松龙注射液	▲
醋酸曲安奈德注射液	▲
地高辛注射液	▲
地塞米松磷酸钠注射液	▲
呋塞米注射液	▲
氟哌啶醇注射液	×
复合维生素 B 注射液	▲
甘露醇注射液	×
肝素钠注射液	●
磺胺嘧啶钠注射液	▲
甲磺酸培氟沙星注射液	×
甲硫酸新斯的明注射液	×
甲氧氯普胺注射液	×
利血平注射液	×
硫酸阿托品注射液	×
硫酸卡那霉素注射液	▲
硫酸镁注射液	×
硫酸奈替米星注射液	×

续表

药品名称	配伍信息
硫酸庆大霉素注射液	▲
硫酸妥布霉素注射液	▲
硫酸西索米星注射液	×
硫酸小诺米星注射液	×
氯化钙注射液	×
氯化琥珀胆碱注射液	▲
氯化钾注射液	×
氯化钠注射液	×
氯化筒箭毒碱注射液	▲
马来酸氯苯那敏注射液	×
咪达唑仑注射液	×
尼克刹米注射液	●
诺氟沙星葡萄糖注射液	×
葡萄糖注射液	◎
葡萄糖氯化钠注射液	×
葡萄糖酸钙注射液	×
葡萄糖盐乳酸钠	×
氢化可的松注射液	▲
氢溴酸东莨菪碱注射液	●
氢溴酸山莨菪碱注射液	●
去乙酰毛花苷注射液	▲
乳酸环丙沙星注射液	×
乳酸钠林格注射液	×

续表

药品名称	配伍信息
乳酸钠注射液	●
塞替派注射液	×
三磷腺苷注射液	●
山梨醇注射液	●
碳酸氢钠注射液	×
西咪替丁注射液	×
盐酸苯海拉明注射液	×
盐酸多巴胺注射液	×
盐酸多巴酚丁胺注射液	×
盐酸利多卡因注射液	×
盐酸林可霉素注射液	●
盐酸氯丙嗪注射液	×
盐酸洛贝林注射液	●
盐酸麻黄碱注射液	×
盐酸吗啡注射液	×
盐酸美西律注射液	▲
盐酸哌替啶注射液	×
盐酸普鲁卡因注射液	×
盐酸普萘洛尔注射液	×
盐酸去氧肾上腺素注射液	×
盐酸山莨菪碱注射液	●
盐酸肾上腺素注射液	×

续表

药品名称	配伍信息
盐酸维拉帕米注射液	×
盐酸异丙嗪注射液	×
盐酸异丙肾上腺素注射液	×
氧氟沙星注射液	×
异烟肼注射液	●
正规胰岛素注射剂	×
重酒石酸间羟胺注射液	×
重酒石酸去甲肾上腺素注射液	×
注射用辅酶 A	●
注射用阿莫西林钠	×
注射用阿昔洛韦	▲
注射用氨苄西林钠	●
注射用氨力农	×
注射用丙戊酸钠	▲
注射用更昔洛韦钠	▲
注射用甲氨蝶呤	▲
注射用拉氧头孢钠	×
注射用硫酸阿米卡星	▲
注射用硫酸多黏菌素 B	▲
注射用哌拉西林钠	×
注射用青霉素钾	▲

Z

续表

药品名称	配伍信息
注射用青霉素钠	×
注射用氢化可的松琥珀酸钠	▲
注射用乳糖酸红霉素	×
注射用丝裂霉素	▲
注射用头孢地嗪	▲
注射用头孢拉定	●
注射用头孢孟多酯钠	×
注射用头孢曲松钠	×
注射用头孢噻吩钠	×
注射用头孢唑林钠	▲
注射用硝普钠	×
注射用盐酸多柔比星	▲
注射用依他尼酸钠	▲
左氧氟沙星注射液	×

注射用磷霉素钠
Fosfomycin Sodium for Injection

【制剂规格】

1g（100 万 U）; 2g（200 万 U）; 4g（400 万 U）。

【用法用量】

静脉滴注。先用灭菌注射用水适量溶解，再加至 250~500ml 的 5% 葡萄糖注射液或 0.9% 氯化钠注射液中稀释后静脉滴注。

（1）成人：一日 4~12g，严重感染可增至一日 16g，分 2~3 次滴注。

（2）儿童：一日 0.1~0.3g/kg，分 2~3 次滴注。

【药品稳定性】

本品为白色结晶性粉末。密闭，在阴凉干燥处保存。

【注意事项】

（1）本品静脉滴注速度宜缓慢，每次静脉滴注时间应在 1~2 小时以上。

（2）肝、肾功能减退者慎用。

（3）用于严重感染时除需应用较大剂量外，尚需与其他抗生素如 β 内酰胺类或氨基糖苷类联合应用。用于金黄色葡萄球菌感染时，也宜与其他抗生素联合应用。

（4）应用较大剂量时应监测肝功能。

【配伍禁忌表】

药品名称	配伍信息
氨茶碱注射液	●
氨基己酸注射液	×
胞磷胆碱钠注射液	△
地塞米松磷酸钠注射液	●
地西泮注射液	△
二羟丙茶碱注射液	×

续表

药品名称	配伍信息
呋塞米注射液	●
氟尿嘧啶注射液	●
甘露醇注射液	●
肌苷注射剂	●
甲磺酸酚妥拉明注射液	●
甲磺酸培氟沙星注射液	×
甲硝唑注射液	●
利巴韦林注射液	●
利血平注射液	●
硫酸阿托品注射液	●
硫酸卡那霉素注射液	×
硫酸镁注射液	×
硫酸庆大霉素注射液	●
硫酸妥布霉素注射液	●
氯化钙注射液	×
尼克刹米注射液	●
葡萄糖注射液	●
葡萄糖氯化钠注射液	●
氢化可的松注射液	●
曲克芦丁注射液	●
乳酸环丙沙星注射液	×
乳酸钠林格注射液	●
乳酸钠注射液	×

续表

药品名称	配伍信息
三磷腺苷注射液	●
双嘧达莫注射液	×
碳酸氢钠注射液	×
替硝唑葡萄糖注射液	●
西咪替丁注射液	●
盐酸多巴胺注射液	●
盐酸多巴酚丁胺注射液	×
盐酸利多卡因注射液	●
盐酸林可霉素注射液	×
盐酸氯胺酮注射液	×
盐酸氯丙嗪注射液	×
盐酸洛贝林注射液	●
盐酸山莨菪碱注射液	●
盐酸肾上腺素注射液	×
盐酸维拉帕米注射液	×
盐酸异丙嗪注射液	●
氧氟沙星注射液	×
右旋糖酐 40 注射液	●
重酒石酸去甲肾上腺素注射液	●
注射用奥美拉唑钠	×
注射用辅酶 A	●
注射用阿昔洛韦	×

续表

药品名称	配伍信息
注射用氨苄西林钠	×
注射用苯巴比妥钠	×
注射用苯妥英钠	×
注射用环磷酰胺	●
注射用环磷腺苷	●
注射用硫酸阿米卡星	●
注射用氢化可的松琥珀酸钠	×
注射用丝裂霉素	●
注射用头孢呋辛钠	×
注射用头孢孟多酯钠	×
注射用头孢哌酮钠舒巴坦钠	×
注射用头孢噻肟钠	×
注射用头孢他啶	×
注射用头孢唑林钠	●
注射用硝普钠	×
注射用盐酸柔红霉素	×
注射用依他尼酸钠	×

注射用硫喷妥钠

Thiopental Sodium for Injection

【制剂规格】

0.5g；1g。

【用法用量】

临用前，用灭菌注射用水溶解成 2.5% 溶液后应用。常用量：静脉注射成人一次按体重 4~8mg/kg。老年人应减量至 2~2.5mg/kg；肌内注射小儿一次按体重 5~10mg/kg。极量：静脉注射一次全麻总用量 1g。

【药品稳定性】

保存于阴凉、暗处。本品水溶液不稳定，应临用前配制。

【注意事项】

（1）本品呈强碱性，2.5% 溶液 pH 值在 10 以上，静脉注射可引起组织坏死；误入动脉可出现血管痉挛、血栓形成，重者肢端坏死；肌内注射易致深层肌肉无菌性坏死，无特殊情况不要应用。

（2）用于血容量不足或脑外伤患者，易出现低血压和呼吸抑制危象，甚至心搏骤停。黏液水肿、爱迪生病、重症肌无力患者等也应慎用；严重肝、肾、甲状腺功能不全及新生儿慎用。

（3）用药时注意监测呼吸深度和频率、血压、脉搏、心律以及呼吸和循环功能等。

【配伍禁忌表】

药品名称	配伍信息
硫酸阿托品	×
氯化筒箭毒碱	×
氯化琥珀胆碱	×

注射用硫酸阿米卡星
Amikacin Sulfate for Injection

【制剂规格】

0.2g（20 万 U）。

【用法用量】

（1）成人：肌内注射或静脉滴注。单纯性尿路感染对常用抗菌药耐药者每 12 小时 0.2g；用于其他全身感染每 12 小时 7.5mg/kg，或每 24 小时 15mg/kg。成人一日不超过 1.5g，疗程不超过 10 天。

（2）小儿：肌内注射或静脉滴注，首剂按体重 10mg/kg，继以每 12 小时 7.5mg/kg，或每 24 小时 15mg/kg。

（3）肾功能减退患者：肌酐清除率 50~90ml/min 者每 12 小时给予正常剂量（7.5mg/kg）的 60%~90%；肌酐清除率 10~50ml/min 者每 24~48 小时用 7.5mg/kg 的 20%~30%。

【药品稳定性】

本品为白色或类白色的结晶性粉末或疏松块状物。密闭，在干燥处保存。

【注意事项】

（1）交叉过敏，对一种氨基糖苷类过敏的患者可能对其他氨基糖苷药物也过敏。

（2）在用药过程中应注意进行下列检查。

①尿常规和肾功能测定，以防止出现严重肾毒性反应。

②听力检查或听电图检查，尤其注意高频听力损害，这对老年患者尤为重要。

（3）疗程中有条件时应监测血药浓度，尤其新生儿、老年和肾功能减退患者。每 12 小时给药 7.5mg/kg 者血药峰浓度应保持在 15~30μg/ml，谷浓度 5~10μg/ml；一日 1 次给药 15mg/kg 者血药峰浓度应维持在 56~64μg/ml，谷浓度应为＜ 1μg/ml。

（4）下列情况应慎用本品：

①失水，可使血药浓度增高，易产生毒性反应。

②第Ⅷ对脑神经损害，因本品可导致前庭神经和听神经损害。

③重症肌无力或帕金森病，因本病可引起神经－肌肉阻滞作用，导致骨骼肌软弱。

④肾功能损害者，因本品具有肾毒性。

（5）对诊断的干扰：本品可使丙氨酸氨基转移酶（ALT）、天门冬氨酸氨基转移酶（AST）、血清胆红素浓度及乳酸脱氢酶浓度的测定值增高；血钙、镁、钾、钠浓度的测定值可能降低。

（6）氨基糖苷类与内 β－酰胺类（头孢菌素类与青霉素类）混合时可导致相互失活。本品与上述抗生素联合应用时必须分瓶滴注。阿米卡星亦不宜与其他药物同瓶滴注。

（7）应给予患者足够的水分，以减少肾小管损害。

（8）配制静脉用药时，每500mg加入氯化钠注射液或5%葡萄糖注射液或其他灭菌稀释液100~200ml。成人应在30~60分钟内将上述溶液缓慢滴入，婴儿患者稀释的液量相应减少。

【配伍禁忌表】

药品名称	配伍信息
阿奇霉素注射液	×
阿糖胞苷注射剂	●
氨茶碱注射液	×
氨基己酸注射液	×
氨甲环酸注射液	●
胞磷胆碱钠注射液	△
布美他尼注射液	▲
地塞米松磷酸钠注射液	×
地西泮注射液	▲
二羟丙茶碱注射液	●
奋乃静注射液	×
呋塞米注射液	▲
氟尿嘧啶注射液	×
氟哌啶醇注射液	△
复合维生素B注射液	▲
甘露醇注射液	●

续表

药品名称	配伍信息
肝素钠注射液	×
磺胺嘧啶钠注射液	×
肌苷注射剂	●
甲磺酸培氟沙星注射液	▲
甲硫酸新斯的明注射液	×
甲氧氯普胺注射液	×
利巴韦林注射液	●
磷酸克林霉素	●
硫酸阿托品注射液	●
硫酸卡那霉素注射液	▲
硫酸吗啡注射液	●
硫酸镁注射液	▲
硫酸奈替米星注射液	▲
硫酸庆大霉素注射液	▲
硫酸妥布霉素注射液	▲
硫酸西索米星注射液	▲
硫酸小诺米星注射液	▲
硫酸依替米星注射液	▲
氯化钙注射液	×
氯化琥珀胆碱注射液	▲
氯化钠注射液	●
氯化筒箭毒碱注射液	▲
氯磷酸二钠注射液	▲

续表

药品名称	配伍信息
马来酸氯苯那敏注射液	▲
马来酸麦角新碱注射液	●
咪达唑仑注射液	●
尼克刹米注射液	●
尼莫地平注射液	▲
诺氟沙星葡萄糖注射液	▲
葡萄糖注射液	●
葡萄糖氯化钠注射液	●
氢化可的松注射液	●
氢溴酸东莨菪碱注射液	●
氢溴酸加兰他敏注射液	×
曲克芦丁注射液	●
去乙酰毛花苷注射液	△
乳酸环丙沙星注射液	▲
乳酸钠注射液	●
塞替派注射液	▲
三磷腺苷注射液	×
山梨醇注射液	●
碳酸氢钠注射液	▲
替硝唑葡萄糖注射液	●
维生素 B_{12} 注射液	▲
西咪替丁注射液	▲
细胞色素 C 注射液	×

续表

药品名称	配伍信息
盐酸胺碘酮注射液	△
盐酸多巴胺注射液	●
盐酸多巴酚丁胺注射液	●
盐酸利多卡因注射液	▲
盐酸林可霉素注射液	●
盐酸洛贝林注射液	●
盐酸哌替啶注射液	●
盐酸去氧肾上腺素注射液	●
盐酸山莨菪碱注射液	●
盐酸维拉帕米注射液	△
盐酸异丙嗪注射液	▲
盐酸异丙肾上腺素注射液	●
氧氟沙星注射液	▲
异烟肼注射液	●
右旋糖酐 40 注射液	▲
正规胰岛素注射剂	×
重酒石酸间羟胺注射液	●
重酒石酸去甲肾上腺素注射液	●
注射用奥美拉唑钠	×
注射用辅酶 A	●

续表

药品名称	配伍信息
注射用阿莫西林钠	×
注射用阿莫西林钠克拉维酸钾	×
注射用阿昔洛韦	▲
注射用氨苄西林钠	×
注射用苯妥英钠	×
注射用更昔洛韦钠	▲
注射用环磷酰胺	▲
注射用环磷腺苷	●
注射用磺苄西林钠	×
注射用拉氧头孢钠	×
注射用两性霉素 B	▲
注射用磷霉素钠	●
注射用硫酸多黏菌素 B	▲
注射用哌拉西林钠	×
注射用青霉素钾	△
注射用青霉素钠	×
注射用氢化可的松琥珀酸钠	●
注射用丝裂霉素	×
注射用头孢地嗪	▲
注射用头孢呋辛钠	▲
注射用头孢拉定	▲

续表

药品名称	配伍信息
注射用头孢孟多酯钠	▲
注射用头孢哌酮钠舒巴坦钠	×
注射用头孢曲松钠	×
注射用头孢噻吩钠	▲
注射用头孢噻肟钠	▲
注射用头孢他啶	▲
注射用头孢替唑钠	▲
注射用头孢唑林钠	▲
注射用硝普钠	▲
注射用盐酸多柔比星	●
注射用盐酸哌甲酯	●
注射用盐酸柔红霉素	●
注射用依他尼酸钠	▲
左氧氟沙星注射液	▲

注射用硫酸长春碱

Vinblastine Sulfate for Injection

【制剂规格】

10mg；15mg。

【用法用量】

成人剂量 10mg（或 6mg/m^2），儿童剂量 10mg/m^2，每周 1 次，一个疗程总量 60~80mg。

【药品稳定性】

本品为白色或类白色的疏松状或无定形固体，有吸湿性，遇光或热易变黄。遮光，密闭，在冷处保存。

【注意事项】

静脉注射，冲入静脉时避免日光直接照射，漏于血管外必须及时处理（参考氮芥外漏的处理），否则可发生局部组织坏死。

【配伍禁忌表】

药品名称	配伍信息
氟尿嘧啶注射液	●
甘露醇注射液	×
肝素钠注射液	×
甲氧氯普胺注射液	●
卡托普利注射液	▲
硫酸奈替米星注射液	▲
硫酸西索米星注射液	▲
氯化钠注射液	●
葡萄糖注射液	●
葡萄糖氯化钠注射液	●
注射用更昔洛韦钠	▲
注射用环磷酰胺	●
注射用甲氨蝶呤	●
注射用乳糖酸红霉素	▲
注射用丝裂霉素	▲
注射用盐酸多柔比星	×

注射用硫酸长春新碱

Vincristine Sulfate for Injection

【制剂规格】

0.5mg；1mg。

【用法用量】

静脉注射或静脉冲入。

【药品稳定性】

遮光，密闭保存。

【注意事项】

仅用于静脉注射，漏于皮下可导致组织坏死、蜂窝织炎。一旦漏出或可疑外漏，应立即停止输液，并予相应处理（参考氮芥外漏的处理）。防止药液溅入眼内，一旦发生应立即用大量0.9%氯化钠溶液冲洗，以后应用地塞米松眼膏保护。

【配伍禁忌表】

药品名称	配伍信息
0.9%氯化钠注射液	●
门冬酰胺酶	▲
异烟肼	▲
齐多夫定	▲
卡马西平	▲
磷苯妥英	▲
苯妥英	▲
伊曲康唑	▲

注射用硫酸多黏菌素 B
Polymyxin B Sulfate for Injection

【制剂规格】

50mg（50 万 U）。

【用法用量】

（1）静脉滴注：成人及儿童肾功能正常者 1 日 1.5~2.5mg/kg（一般不超过 2.5mg/kg），分成 2 次，每 12 小时滴注 1 次。每 50mg 本品，以 5% 葡萄糖溶液 500ml 稀释后滴入。婴儿肾功能正常者可耐受 1 日 4mg/kg 的用量。

（2）肌内注射：成人及儿童：一日 2.5~3mg/kg，分次给予，每 4~6 小时用药 1 次。婴儿一日量可用到 4mg/kg，新生儿可用到 4.5mg/kg。

（3）鞘内注射（用于铜绿假单胞菌性脑膜炎）：以氯化钠注射液制备 5mg/ml 药液。成人与 2 岁以上儿童，每日 5mg，应用 3~4 日后，改为隔日 1 次，至少 2 周，直至脑脊液培养阴性，检验糖量正常。2 岁以下儿童，用 2mg，每日 1 次，连续 3~4 天（或者 2.5mg 隔日 1 次），以后用 2.5mg，隔日 1 次，直到检验正常。

（4）滴眼液浓度 1~2.5mg/ml。

【药品稳定性】

本品为白色或类白色粉末。密闭，在干燥处保存。

【注意事项】

（1）对肾脏的损害较多见，肾功能不全者应减量。

（2）静脉注射可能导致呼吸抑制，一般不采用。

（3）鞘内注射量 1 次不宜超过 5mg，以防引起对脑膜或神经组织的刺激症状。

（4）不应与其他有肾毒性或神经肌肉阻滞作用的药物联合应用，以免发生意外。

【配伍禁忌表】

药品名称	配伍信息
氨茶碱注射液	▲
氨甲环酸注射液	●
胞磷胆碱钠注射液	△
醋酸泼尼松龙注射液	×
地塞米松磷酸钠注射液	×
碘解磷定注射液	×
呋塞米注射液	×
肝素钠注射液	×
磺胺嘧啶钠注射液	×
肌苷注射剂	×
甲磺酸酚妥拉明注射液	●
甲硫酸新斯的明注射液	×
利血平注射液	▲
硫酸阿托品注射液	●

续表

药品名称	配伍信息
硫酸卡那霉素注射液	▲
硫酸镁注射液	×
硫酸奈替米星注射液	▲
硫酸庆大霉素注射液	▲
硫酸妥布霉素注射液	▲
硫酸西索米星注射液	▲
硫酸小诺米星注射液	▲
硫酸依替米星注射液	▲
氯化钙注射液	×
氯化琥珀胆碱注射液	▲
氯化钾注射液	●
氯化钠注射液	×
氯化筒箭毒碱注射液	×
尼克刹米注射液	●
葡萄糖注射液	●
葡萄糖氯化钠注射液	●
葡萄糖盐乳酸钠	●
氢化可的松注射液	×
氢溴酸东莨菪碱注射液	●
氢溴酸加兰他敏注射液	×
氢溴酸山莨菪碱注射液	●
曲克芦丁注射液	×
去乙酰毛花苷注射液	△

续表

药品名称	配伍信息
乳酸钠注射液	●
塞替派注射液	×
三磷腺苷注射液	●
细胞色素 C 注射液	×
盐酸利多卡因注射液	●
盐酸林可霉素注射液	●
盐酸洛贝林注射液	●
盐酸美西律注射液	▲
盐酸哌替啶注射液	△
盐酸普鲁卡因注射液	●
盐酸去氧肾上腺素注射液	●
盐酸山莨菪碱注射液	×
盐酸维拉帕米注射液	×
盐酸异丙嗪注射液	▲
盐酸异丙肾上腺素注射液	●
异烟肼注射液	×
正规胰岛素注射剂	△
重酒石酸间羟胺注射液	●
注射用辅酶 A	●
注射用阿莫西林钠	×
注射用阿昔洛韦	▲

续表

药品名称	配伍信息
注射用氨苄西林钠	×
注射用苯巴比妥钠	△
注射用苯妥英钠	×
注射用磺苄西林钠	×
注射用拉氧头孢钠	×
注射用两性霉素 B	▲
注射用硫酸阿米卡星	▲
注射用硫酸链霉素	▲
注射用哌拉西林钠	×
注射用普鲁卡因胺	△
注射用青霉素钾	▲
注射用青霉素钠	×
注射用乳糖酸红霉素	×
注射用丝裂霉素	×
注射用头孢地嗪	▲
注射用头孢呋辛钠	×
注射用头孢拉定	▲
注射用头孢孟多酯钠	▲
注射用头孢曲松钠	×
注射用头孢噻吩钠	×
注射用头孢噻肟钠	×
注射用头孢他啶	×

续表

药品名称	配伍信息
注射用头孢唑林钠	×
注射用硝普钠	▲

注射用硫酸链霉素
Streptomycin Sulfate for Injection

【制剂规格】

0.75g（75 万 U）；1g（100 万 U）；2g（200 万 U）；5g（500 万 U）。

【用法用量】

成人常用量：

（1）肌内注射，一次 0.5g（以链霉素计，下同），每 12 小时 1 次，与其他抗菌药物合用；细菌性（草绿链球菌）心内膜炎，肌内注射，每 12 小时 1g，与青霉素合用，连续 1 周，继以每 12 小时 0.5g，连续 1 周；60 岁以上的患者应减为每 12 小时 0.5g，连续 2 周。

（2）肠球菌性心内膜炎，肌内注射，与青霉素合用，每 12 小时 1g，连续 2 周，继以每 12 小时 0.5g，连续 4 周。

（3）鼠疫，肌内注射，一次 0.5~1g，每 12 小时 1 次，与四环素合用，疗程 10 日。

（4）土拉菌病，肌内注射，每 12 小时 0.5~1g，连续 7~14 日。

（5）结核病，肌内注射，每12小时0.5g，或1次0.75g，一日1次，与其他抗结核药合用；如采用间歇疗法，即每周给药2~3次，每次1g；老年患者肌内注射，一次0.5~0.75g，一日1次。

（6）布鲁菌病，每日1~2g，分2次肌内注射，与四环素合用，疗程3周或3周以上。

小儿常用量：肌内注射，按体重每日15~25mg/kg，分2次给药；治疗结核病，按体重20mg/kg，一日1次，每日最大剂量不超过1g，与其他抗结核药合用。

肾功能减退患者：按肾功能正常者链霉素的正常剂量为每日1次，15mg/kg肌内注射。肌酐清除率＞50~90ml/min，每24小时给予正常剂量的50%；肌酐清除率为10~50ml/min，每24~72小时给正常剂量的50%；肌酐清除率小于10ml/min，每72~96小时给予正常剂量的50%。

【药品稳定性】

本品为白色或类白色的粉末。密闭，在干燥处保存。

【注意事项】

（1）交叉过敏：对一种氨基糖苷类过敏的患者可能对其他氨基糖苷类也过敏。

（2）下列情况应慎用链霉素：失水，可使血药浓度增高，易产生毒性反应；第Ⅷ对脑神经损害，因本品可导致前庭神经和听神经损害；重症肌无力或帕金森病，因本品可引起神经肌肉阻滞作用，导致骨骼肌软弱；肾功能损害，因本品具有肾毒性。

（3）疗程中应注意定期进行下列检查：尿常规和肾功能测定，以防止出现严重肾毒性反应；听力检查或听电图（尤其高频听力）测定，这对老年患者尤为重要。

（4）有条件时应监测血药浓度，并据此调整剂量，尤其对新生儿、年老和肾功能减退患者。每12小时给药7.5mg/kg者应使血药峰浓度维持在15~30g/ml，谷浓度5~10g/ml；一日1次给药15mg/kg者应使血药峰浓度维持在56~64g/ml，谷浓度低于1g/ml。

【配伍禁忌表】

药品名称	配伍信息
呋塞米注射液	×
硫酸卡那霉素注射液	×
硫酸奈替米星注射液	×
硫酸庆大霉素注射液	×
硫酸妥布霉素注射液	×
硫酸西索米星注射液	×
硫酸依替米星注射液	×
氯磷酸二钠注射液	▲
维生素 B_{12} 注射液	▲

续表

药品名称	配伍信息
注射用硫酸多黏菌素 B	×
注射用普鲁卡因胺	▲
注射用青霉素钾	●
注射用青霉素钠	●
注射用头孢噻吩钠	▲
注射用依他尼酸钠	×

注射用美法仑

Melphalan for Injection

【制剂规格】

50mg。

【用法用量】

使用时需用无菌稀释液（专用溶媒）稀释。稀释浓度≤0.45mg/ml，以0.1mg/ml为佳。注射时间需要30分钟，因稀释后浓度不稳定，大约每10分钟水解10%，尽量在使用前再稀释本品。

【药品稳定性】

避光保存。

【注意事项】

（1）对本品有过敏史及妊娠和哺乳期妇女禁用。

（2）肾功能不良者慎用。

（3）因本品可使血中尿素氮升高，故使用时应监测血常规和血中尿素氮水平，当中性粒细胞低于 2×10^9/L时应停药。

【配伍禁忌表】

药品名称	配伍信息
氯化钠注射液	×
葡萄糖氯化钠注射液	×
乳酸钠林格注射液	×

注射用美罗培南

Meropenem for Injection

【制剂规格】

0.25g；0.5g。

【用法用量】

（1）以适宜溶液稀释后在15~30分钟内静脉滴注或用无菌注射用水稀释后在3~5分钟内静脉注射。

（2）静脉给药。①成人常规剂量：每8小时给药500~1000mg。②肾功能不全时剂量：肌酐清除率为26~50ml/min时者，每12小时给药1.0g；肌酐清除率为10~25ml/min者，每12小时给药0.5g；肌酐清除率小于10ml/min者，每24小时给药0.5g。③肝功能不全时剂量：轻度肝功不全患者不需调整剂量。④透析时剂量：透析患者在血液透析时建议增加剂量。⑤小儿剂量：按体重一次10~20mg/kg，一日3次。

【药品稳定性】

遮光，密闭阴凉处保存。本品可用适宜溶液稀释后15~30分钟内静脉滴注或用无菌注射用水稀释后3~5分钟内静脉注射。

【注意事项】

（1）对β-内酰胺类抗生素过敏者慎用。

（2）严重肝、肾功能障碍者慎用。

（3）支气管哮喘、皮疹、荨麻疹等过敏体质患者慎用。

（4）癫痫、潜在神经疾病患者慎用。

【配伍禁忌表】

药品名称	配伍信息
注射用阿昔洛韦	×
注射用丙戊酸钠	×
地西泮注射液	×
葡萄糖酸钙注射液	×
复合维生素B注射液	×
维生素 B_{12} 注射液	×
维生素C注射剂	×
维生素 D_3 注射液	×
维生素 K_1 注射液	×

注射用美洛西林

Mezlocillin for Injection

【制剂规格】

0.5g；1g。

【用法用量】

肌内注射、静脉注射或静脉滴注。肌内注射临用前加灭菌注射用水溶解，静脉注射通常加入5%葡萄糖氯化钠注射液或5%~10%葡萄糖注射液溶解后使用。

（1）成人：一日2~6g，严重感染者可增至8~12g，最大可增至15g。

（2）儿童：按体重一日0.1~0.2g/kg，严重感染者可增至0.3g/kg；肌内注射一日2~4次，静脉滴注按需要每6~8小时一次，其剂量根据病情而定，严重者可每4~6小时静脉注射一次。

【药品稳定性】

密封，干燥阴凉处保存。

【注意事项】

（1）用药前须做青霉素皮肤试验，阳性者禁用。

（2）交叉过敏反应：对一种青霉素类抗生素过敏者可能对其他青霉素类抗生素也过敏。也可对青霉胺或头孢菌素类过敏。

（3）肾功能减退患者应适当降低用量。

（4）下列情况应慎用：有哮喘、湿疹、花粉症、荨麻疹等过敏性疾病史者。

【配伍禁忌表】

药品名称	配伍信息
磺胺嘧啶钠注射液	▲
硫酸庆大霉素注射液	▲
硫酸卡那霉素注射液	▲
注射用头孢他啶	▲
肝素钙注射液	×
肝素钠注射液	×
注射用甲氨蝶呤	×

注射用奈西立肽
Nesiritide for Injection

【制剂规格】

1.5mg。

【用法用量】

将奈西立肽1.5mg用5%葡萄糖注射液或0.9%氯化钠注射液或5%葡萄糖氯化钠注射液5ml溶解后，加入到250ml上述液体中静脉滴注。初始剂量为2mg/kg静脉注射，然后以0.01mg/(kg·min)静脉滴注。初始剂量不能超过推荐剂量。

【药品稳定性】

室温保存。

【注意事项】

（1）奈西立肽的清除与患者的体重成正比，应根据患者的千克体重调整剂量。

（2）奈西立肽应新鲜配制，配制的药液2~8℃可保存24小时。

（3）舒张压低于100mmHg的患者、孕妇、哺乳期妇女慎用。

【配伍禁忌表】

药品名称	配伍信息
布美他尼注射液	×
注射用依他尼酸钠	×
呋塞米注射液	×
肝素钙注射液	×
肝素钠注射液	×
正规胰岛素注射剂	×
焦亚硫酸钠	×

注射用尿激酶
Urokinase for Injection

【制剂规格】

灭菌冻干制剂，每安瓿含250000U的尿激酶活性，25mg甘露醇、250mg人白蛋白和50mg氯化钠。

【用法用量】

本品临用前应以注射用灭菌0.9%氯化钠溶液或5%葡萄糖溶液配制。

（1）肺栓塞：初次剂量4400U/kg体重，以0.9%氯化钠溶液或5%葡萄糖溶液配制，以90ml/h速度在10分钟内滴完；其后以每小时

4400U 的给药速度，连续静脉滴注 2 小时或 12 小时。肺栓塞时，也可按每千克体重 15000U 0.9% 氯化钠溶液配制后肺动脉内注入；必要时，可根据情况调整剂量，间隔 24 小时重复一次，最多使用 3 次。

（2）心肌梗死：建议以 0.9% 氯化钠溶液配制后，按 6000U/min 速度冠状动脉内连续滴注 2 小时，滴注前应先行静脉给予肝素 2500~10000U。也可将本品 200 万 ~300 万 U 配制后静脉滴注，45 分钟到 90 分钟滴完。

（3）外周动脉血栓：以 0.9% 氯化钠溶液配制本品（浓度 2500U/ml）4000U/min 速度经导管注入血凝块。每 2 小时夹闭导管 1 次；可调整滴入速度为 1000U/min，直至血块溶解。

（4）防治心脏瓣膜替换术后的血栓形成：血栓形成是心脏瓣膜术后最常见的并发症之一。可用本品 4400U/kg 体重，0.9% 氯化钠溶液配制后 10 分钟到 15 分钟滴完。然后以 4000U/（kg·h）静脉滴注维持。当瓣膜功能正常后即停止用药；如用药 24 小时仍无效或发生严重出血倾向应停药。

（5）脓胸或心包积脓：常用抗生素和脓液引流术治疗。引流管常因纤维蛋白形成凝块而阻塞引流管。此时可胸腔或心包腔内注入灭菌注射用水配制（5000U/ml）的本品 10000~250000U。既可保持引流管通畅，又可防止胸膜或心包粘连或形成心包缩窄。

（6）眼科应用：用于溶解眼内出血引起的前房血凝块。使血块崩解，有利于手术取出。常用量为 5000U，用 2ml 0.9% 氯化钠溶液配制冲洗前房。

【药品稳定性】

注射用尿激酶为白色或类白色无定形粉末。冻干粉制剂在 4~10℃保存。已配制的注射液在室温下（25℃）8 小时内使用；冰箱内（2~5℃）可保存 48 小时。

【注意事项】

（1）下列情况的病人禁用本品：急性内脏出血、急性颅内出血，陈旧性脑梗死、近两月内进行过颅内或脊髓内外科手术、颅内肿瘤、动静脉畸形或动脉瘤、血液凝固异常、严重难控制的高血压患者。

（2）相对禁忌证包括延长的心肺复苏术、严重高血压、近 4 周内的外伤、3 周内手术或组织穿刺、妊娠、分娩后 10 天、活动性溃疡病及重症肝脏疾病。

（3）应用本品前，应对病人进行红细胞压积、血小板记数、凝血酶时间（TT）、凝血酶原时间（PT）、激活的部分凝血激活酶时间（APTT）及优球蛋白溶解时间

（ELT）的测定。TT 和 APTT 应小于 2 倍延长的范围内。

（4）静脉给药时，要求穿刺一次成功，以避免局部出血或血肿。

（5）动脉穿刺给药时，给药毕，应在穿刺局部加压至少 30 分钟，并用无菌绷带和敷料加压包扎，以免出血。

（7）下述情况使用本品会使所冒风险增大，应权衡利弊后慎用本品。

①近 10 天内分娩、进行过组织活检、静脉穿刺、大手术的病人及严重胃肠道出血病人。

②极有可能出现左心血栓的病人，如二尖瓣狭窄伴心房纤颤。

③亚急性细菌性心内膜炎患者。

④继发于肝肾疾病而有出血倾向或凝血障碍的病人。

⑤妊娠妇女、脑血管病患者和糖尿病性出血性视网膜病患者。

（8）本品不得用酸性溶液稀释，以免药效下降。

【配伍禁忌表】

药品名称	配伍信息
氨茶碱注射液	×
氨基己酸注射液	▲
氨甲环酸注射液	▲
胞磷胆碱钠注射液	▲
布美他尼注射液	▲
醋酸泼尼松龙注射液	×
呋塞米注射液	▲
甘露醇注射液	×
肝素钠注射液	▲
磺胺嘧啶钠注射液	×
利血平注射液	×
氯化钠注射液	●
葡萄糖注射液	●
葡萄糖氯化钠注射液	●
氢化可的松注射液	×
乳酸环丙沙星注射液	×
塞替派注射液	×
双嘧达莫注射液	▲
右旋糖酐 40 注射液	●
注射用辅酶 A	●
注射用阿昔洛韦	×
注射用丙戊酸钠	▲
注射用环磷酰胺	×
注射用青霉素钠	×
注射用头孢唑林钠	×
注射用硝普钠	▲
注射用盐酸多柔比星	×

注射用哌拉西林钠

Piperacillin Sodium for Injection

【制剂规格】

按 $C_{23}H_{27}N_5O_7S$ 计算：0.5g；1.0g；2.0g。

【用法用量】

本品可供静脉滴注和静脉注射。

（1）成人中度感染一日 8g，分 2 次静脉滴注；严重感染一次 3~4g，每 4~6 小时静脉滴注或注射。一日总剂量不超过 24g。

（2）婴幼儿和 12 岁以下儿童的剂量为每日按体重 100~200mg/kg。

（3）新生儿体重低于 2kg 者，出生后第 1 周每 12 小时 50mg/kg，静脉滴注；第 2 周起 50mg/kg，每 8 小时 1 次。新生儿体重 2kg 以上者出生后第 1 周每 8 小时 50mg/kg，静脉滴注；1 周以上者每 6 小时 50mg/kg。

【药品稳定性】

本品为白色或类白色粉末或疏松块状物；无臭；极易引湿。密闭，在凉暗干燥处保存。

【注意事项】

（1）使用本品前需详细询问药物过敏史并进行青霉素皮肤试验，呈阳性反应者禁用。

（2）对头孢菌素类、头孢霉素类、灰黄霉素或青霉胺过敏者，对本品也可能过敏。

（3）本品在少数患者尤其是肾功能不全患者可导致出血，发生后应及时停药并予适当治疗；肾功能减退者应适当减量。

（4）有过敏史、出血史、溃疡性结肠炎、克罗恩病或抗生素相关肠炎者皆应慎用。

（5）本品不可加入碳酸氢钠溶液中静脉滴注。

【配伍禁忌表】

药品名称	配伍信息
氨茶碱注射液	●
氨基己酸注射液	×
二羟丙茶碱注射液	●
呋塞米注射液	●
氟哌啶醇注射液	×
肝素钠注射液	▲
磺胺嘧啶钠注射液	×
甲磺酸酚妥拉明注射液	×
甲磺酸培氟沙星注射液	●
利血平注射液	×
磷酸克林霉素注射液	●
硫酸卡那霉素注射液	×
硫酸奈替米星注射液	×
硫酸庆大霉素注射液	×
硫酸妥布霉素注射液	×

续表

药品名称	配伍信息
硫酸西索米星注射液	×
硫酸小诺米星注射液	×
硫酸依替米星注射液	×
氯化琥珀胆碱注射液	×
氯化钾注射液	●
氯化钠注射液	●
咪达唑仑注射液	●
葡萄糖注射液	●
葡萄糖氯化钠注射液	●
葡萄糖盐乳酸钠	●
乳酸钠林格注射液	●
碳酸氢钠注射液	×
替硝唑葡萄糖注射液	●
盐酸胺碘酮注射液	×
盐酸多巴酚丁胺注射液	×
盐酸利多卡因注射液	●
盐酸氯胺酮注射液	△
盐酸氯丙嗪注射液	×
盐酸麻黄碱注射液	×
盐酸哌替啶注射液	●
盐酸去氧肾上腺素注射液	●
盐酸异丙嗪注射液	×

续表

药品名称	配伍信息
氧氟沙星注射液	●
正规胰岛素注射剂	×
重酒石酸间羟胺注射液	×
重酒石酸去甲肾上腺素注射液	×
注射用奥美拉唑钠	●
注射用阿莫西林钠克拉维酸钾	●
注射用阿昔洛韦	●
注射用氨力农	×
注射用苯巴比妥钠	×
注射用环磷腺苷	●
注射用拉氧头孢钠	×
注射用两性霉素 B	×
注射用硫酸阿米卡星	×
注射用硫酸多黏菌素 B	×
注射用氢化可的松琥珀酸钠	●
注射用乳糖酸红霉素	×
注射用丝裂霉素	×
注射用头孢拉定	●
注射用头孢哌酮钠舒巴坦钠	●
注射用头孢噻肟钠	×

续表

药品名称	配伍信息
注射用头孢唑林钠	×
注射用盐酸多柔比星	×
左氧氟沙星注射液	●

注射用泮托拉唑钠

Pantoprazole Sodium for Injection

【制剂规格】

40mg；60mg。

【用法用量】

静脉滴注。一次40mg，每日1~2次，临用前将10ml专用溶剂注入冻干粉小瓶内，将上述溶解后的药液加入0.9%氯化钠注射液100ml中稀释后供静脉滴注，静脉滴注时间要求15~30分钟内滴完。本品溶解和稀释后必须在3小时内用完，禁止用其他溶剂或其他药物溶解和稀释。

【药品稳定性】

遮光，密闭阴凉干燥处保存。

【注意事项】

（1）本品抑制胃酸分泌的作用强，时间长，故应用本品时不宜同时再服用其他抗酸剂或抑酸剂。为防止抑酸过度，在一般消化性溃疡等病时，不建议大剂量长期应用（卓－艾综合征例外）。

（2）肾功能受损者不须调整剂量；肝功能受损者需要酌情减量。

（3）治疗胃溃疡时应排除胃癌后才能使用本品，以免延误诊断和治疗。

【配伍禁忌表】

药品名称	配伍信息
氯化钠注射液	●

注射用普鲁卡因胺

Procainamide of Injection

【制剂规格】

1ml∶0.1g；2ml∶0.2g；5ml∶0.5g；10ml∶1g。

【用法用量】

（1）静脉注射：成人：先以100mg缓慢静脉注射，必要时每隔5~10分钟重复，总量不超过10~15mg/kg，或以10~15mg/kg静脉滴注1小时，继以1.0~1.5mg/kg维持。儿童：每次2mg/kg，溶于葡萄糖液50~100ml中，缓慢静脉注射或静脉滴注。

（2）肌内注射：每次0.5g~1g。

【药品稳定性】

贮藏密闭，在干燥处保存。

【注意事项】

（1）以下情况禁用本品：病态窦房结综合征（除非已有起搏器）；Ⅱ或Ⅲ度房室传导阻滞（除非已有

起搏器）；红斑狼疮（包括有既往史者）；低钾血症；重症肌无力。

（2）该药并不增加室性心律失常患者的存活率。

（3）老年人及肾功能受损者应酌情调整剂量。

（4）用药期间一旦心室率明显减低，应立即停药。

（5）下列情况应慎用：①过敏患者，尤以对普鲁卡因及有关药过敏者；②支气管哮喘；③肝功或肾功能障碍；④低血压；⑤洋地黄中毒；⑥心脏收缩功能明显降低者。

（6）血液透析可清除本品。

【配伍禁忌表】

药品名称	配伍信息
阿糖胞苷注射剂	×
地高辛注射液	▲
地塞米松磷酸钠注射液	×
地西泮注射液	×
奋乃静注射液	×
肝素钠注射液	×
磺胺嘧啶钠注射液	×
肌苷注射剂	●
甲磺酸酚妥拉明注射液	●
甲硫酸新斯的明注射液	▲
利血平注射液	▲

续表

药品名称	配伍信息
硫酸阿托品注射液	▲
氯化琥珀胆碱注射液	▲
氯化钾注射液	●
氯化钠注射液	●
氯化筒箭毒碱注射液	×
尼克刹米注射液	●
葡萄糖注射液	●
葡萄糖氯化钠注射液	×
葡萄糖酸钙注射液	●
葡萄糖盐乳酸钠	●
氢溴酸东莨菪碱注射液	●
氢溴酸山莨菪碱注射液	●
去乙酰毛花苷注射液	×
乳酸环丙沙星注射液	×
乳酸钠林格注射液	●
乳酸钠注射液	●
三磷腺苷注射液	●
山梨醇注射液	●
西咪替丁注射液	▲
细胞色素 C 注射液	●
盐酸胺碘酮注射液	▲
盐酸多巴胺注射液	●
盐酸多巴酚丁胺注射液	×

续表

药品名称	配伍信息
盐酸利多卡因注射液	▲
盐酸林可霉素注射液	△
盐酸洛贝林注射液	●
盐酸吗啡注射液	▲
盐酸哌替啶注射液	▲
盐酸普鲁卡因注射液	●
盐酸普萘洛尔注射液	▲
盐酸去氧肾上腺素注射液	▲
盐酸山莨菪碱注射液	●
盐酸肾上腺素注射液	●
右旋糖酐 40 注射液	●
正规胰岛素注射剂	●
重酒石酸去甲肾上腺素注射液	▲
注射用辅酶 A	×
注射用氨苄西林钠	△
注射用氨力农	●
注射用苯巴比妥钠	×
注射用苯妥英钠	×
注射用硫酸多黏菌素 B	△
注射用硫酸链霉素	▲
注射用青霉素钠	×
注射用乳糖酸红霉素	△

续表

药品名称	配伍信息
注射用头孢哌酮钠舒巴坦钠	×
注射用头孢唑林钠	×
注射用硝普钠	▲
注射用依他尼酸钠	×

注射用七叶皂苷钠

Sodium Aescinate for Injection

【制剂规格】

5mg；10mg；25mg。

【用法用量】

静脉注射、静脉滴注。禁用于动脉、肌内或皮下注射。成人按体重一日 0.1~0.4mg/kg，或取本品 5~10mg 溶于 10% 葡萄糖注射液或 0.9% 氯化钠注射液 250ml 中供静脉滴注。也可取本品 5~10mg 溶于 10~20ml 10% 葡萄糖注射液或 0.9% 氯化钠注射液中供静脉注射。重症病人可多次给药，但一日总量不得超过 20mg。疗程 7~10 天。

【药品稳定性】

避光、密封保存。

【注意事项】

（1）成人静脉使用七叶皂苷钠最大日剂量应为 20mg。如使用更大剂量则可能出现急性肾功能衰竭，如联合应用其他具有肾脏毒性的药物也可导致急性肾功能衰竭。因此本品应严格限制日用量。

（2）本品只能用于静脉注射和滴注，禁用于动脉、肌内或皮下注射。

（3）注射时宜选用较粗静脉，切勿漏出血管外，如出现红、肿，用0.25%普鲁卡因封闭或热敷。

【配伍禁忌表】

药品名称	配伍信息
葡萄糖注射液	●
氯化钠注射液	●

注射用青霉素钾

Benzylpenicillin Potassium for Injection

【制剂规格】

按 $C_{16}H_{17}KN_2O_4S$ 计：0.25g（40万U）；0.5g（80万U）；0.625g（100万U）。

【用法用量】

青霉素由肌内注射或静脉滴注给药。

（1）成人：肌内注射，一日80万~200万U，分3~4次给药；静脉滴注：一日200万~2000万U，分2~4次给药。

（2）小儿：肌内注射，按体重2.5万U/kg，每12小时给药1次；静脉滴注：每日按体重5万~20万U/kg，分2~4次给药。

（3）新生儿（足月产）：每次按体重5万U/kg，肌内注射或静脉滴注给药；出生第一周每12小时1次，一周以上者每8小时1次，严重感染每6小时1次。

（4）早产儿：每次按体重3万U/kg，出生第一周每12小时1次，2~4周者每8小时1次；以后每6小时1次。

（5）肾功能减退患者：轻、中度肾功能损害者使用常规剂量不需减量，严重肾功能损害者应延长给药间隔或调整剂量。当内生肌酐清除率为10~50ml/min时，给药间期自8小时延长至8~12小时或给药间期不变、剂量减少25%；内生肌酐清除率小于10ml/min时，给药间期延长至12~18小时或每次剂量减至正常剂量的25%~50%而给药间期不变。

（6）肌内注射时，每50万U青霉素钾溶解于1ml灭菌注射用水，超过50万U则需加灭菌注射用水2ml，不应以氯化钠注射液为溶剂；静脉滴注时给药速度不能超过每分钟50万U，以免发生中枢神经系统毒性反应。

【药品稳定性】

本品为白色或结晶性粉末。密闭，在凉暗干燥处保存。

【注意事项】

（1）应用本品前需详细询问药物过敏史并进行青霉素皮肤试验，呈阳性反应者禁用。

（2）对一种青霉素过敏者可能对其他青霉素类药物、青霉胺过敏，有哮喘、湿疹、花粉症、荨麻疹等过敏性疾病患者应慎用本品。

（3）青霉素水溶液在室温不稳定，应用本品须新鲜配制。

（4）大剂量使用本品时应定期测电解质。

【配伍禁忌表】

药品名称	配伍信息
氨茶碱注射液	▲
氨基己酸注射液	●
氨甲环酸注射液	●
地塞米松磷酸钠注射液	▲
奋乃静注射液	▲
呋塞米注射液	●
氟尿嘧啶注射液	●
复合维生素 B 注射液	▲
肝素钠注射液	▲
磺胺嘧啶钠注射液	▲
肌苷注射剂	●
甲磺酸酚妥拉明注射液	▲
利血平注射液	▲
硫酸阿托品注射液	▲

续表

药品名称	配伍信息
硫酸镁注射液	●
硫酸奈替米星注射液	△
硫酸庆大霉素注射液	△
硫酸妥布霉素注射液	△
硫酸西索米星注射液	△
硫酸小诺米星注射液	▲
氯化钙注射液	●
氯化琥珀胆碱注射液	●
氯化钾注射液	●
氯化钠注射液	●
氯化筒箭毒碱注射液	●
马来酸氯苯那敏注射液	▲
马来酸麦角新碱注射液	▲
尼克刹米注射液	●
葡萄糖注射液	●
葡萄糖氯化钠注射液	●
葡萄糖酸钙注射液	●
葡萄糖盐乳酸钠	●
氢化可的松注射液	●
氢溴酸山莨菪碱注射液	●
乳酸钠林格注射液	●
乳酸钠注射液	●
山梨醇注射液	●
碳酸氢钠注射液	▲

续表

药品名称	配伍信息
细胞色素 C 注射液	▲
盐酸布比卡因注射液	●
盐酸多巴胺注射液	●
盐酸利多卡因注射液	●
盐酸林可霉素注射液	▲
盐酸氯丙嗪注射液	▲
盐酸洛贝林注射液	▲
盐酸麻黄碱注射液	▲
盐酸吗啡注射液	●
盐酸哌替啶注射液	●
盐酸普鲁卡因注射液	▲
盐酸普萘洛尔注射液	▲
盐酸去氧肾上腺素注射液	▲
盐酸山莨菪碱注射液	●
盐酸肾上腺素注射液	●
盐酸异丙嗪注射液	▲
盐酸异丙肾上腺素注射液	●
异烟肼注射液	●
右旋糖酐 40 注射液	●
正规胰岛素注射剂	●
重酒石酸间羟胺注射液	▲
重酒石酸去甲肾上腺素注射液	▲

续表

药品名称	配伍信息
注射用辅酶 A	▲
注射用氨苄西林钠	●
注射用苯巴比妥钠	▲
注射用苯妥英钠	▲
注射用环磷酰胺	●
注射用两性霉素 B	▲
注射用硫酸阿米卡星	△
注射用硫酸多黏菌素 B	▲
注射用青霉素钠	●
注射用氢化可的松琥珀酸钠	●
注射用乳糖酸红霉素	▲
注射用硝普钠	▲
注射用盐酸哌甲酯	●
注射用依他尼酸钠	●

注射用青霉素钠

Benzylpenicillin Sodium for Injection

【制剂规格】

0.12g(20 万 U);0.24g(40 万 U);0.48g(80 万 U);0.6g(100 万 U);0.96g(160 万 U);2.4g(400 万 U)。

【用法用量】

青霉素由肌内注射或静脉滴注给药。

（1）成人：肌内注射，一日80万~200万U，分3~4次给药；静脉滴注：一日200万~2000万U，分2~4次给药。

（2）小儿：肌内注射，按体重2.5万U/kg，每12小时给药1次；静脉滴注：每日按体重5万~20万/kg，分2~4次给药。

（3）新生儿（足月产）：每次按体重5万U/kg，肌内注射或静脉滴注给药；出生第一周每12小时1次，一周以上者每8小时1次，严重感染每6小时1次。

（4）早产儿：每次按体重3万U/kg，出生第一周每12小时1次，2~4周者每8小时1次；以后每6小时1次。

（5）肾功能减退者：轻、中度肾功能损害者使用常规剂量不需减量，严重肾功能损害者应延长给药间隔或调整剂量。当内生肌酐清除率为10~50ml/min时，给药间期自8小时延长至8~12小时或给药间期不变、剂量减少25%；内生肌酐清除率小于10ml/min时，给药间期延长至12~18小时或每次剂量减至正常剂量的25%~50%而给药间期不变。

（6）肌内注射时，每50万U青霉素钠溶解于1ml灭菌注射用水，超过50万U则需加灭菌注射用水2ml，不应以氯化钠注射液为溶剂；静脉滴注时给药速度不能超过每分钟50万U，以免发生中枢神经系统毒性反应。

【药品稳定性】

本品为白色结晶性粉末。密闭，在凉暗干燥处保存。

【注意事项】

（1）应用本品前需详细询问药物过敏史并进行青霉素皮肤试验，呈阳性反应者禁用。

（2）对一种青霉素过敏者可能对其他青霉素类药物、青霉胺过敏，有哮喘、湿疹、花粉症、荨麻疹等过敏性疾病患者应慎用本品。

（3）青霉素水溶液在室温不稳定，因此应用本品须新鲜配制。

（4）大剂量使用本品时应定期检测电解质。

【配伍禁忌表】

药品名称	配伍信息
阿糖胞苷注射剂	×
氨茶碱注射液	×
氨甲环酸注射液	×
胞磷胆碱钠注射液	△
醋酸泼尼松龙注射液	×
地塞米松磷酸钠注射液	×
地西泮注射液	×
二羟丙茶碱注射液	●
氟尿嘧啶注射液	×
氟哌啶醇注射液	×

续表

药品名称	配伍信息
复合维生素 B 注射液	▲
甘露醇注射液	×
肝素钠注射液	×
磺胺嘧啶钠注射液	▲
肌苷注射剂	▲
甲磺酸酚妥拉明注射液	×
甲磺酸培氟沙星注射液	×
甲硫酸新斯的明注射液	×
甲硝唑注射液	×
利巴韦林注射液	×
利血平注射液	×
硫酸阿托品注射液	×
硫酸卡那霉素注射液	×
硫酸镁注射液	×
硫酸奈替米星注射液	×
硫酸庆大霉素注射液	×
硫酸妥布霉素注射液	×
硫酸西索米星注射液	×
硫酸小诺米星注射液	×
氯化钙注射液	●
氯化钾注射液	●
氯化钠注射液	●
马来酸氯苯那敏注射液	×
马来酸麦角新碱注射液	×

续表

药品名称	配伍信息
尼克刹米注射液	●
葡萄糖注射液	▲
葡萄糖酸钙注射液	●
葡萄糖盐乳酸钠	●
氢化可的松注射液	×
氢溴酸东莨菪碱注射液	●
氢溴酸加兰他敏注射液	×
氢溴酸山莨菪碱注射液	●
去乙酰毛花苷注射液	△
乳酸环丙沙星注射液	×
乳酸钠林格注射液	●
乳酸钠注射液	×
塞替派注射液	×
三磷腺苷注射液	●
山梨醇注射液	●
双嘧达莫注射液	×
碳酸氢钠注射液	×
替硝唑葡萄糖注射液	●
西咪替丁注射液	●
细胞色素 C 注射液	×
盐酸苯海拉明注射液	●
盐酸多巴胺注射液	●
盐酸多巴酚丁胺注射液	×
盐酸利多卡因注射液	●

续表

药品名称	配伍信息
盐酸林可霉素注射液	×
盐酸氯胺酮注射液	△
盐酸氯丙嗪注射液	×
盐酸洛贝林注射液	●
盐酸麻黄碱注射液	×
盐酸吗啡注射液	▲
盐酸美西律注射液	×
盐酸哌替啶注射液	△
盐酸普鲁卡因注射液	×
盐酸去氧肾上腺素注射液	×
盐酸山莨菪碱注射液	●
盐酸肾上腺素注射液	×
盐酸异丙嗪注射液	×
氧氟沙星注射液	●
异烟肼注射液	△
右旋糖酐 40 注射液	●
正规胰岛素注射剂	×
重酒石酸间羟胺注射液	×
重酒石酸去甲肾上腺素注射液	×
注射用辅酶 A	×
注射用阿昔洛韦	×
注射用氨苄西林钠	×
注射用氨力农	×

续表

药品名称	配伍信息
注射用苯巴比妥钠	×
注射用苯妥英钠	×
注射用甲氨蝶呤	▲
注射用两性霉素 B	×
注射用硫酸阿米卡星	×
注射用硫酸多黏菌素 B	×
注射用尿激酶	×
注射用普鲁卡因胺	×
注射用青霉素钾	●
注射用氢化可的松琥珀酸钠	●
注射用乳糖酸红霉素	×
注射用丝裂霉素	×
注射用头孢呋辛钠	×
注射用头孢拉定	×
注射用头孢哌酮钠舒巴坦钠	●
注射用头孢噻吩钠	×
注射用头孢噻肟钠	●
注射用头孢他啶	×
注射用硝普钠	▲
注射用盐酸多柔比星	×
注射用依他尼酸钠	×

注射用氢化可的松琥珀酸钠
Hydrocortisone Sodium Succinate for Injection

【制剂规格】

按氢化可的松计算：50mg；100mg；500mg。

【用法用量】

临用前，用0.9%氯化钠注射液或5%葡萄糖注射液稀释后使用。

（1）静脉注射：用于治疗成人肾上腺皮质功能减退及垂体前叶功能减退危象，严重过敏反应，哮喘持续状态、休克，每次游离型100mg或氢化可的松琥珀酸钠135mg静脉滴注，可用至每日300mg，疗程不超过3~5日。

（2）软组织或关节腔内注射：用于治疗类风湿关节炎、骨关节炎、腱鞘炎、肌腱劳损等。关节腔内注射，每次1~2ml（25mg/ml）；鞘内注射每次1ml。

（3）肌内注射：一日50~100mg，分4次注射。

【药品稳定性】

本品为白色或几乎白色的疏松块状物。密闭，遮光保存。

【注意事项】

（1）孕妇及哺乳期妇女尽可能避免使用。小儿如长期使用肾上腺皮质激素，须十分慎重。老年患者用糖皮质激素易发生高血压及糖尿病。

（2）糖皮质激素感染：肾上腺皮质激素功能减退患者易发生感染。在某些感染时应用激素可减轻组织的破坏、减少渗出、减轻感染中毒症状，但必须同时用有效的抗生素治疗、密切观察病情变化，在短期用药后，即应迅速减量、停药。

（3）下列情况应慎用：心脏病或急性心力衰竭、糖尿病、憩室炎、情绪不稳定和有精神病倾向、全身性真菌感染、青光眼、肝功能损害、眼单纯性疱疹、高脂蛋白血症、高血压、甲减（此时糖皮质激素作用增强）、重症肌无力、骨质疏松、胃溃疡、胃炎或食管炎、肾功能损害或结石、结核病等。

【配伍禁忌表】

药品名称	配伍信息
阿糖胞苷注射剂	×
氨茶碱注射液	×
氨基己酸注射液	●
氨甲环酸注射液	●
胞磷胆碱钠注射液	●
丙酸睾酮注射液	×
布美他尼注射液	▲
地高辛注射液	▲
地塞米松磷酸钠注射液	●

续表

药品名称	配伍信息
地西泮注射液	×
二羟丙茶碱注射液	●
呋塞米注射液	▲
氟尿嘧啶注射液	●
氟哌啶醇注射液	×
氟哌利多注射液	●
甘露醇注射液	●
肝素钠注射液	▲
磺胺嘧啶钠注射液	×
枸橼酸芬太尼注射液	●
甲磺酸酚妥拉明注射液	×
甲磺酸培氟沙星注射液	×
甲硫酸新斯的明注射液	×
甲硝唑注射液	▲
利巴韦林注射液	●
利血平注射液	×
磷酸克林霉素	●
硫酸阿托品注射液	●
硫酸卡那霉素注射液	×
硫酸吗啡注射液	●
硫酸奈替米星注射液	●
硫酸庆大霉素注射液	●
硫酸妥布霉素注射液	●
氯化钠注射液	●

续表

药品名称	配伍信息
氯硝西泮注射液	▲
马来酸麦角新碱注射液	●
咪达唑仑注射液	×
尼克刹米注射液	●
葡萄糖注射液	●
葡萄糖氯化钠注射液	●
葡萄糖酸钙注射液	×
葡萄糖盐乳酸钠	●
氢化可的松注射液	●
氢溴酸东莨菪碱注射液	●
氢溴酸加兰他敏注射液	●
氢溴酸山莨菪碱注射液	●
去乙酰毛花苷注射液	×
乳酸环丙沙星注射液	×
乳酸钠林格注射液	●
乳酸钠注射液	●
塞替派注射液	●
三磷腺苷注射液	●
山梨醇注射液	●
双氯芬酸钠注射液	▲
替硝唑葡萄糖注射液	●
西咪替丁注射液	▲
细胞色素 C 注射液	×
盐酸胺碘酮注射液	▲

续表

药品名称	配伍信息
盐酸倍他司汀注射液	●
盐酸苯海拉明注射液	×
盐酸多巴胺注射液	●
盐酸多巴酚丁胺注射液	×
盐酸可乐定注射液	×
盐酸利多卡因注射液	●
盐酸林可霉素注射液	●
盐酸洛贝林注射液	×
盐酸麻黄碱注射液	×
盐酸吗啡注射液	×
盐酸美西律注射液	▲
盐酸哌替啶注射液	●
盐酸普罗帕酮注射液	●
盐酸普萘洛尔注射液	×
盐酸去氧肾上腺素注射液	●
盐酸山莨菪碱注射液	●
盐酸肾上腺素注射液	●
盐酸维拉帕米注射液	×
盐酸异丙嗪注射液	×
盐酸异丙肾上腺素注射液	●
氧氟沙星注射液	●
异烟肼注射液	●
右旋糖酐 40 注射液	×

续表

药品名称	配伍信息
正规胰岛素注射剂	×
重酒石酸间羟胺注射液	×
重酒石酸去甲肾上腺素注射液	×
注射用奥美拉唑钠	●
注射用辅酶 A	×
注射用阿莫西林钠	×
注射用阿莫西林钠克拉维酸钾	●
注射用氨苄西林钠	▲
注射用氨力农	●
注射用苯巴比妥钠	×
注射用苯妥英钠	×
注射用环磷酰胺	▲
注射用环磷腺苷	●
注射用磺苄西林钠	●
注射用甲氨蝶呤	▲
注射用两性霉素 B	▲
注射用磷霉素钠	×
注射用硫酸阿米卡星	●
注射用哌拉西林钠	●
注射用青霉素钾	●
注射用青霉素钠	●
注射用乳糖酸红霉素	●
注射用丝裂霉素	●

续表

药品名称	配伍信息
注射用头孢呋辛钠	×
注射用头孢拉定	×
注射用头孢噻吩钠	×
注射用头孢他啶	×
注射用头孢唑林钠	●
注射用硝普钠	▲
注射用盐酸多柔比星	×
注射用盐酸哌甲酯	●
注射用盐酸柔红霉素	●
注射用依他尼酸钠	▲
左氧氟沙星注射液	●

注射用乳糖酸红霉素
Erythromycin Lactobionate for Injection

【制剂规格】

按红霉素计：0.25g（25万U）；0.3g（30万U）。

【用法用量】

先加灭菌注射用水10ml至0.5g乳糖酸红霉素粉针瓶中或加20ml至1g乳糖酸红霉素粉针瓶中，用力振摇至溶解。然后加入0.9%氯化钠溶液或其他电解质溶液中稀释，缓慢静脉滴注，注意红霉素浓度在1%~5%以内。溶解后也可加入含葡萄糖的溶液稀释，但因葡萄糖溶液偏酸性，必须每100ml溶液中加入4%碳酸氢钠1ml。

静脉滴注：成人一次0.5~1.0g，每日2~3次。治疗军团菌病剂量可增加至一日3~4g，分4次。成人一日不超过4g。小儿每日按体重20~30mg/kg，分2~3次。

【药品稳定性】

本品为白色或类白色结晶或粉末或疏松块状物。密闭，在干燥处保存。

【注意事项】

（1）溶血性链球菌感染用本品治疗时，至少需持续10日，以防止急性风湿热的发生。

（2）肝病患者和严重肾功能损害者红霉素的剂量应适当减少。

（3）对红霉素类药物过敏者禁用。患者对一种红霉素制剂过敏或不能耐受时，对其他红霉素制剂也可过敏或不能耐受。

【配伍禁忌表】

药品名称	配伍信息
阿糖胞苷注射剂	●
氨茶碱注射液	▲
氨基己酸注射液	●
氨甲环酸注射液	●
地高辛注射液	▲
地塞米松磷酸钠注射液	×

续表

药品名称	配伍信息
地西泮注射液	×
二羟丙茶碱注射液	▲
呋塞米注射液	×
氟哌啶醇注射液	△
复合维生素 B 注射液	▲
肝素钠注射液	×
磺胺嘧啶钠注射液	×
肌苷注射剂	●
甲磺酸酚妥拉明注射液	●
甲磺酸培氟沙星注射液	▲
甲硫酸新斯的明注射液	×
甲氧氯普胺注射液	×
利巴韦林注射液	▲
硫酸阿托品注射液	●
硫酸卡那霉素注射液	×
硫酸吗啡注射液	●
硫酸镁注射液	×
硫酸奈替米星注射液	▲
硫酸庆大霉素注射液	▲
硫酸妥布霉素注射液	▲
硫酸小诺米星注射液	▲
氯化钙注射液	×
氯化钾注射液	×
氯化钠注射液	◎

续表

药品名称	配伍信息
马来酸氯苯那敏注射液	●
马来酸麦角新碱注射液	●
尼克刹米注射液	●
诺氟沙星葡萄糖注射液	▲
葡萄糖注射液	▲
葡萄糖氯化钠注射液	◎
葡萄糖酸钙注射液	◎
葡萄糖盐乳酸钠	×
氢化可的松注射液	●
氢溴酸东莨菪碱注射液	●
氢溴酸山莨菪碱注射液	●
曲克芦丁注射液	●
乳酸环丙沙星注射液	▲
乳酸钠林格注射液	×
乳酸钠注射液	×
塞替派注射液	×
三磷腺苷注射液	●
山梨醇注射液	●
碳酸氢钠注射液	×
西咪替丁注射液	●
细胞色素 C 注射液	×
盐酸胺碘酮注射液	▲
盐酸多巴胺注射液	●
盐酸多巴酚丁胺注射液	●

续表

药品名称	配伍信息
盐酸利多卡因注射液	●
盐酸林可霉素注射液	×
盐酸氯胺酮注射液	△
盐酸氯丙嗪注射液	×
盐酸洛贝林注射液	●
盐酸哌替啶注射液	△
盐酸普鲁卡因注射液	●
盐酸普罗帕酮注射液	●
盐酸普萘洛尔注射液	▲
盐酸山莨菪碱注射液	●
盐酸维拉帕米注射液	△
盐酸异丙嗪注射液	●
氧氟沙星注射液	▲
异烟肼注射液	▲
右旋糖酐 40 注射液	●
正规胰岛素注射剂	△
重酒石酸间羟胺注射液	×
注射用奥美拉唑钠	×
注射用辅酶 A	×
注射用阿莫西林钠	×
注射用阿莫西林钠克拉维酸钾	×
注射用阿昔洛韦	●
注射用氨苄西林钠	×

续表

药品名称	配伍信息
注射用苯巴比妥钠	×
注射用苯妥英钠	×
注射用丙戊酸钠	▲
注射用环磷酰胺	●
注射用环磷腺苷	●
注射用磺苄西林钠	×
注射用甲氨蝶呤	▲
注射用拉氧头孢钠	×
注射用两性霉素 B	×
注射用硫酸长春碱	▲
注射用硫酸多黏菌素 B	×
注射用哌拉西林钠	×
注射用普鲁卡因胺	△
注射用青霉素钾	▲
注射用青霉素钠	×
注射用氢化可的松琥珀酸钠	●
注射用头孢地嗪	×
注射用头孢呋辛钠	×
注射用头孢拉定	×
注射用头孢孟多酯钠	×
注射用头孢曲松钠	×
注射用头孢噻吩钠	×
注射用头孢噻肟钠	×

续表

药品名称	配伍信息
注射用头孢他啶	×
注射用头孢唑林钠	×
注射用硝普钠	×
注射用盐酸多柔比星	×
注射用盐酸哌甲酯	●
注射用盐酸柔红霉素	●
注射用依他尼酸钠	×
左氧氟沙星注射液	×

注射用肾上腺色腙

Carbazochrome Injection

【制剂规格】

1ml∶5mg；2ml∶10mg。

【用法用量】

肌内注射：一次5~10mg，一日2~3次，严重出血一次用10~20mg，每2~4小时一次。

【药品稳定性】

本品为橘红色的澄明液体。遮光，密闭保存。

【注意事项】

（1）对水杨酸过敏者禁用。有癫痫史及精神病史的患者慎用。

（2）本品变成棕红色时不能再用。

（3）忌与四环素类药物在同一溶液内给药。

（4）大量使用者可引起精神紊乱，并易引起水杨酸样反应。

【配伍禁忌表】

药品名称	配伍信息
地西泮注射液	▲
氟哌啶醇注射液	×
硫酸阿托品注射液	×
注射用苯巴比妥钠	▲
注射用苯妥英钠	▲

注射用司可巴比妥

Secobarbital for Injection

【制剂规格】

50mg；100mg。

【用法用量】

肌内注射，静脉注射。

【药品稳定性】

密封保存。

【注意事项】

（1）对任一巴比妥类药品过敏者，可能对本品过敏。

（2）作抗癫痫药应用时，可能需10~30天才能达到最大效果，需按体重计算药量，如有可能应定期测定血药浓度，以达最大疗效。

（3）肝功能不全者，用量应从小量开始。

（4）长期用药可产生精神或躯体的药物依赖性，停药需逐渐减量，以免引起撤药症状。

（5）与其他中枢抑制药合用，对中枢产生协同抑制作用，应注意。

（6）下列情况慎用：轻微脑功能障碍（MBD）症、低血压、高血压、贫血、甲状腺功能低下、肾上腺功能减退、心、肝、肾功能损害、高空作业、驾驶员、精细和危险工种作业者。

【配伍禁忌表】

药品名称	配伍信息
注射用苯妥英钠	▲
注射用丙戊酸钠	▲
对乙酰氨基酚注射液	▲
盐酸普萘洛尔注射液	▲

注射用丝裂霉素
Mitomycin for Injection

【制剂规格】

2mg；10mg。

【用法用量】

每2mg（效价）丝裂霉素以5ml注射用水溶解。溶解后尽快使用为宜。另外，尽量避免同低pH的注射剂配伍。水溶液状态易受pH影响，在pH8.0时稳定，但在pH7.0以下时，随pH值下降其稳定性也降低。

（1）静脉注射：每次6~8mg，以氯化钠注射液溶解后静脉注射，每周一次。也可10~20mg一次，每6~8周重复治疗。

（2）动脉注射：剂量与静脉注射同。

（3）腔内注射：每次6~8mg。

（4）联合化疗：FAM（氟尿嘧啶、阿霉素、丝裂霉素）主要用于胃肠道肿瘤。

【药品稳定性】

灰色的冻干粉针剂。在干燥凉暗处保存（1~30℃），密封容器。

【注意事项】

丝裂霉素应在有经验的肿瘤化疗医师指导下使用。

（1）水痘或带状疱疹患者禁用。

（2）用药期间禁用活病毒疫苗接种和避免口服脊髓灰质炎疫苗。

（3）孕妇及哺乳期妇女禁用。

（4）在应用丝裂霉素后数月仍应随访血常规及肾功能，特别是接受总量大于60mg的患者，易发生溶血性贫血。

（5）长期应用抑制卵巢及睾丸功能，造成闭经和精子缺乏。

（6）本品局部刺激严重，若药液漏出血管外，可致局部红肿疼痛，以致坏死溃疡。

（7）丝裂霉素一般经静脉给药，也可经动脉注射或腔内注射给药，但不可作肌内或皮下注射。

（8）由于丝裂霉素有延迟性及

累积性骨髓抑制，一般较大剂量应用时两疗程之间间隔应超过 6 周。

【配伍禁忌表】

药品名称	配伍信息
氨茶碱注射液	×
氨基己酸注射液	×
氨甲环酸注射液	●
地高辛注射液	×
地西泮注射液	×
碘解磷定注射液	×
奋乃静注射液	×
氟哌啶醇注射液	×
肝素钠注射液	×
磺胺嘧啶钠注射液	▲
肌苷注射剂	●
甲磺酸酚妥拉明注射液	×
甲磺酸培氟沙星注射液	●
甲硫酸新斯的明注射液	×
甲硝唑注射液	●
甲氧氯普胺注射液	●
卡托普利注射液	▲
利巴韦林注射液	▲
利血平注射液	▲
硫酸阿托品注射液	●
硫酸卡那霉素注射液	●
硫酸镁注射液	●

续表

药品名称	配伍信息
硫酸庆大霉素注射液	×
硫酸妥布霉素注射液	×
氯化钙注射液	●
氯化琥珀胆碱注射液	×
氯化钾注射液	●
氯化钠注射液	●
氯化筒箭毒碱注射液	×
马来酸氯苯那敏注射液	×
马来酸麦角新碱注射液	×
尼克刹米注射液	×
葡萄糖注射液	▲
葡萄糖氯化钠注射液	●
葡萄糖酸钙注射液	×
氢化可的松注射液	●
氢溴酸东莨菪碱注射液	×
氢溴酸山莨菪碱注射液	×
去乙酰毛花苷注射液	●
乳酸环丙沙星注射液	●
乳酸钠注射液	●
三磷腺苷注射液	×
山梨醇注射液	●
双嘧达莫注射液	×
碳酸氢钠注射液	×
西咪替丁注射液	×

续表

药品名称	配伍信息
细胞色素 C 注射液	●
盐酸多巴胺注射液	●
盐酸多巴酚丁胺注射液	●
盐酸利多卡因注射液	×
盐酸林可霉素注射液	×
盐酸氯胺酮注射液	×
盐酸氯丙嗪注射液	▲
盐酸洛贝林注射液	●
盐酸麻黄碱注射液	×
盐酸吗啡注射液	×
盐酸哌替啶注射液	×
盐酸普鲁卡因注射液	×
盐酸普萘洛尔注射液	×
盐酸去氧肾上腺素注射液	×
盐酸山莨菪碱注射液	×
盐酸肾上腺素注射液	×
盐酸异丙嗪注射液	×
盐酸异丙肾上腺素注射液	×
氧氟沙星注射液	●
异烟肼注射液	×
右旋糖酐 40 注射液	×
正规胰岛素注射剂	×

续表

药品名称	配伍信息
重酒石酸间羟胺注射液	×
重酒石酸去甲肾上腺素注射液	×
注射用辅酶 A	●
注射用阿昔洛韦	▲
注射用氨苄西林钠	●
注射用苯巴比妥钠	●
注射用苯妥英钠	×
注射用更昔洛韦钠	▲
注射用磺苄西林钠	×
注射用甲氨蝶呤	▲
注射用两性霉素 B	▲
注射用磷霉素钠	●
注射用硫酸阿米卡星	×
注射用硫酸长春碱	▲
注射用硫酸多黏菌素 B	×
注射用哌拉西林钠	×
注射用青霉素钠	×
注射用氢化可的松琥珀酸钠	●
注射用头孢呋辛钠	△
注射用头孢拉定	●
注射用头孢噻吩钠	×
注射用头孢噻肟钠	×
注射用头孢他啶	●

续表

药品名称	配伍信息
注射用头孢唑林钠	×
注射用硝普钠	×
注射用盐酸多柔比星	▲
注射用盐酸柔红霉素	▲
注射用依他尼酸钠	×

注射用替考拉宁

Teicoplanin for Injection

【制剂规格】

200mg。

【用法用量】

本品既可以静脉注射也可以肌内注射。可以快速静脉注射，注射时间为3~5分钟之间，或缓慢静脉滴注，滴注时间不少于30分钟。一般每日给药1次，但第一天可以给药2次。对敏感菌所致感染的大多数病人，给药后48~72小时会出现疗效反应，疗程长短则依据感染的类型、严重程度和病人的临床反应而定。心内膜炎和骨髓炎的疗程则推荐为3周或更长时间。

（1）肾功能正常的成人和老年人。骨科手术预防感染麻醉诱导期：单剂量静脉注射400mg。

①中度感染：皮肤和软组织感染，泌尿系统感染，呼吸道感染负荷量：第一天只一次静脉注射剂量400mg，维持量：静脉或肌内注射200mg，每日1次。

②严重感染：骨和关节感染，败血症，心内膜炎负荷量头三剂静脉注射400mg，每12小时给药一次，维持量静脉或肌内注射400mg，每日1次某些临床情况，如严重烧伤感染或金黄色葡萄球菌心内膜炎病人，替考拉宁维持量可能需要达到12mg/kg。

（2）肾功能不全的成人和老年人。肾功能受损患者，前三天仍然按常规剂量，第四天开始根据血药浓度的测定结果调节治疗用量。疗程第4天的用量：①轻度肾功能不全者：肌酐清除率在40~60ml/min之间，本品剂量减半，或按常规剂量，每隔一天1次；或剂量减半，每天1次。②严重肾功能不全：肌酐清除率少于40ml/min，或血液透析者，本品剂量应为常规剂量的三分之一，或按常规剂量给药，每三天1次；或按常规剂量三分之一给药，每天1次。本品不能被血透清除。持续不卧床腹膜透析引起的腹膜炎：400mg第一次负荷剂量静脉给药，然后推荐在第一周中每袋透析液内按20mg/L的剂量加入本品，在第二周中于交替的透析液袋中按20mg/L的剂量给药，在第三周中仅在夜间的透析液袋内按20mg/L的剂量给药。备注：本品200mg及400mg标准剂量分别相当于3mg/kg及6mg/kg平均剂量，如病人体重超过85kg建议用相同治疗方案按公斤体重给药：中度感染为3mg/kg，严重感染为6mg/kg。

【药品稳定性】

贮存于25℃以下。配制好的溶液应立即使用，未用完部分应丢弃。少数情况下配制好不能立即使用，则将配制好的溶液在4℃条件下保存，但不得超过24小时。

【注意事项】

对替考拉宁有过敏史者禁用。妊娠及哺乳期妇女、小儿、严重肾功能不全患者慎用。一般腹膜透析不影响本品的排出。本药与万古霉素可能有交叉过敏反应，故对万古霉素过敏者慎用，但用万古霉素曾发生“红人综合征”者非本品禁忌证。以前曾报告过用替考拉宁引起血小板减少，特别是那些投区高于常用药量者建议治疗期间进行血液检查两次，并进行肝功能和肾功能的检测。曾有替考拉宁关于听力、血液学、肝和肾毒性方面的报告。

下述情况需对听力、血液学、肝和肾功能进行检测：肾功能不全者长期用本药治疗，以及用本品期间同时和相继使用可能有听神经毒性和（或）肾毒性的其他药物，如氨基糖苷类、多黏菌素、两性霉素B，环孢素，顺铂，呋塞米和依他尼酸。然而，上述药物与本药联合应用时，并未证实有协同毒性。

监测替考拉宁血药浓度可使治疗更完善，治疗严重感染时，本品血药浓度不应小于10mg/L。

肾功能受损者应调整剂量。使用替考拉宁，特别是长期使用，在与其他抗生素联合使用时，可能会导致不敏感菌的过度生长。如果在治疗期间发生二重感染，应进行适当的调整。

【配伍禁忌表】

药品名称	配伍信息
氯化钠注射液	●
葡萄糖注射液	●
乳酸钠注射液	●
葡萄糖氯化钠注射液	●
乳酸环丙沙星注射剂	×
注射用硫酸链霉素	×
硫酸庆大霉素注射液	×
硫酸卡那霉素注射液	×
硫酸奈替米星注射液	×
注射用硫酸阿米卡星	×
硫酸小诺米星注射液	×
硫酸依替米星注射剂	×
硫酸西索米星注射液	×

注射用羧苄西林钠
Carbenicillin Sodium for Injection

【制剂规格】

1g；2g；3g。

【用法用量】

静脉注射、静脉滴注、肌内注射。

（1）中度感染：①成人一日 8g，分 2~3 次肌内注射或静脉注射。②儿童每 6 小时按体重 12.5~50mg/kg 注射。

（2）严重感染。①成人一日 10~30g，分 2~4 次静脉滴注或注射。②儿童每日按体重 100~300mg/kg，分 4~6 次注射。③新生儿体重低于 2kg 者，首剂按体重 100mg/kg，出生第 1 周每 12 小时 75mg/kg，静脉滴注；出生第 2 周起 100mg/kg，每 6 小时 1 次。④新生儿体重 2kg 以上者，出生后第 1 周每 8 小时 75mg/kg，静脉滴注，以后每 6 小时 75mg/kg。⑤严重肾功能不全者，每 8~12 小时静脉给药 2g 即可维持血药浓度在 100mg/L 水平；如同时伴肝功能损害，一日 2g 即可。

【药品稳定性】

密闭、干燥处保存。

【注意事项】

（1）由于浓度较高的羧苄西林钠溶液可形成多聚体（为致敏区），因此注射液皆须新鲜配制。

（2）本品含钠量较高，故限制钠盐摄入的患者应慎用本品。

（3）使用本品前需详细询问药物过敏史并进行青霉素皮肤试验，呈阳性反应者禁用。

（4）对一种青霉素过敏者可能对其他青霉素类药物、青霉胺过敏，有青霉素过敏性休克史者约 5%~7% 可能存在对头孢菌素类药物交叉过敏。

（5）肾功能不全患者应用本品可导致出血，应注意随访凝血时间、凝血酶原时间，发生出血时应及时停药并予适当治疗。

（6）孕妇应仅在确有必要时使用本品。少量本品从乳汁中分泌，哺乳期妇女应慎用或暂停哺乳。

【配伍禁忌表】

药品名称	配伍信息
注射用乳糖酸红霉素	×
硫酸卡那霉素注射液	×
注射用硫酸链霉素	×
硫酸庆大霉素注射液	×
硫酸妥布霉素注射液	×
注射用两性霉素 B	×
复合维生素 B 注射液	×
维生素 B_2 注射液	×
维生素 B_{12} 注射液	×

续表

药品名称	配伍信息
维生素 C 注射剂	×
注射用苯妥英钠	×

注射用头孢地嗪钠

Cefodizime Sodium for Injection

【制剂规格】

按 $C_{20}H_{20}N_6O_7S_4$：0.5g；1.0g；2.0g。

【用法用量】

（1）静脉注射：0.5g 或 1.0g 注射用头孢地嗪钠溶于 4ml 注射用水，或 2.0g 注射用头孢地嗪钠溶于 10ml 注射用水中，于 3~5 分钟内注射。

（2）静脉滴注：0.5g、1.0g 或 2.0g 注射用头孢地嗪钠溶于 40ml 注射用水、0.9% 氯化钠溶液或林格液中，20~30 分钟内滴注。

（3）肌内注射：0.5g 或 1.0g 注射用头孢地嗪钠溶于 4ml 注射用水，或 2.0g 注射用头孢地嗪钠溶于 10ml 注射用水中，臀肌深部注射；为防止疼痛，可将本品溶于 1% 利多卡因溶液中注射（此时须避免注入血管内）。

【药品稳定性】

本品为白色或类白色至淡黄白色粉末。密闭，在凉暗干燥处保存。

【注意事项】

（1）下列患者慎用本品：对青霉素类抗生素有过敏史的患者；支气管哮喘、皮疹、荨麻疹等过敏症状体质患者；严重肾功能衰竭的患者；肝功能损害患者；口服摄食不足或非口服维持营养者、全身状态不良患者。

（2）本品溶解后应尽早使用，室温保存不超过 6 小时，2~8℃冰箱中保存不得超过 24 小时。

（3）在葡萄糖溶液中不能长期保持稳定，应立即注射。

（4）不易溶于乳酸钠溶液中。

（5）不能与其他抗生素在同一溶液内混合。

（6）当与甲磺酸加贝酯制剂混合后可能会出现混浊或沉淀，应避免混合使用。

（10）当与氨茶碱制剂混合时，随着时间的推移可能会出现明显的药物效价下降，混合后应迅速使用。

（11）儿童通常用量为 1 日 60~80mg/kg，分 3~4 次静脉注射或滴注。对于难治性或重症感染症的儿童可增至一日 120mg/kg，分次给药。低出生体重儿、新生儿用药的安全性尚未确立。

【配伍禁忌表】

药品名称	配伍信息
呋塞米注射液	▲
硫酸卡那霉素注射液	▲
硫酸庆大霉素注射液	▲

续表

药品名称	配伍信息
硫酸妥布霉素注射液	▲
葡萄糖注射液	●
乳酸钠注射液	×
注射用两性霉素 B	▲
注射用硫酸阿米卡星	▲
注射用硫酸多黏菌素 B	▲
注射用乳糖酸红霉素	×
注射用盐酸大观霉素	×

注射用头孢呋辛钠
Cefuroxime Sodium for Injection

【制剂规格】

按 $C_{16}H_{16}N_4O_8S$ 计算：0.25g；0.75g。

【用法用量】

（1）肌内注射：0.25g 注射用头孢呋辛钠加 1ml 注射用水或 0.75g 注射用头孢呋辛钠加 3ml 注射用水，轻轻摇匀使成为不透明的混悬液。

（2）静脉注射：0.25g 注射用头孢呋辛钠最少加 2ml 注射用水或 0.75g 注射用头孢呋辛钠最少加 6ml 注射用水，使溶解成黄色的澄清溶液。

（3）静脉滴注：可将 1.5g 注射用头孢呋辛钠溶于 50ml 注射用水中或与大多数常用的静脉注射液配伍（氨基糖苷类除外）。一般或中度感染：一次 0.75g，一日 3 次，肌内或静脉注射。重症感染：剂量加倍，一次 1.5g，一日 3 次，肌内或静脉注射。重症感染：剂量加倍，一次 1.5g，一日 3 次，静脉滴注 20~30 分钟。婴儿和儿童按体重一日 30~100mg/kg，分 3~4 次给药。

【药品稳定性】

本品为类白色或微黄色粉末或结晶性粉末。遮光，密封，在阴凉干燥处保存。

【注意事项】

（1）对青霉素过敏病人应用本品时应根据病人情况充分权衡利弊后决定。有青霉素过敏性休克或即刻反应者，不宜再选用头孢菌素类。

（2）有胃肠道疾病史者，特别是溃疡性结肠炎、局限性肠炎或抗生素相关性结肠炎者，以及有肾功能减退者应慎用。

（3）如溶液发生浑浊或有沉淀不能使用。

（4）不同浓度的溶液可呈微黄色至琥珀色，本品粉末、混悬液和溶液在不同的存放条件下颜色可变深，但不影响其效价。

【配伍禁忌表】

续表

药品名称	配伍信息
阿糖胞苷注射剂	●
氨茶碱注射液	×
胞磷胆碱钠注射液	△
布美他尼注射液	▲
地塞米松磷酸钠注射液	×
地西泮注射液	×
呋塞米注射液	▲
氟尿嘧啶注射液	×
氟哌啶醇注射液	×
肝素钠注射液	●
肌苷注射剂	×
甲磺酸酚妥拉明注射液	●
甲磺酸培氟沙星注射液	×
甲硝唑注射液	●
利巴韦林注射液	●
利血平注射液	×
硫酸阿托品注射液	●
硫酸卡那霉素注射液	▲
硫酸镁注射液	×
硫酸奈替米星注射液	×
硫酸庆大霉素注射液	▲
硫酸妥布霉素注射液	▲
氯化钙注射液	×
氯化琥珀胆碱注射液	×

药品名称	配伍信息
氯化钾注射液	●
氯化钠注射液	●
氯化筒箭毒碱注射液	×
马来酸氯苯那敏注射液	×
马来酸麦角新碱注射液	●
咪达唑仑注射液	×
尼克刹米注射液	×
葡萄糖注射液	●
葡萄糖氯化钠注射液	●
葡萄糖酸钙注射液	×
氢化可的松注射液	●
氢溴酸东莨菪碱注射液	●
乳酸环丙沙星注射液	×
乳酸钠林格注射液	●
乳酸钠注射液	●
三磷腺苷注射液	●
山梨醇注射液	●
碳酸氢钠注射液	×
替硝唑葡萄糖注射液	●
西咪替丁注射液	●
细胞色素 C 注射液	×
盐酸胺碘酮注射液	△
盐酸倍他司汀注射液	●
盐酸多巴酚丁胺注射液	×

续表

药品名称	配伍信息
盐酸利多卡因注射液	×
盐酸林可霉素注射液	×
盐酸氯胺酮注射液	△
盐酸氯丙嗪注射液	×
盐酸洛贝林注射液	●
盐酸吗啡注射液	×
盐酸美西律注射液	×
盐酸哌替啶注射液	△
盐酸普鲁卡因注射液	●
盐酸山莨菪碱注射液	●
盐酸维拉帕米注射液	△
盐酸异丙嗪注射液	×
盐酸异丙肾上腺素注射液	●
氧氟沙星注射液	●
异烟肼注射液	×
右旋糖酐 40 注射液	×
正规胰岛素注射剂	△
重酒石酸间羟胺注射液	×
重酒石酸去甲肾上腺素注射液	×
注射用奥美拉唑钠	●
注射用辅酶 A	●
注射用阿莫西林钠克拉维酸钾	●

续表

药品名称	配伍信息
注射用阿昔洛韦	●
注射用氨苄西林钠	×
注射用苯巴比妥钠	×
注射用苯妥英钠	×
注射用环磷腺苷	●
注射用磺苄西林钠	●
注射用磷霉素钠	×
注射用硫酸阿米卡星	▲
注射用硫酸多黏菌素 B	×
注射用青霉素钠	×
注射用氢化可的松琥珀酸钠	×
注射用乳糖酸红霉素	×
注射用丝裂霉素	△
注射用头孢拉定	×
注射用头孢哌酮钠舒巴坦钠	●
注射用头孢噻肟钠	●
注射用头孢他啶	●
注射用头孢唑林钠	×
注射用盐酸大观霉素	×
注射用盐酸柔红霉素	●
注射用依他尼酸钠	▲
左氧氟沙星注射液	●

注射用头孢拉定
Cefradine for Injection

【制剂规格】

按 $C_{16}H_{19}N_3O_4S$ 计算：0.5g；1.0g。

【用法用量】

静脉滴注、静脉注射或肌内注射。

成人：一次 0.5~1.0g，每 6 小时 1 次，一日最高剂量为 8g。

儿童：（1 周岁以上）按体重一次 12.5~25mg/kg，每 6 小时 1 次。

肌酐清除率大于 20ml/min、5~20ml/min 或小于 5ml/min 时，剂量宜调整为每 6 小时 0.5g、0.25g 和每 12 小时 0.25g。

配制肌内注射用药时，将 2ml 注射用水加入 0.5g 装瓶内，须作深部肌内注射。

配制静脉注射液时，将至少 10ml 注射用水或 5% 葡萄糖注射液分别注入 0.5g 装瓶内。于 5 分钟内注射完毕。

配制静脉滴注液时，将适宜的稀释液 10ml 注入 0.5g 装瓶内，然后再以氯化钠注射液或 5% 葡萄糖液作进一步稀释。

【药品稳定性】

本品为头孢拉定加适量助溶剂制成的无菌粉末，呈白色或类白色。

【注意事项】

（1）对头孢菌素类、青霉素类及其他药物过敏史者禁用本品。

（2）本品主要经肾排出，肾功能减退者须减少剂量或延长给药间期。

（3）应用本品的患者以硫酸铜法测定尿糖时可出现假阳性反应。

【配伍禁忌表】

药品名称	配伍信息
阿糖胞苷注射剂	●
氨茶碱注射液	×
氨甲环酸注射液	●
胞磷胆碱钠注射液	△
布美他尼注射液	▲
醋酸泼尼松龙注射液	▲
地高辛注射液	△
地塞米松磷酸钠注射液	●
地西泮注射液	△
呋塞米注射液	▲
氟哌啶醇注射液	×
肌苷注射剂	●
甲磺酸培氟沙星注射液	×
甲硝唑注射液	●
利巴韦林注射液	●
利血平注射液	×
硫酸阿托品注射液	▲

续表

药品名称	配伍信息
硫酸卡那霉素注射液	▲
硫酸镁注射液	×
硫酸庆大霉素注射液	▲
硫酸妥布霉素注射液	▲
硫酸西索米星注射液	×
硫酸小诺米星注射液	×
氯化钙注射液	×
氯化琥珀胆碱注射液	×
氯化钾注射液	●
氯化钠注射液	●
马来酸氯苯那敏注射液	×
马来酸麦角新碱注射液	●
尼克刹米注射液	●
葡萄糖注射液	●
葡萄糖氯化钠注射液	●
葡萄糖酸钙注射液	×
氢化可的松注射液	▲
氢溴酸东莨菪碱注射液	●
乳酸钠林格注射液	×
乳酸钠注射液	●
三磷腺苷注射液	▲
双嘧达莫注射液	×
细胞色素 C 注射液	×
盐酸氨溴索注射液	×

续表

药品名称	配伍信息
盐酸倍他司汀注射液	●
盐酸多巴胺注射液	×
盐酸多巴酚丁胺注射液	×
盐酸利多卡因注射液	×
盐酸林可霉素注射液	×
盐酸氯丙嗪注射液	×
盐酸吗啡注射液	▲
盐酸哌替啶注射液	×
盐酸山莨菪碱注射液	●
盐酸肾上腺素注射液	×
盐酸异丙嗪注射液	×
盐酸异丙肾上腺素注射液	●
异烟肼注射液	●
右旋糖酐 40 注射液	●
重酒石酸间羟胺注射液	×
重酒石酸去甲肾上腺素注射液	×
注射用辅酶 A	●
注射用氨苄西林钠	●
注射用苯巴比妥钠	×
注射用苯妥英钠	×
注射用磺苄西林钠	●
注射用两性霉素 B	●
注射用硫酸阿米卡星	▲

续表

药品名称	配伍信息
注射用硫酸多黏菌素 B	▲
注射用哌拉西林钠	●
注射用青霉素钠	×
注射用氢化可的松琥珀酸钠	×
注射用乳糖酸红霉素	×
注射用丝裂霉素	●
注射用头孢呋辛钠	×
注射用头孢噻肟钠	●
注射用头孢他啶	●
注射用头孢唑林钠	▲
注射用盐酸大观霉素	×
注射用盐酸多柔比星	×
注射用依他尼酸钠	▲

注射用头孢孟多酯钠
Cefamandole Nafate for Injection

【制剂规格】

按 $C_{18}H_{18}N_6O_5S_2$ 计算：0.5g；1.0g。

【用法用量】

肌内注射、徐缓静脉注射（3~5 分钟）或静脉滴注。

（1）成人一日剂量为 2.0~8.0g，分 3~4 次给药，一日最高剂量不超过 12g。皮肤感染、无并发症的肺炎和尿路感染，每 6 小时 0.5~1g 即可。

（2）肾功能减退者可按肌酐清除率计算剂量。先予以首剂饱和量（1~2g），以后肌酐清除率大于 50ml/min 者每 6 小时给予 2g，清除率为 25~50ml/min 和 10~25ml/min 者，剂量分别为每 6 小时和每 12 小时给予 0.5g。肌酐清除率低于 10m1/min 者每 24 小时给予 0.5g。

（3）1 个月以上的婴儿和小儿，根据感染程度，一日剂量为 50~100mg/kg，分 3~4 次给予。

【药品稳定性】

本品为白色或类白色结晶粉末；无臭，味微苦，有引湿性。密闭，在凉暗干燥处保存。

【注意事项】

（1）对头孢菌素类抗生素和青霉素过敏者禁用。

（2）有胃肠道疾病史者，特别是溃疡性结肠炎、局限性肠炎或抗生素相关性结肠炎者应慎用。

（3）肾功能减退病人应减少剂量，并须注意出血并发症的发生。

（4）应用本品期间饮酒可出现双硫仑样反应。

【配伍禁忌表】

药物名称	配伍信息
布美他尼注射液	▲
地塞米松磷酸钠注射液	●
地西泮注射液	×

续表

药物名称	配伍信息
呋塞米注射液	▲
硫酸卡那霉素注射液	▲
硫酸镁注射液	×
硫酸奈替米星注射液	▲
硫酸庆大霉素注射液	▲
硫酸妥布霉素注射液	▲
硫酸西索米星注射液	×
氯化钙注射液	×
氯化钾注射液	●
氯化钠注射液	●
葡萄糖注射液	●
葡萄糖酸钙注射液	×
乳酸钠林格注射液	×
乳酸钠注射液	●
双嘧达莫注射液	▲
碳酸氢钠注射液	×
西咪替丁注射液	×
盐酸胺碘酮注射液	×
盐酸林可霉素注射液	×
氧氟沙星注射液	●
注射用苯妥英钠	×
注射用两性霉素 B	×
注射用磷霉素钠	×
注射用硫酸阿米卡星	▲

续表

药物名称	配伍信息
注射用硫酸多黏菌素 B	▲
注射用乳糖酸红霉素	×
注射用盐酸大观霉素	×
注射用依他尼酸钠	▲

注射用头孢米诺钠
Cefminox Sodium for Injection

【制剂规格】

按 $C_{16}H_{21}N_7O_7S_3$ 计：0.5g；1.0g。

【用法用量】

本品仅用于静脉注射或静脉滴注给药。

（1）静脉注射：在静脉注射时，每 1g（效价）药物可用 20ml 注射用水、5%~10% 葡萄糖注射液或 0.9%氯化钠注射液溶解。

（2）静脉滴注：在静脉滴注时，每 1g（效价）药物可用 100~500ml 5%~10% 葡萄糖注射液或 0.9%氯化钠注射液溶解，滴注 1~2 小时。

（3）推荐常用剂量为：成人每次 1g（效价），一日 2 次，可随年龄及症状适宜增减，对于败血症、难治性或重症感染症，一日可增至 6g（效价），分 3~4 次给药；儿童按体重计每次 20mg（效价）/kg，一日 3~4 次。

（4）本品应临用时配制，溶解

后尽快使用。

【药品稳定性】

遮光，密闭，在阴凉（不超过20℃）干燥处保存。

【注意事项】

本品可能引起休克，使用前应仔细问诊，如欲使用，应进行皮试。做好休克急救准备，给药后注意观察。

（1）对β-内酰胺类抗生素有过敏史的患者慎用。

（2）本人或双亲、兄弟有支气管哮喘、皮疹、荨麻疹等过敏体质者慎用。

（3）严重肾功能损害患者慎用。

（4）肾功能不全者可调整剂量使用。

（5）经口摄食不足患者或非经口维持营养患者、全身状态不良患者（有可能出现维生素K缺乏症状）慎用。

（6）饮酒可能引起颜面潮红、心悸、眩晕、头痛、恶心等，故用药期间及用药后至少1周避免饮酒。

【配伍禁忌表】

药品名称	配伍信息
葡萄糖注射液	●
氯化钠注射液	●
氨茶碱注射液	×
复合维生素B注射液	×

注射用头孢尼西

Cefonicid for Injection

【制剂规格】

按 $C_{18}H_{18}N_6O_8S_3$ 计：0.5g；1.0g；2.0g。

【用法用量】

（1）配制方法

①肌内注射：为防止疼痛，可将本品充分溶解于1%盐酸利多卡因溶液中，在较大肌肉部位注射，应防止误入血管。如剂量需要达2g，则应分两个部位注射。静脉注射时间应大于3~5分钟。

②静脉滴注：将头孢尼西钠充分溶解于50~100ml 0.9%氯化钠注射液或5%葡萄糖注射液。

③头孢尼西在溶液中不稳定，配制后应立即使用，并在使用前检查其澄明度，如果配制后溶液颗粒物比较明显，应弃去勿用。

（2）用法用量：给药剂量及疗程根据感染严重程度、病人机体状况以病菌的敏感性确定。头孢尼西具有较长半衰期，给予1g头孢尼西能维持24小时对敏感菌的治疗效果。成人通常剂量为每24小时1g，可供肌内注射、静脉注射和静脉滴注用。在某些情况下也可达到2g。具体如下。

①肾功能正常患者：一般轻度

至中度感染成人每日剂量为1g，每24小时一次；在严重感染或危及生命的感染中，可每日2g，每24小时给药1次；无并发症的尿路感染：每日0.5g，每24小时1次。

手术预防感染：手术前1小时单剂量给药1g，术中和术后没有必要再用。必要时如关节成型手术或开胸手术可重复给药2天；剖腹前手术中，应在脐结扎后才给予本品。疗程依不同病情而定。

②肾功能不全患者：对于肾功能损害患者使用本品必须严格依据患者的肾功能损害程度调整剂量。初始剂量为7.5mg/kg，维持剂量应根据肌酐清除率进行调整。

【药品稳定性】

密闭，在阴凉（不超过20℃）干燥处保存。

【注意事项】

（1）对青霉素过敏患者也可能对本品过敏，因此有青霉素过敏史或其他过敏史者应慎用。对麻醉药过敏者禁止使用利多卡因作为溶剂。

（2）本品治疗开始和治疗中可引起肠道紊乱，严重的导致假膜性肠炎，出现腹泻时应引起警惕。一旦出现，轻度停药即可，中、重度患者应给予补充电解质、蛋白质以及适当的抗生素（如万古霉素）治疗。

（3）重症患者在大剂量给药或合用氨基糖苷类抗生素治疗时，必须经常注意肾功能情况。肾脏或肝脏损害患者在使用该药物时，应加倍小心。

（4）长期使用任何广谱抗生素都可能导致其他非敏感菌过度生长，应注意观察二重感染的发生。

【配伍禁忌表】

药品名称	配伍信息
氯化钠注射液	●
葡萄糖注射液	●
乳酸钠林格注射液	●
注射用硫酸链霉素	×
硫酸庆大霉素注射液	×
硫酸卡那霉素注射液	×
硫酸妥布霉素注射液	×
硫酸奈替米星注射液	×
硫酸小诺米星注射液	×
硫酸依替米星注射剂	×
硫酸西索米星注射液	×

注射用头孢哌酮钠

Cefoperazone Sodium for Injection

【制剂规格】

按$C_{25}H_{27}N_9O_8S_2$计：0.5g；1.0g；2.0g。

【用法用量】

（1）可供肌内注射、静脉注射或静脉滴注。

①成人常用量：一般感染，一次1~2g，每12小时1次；严重感染，一次2~3g，每8小时1次。接受血液透析者，透析后应补给1次剂量。成人一日剂量不超过9g，但在免疫缺陷病人有严重感染时，剂量可加大至每日12g。

②小儿常用量：每日50~200mg/kg，分2~3次静脉滴注。

（2）制备肌内注射液，每1g药物加灭菌注射用水2.8ml及12%利多卡因注射液1ml，其浓度为250mg/ml。静脉徐缓注射者，每1g药物加葡萄糖氯化钠注射液40ml溶解；供静脉滴注者，取1~2g头孢哌酮溶解于100~200ml葡萄糖氯化钠注射液或其他稀释液中，最后药物浓度为5~25mg/ml。每1g头孢哌酮的钠含量为1.5mmol（34mg）。

【药品稳定性】

密闭，冷处保存。

【注意事项】

（1）本品治疗婴儿感染也获较好疗效，但对早产儿和新生儿的研究尚缺乏资料。

（2）对诊断的干扰：用硫酸铜法进行尿糖测定时可出现假阳性反应，直接抗球蛋白（Coombs）试验呈阳性反应。产妇临产前应用本品，新生儿此试验亦可为阳性。偶有碱性磷酸酶、血清丙氨酸氨基转移酶、血清门冬氨酸氨基转移酶、血肌酐和血尿素氮增高。

（3）肝病和（或）胆道梗阻病人，半衰期延长（病情严重者延长2~4倍），尿中头孢哌酮排泄量增多；但肝病、胆道梗阻严重或同时有肾功能减退者，胆汁中仍可获得有效治疗浓度；给药剂量须予适当调整，且应进行血药浓度监测。如不能进行血药浓度监测时，每天给药剂量不应超过2g。

（4）部分病人用本品治疗可引起维生素K缺乏和低凝血酶原血症，用药期间应进行出血时间、凝血酶原时间监测。同时应用维生素K_1可防止出血现象的发生。

（5）长期应用头孢哌酮可引起二重感染。

（6）交叉过敏：对任何一种头孢菌素过敏者对本品也可能过敏。

【配伍禁忌表】

药品名称	配伍信息
葡萄糖注射液	●
氯化钠注射液	●
注射用硫酸阿米卡星	×
硫酸庆大霉素注射液	×
硫酸卡那霉素注射液	×
盐酸苯海拉明注射液	×

续表

药品名称	配伍信息
注射用普鲁卡因胺	×
氨茶碱注射液	×
细胞色素 C 注射液	×

注射用头孢哌酮钠舒巴坦钠

Cefoperazone Sodium and Sulbactam Sodium for Injection

【制剂规格】

1g（头孢哌酮 0.5g 与舒巴坦 0.5g）；2g（头孢哌酮 1.0g 与舒巴坦 1.0g）。

【用法用量】

静脉滴注。先用 5% 葡萄糖注射液或 0.9% 氯化钠注射液适量溶解，然后再用同一溶媒稀释至 50~100ml 供静脉滴注，滴注时间为 30~60 分钟。

（1）成人：常用量一日 2~4g，严重或难治性感染可增至一日 8g。分等量每 12 小时静脉滴注 1 次。舒巴坦每日最高剂量不超过 4g。

（2）儿童：常用量一日 40~80mg/kg，等分 2~4 次滴注。严重或难治性感染可增至一日 160mg/kg。等分 2~4 次滴注。新生儿出生第一周内，应每隔 12 小时给药 1 次。舒巴坦每日最高剂量不超过 80mg/kg。

【药品稳定性】

密闭，在凉暗干燥处保存。

【注意事项】

（1）对青霉素类抗生素过敏患者慎用；对本品或头孢菌素类过敏患者禁用。

（2）肝、肾功能减退及严重胆道梗阻的患者，使用本品时需调整用药剂量与给药间期，并应监测血药浓度。

（3）部分病人用本品治疗可引起维生素 K 缺乏和低凝血酶原血症，用药期间应进行出血时间、凝血酶原时间监测。需要时应另外补充维生素 K。

（4）在使用本品进行较长时间治疗时，应定期检查患者肝、肾、血液等系统功能。对于新生儿，尤其是早产儿和其他婴儿特别重要。同时也应防止引起二重感染。

（5）患者在应用本品时应避免饮用含有酒精的饮料。也应避免如鼻饲等胃肠外给予含酒精成分的高营养制剂。

（6）与氨基糖苷类抗生素联合应用时，应注意监测肾功能变化。

【配伍禁忌表】

药品名称	配伍信息
氨茶碱注射液	×
氨甲环酸注射液	●
胞磷胆碱钠注射液	△

续表

药品名称	配伍信息
布美他尼注射液	▲
地塞米松磷酸钠注射液	●
地西泮注射液	×
肝素钠注射液	▲
磺胺嘧啶钠注射液	●
肌苷注射剂	●
甲氧氯普胺注射液	×
利巴韦林注射液	●
利血平注射液	×
硫酸阿托品注射液	●
硫酸卡那霉素注射液	▲
硫酸镁注射液	×
硫酸奈替米星注射液	×
硫酸庆大霉素注射液	▲
硫酸妥布霉素注射液	▲
氯化钾注射液	●
氯化钠注射液	●
葡萄糖注射液	×
葡萄糖氯化钠注射液	●
氢溴酸东莨菪碱注射液	●
乳酸环丙沙星注射液	×
乳酸钠林格注射液	▲
乳酸钠注射液	●
三磷腺苷注射液	●

续表

药品名称	配伍信息
西咪替丁注射液	×
细胞色素 C 注射液	×
盐酸利多卡因注射液	×
盐酸林可霉素注射液	●
盐酸氯丙嗪注射液	×
盐酸美西律注射液	×
盐酸纳洛酮注射液	●
盐酸山莨菪碱注射液	●
盐酸维拉帕米注射液	×
盐酸异丙嗪注射液	×
右旋糖酐 40 注射液	×
注射用辅酶 A	●
注射用氨苄西林钠	●
注射用磷霉素钠	×
注射用硫酸阿米卡星	×
注射用哌拉西林钠	●
注射用普鲁卡因胺	×
注射用青霉素钠	●
注射用头孢呋辛钠	●
注射用头孢噻肟钠	●
注射用头孢他啶	●
注射用头孢唑林钠	●
注射用盐酸大观霉素	×

注射用头孢曲松钠
Ceftriaxone Sodium for Injection

【制剂规格】

按 $C_{18}H_{18}N_8O_7S_3$ 计：0.25g；0.5g；1.0g；2.0g。

【用法用量】

肌内注射溶液的配制：以 3.6ml 灭菌注射用水、0.9% 氯化钠注射液、5% 葡萄糖注射液或 1% 盐酸利多卡因加入 1g 瓶装中，制成每 1ml 含 250mg 头孢曲松的溶液。

静脉给药溶液的配制：将 9.6ml 前述稀释液（除利多卡因外）加入 1g 瓶装中，制成每 1ml 含 100mg 头孢曲松的溶液，再用 5% 葡萄糖注射液或 0.9% 氯化钠注射液 100~250ml 稀释后静脉滴注。

成人常用量：肌内或静脉给药，每 24 小时 1~2g 或每 12 小时 0.5~1g。最高剂量一日 4g。疗程 7~14 日。

小儿常用量：静脉给药，按体重一日 20~80mg/kg。12 岁以上小儿用成人剂量。

治疗淋病的推荐剂量为单剂肌内注射 0.25g。

【药品稳定性】

本品为白色或类白色结晶性粉末。本品的保存温度为 25℃以下。遮光，密闭，在阴凉干燥处保存。

【注意事项】

（1）对头孢菌素类抗生素过敏者禁用。

（2）对青霉素过敏病人应用本品时应根据病人情况充分权衡利弊后决定。有青霉素过敏性休克或即刻反应者，不宜再选用头孢菌素类。

（3）有胃肠道疾病史者，特别是溃疡性结肠炎、局限性肠炎或抗生素相关性结肠炎（头孢菌素类很少产生伪膜性结肠炎）者应慎用。

（4）由于头孢菌素类毒性低，所以有慢性肝病患者应用本品时不需调整剂量。病人有严重肝肾损害或肝硬化者应调整剂量。

（5）肾功能不全患者肌酐清除大于 5ml/min，每日应用本品剂量少于 2g 时，不需作剂量调整。血液透析清除本品的量不多，透析后无需增补剂量。

【配伍禁忌表】

药物名称	配伍信息
阿奇霉素注射液	×
氨茶碱注射液	×
氨甲环酸注射液	●
布美他尼注射液	▲
醋酸泼尼松龙注射液	▲
二羟丙茶碱注射液	●
氟尿嘧啶注射液	×

续表

药物名称	配伍信息
氟哌啶醇注射液	×
肝素钠注射液	●
甲硝唑注射液	●
利巴韦林注射液	●
利血平注射液	×
磷酸克林霉素	×
硫酸卡那霉素注射液	▲
硫酸吗啡注射液	●
硫酸镁注射液	×
硫酸奈替米星注射液	×
硫酸庆大霉素注射液	▲
硫酸妥布霉素注射液	▲
硫酸西索米星注射液	×
硫酸小诺米星注射液	×
氯化钙注射液	×
氯化钠注射液	●
葡萄糖注射液	●
葡萄糖酸钙注射液	×
氢化可的松注射液	▲
乳酸钠林格注射液	×
乳酸钠注射液	●
替硝唑葡萄糖注射液	●
盐酸多巴酚丁胺注射液	×
盐酸利多卡因注射液	×

续表

药物名称	配伍信息
盐酸林可霉素注射液	×
盐酸氯丙嗪注射液	×
盐酸哌替啶注射液	●
盐酸异丙嗪注射液	×
右旋糖酐 40 注射液	●
重酒石酸间羟胺注射液	×
重酒石酸去甲肾上腺素注射液	×
注射用奥美拉唑钠	●
注射用阿莫西林钠克拉维酸钾	●
注射用阿昔洛韦	●
注射用氨力农	×
注射用苯妥英钠	×
注射用环磷腺苷	●
注射用甲氨蝶呤	▲
注射用两性霉素 B	×
注射用硫酸阿米卡星	×
注射用硫酸多黏菌素 B	×
注射用乳糖酸红霉素	×
注射用头孢噻肟钠	×
注射用头孢唑林钠	▲
注射用盐酸大观霉素	×
左氧氟沙星注射液	●

注射用头孢噻吩钠
Cefalotin Sodium for Injection

【制剂规格】

按 $C_{16}H_{16}N_2O_6S_2$ 计算：0.5g；1g。

【用法用量】

配制肌内注射液：1g 本品加 4ml 灭菌注射用水使溶解。作静脉注射时可将 1g 本品溶于 10ml 灭菌注射用水、5% 葡萄糖注射液或 0.9% 氯化钠注射液，配制成的溶液于 3~5 分钟内徐缓注入。供静脉滴注时，先将 4g 本品溶于 20ml 灭菌注射用水中，然后再适量稀释。腹腔内给药时，一般每 1000ml 透析液中含头孢噻吩钠 60mg。治疗腹膜炎或腹腔污染后应用头孢噻吩钠的浓度可达 0.1%~4%。

（1）成人肌内或静脉注射，1 次 0.5~1g，每 6 小时 1 次。严重感染病人的一日剂量可加大至 6~8g。预防手术后感染可于术前 0.5~1 小时用 1~2g，手术时间超过 3 小时者可于手术期间给予 1~2g，根据病情可于术后每 6 小时 1 次，术后 24 小时内停药。如为心脏手术、人工关节成形术等，预防性应用可于术后维持 2 天。成人一日最高剂量不超过 12g。

（2）小儿每日按体重 50~100mg/kg，分 4 次给药。1 周内的新生儿为每 12 小时按体重 20mg/kg；1 周以上者每 8 小时按体重 20mg/kg。

（3）肾功能减退病人应用本品须适当减量。肌酐清除率小于 10ml/min、25ml/min、50ml/min 和 80ml/min 时，每 6 小时给予的剂量分别为 0.5g、1g、1.5g 和 2g。无尿病人每天的维持剂量为 1.5g，分 3 次给药。血液透析和腹膜透析能有效地清除本品，透析期间为维持有效血药浓度，应每 6~12 小时给予 1g。

【药品稳定性】

本品为白色或类白色的结晶性粉末。密闭，在凉暗干燥处保存。

【注意事项】

（1）用药前需进行过敏试验。有头孢菌素过敏和青霉素过敏性休克史者禁用。

（2）本品与氨基糖苷类不可同瓶滴注。

（3）对肾功能减退病人应在减少剂量情况下谨慎使用；因本品部分在肝脏代谢，因此肝功能损害病人也应慎用。胃肠道疾病史者慎用。

（4）下列情况应用头孢噻吩可能发生肾毒性：每日剂量超过 12g；肾功能减退或疑有肾功能减退应用本品时未适当减量；50 岁以上的老年患者；感染性心内膜炎、败血症、肺部感染等严重感染患者；创伤所致的肾清除功能降低；对青霉素或头孢噻吩过敏者。

（5）与强利尿药、氨基糖苷类和其他具肾毒性药物联合应用可增加肾毒性。

【配伍禁忌表】

药品名称	配伍信息
阿糖胞苷注射剂	×
氨茶碱注射液	×
醋酸泼尼松龙注射液	▲
地西泮注射液	×
呋塞米注射液	▲
甘露醇注射液	×
肝素钠注射液	●
磺胺嘧啶钠注射液	×
肌苷注射剂	●
甲硫酸新斯的明注射液	×
利血平注射液	×
硫酸卡那霉素注射液	▲
硫酸镁注射液	×
硫酸庆大霉素注射液	▲
硫酸妥布霉素注射液	▲
氯化钙注射液	×
氯化琥珀胆碱注射液	×
氯化钾注射液	×
氯化钠注射液	●
尼克刹米注射液	●
葡萄糖注射液	●

续表

药品名称	配伍信息
氢化可的松注射液	▲
乳酸钠注射液	×
塞替派注射液	×
碳酸氢钠注射液	×
西咪替丁注射液	×
盐酸多巴胺注射液	×
盐酸利多卡因注射液	×
盐酸林可霉素注射液	×
盐酸洛贝林注射液	●
盐酸吗啡注射液	●
盐酸去氧肾上腺素注射液	×
盐酸肾上腺素注射液	×
右旋糖酐 40 注射液	×
重酒石酸间羟胺注射液	×
重酒石酸去甲肾上腺素注射液	×
注射用苯巴比妥钠	×
注射用苯妥英钠	×
注射用两性霉素 B	×
注射用硫酸阿米卡星	▲
注射用硫酸多黏菌素 B	×
注射用硫酸链霉素	▲
注射用青霉素钠	×

续表

药品名称	配伍信息
注射用氢化可的松琥珀酸钠	×
注射用乳糖酸红霉素	×
注射用丝裂霉素	×
注射用盐酸哌甲酯	×
注射用盐酸大观霉素	×
注射用依他尼酸钠	▲

注射用头孢噻肟钠

Cefotaxime Sodium for Injection

【制剂规格】

按 $C_{16}H_{17}N_5O_7S$ 计算：0.5g；1.0g；2.0g。

【用法用量】

头孢噻肟钠 1.05g 约相当于 1g 头孢噻肟，每 1g 头孢噻肟钠含钠量约为 2.2mmol（51mg）。1g 头孢噻肟溶于 14 ml 灭菌注射用水形成等渗溶液。配制肌内注射液时，0.5g、1.0g 或 2.0g 的头孢噻肟分别加入 2ml、3ml 或 5ml 灭菌注射用水。供静脉注射的溶液，加至少 10~20ml 灭菌注射用水于上述不同量的头孢噻肟内，于 5~10 分钟内徐缓注入。静脉滴注时，将静脉注射液再用适当溶剂稀释至 100~500ml。肌内注射剂量超过 2g 时，应分不同部位注射。

（1）成人一日 2~6g，分 2~3 次静脉注射或静脉滴注；严重感染者每 6~8 小时 2~3g，一日最高剂量不超过 12g。治疗无并发症的肺炎链球菌肺炎或急性尿路感染，每 12 小时 1g。新生儿日龄小于等于 7 日者每 12 小时 50mg/kg，出生大于 7 日者，每 8 小时 50mg/kg。治疗脑膜炎患者剂量可增至每 6 小时 75mg/kg，均以静脉给药。

（2）严重肾功能减退病人应用本品时须适当减量。血肌酐值超过 424μmol/L（4.8mg）或肌酐清除率低于 20ml/min 时，本品的维持量应减半。

【药品稳定性】

本品为白色至淡黄白色结晶性粉末。密闭，在凉暗干燥处（避光并不超过 20℃）保存。

【注意事项】

（1）用药前需进行过敏试验。对头孢菌素过敏者及有青霉素过敏性休克或即刻反应史者禁用本品。

（2）肾功能减退者应在减少剂量情况下慎用；有胃肠道疾病或肾功能减退者慎用。

（3）本品与氨基糖苷类不可同瓶滴注。

【配伍禁忌表】

药品名称	配伍信息
阿糖胞苷注射剂	●
氨茶碱注射液	×
氨基己酸注射液	●
氨甲环酸注射液	●
胞磷胆碱钠注射液	△
布美他尼注射液	▲
地塞米松磷酸钠注射液	●
地西泮注射液	△
二羟丙茶碱注射液	●
呋塞米注射液	▲
氟尿嘧啶注射液	×
氟哌啶醇注射液	×
肝素钠注射液	●
肌苷注射剂	×
甲磺酸培氟沙星注射液	●
甲硝唑注射液	●
利巴韦林注射液	●
利血平注射液	×
硫酸阿托品注射液	●
硫酸卡那霉素注射液	▲
硫酸吗啡注射液	●
硫酸镁注射液	×
硫酸奈替米星注射液	▲

续表

药品名称	配伍信息
硫酸庆大霉素注射液	▲
硫酸妥布霉素注射液	×
硫酸西索米星注射液	×
氯化钙注射液	×
氯化钾注射液	●
氯化钠注射液	●
马来酸麦角新碱注射液	●
尼克刹米注射液	●
葡萄糖注射液	●
葡萄糖酸钙注射液	×
氢化可的松注射液	▲
氢溴酸东莨菪碱注射液	●
乳酸环丙沙星注射液	●
乳酸钠林格注射液	●
乳酸钠注射液	●
塞替派注射液	●
三磷腺苷注射液	●
双嘧达莫注射液	×
碳酸氢钠注射液	×
替硝唑葡萄糖注射液	●
西咪替丁注射液	×
细胞色素 C 注射液	△
盐酸倍他司汀注射液	●

续表

药品名称	配伍信息
盐酸多巴胺注射液	●
盐酸多巴酚丁胺注射液	×
盐酸利多卡因注射液	●
盐酸林可霉素注射液	×
盐酸氯丙嗪注射液	×
盐酸洛贝林注射液	×
盐酸哌替啶注射液	●
盐酸山莨菪碱注射液	●
盐酸维拉帕米注射液	●
盐酸异丙嗪注射液	×
氧氟沙星注射液	●
异烟肼注射液	●
右旋糖酐 40 注射液	●
重酒石酸间羟胺注射液	×
注射用奥美拉唑钠	●
注射用阿昔洛韦	●
注射用氨苄西林钠	●
注射用氨力农	×
注射用苯巴比妥钠	×
注射用更昔洛韦钠	×
注射用环磷酰胺	●
注射用环磷腺苷	●
注射用磺苄西林钠	●

续表

药品名称	配伍信息
注射用磷霉素钠	×
注射用硫酸阿米卡星	▲
注射用硫酸多黏菌素 B	×
注射用哌拉西林钠	×
注射用青霉素钠	●
注射用乳糖酸红霉素	×
注射用丝裂霉素	×
注射用头孢呋辛钠	●
注射用头孢拉定	●
注射用头孢哌酮钠舒巴坦钠	●
注射用头孢曲松钠	×
注射用头孢他啶	×
注射用头孢唑林钠	▲
注射用盐酸大观霉素	×
注射用盐酸多柔比星	×
注射用依他尼酸钠	▲
左氧氟沙星注射液	●

注射用头孢他啶

Ceftazidime for Injection

【制剂规格】

按 $C_{22}H_{22}N_6O_7S_2$ 计算：0.5g；1.0g。

【用法用量】

静脉注射或静脉滴注。

（1）败血症、下呼吸道感染、胆道感染等，一日4~6g，分2~3次静脉滴注或静脉注射，疗程10~14日。

（2）泌尿系统感染和重度皮肤软组织感染等，一日2~4g，分2次静脉滴注或静脉注射，疗程7~14日。

（3）对于某些危及生命的感染、严重铜绿假单胞菌感染和中枢神经系统感染，可酌情增量至一日0.15~0.2g/kg，分3次静脉滴注或静脉注射。

（4）婴幼儿常用剂量为一日30~100mg/kg，分2~3次静脉滴注。

【药品稳定性】

本品为白色或类白色结晶性粉末。

【注意事项】

（1）对头孢菌素类抗生素过敏者禁用。

（2）对青霉素过敏者禁用。

（3）有胃肠道疾病史者，特别是溃疡性结肠炎、局限性肠炎或抗生素相关性结肠炎者应慎用。

（4）肾功能明显减退者应用本品时，需根据肾功能损害程度减量。

（5）对重症革兰阳性球菌感染，本品为非首选品种。

（6）在不同存放条件下，本品粉末的颜色可变暗，但不影响其活性。

（7）以0.9%氯化钠溶液、5%葡萄糖注射液或乳酸钠稀释成的静脉注射液（20mg/ml）在室温存放不宜超过24小时。

【配伍禁忌表】

药品名称	配伍信息
阿奇霉素注射液	×
阿糖胞苷注射剂	●
氨茶碱注射液	×
氨甲环酸注射液	●
胞磷胆碱钠注射液	△
布美他尼注射液	▲
醋酸泼尼松龙注射液	▲
地塞米松磷酸钠注射液	●
地西泮注射液	△
呋塞米注射液	▲
氟尿嘧啶注射液	×
氟哌啶醇注射液	×
肝素钠注射液	●
肌苷注射剂	●
甲磺酸培氟沙星注射液	●
甲硝唑注射液	●
利巴韦林注射液	●
利血平注射液	×

续表

药品名称	配伍信息
磷酸克林霉素	●
硫酸阿托品注射液	●
硫酸卡那霉素注射液	▲
硫酸吗啡注射液	●
硫酸镁注射液	×
硫酸庆大霉素注射液	▲
硫酸西索米星注射液	×
硫酸小诺米星注射液	×
氯化钙注射液	×
氯化琥珀胆碱注射液	×
氯化钾注射液	●
氯化钠注射液	●
马来酸氯苯那敏注射液	×
马来酸麦角新碱注射液	●
咪达唑仑注射液	×
尼克刹米注射液	×
葡萄糖注射液	●
葡萄糖氯化钠注射液	●
葡萄糖酸钙注射液	×
葡萄糖盐乳酸钠	●
氢化可的松注射液	▲
氢溴酸东莨菪碱注射液	●
乳酸钠林格注射液	●

续表

药品名称	配伍信息
乳酸钠注射液	●
三磷腺苷注射液	●
山梨醇注射液	●
碳酸氢钠注射液	×
替硝唑葡萄糖注射液	●
西咪替丁注射液	●
细胞色素 C 注射液	△
盐酸胺碘酮注射液	×
盐酸倍他司汀注射液	●
盐酸多巴胺注射液	●
盐酸多巴酚丁胺注射液	×
盐酸利多卡因注射液	×
盐酸林可霉素注射液	×
盐酸氯胺酮注射液	△
盐酸氯丙嗪注射液	×
盐酸洛贝林注射液	●
盐酸哌替啶注射液	●
盐酸普罗帕酮注射液	×
盐酸维拉帕米注射液	×
盐酸异丙嗪注射液	×
盐酸异丙肾上腺素注射液	●
异烟肼注射液	×

续表

药品名称	配伍信息
右旋糖酐 40 注射液	●
正规胰岛素注射剂	△
重酒石酸间羟胺注射液	×
重酒石酸去甲肾上腺素注射液	×
注射用奥美拉唑钠	●
注射用辅酶 A	●
注射用阿莫西林钠克拉维酸钾	●
注射用阿昔洛韦	●
注射用氨苄西林钠	●
注射用氨力农	×
注射用苯巴比妥钠	×
注射用苯妥英钠	×
注射用环磷腺苷	●
注射用磺苄西林钠	●
注射用甲氨蝶呤	▲
注射用磷霉素钠	×
注射用硫酸阿米卡星	▲
注射用硫酸多黏菌素 B	×
注射用青霉素钠	×
注射用氢化可的松琥珀酸钠	×
注射用乳糖酸红霉素	×

续表

药品名称	配伍信息
注射用丝裂霉素	●
注射用头孢呋辛钠	●
注射用头孢拉定	●
注射用头孢哌酮钠舒巴坦钠	●
注射用头孢噻肟钠	×
注射用头孢唑林钠	▲
注射用硝普钠	×
注射用盐酸多柔比星	×
注射用盐酸大观霉素	×
注射用盐酸柔红霉素	●
注射用依他尼酸钠	▲
左氧氟沙星注射液	●

注射用头孢替唑钠

Ceftezole Sodium for Injection

【制剂规格】

按 $C_{13}H_{12}N_8O_4S_3$ 计算：0.5g；1.0g；1.5g；2.0g。

【用法用量】

（1）配制方法

①静脉注射：溶于注射用水、0.9% 氯化钠溶液或 5% 葡萄糖，缓慢注射。

②静脉滴注：溶于 0.9% 氯化

钠溶液或 5% 葡萄糖注射液。

③肌内注射：溶于 0.5% 盐酸利多卡因注射液。

（2）成人：日用量为 0.5~4g，分 1~2 次静脉给药或肌内注射。

（3）儿童：日用量为 20~80mg/kg 体重，分 1~2 次静脉给药或肌内注射。

【药品稳定性】

本品为白色至淡黄色粉末或结晶性粉末；无臭，有引湿性。

【注意事项】

（1）有下列情况的患者要慎用本品：

①对青霉素类有过敏史者。

②本人或直系亲属中有易发生支气管哮喘、皮疹、荨麻疹等体质者。

③严重肾功能障碍患者。

④对不能很好进食或需接受静脉营养的患者、年老患者、体弱者（因为有出现维生素 K 缺乏症的可能）要进行严密的临床观察。

（2）为防止耐药菌的产生，在能达到治疗效果的前提下，治疗时间应尽量短。

（3）对头孢类过敏者禁用本品。

（4）静脉内大量注射，偶尔可引起血管注射部位疼痛、血栓性静脉炎，故要注意调整注射部位和注射方法。注射速度要尽量缓慢。

（5）肌内注射时可发生注射部位疼痛、硬结，故不可在同一部位反复注射。

（6）肌内注射时使用的溶剂不能用于静脉注射和静脉滴注。

【配伍禁忌表】

药品名称	配伍信息
氨茶碱注射液	×
布美他尼注射液	▲
呋塞米注射液	▲
利巴韦林注射液	◎
硫酸卡那霉素注射液	▲
硫酸庆大霉素注射液	▲
硫酸妥布霉素注射液	▲
氯化钾注射液	×
氯化钠注射液	●
马来酸氯苯那敏注射液	×
葡萄糖注射液	●
葡萄糖酸钙注射液	×
盐酸异丙嗪注射液	×
重酒石酸间羟胺注射液	×
重酒石酸去甲肾上腺素注射液	×
注射用苯妥英钠	×
注射用硫酸阿米卡星	▲
注射用盐酸大观霉素	×
注射用依他尼酸钠	▲

注射用头孢唑林钠
Cefazolin Sodium for Injection

【制剂规格】

按 $C_{14}H_{14}N_8O_4S_3$ 计算：0.5g。

【用法用量】

可静脉缓慢注射、静脉滴注或肌内注射。肌内注射：临用前加灭菌注射用水或0.9%氯化钠注射液溶解后使用。也可用适量5%盐酸利多卡因注射液2~3ml溶解。静脉注射：临用前加适量注射用水完全溶解后于3~5分钟静脉缓慢注射。静脉滴注：加适量注射用水溶解后，再用0.9%氯化钠或5%葡萄糖注射液100ml稀释后静脉滴注。

成人常用剂量：一次0.5~1g，一日2~4次，严重感染可增加至一日6g，分2~4次静脉给予。

儿童常用剂量：一日50~100mg/kg，分2~3次静脉缓慢注射，静脉滴注或肌内注射。

肾功能减退者的肌酐清除率大于50ml/min时，仍可按正常剂量给药。肌酐清除率为20~50ml/min时，每8小时0.5g；肌酐清除率为11~34ml/min时，每12小时0.25g；肌酐清除率小于10ml/min时，每18~24小时0.25g。所有不同程度肾功能减退者的首次剂量为0.5g。

小儿肾功能减退者应用头孢唑林时，先给予12.5mg/kg，继以维持量，肌酐清除率在70ml/min以上时，仍可按正常剂量给予；肌酐清除率为40~70ml/min时，每12小时按体重12.5~30mg/kg；肌酐清除率为20~40ml/min时，每12小时按体重3.1~12.5mg/kg；肌酐清除率为5~20ml/min时，每24小时按体重2.5~10mg/kg。

本品用于预防外科手术后感染时，一般为术前0.5~1小时肌内注射或静脉给药1g，手术时间超过6小时者术中加用0.5~1g，术后每6~8小时0.5~1g，至手术后24小时止。

【药品稳定性】

本品为白色或类白色的粉末或结晶性粉末；无臭。密闭，在凉暗干燥处保存。

【注意事项】

（1）对青霉素过敏病人应用本品时应根据病人情况充分权衡利弊后决定。有青霉素过敏性休克或即刻反应者，不宜再选用头孢菌素类。

（2）病人有胃肠道疾病病例史者，特别是溃疡性结肠炎、局限性肠炎或抗生素相关性结肠炎（头孢菌素类很少产生假膜性结肠炎）者和病人有肾功能减退者应慎用头孢菌素类。

（3）本品与庆大霉素或其他肾毒性抗生素合用有增加肾损害的危

险性；对肾功能减退病人应在减少剂量情况下谨慎使用；因本品部分在肝脏代谢，因此肝功能损害病人也应慎用。

（4）静脉滴注：将本品用灭菌注射用水、0.9% 氯化钠溶液或 5% 葡萄糖注射液溶解后使用，当静脉滴注体积超过 100ml 时不要用注射用水。

（5）肌内注射：可将本品溶于已灭菌的 2~3ml 0.5%（w/v）利多卡因注射液内，以减轻使用时的疼痛。

（6）本品配制后请避光保存。室温保存不得超过 48 小时。

（7）本品常温不溶时，可置 37℃加温使其溶解。

【配伍禁忌表】

药品名称	配伍信息
阿糖胞苷注射剂	●
氨茶碱注射液	×
氨基己酸注射液	●
氨甲环酸注射液	●
胞磷胆碱钠注射液	△
布美他尼注射液	▲
地塞米松磷酸钠注射液	●
地西泮注射液	×
二羟丙茶碱注射液	●
呋塞米注射液	▲
氟哌啶醇注射液	×

续表

药品名称	配伍信息
甘露醇注射液	▲
肝素钠注射液	●
肌苷注射剂	●
甲磺酸酚妥拉明注射液	×
甲磺酸培氟沙星注射液	×
甲硝唑注射液	●
利巴韦林注射液	×
利血平注射液	×
磷酸克林霉素注射液	●
硫酸阿托品注射液	●
硫酸卡那霉素注射液	▲
硫酸吗啡注射液	●
硫酸镁注射液	◎
硫酸奈替米星注射液	▲
硫酸庆大霉素注射液	▲
硫酸妥布霉素注射液	▲
硫酸西索米星注射液	▲
硫酸小诺米星注射液	×
硫酸依替米星注射液	▲
氯化钙注射液	×
氯化琥珀胆碱注射液	×
氯化钾注射液	●
氯化钠注射液	●
马来酸氯苯那敏注射液	×

续表

药品名称	配伍信息
马来酸麦角新碱注射液	●
尼克刹米注射液	●
尼莫地平注射液	▲
诺氟沙星葡萄糖注射液	×
葡萄糖注射液	●
葡萄糖氯化钠注射液	●
葡萄糖酸钙注射液	×
氢化可的松注射液	●
氢溴酸东莨菪碱注射液	●
氢溴酸烯丙吗啡注射液	×
乳酸环丙沙星注射液	◎
乳酸钠注射液	×
塞替派注射液	▲
三磷腺苷注射液	●
山梨醇注射液	▲
替硝唑葡萄糖注射液	●
西咪替丁注射液	×
细胞色素 C 注射液	×
盐酸胺碘酮注射液	×
盐酸多巴胺注射液	×
盐酸多巴酚丁胺注射液	×
盐酸利多卡因注射液	×
盐酸林可霉素注射液	×
盐酸氯胺酮注射液	△

续表

药品名称	配伍信息
盐酸氯丙嗪注射液	×
盐酸洛贝林注射液	●
盐酸吗啡注射液	▲
盐酸哌替啶注射液	×
盐酸普鲁卡因注射液	×
盐酸山莨菪碱注射液	●
盐酸异丙嗪注射液	×
氧氟沙星注射液	●
异烟肼注射液	●
右旋糖酐 40 注射液	●
正规胰岛素注射剂	△
重酒石酸间羟胺注射液	×
重酒石酸去甲肾上腺素注射液	×
注射用奥美拉唑钠	●
注射用辅酶 A	●
注射用阿莫西林钠克拉维酸钾	●
注射用阿昔洛韦	●
注射用氨苄西林钠	●
注射用氨力农	×
注射用苯巴比妥钠	×
注射用环磷酰胺	●
注射用环磷腺苷	▲

续表

药品名称	配伍信息
注射用磺苄西林钠	×
注射用甲氨蝶呤	▲
注射用两性霉素 B	▲
注射用磷霉素钠	●
注射用硫酸阿米卡星	▲
注射用硫酸多黏菌素 B	×
注射用尿激酶	▲
注射用哌拉西林钠	×
注射用普鲁卡因胺	×
注射用氢化可的松琥珀酸钠	●
注射用乳糖酸红霉素	×
注射用丝裂霉素	×
注射用头孢呋辛钠	×
注射用头孢拉定	▲
注射用头孢哌酮钠舒巴坦钠	●
注射用头孢曲松钠	▲
注射用头孢噻肟钠	▲
注射用头孢他啶	▲
注射用硝普钠	×
注射用盐酸大观霉素	×
注射用盐酸多柔比星	×
注射用盐酸哌甲酯	●

续表

药品名称	配伍信息
注射用盐酸柔红霉素	×
注射用依他尼酸钠	▲
左氧氟沙星注射液	●

注射用脱氧核糖核酸酶

Deoxyribonuclease for Injection

【制剂规格】

2.5 万 U；10 万 U。

【用法用量】

肌内注射：每次 100 万 U，2 日 1 次；腔内注射。

【药品稳定性】

避光，–20℃储存。

【注意事项】

注射后可能引起无力、胃肠道反应，还偶有皮疹。

【配伍禁忌表】

药品名称	配伍信息
肝素钠注射液	×
肝素钙注射液	×
枸橼酸芬太尼注射液	×

注射用腺苷钴胺

Cobamamide for Injection

【制剂规格】

0.25mg；0.5mg；1.0mg；1.5mg。

【用法用量】

肌内注射，一次0.5~1.5mg，一日1次。

【药品稳定性】

遮光、密闭保存。

【注意事项】

（1）本品遇光易分解，溶解后要尽快使用。

（2）治疗后期可能出现缺铁性贫血，应补充铁剂。

【配伍禁忌表】

药品名称	配伍信息
葡萄糖注射液	×
盐酸氯丙嗪注射液	×
维生素C注射剂	×
维生素K_1注射液	×

注射用硝普钠

Sodium Nitroprusside for Injection

【制剂规格】

50mg。

【用法用量】

溶于5%葡萄糖液100ml内静脉滴注：每次用药量平均为60mg，溶于5%葡萄糖液100ml内静脉滴注，滴注速度一般为每分钟10~30滴。开始时速度可略快，血压下降后可渐减慢。但用于心力衰竭、心源性休克时开始宜缓慢，以每分钟10滴为宜，以后再酌情加快速度。用药不宜超过72小时。

成人常用量：静脉滴注，开始每分钟按0.5μg/kg体重给药。根据治疗反应以每分钟0.5μg/kg递增，逐渐调整剂量，常用剂量为每分钟按体重3μg/kg，极量为每分钟按体重10μg/kg。

小儿常用量：静脉滴注，每分钟按体重1.4μg/kg，按效应逐渐调整用量。

【药品稳定性】

本品为粉红色结晶性粉末。水溶液放置不稳定，光照射下加速分解。遮光，密闭保存。

【注意事项】

（1）用于心力衰竭时，开始剂量宜小（一般是每分钟25μg，逐渐增量。平均滴速血压高者为每分钟186（25~400）μg，血压正常者为每分钟71（25~150）μg。停药时应逐渐减量，并加用口服血管扩张剂，以免出现病状“反跳”。用药期间，应严密监测血压、心率，以免产生严重不良反应。在静脉滴注过程中，必须严密监测血压，血压不宜低于90/60mmHg。

（2）药物怕光，溶液需临用前配制，滴注时滴注瓶需要黑纸遮光。溶液的保存与应用不应超过12小时。溶液内不宜加入其他药品。本溶液不可直接注射。配置溶液只可静脉慢速滴注，切不可直接注射。最好使用微量输液泵，这样可以精确控制给药速度，从而减少不良反应发生率。

（3）下列情况慎用：脑血管或冠状动脉供血不足时，对低血压的耐受性降低；麻醉中控制性降压时，如有贫血或低血容量应先予纠正再给药；脑病或其他颅内压增高时，扩张脑血管可进一步增高颅内压；肝功能损害时，可能本品加重肝损害；甲状腺功能过低时，本品的代谢产物硫氰酸盐可抑制碘的摄取和结合，因而可能加重病情。

（4）肺功能不全时，本品可能加重低氧血症。

（5）维生素 B_{12} 缺乏时使用本品，可能使病情加重。

（6）应用本品过程中，应经常测血压，最好在监护室内进行；肾功能不全而本品应用超过 48~72 小时者，警惕血浆中氰化物或硫氰酸盐中毒，保持硫氰酸盐不超过 100μg/ml；氰化物不超过 3μmol/ml；药液有局部刺激性，谨防外渗。

（7）强壮男性患者麻醉期间用本品作控制性降压时，需要用大量，甚至接近极量；如静脉滴注已达每分钟 10μg/kg，经 10 分钟而降压仍不满意，应考虑停用本品，改用或加用其他降压药。

（8）左心衰竭时应用本品可恢复心脏的泵血功能，但伴有低血压时，须同时加用心肌正性肌力药如多巴胺或多巴酚丁胺。

（9）用本品过程中，偶可出现明显耐药性，此应视为中毒的先兆征象，此时减慢滴速，即可消失。

【配伍禁忌表】

药物名称	配伍信息
氨茶碱注射液	▲
氨基己酸注射液	×
氨甲环酸注射液	▲
胞磷胆碱钠注射液	▲
醋酸泼尼松龙注射液	▲
地高辛注射液	▲
地塞米松磷酸钠注射液	▲
呋塞米注射液	▲
氟尿嘧啶注射液	×
氟哌啶醇注射液	▲
氟哌利多注射液	▲
甘露醇注射液	×
肝素钠注射液	▲
肌苷注射剂	▲
己烯雌酚注射液	▲
甲磺酸培氟沙星注射液	×
甲硫酸新斯的明注射液	×
卡托普利注射液	▲
利血平注射液	×

续表

药物名称	配伍信息
硫酸阿托品注射液	▲
硫酸卡那霉素注射液	×
硫酸镁注射液	▲
硫酸庆大霉素注射液	▲
硫酸妥布霉素注射液	▲
氯化钙注射液	▲
氯化钾注射液	▲
马来酸麦角新碱注射液	▲
尼克刹米注射液	▲
葡萄糖注射液	●
葡萄糖氯化钠注射液	×
葡萄糖酸钙注射液	▲
氢化可的松注射液	▲
氢溴酸东莨菪碱注射液	▲
乳酸环丙沙星注射液	×
乳酸钠注射液	▲
三磷腺苷注射液	▲
山梨醇注射液	×
碳酸氢钠注射液	×
替硝唑葡萄糖注射液	×
西咪替丁注射液	▲
细胞色素 C 注射液	×
硝酸甘油注射液	▲
硝酸异山梨酯注射液	▲

续表

药物名称	配伍信息
盐酸多巴胺注射液	▲
盐酸多巴酚丁胺注射液	×
盐酸利多卡因注射液	×
盐酸林可霉素注射液	▲
盐酸氯丙嗪注射液	▲
盐酸洛贝林注射液	×
盐酸哌替啶注射液	▲
盐酸普罗帕酮注射液	▲
盐酸去氧肾上腺素注射液	▲
盐酸肾上腺素注射液	▲
盐酸维拉帕米注射液	▲
盐酸异丙嗪注射液	×
盐酸异丙肾上腺素注射液	▲
氧氟沙星注射液	▲
异烟肼注射液	×
右旋糖酐 40 注射液	×
正规胰岛素注射剂	×
重酒石酸间羟胺注射液	▲
重酒石酸去甲肾上腺素注射液	▲
注射用辅酶 A	▲
注射用氨苄西林钠	▲
注射用环磷酰胺	×

Z

续表

药物名称	配伍信息
注射用环磷腺苷	×
注射用磺苄西林钠	×
注射用两性霉素 B	×
注射用磷霉素钠	×
注射用硫酸阿米卡星	▲
注射用硫酸多黏菌素 B	▲
注射用尿激酶	▲
注射用普鲁卡因胺	▲
注射用青霉素钾	▲
注射用青霉素钠	▲
注射用氢化可的松琥珀酸钠	▲
注射用乳糖酸红霉素	×
注射用丝裂霉素	×
注射用头孢他啶	×
注射用头孢唑林钠	×
注射用盐酸多柔比星	×
注射用依他尼酸钠	▲
左氧氟沙星注射液	×

注射用盐酸博来霉素
Bleomycin Hydrochloride for Injection

【制剂规格】

10mg；15mg。

【用法用量】

（1）肌内或皮下注射：通常成人取 5ml 灭菌注射用水、0.9% 氯化钠溶液或葡萄糖溶液溶解博来霉素 15~30mg（效价），肌内或皮下注射。用于病变周边皮下注射时，以 1mg（效价）/ml 或以下浓度为宜。肌内注射应避开神经，局部可引起硬结，不宜在同一部位反复注射。

（2）动脉注射：博来霉素 5~15mg（效价）溶于适量 0.9% 氯化钠溶液或葡萄糖等溶液中，直接弹丸式动脉内缓慢注射或连续灌注。

（3）静脉注射：博来霉素 15~30mg（效价）溶于 5~20ml 灭菌注射用水、葡萄糖溶液或 0.9% 氯化钠溶液中，缓慢静脉注入。出现严重发热反应时，一次静脉给药剂量应减少到 5mg 或更少，同时可以增加使用次数，如每日 1 次。静脉注射可引起血管疼痛，应注意注射速度和浓度，尽可能缓慢给药。

（4）治疗癌性胸膜炎：取 60mg（效价）博来霉素溶解后，缓慢注入胸腔内，保留 4~6 小时后，抽出残留积液，一般一次可缓解。注射频率一般为每周 2 次，可根据病情调节，一天 1 次至一周 1 次不同。使用总量以肿瘤消失为目标，总量一般为 300~450mg（效价）。即使肿瘤消失后，可追加治疗，如每周 1 次，一次为 15mg（效价）静脉注射，共 10 次。

【药品稳定性】

白色至淡黄色疏松块状物。密封、凉暗、干燥处保存。

【注意事项】

（1）本药副作用个体差异显著，即使投用较少剂量，也可出现副作用。应从小剂量开始使用。应在医生指导下使用。

（2）严重肺部疾病，严重弥漫性肺纤维化患者禁用。

（3）有对本品或类似药物（培洛霉素，peplomycin）过敏史者禁用。

（4）本药总剂量不可超过 400mg，因其可导致严重的与剂量相关的肺纤维化。

（5）注射本药前，先服吲哚美辛 50mg 可减轻发热反应。

（6）首次用药，应先肌内注射 1/3 剂量，若无反应，再注射其余剂量。

（7）静脉注射应缓慢，每次时间不少于 10 分钟。

（8）因所有抗癌药均可影响细胞动力学，并引起诱变和畸形形成，孕妇与哺乳期妇女应谨慎给药，特别是妊娠初期的 3 个月。

（9）下列情况应慎用：70 岁以上老年患者、肺功能损害、肝功能损害、肾功能损害。发热患者及白细胞低于 $2.5 \times 10^9/L$ 患者。

（10）用药期间应注意随访检查：肺部有无啰音、胸部 X 线检查、肺功能检查、血常规血小板、血胆红素、丙氨酸氨基转移酶、血尿素氮、血尿酸、肌酐清除率。

（11）淋巴瘤患者易引起高热、过敏，甚至休克，用药前应作好充分准备。

【配伍禁忌表】

药品名称	配伍信息
地高辛注射液	▲
注射用苯妥英钠	▲

注射用盐酸大观霉素

Spectinomycin Hydrochloride for Injection

【制剂规格】

2g（200 万 U）。

【用法用量】

仅供肌内注射。

制备过程：临用前，每 2g 本品加入 0.9% 苯甲醇注射液 3.2ml，振摇，使呈混悬液。

成人用于宫颈、直肠或尿道淋病奈瑟菌感染，单剂一次肌内注射 2g；用于播散性淋病，一次肌内注射 2g，每 12 小时 1 次，共 3 日。一次最大剂量 4g，于左右两侧臀部肌内注射。

小儿新生儿禁用。小儿体重

45kg 以下者，按体重单剂一次肌内注射 40mg/kg；45kg 以上者，单剂一次肌内注射 2g。

【药品稳定性】

本品为白色或类白色结晶性粉末。密封，在干燥处保存。

【注意事项】

（1）孕妇禁用；哺乳期妇女用药尚不明确。若使用本品，应暂停哺乳。

（2）本品不得静脉给药。应在臀部肌肉外上方作深部肌内注射，注射部位一次注射量不超过 2g（5ml）。

（3）本品与青霉素类无交叉过敏性。

（4）发生不良反应时，对严重过敏反应者可给予肾上腺素、皮质激素及（或）抗组胺药物，保持气道通畅，给氧等。

【配伍禁忌表】

药品名称	配伍信息
呋塞米注射液	×
注射用头孢地嗪	×
注射用头孢呋辛钠	×
注射用头孢拉定	×
注射用头孢孟多酯钠	×
注射用头孢哌酮钠舒巴坦钠	×
注射用头孢曲松钠	×
注射用头孢噻吩钠	×
注射用头孢噻肟钠	×
注射用头孢他啶	×
注射用头孢替唑钠	×
注射用头孢唑林钠	×
注射用依他尼酸钠	×

注射用盐酸多柔比星

Doxorubicin Hydrochloride for Injection

【制剂规格】

10mg。

【用法用量】

配制药液时，每小瓶内容物用 5ml 注射用水或 0.9% 氯化钠注射液溶解。加入溶解液后，可轻摇小瓶半分钟以使内容物溶解，但不要倒转小瓶。

静脉用药：是最常用的给药途径。配制后的溶液通过通畅的输液管进行静脉滴注，2~3 分钟。常用的溶液为 0.9% 氯化钠注射液、5% 葡萄糖注射液，或氯化钠葡萄糖注射液。

剂量通常根据体表面积计算。通常当阿霉素单一用药时，每三周一次，以 60~75mg/m^2 给药，当与其他有重复毒性的抗肿瘤制剂合用时，多柔比星的剂量须减少至每三周一次，以 30~40mg/m^2 给药。如剂量根据体重计算，则每三周一次，以 1.2~2.4mg/kg 单剂量给药。已经证实每三周一次单剂量给药可大大减少痛苦的毒性反应、黏膜炎。多柔比星每周一次给药方案与每三周一次给药方案的疗效相同。尽管在 6~12mg/m^2 的剂量时已可观察到有效缓解，但每周给药的推荐剂量为 20mg/m^2。每周给药可减少心脏毒性。

先前曾用过其他细胞毒性药物的患者给药时可能须减少剂量，儿童和老年人亦须减量。

如肝、肾功能受损，多柔比星的剂量应按下表减量：

血清胆红素水平	BSP 潴留	推荐剂量
1.2~3.0mg/100ml	9%~15%	正常剂量的 50%
＞ 0.3mg/100ml	＞ 15%	正常剂量的 25%

动脉内用药：动脉内注射通常用来加强局部活性，而使总剂量降低，从而减少全身毒性。膀胱内灌注：多柔比星在膀胱内的浓度应为 50mg/50ml。为了避免尿液被不适当的稀释，应告知患者灌注前 12 小时不要服用任何液体。尿量应限制在每小时约 50ml 左右。当药物在一个位置停留了 15 分钟后，患者应转体 90°，通常接触药物 1 小时已足够，且应告知患者在结束时排尿。

【药品稳定性】

本品为橘红色的冻干粉剂。每瓶含 10mg 盐酸多柔比星及适量乳糖和对羟基苯甲酸甲酯。室温密闭保存。

【注意事项】

（1）操作时的注意事项

①瓶内药物处于负压状态下，当针头插入后应特别小心，在配制药液时必须避免吸入任何气雾。

②由于该药的毒性特征，动脉内注射只可由技术熟练掌握的人员使用。

（2）推荐以下的保护方法

①动脉内注射潜在的损害很大，除非采取适当的预防措施，否则被灌注的组织会产生广泛的坏死。

②怀孕的工作人员应避免接触本品。

（3）速溶型阿霉素操作者应穿戴防护服装，药物配制应在指定区域进行（在层流系统下更佳）。

（4）配制后溶液于室温正常人工光照下可保持稳定 48 小时，但根据药物操作规范，通常建议溶液避光保存在28℃，并在24小时内使用。配制后的溶液在室温强烈光照的条件下化学性质可至少保持24小时的稳定。

【配伍禁忌表】

药品名称	配伍信息
阿糖胞苷注射剂	▲
氨茶碱注射液	×
氨基己酸注射液	●
氨甲环酸注射液	●
胞磷胆碱钠注射液	×
醋酸泼尼松龙注射液	×
地塞米松磷酸钠注射液	×
地西泮注射液	×
呋塞米注射液	×
氟尿嘧啶注射液	×
甘露醇注射液	×
肝素钠注射液	×
肌苷注射剂	×
甲磺酸培氟沙星注射液	▲
甲硝唑注射液	●
甲氧氯普胺注射液	●
利巴韦林注射液	▲
利血平注射液	●
硫酸阿托品注射液	●
硫酸吗啡注射液	●

续表

药品名称	配伍信息
硫酸镁注射液	●
硫酸奈替米星注射液	▲
硫酸庆大霉素注射液	▲
硫酸妥布霉素注射液	●
硫酸西索米星注射液	▲
氯化钾注射液	●
氯化钠注射液	●
马来酸氯苯那敏注射液	●
马来酸麦角新碱注射液	●
尼克刹米注射液	●
诺氟沙星葡萄糖注射液	▲
葡萄糖注射液	●
葡萄糖氯化钠注射液	●
葡萄糖酸钙注射液	×
氢化可的松注射液	×
氢溴酸东莨菪碱注射液	●
氢溴酸山莨菪碱注射液	●
去乙酰毛花苷注射液	●
乳酸环丙沙星注射液	▲
乳酸钠林格注射液	●
乳酸钠注射液	●
三磷腺苷注射液	×
山梨醇注射液	●

续表

药品名称	配伍信息
碳酸氢钠注射液	×
西咪替丁注射液	●
细胞色素 C 注射液	●
盐酸多巴胺注射液	●
盐酸多巴酚丁胺注射液	●
盐酸利多卡因注射液	●
盐酸林可霉素注射液	×
盐酸氯胺酮注射液	●
盐酸氯丙嗪注射液	●
盐酸洛贝林注射液	●
盐酸美西律注射液	●
盐酸哌替啶注射液	×
盐酸普萘洛尔注射液	▲
盐酸去氧肾上腺素注射液	●
盐酸山莨菪碱注射液	●
盐酸肾上腺素注射液	▲
盐酸维拉帕米注射液	▲
盐酸异丙嗪注射液	●
盐酸异丙肾上腺素注射液	▲
氧氟沙星注射液	▲
异烟肼注射液	▲
右旋糖酐 40 注射液	●

续表

药品名称	配伍信息
重酒石酸间羟胺注射液	●
重酒石酸去甲肾上腺素注射液	▲
注射用辅酶 A	×
注射用阿昔洛韦	●
注射用氨苄西林钠	×
注射用苯巴比妥钠	▲
注射用苯妥英钠	▲
注射用更昔洛韦钠	▲
注射用环磷酰胺	▲
注射用磺苄西林钠	×
注射用甲氨蝶呤	▲
注射用两性霉素 B	▲
注射用硫酸阿米卡星	●
注射用硫酸长春碱	×
注射用尿激酶	×
注射用哌拉西林钠	×
注射用青霉素钠	×
注射用氢化可的松琥珀酸钠	×
注射用乳糖酸红霉素	×
注射用丝裂霉素	▲
注射用头孢拉定	×
注射用头孢噻肟钠	×

续表

药品名称	配伍信息
注射用头孢他啶	×
注射用头孢唑林钠	×
注射用硝普钠	×
注射用盐酸柔红霉素	▲
注射用依他尼酸钠	×
左氧氟沙星注射液	▲

注射用盐酸哌甲酯
Methylphenidate Hydrochloride for Injection

【制剂规格】

20mg。

【用法用量】

皮下、肌内注射或缓慢静脉注射，一次 10~20mg。

【药品稳定性】

本品为白色冻干块状物或粉末。遮光，严封保存。

【注意事项】

（1）青光眼患者禁用。

（2）激动性抑郁、过度兴奋者禁用。

（3）癫痫、高血压患者慎用。

（4）服用单胺氧化酶抑制剂者，应在停药 2 周后再用本品。

（5）傍晚后不宜服药，以免引起失眠。

（6）本品可产生依赖性。

【配伍禁忌表】

药品名称	配伍信息
阿糖胞苷注射剂	×
氨茶碱注射液	×
地塞米松磷酸钠注射液	●
地西泮注射液	×
呋塞米注射液	×
氟尿嘧啶注射液	●
氟哌利多注射液	×
肝素钠注射液	●
甲磺酸酚妥拉明注射液	●
甲硫酸新斯的明注射液	×
利血平注射液	×
硫酸阿托品注射液	●
硫酸卡那霉素注射液	●
硫酸镁注射液	●
硫酸庆大霉素注射液	●
氯化钾注射液	●
氯化钠注射液	●
尼克刹米注射液	●
葡萄糖注射液	●
葡萄糖氯化钠注射液	●
葡萄糖盐乳酸钠	×
氢化可的松注射液	●

续表

药品名称	配伍信息
氢溴酸东莨菪碱注射液	●
氢溴酸山莨菪碱注射液	●
曲克芦丁注射液	●
乳酸钠林格注射液	●
乳酸钠注射液	●
三磷腺苷注射液	●
山梨醇注射液	●
碳酸氢钠注射液	×
西咪替丁注射液	●
盐酸多巴胺注射液	▲
盐酸林可霉素注射液	●
盐酸洛贝林注射液	●
盐酸去氧肾上腺素注射液	▲
盐酸山莨菪碱注射液	●
盐酸肾上腺素注射液	▲
盐酸异丙肾上腺素注射液	▲
右旋糖酐 40 注射液	●
重酒石酸间羟胺注射液	▲
重酒石酸去甲肾上腺素注射液	▲
注射用辅酶 A	●
注射用苯巴比妥钠	▲

续表

药品名称	配伍信息
注射用苯妥英钠	▲
注射用磺苄西林钠	×
注射用甲氨蝶呤	●
注射用硫酸阿米卡星	●
注射用青霉素钾	●
注射用氢化可的松琥珀酸钠	●
注射用乳糖酸红霉素	●
注射用头孢噻吩钠	×
注射用头孢唑林钠	●
注射用依他尼酸钠	×

注射用盐酸去甲万古霉素

Norvancomycin Hydrochloride for Injection

【制剂规格】

0.4g（40 万 U）;0.8g（80 万 U）。

【用法用量】

临用前加注射用水适量使溶解。

静脉缓慢滴注：成人每日 0.8~1.6g（80 万 ~160 万 U），分 2~3 次静脉滴注。小儿每日按体重 16~24mg/kg（1.6 万 ~2.4 万 U/kg），分 2 次静脉滴注。

【药品稳定性】

密闭，在凉暗处保存。

【注意事项】

（1）本品不可肌内注射，也不宜静脉注射。

（2）静脉滴注速度不宜过快，每次剂量（0.4~0.8g）应至少用200ml 5%葡萄糖注射液或氯化钠注射液溶解后缓慢滴注，滴注时间宜在1小时以上。

（3）肾功能不全患者慎用本品，如有应用指征时需在治疗药物浓度监测下（TDM）下，根据肾功能减退程度减量应用。

（4）对诊断的干扰：血尿素氮可能增高。

（5）治疗期间应定期检查听力、尿液中蛋白、管型、细胞数及测定尿相对密度等。

【配伍禁忌表】

药品名称	配伍信息
氯霉素	◎
肝素	◎
氨茶碱	◎
碳酸氢钠	◎
皮质激素	◎
甲氧西林	◎
含重金属的药物	◎
碱性药物	◎

注射用盐酸柔红霉素
Daunorubicin Hydrochloride for Injection

【制剂规格】

按 $C_{27}H_{29}NO_{10}$ 计：20mg。

【用法用量】

使用前每支加10ml注射用0.9%氯化钠溶液溶解。静脉滴注用0.9%氯化钠注射液250ml溶解后滴注，1小时内滴完。

成人一个疗程的用量为0.4~1.0mg/kg，儿童为1.0mg/kg，一日1次，共3~5次，连续或隔日给药。停药1周后重复。总给药量不超过25mg/kg。

【药品稳定性】

本品为红色疏松块状物或粉末。遮光，密闭，在冷处保存。

【注意事项】

（1）单一剂量从0.5mg/kg至3mg/kg。0.5mg~1mg/kg的剂量须间隔1天或以上，才可重复注射；而2mg/kg的剂量则须间隔4天或以上才可重复注射。肝功能不良的病人须减量，以避免药物毒性的增强。

（2）未用过蒽环类抗瘤药的患者，如本品用药总量超过25mg/kg，发生心脏毒性的可能增加，应充分注意。

（3）有感染、出血倾向或病情恶化，应慎用。

（4）本药只能用于静脉注射或滴注。静脉注射时应注意部位和方法，尽可能慢，以防止引起血管疼痛，静脉炎和形成血栓。并防止药液漏出血管外，以免引起组织损坏和坏死。

（5）静脉注射给药，应先滴注0.9%氯化钠溶液，以确保针头在静脉内，然后才在这一通畅的静脉输液管内注射柔红霉素。这项技术可减少药物外渗的危险性及保证在注射完毕后可冲洗静脉。

（6）柔红霉素切不可与肝素混合，因这类药物在化学性质上不相配伍，可产生沉淀物，柔红霉素可与其他抗白血病药物联合应用，但切不可用同一针筒来混合这些药物。

（7）与酸性或碱性药物配伍易失效。

【配伍禁忌表】

药品名称	配伍信息
氨茶碱注射液	×
胞磷胆碱钠注射液	●
地塞米松磷酸钠注射液	×
地西泮注射液	×
呋塞米注射液	×
氟尿嘧啶注射液	×
肝素钠注射液	×
磺胺嘧啶钠注射液	▲
肌苷注射剂	●
甲磺酸酚妥拉明注射液	●
甲磺酸培氟沙星注射液	●
卡莫司汀注射液	▲
卡托普利注射液	▲
利巴韦林注射液	▲
硫酸阿托品注射液	●
硫酸庆大霉素注射液	×
氯化钠注射液	●
马来酸麦角新碱注射液	●
尼克刹米注射液	●
葡萄糖注射液	●
葡萄糖氯化钠注射液	●
葡萄糖盐乳酸钠	×
氢化可的松注射液	●
氢溴酸东莨菪碱注射液	●
乳酸环丙沙星注射液	●
乳酸钠注射液	×
三磷腺苷注射液	●
碳酸氢钠注射液	×
西咪替丁注射液	×
盐酸多巴胺注射液	●

续表

药品名称	配伍信息
盐酸多巴酚丁胺注射液	●
盐酸利多卡因注射液	●
盐酸氯胺酮注射液	●
盐酸洛贝林注射液	●
盐酸哌替啶注射液	●
盐酸普鲁卡因注射液	●
盐酸去氧肾上腺素注射液	●
盐酸维拉帕米注射液	●
盐酸异丙肾上腺素注射液	●
氧氟沙星注射液	●
异烟肼注射液	▲
右旋糖酐 40 注射液	●
正规胰岛素注射剂	●
重酒石酸间羟胺注射液	●
重酒石酸去甲肾上腺素注射液	●
注射用辅酶 A	●
注射用苯巴比妥钠	×
注射用更昔洛韦钠	▲
注射用环磷酰胺	▲
注射用甲氨蝶呤	▲
注射用磷霉素钠	×
注射用硫酸阿米卡星	●

续表

药品名称	配伍信息
注射用氢化可的松琥珀酸钠	●
注射用乳糖酸红霉素	●
注射用丝裂霉素	▲
注射用头孢呋辛钠	●
注射用头孢他啶	●
注射用头孢唑林钠	×
注射用盐酸多柔比星	▲

注射用盐酸头孢吡肟
Cefepime Hydrochloride for Injection

【制剂规格】

按 $C_{19}H_{24}N_6O_5S_2$ 计：0.5g；1.0g；2.0g。

【用法用量】

本品可用静脉滴注或深部肌内注射给药。

（1）成人和 16 岁以上儿童或体重为 40kg 或 40kg 以上儿童患者，可根据病情，每次 1~2g，每 12 小时一次，静脉滴注，疗程 7~10 天；轻中度尿路感染，每次 0.5~1g，每 12 小时一次，静脉滴注或深部肌内注射，疗程 7~10 天；重度尿路感染，每次 2g，每 12 小时一次，静脉滴注，疗程 10 天；对于严重感染并危及生命时，可以每8小时2g静脉滴注；用于中性粒细胞减少伴发热的经验治疗，每次2g，每8小时一次静脉滴注，疗程7~10天或至中性粒细胞减少缓解。

（2）2月龄至12岁儿童，最大剂量不可超过成人剂量（即每次2g剂量）。体重超过40kg的儿童的剂量，可使用成人剂量。一般每千克体重40mg，每12小时静脉滴注，疗程7~14天；对细菌性脑脊髓膜炎儿童患者，可为每千克体重50mg，每8小时一次，静脉滴注。对儿童中性粒细胞减少伴发热经验治疗的常用剂量为每千克体重50mg，每12小时一次（中性粒细胞减少伴发热的治疗为每8小时一次），疗程与成人相同。

（3）2月龄以下儿童经验有限。可使用每千克体重50mg剂量。然而2月龄以上儿童患者的资料表明，每千克30mg，每8或12小时一次对于1~2月龄儿童患者已经足够。对2月龄以下儿童使用本品应谨慎。

（4）对肾功能不全病人，如肌酐清除率低于（含）60ml/min，则应调节本品用量，弥补这些病人减慢的肾清除速率。头孢吡肟治疗同时需进行血液透析的患者，在透析开始3小时，约68%药物可被清除。接受持续性腹膜透析患者应每隔48小时给予常规剂量。肾功能不全儿童患者头孢吡肟的用法与成人类似。

（5）静脉给药：对于严重或危及生命的病例，应首选静脉给药。静脉滴注时，可将本品1~2g溶于50~100ml 0.9%氯化钠注射液，5%或10%葡萄糖注射液，M/6乳酸钠注射液，5%葡萄糖和0.9%氯化钠混合注射液，乳酸林格和5%葡萄糖混合注射液中，药物浓度不应超过40mg/ml。经约30分钟滴注完毕。

（6）肌内注射：肌内注射时，本品0.5g应加1.5ml注射用溶液，或1g加3.0ml溶解后，经深部肌群（如臀肌群或外侧股四头肌）注射。

【药品稳定性】

密闭、遮光，于阴凉（不超过20℃）干燥处保存。

【注意事项】

使用本品前，应该确定患者是否有头孢吡肟、其他头孢菌素类药物，青霉素或其他β-内酰胺类抗菌药过敏史。对于任何有过敏，特别是药物过敏史的患者应谨慎。

广谱抗菌药可诱发假膜性肠炎。在用本品治疗期间患者出现腹泻时应考虑假膜性肠炎发生的可能性。对轻度肠炎病例，仅停用药物即可；中、重度病例需进行特殊治疗。有胃肠道疾病，尤其是肠炎患者应谨慎处方头孢吡肟。

与其他头孢菌素类抗生素相似，头孢吡肟可能会引起凝血酶原活性下降。对于存在引起凝血酶原活性下降危险因素的患者，如肝、肾功能不全，营养不良以及延长抗菌治疗的患者应监测凝血酶原时间，必要时给予外源性维生素K。

本品所含精氨酸在所用剂量为最大推荐剂量的33倍时会引起葡萄糖代谢紊乱和一过性血钾升高。较低剂量时精氨酸的影响尚不明确。

对肾功能不全（肌酐清除率≤60ml/min）的患者，应根据肾功能调整本品剂量或给药间歇时间。

本品与氨基糖苷类药物或强效利尿剂合用时，应加强临床观察，并监测肾功能，避免引发氨基糖苷类药物的肾毒性或耳毒性作用。

【配伍禁忌表】

药品名称	配伍信息
甲硝唑	◎
万古霉素	◎
庆大霉素	◎
硫酸妥布霉素	◎
硫酸奈替米星	◎
氨茶碱	◎
氨苄西林	盐酸头孢吡肟浓度超过40mg/ml，与其成配伍禁忌

注射用依他尼酸钠
Sodium Etacrynate for Injection

【制剂规格】

2ml∶20mg。

【用法用量】

静脉注射应缓慢，一般在30分钟注射完毕。反复用药应更换注射部位，以免引起血管炎。

成人：治疗水肿性疾病，静脉用药，起始剂量为50mg或0.5~1mg/kg体重，溶于5%葡萄糖液或0.9%氯化钠溶液（1mg/ml）中缓慢滴注。必要时2~4小时后重复，有反复者可每4~6小时重复1次，危重情况可每小时重复1次，一般每日剂量不超过100mg。

小儿：1岁以上小儿静脉用药剂量按体重每日1mg/kg。

【药品稳定性】

本品为白色或类白色结晶性粉末；无臭，味苦涩。遮光，密闭保存。

【注意事项】

（1）药物剂量应个体化，从最小有效剂量开始，然后根据利尿反应调整剂量，以减少水、电解质紊乱等副作用的发生。

（2）肠道外用药宜静脉给药，不主张肌内注射。常规剂量静脉注射时间应超过1~2分钟，大剂量静脉注射时每分钟不超过 4mg。静脉用药剂量为口服的 1/2 时即可达到同样疗效。

（3）本药为加碱制成的钠盐注射液，碱性较高，故静脉注射时宜用氯化钠注射液稀释，而不宜用葡萄糖注射液稀释。

（4）存在低钾血症或低钾血症倾向时，应注意补充钾盐。

（5）与降压药合用时，后者剂量应酌情调整。

（6）少尿或无尿患者应用最大剂量后 24 小时仍无效时应停药。

（7）下列情况慎用：①无尿或严重肾功能损害者，后者因需加大剂量，故用药间隔时间应延长，以免出现耳毒性等副作用；②糖尿病；高尿酸血症或有痛风病史者；③严重肝功能损害者，因水电解质紊乱可诱发肝昏迷；④急性心肌梗死，过度利尿可促发休克；⑤胰腺炎或有此病史者；有低钾血症倾向者，尤其是应用洋地黄类药物或有室性心律失常者；⑥红斑狼疮，本药可加重病情或诱发活动；⑦前列腺肥大。

【配伍禁忌表】

续表

药品名称	配伍信息
阿糖胞苷注射剂	×
氨茶碱注射液	●
氨基己酸注射液	×
氨甲环酸注射液	×
胞磷胆碱钠注射液	●
醋酸泼尼松龙注射液	▲
地高辛注射液	▲
地塞米松磷酸钠注射液	▲
碘解磷定注射液	×
奋乃静注射液	×
呋塞米注射液	▲
氟尿嘧啶注射液	●
甘露醇注射液	●
肝素钠注射液	▲
甲磺酸酚妥拉明注射液	×
甲硫酸新斯的明注射液	×
卡托普利注射液	▲
利巴韦林注射液	×
利血平注射液	×
磷酸克林霉素	▲
硫酸阿托品注射液	●
硫酸卡那霉素注射液	▲
硫酸镁注射液	●
硫酸奈替米星注射液	▲
硫酸庆大霉素注射液	▲
硫酸妥布霉素注射液	▲
硫酸西索米星注射液	▲

续表

药品名称	配伍信息
硫酸小诺米星注射液	▲
硫酸依替米星注射液	▲
氯化钙注射液	●
氯化钾注射液	●
氯化钠注射液	●
氯化筒箭毒碱注射液	×
马来酸氯苯那敏注射液	▲
马来酸麦角新碱注射液	●
尼克刹米注射液	●
葡萄糖氯化钠注射液	●
葡萄糖酸钙注射液	●
氢化可的松注射液	▲
氢溴酸东莨菪碱注射液	●
氢溴酸山莨菪碱注射液	●
去乙酰毛花苷注射液	▲
乳酸环丙沙星注射液	×
乳酸钠林格注射液	●
乳酸钠注射液	●
塞替派注射液	●
三磷腺苷注射液	●
山梨醇注射液	●
碳酸氢钠注射液	▲
西咪替丁注射液	×
细胞色素 C 注射液	×

续表

药品名称	配伍信息
盐酸胺碘酮注射液	▲
盐酸多巴酚丁胺注射液	●
盐酸可乐定注射液	▲
盐酸林可霉素注射液	●
盐酸氯胺酮注射液	×
盐酸氯丙嗪注射液	▲
盐酸洛贝林注射液	×
盐酸吗啡注射液	×
盐酸美西律注射液	▲
盐酸普鲁卡因注射液	×
盐酸普萘洛尔注射液	×
盐酸山莨菪碱注射液	●
盐酸肾上腺素注射液	×
盐酸维拉帕米注射液	×
盐酸异丙嗪注射液	▲
右旋糖酐 40 注射液	●
正规胰岛素注射剂	▲
重酒石酸去甲肾上腺素注射液	×
注射用辅酶 A	●
注射用氨苄西林钠	●
注射用氨力农	▲
注射用苯巴比妥钠	▲
注射用苯妥英钠	▲

续表

药品名称	配伍信息
注射用环磷酰胺	●
注射用磺苄西林钠	●
注射用甲氨蝶呤	▲
注射用拉氧头孢钠	▲
注射用两性霉素 B	▲
注射用磷霉素钠	×
注射用硫酸阿米卡星	▲
注射用硫酸链霉素	×
注射用普鲁卡因胺	×
注射用青霉素钾	●
注射用青霉素钠	×
注射用氢化可的松琥珀酸钠	▲
注射用乳糖酸红霉素	×
注射用丝裂霉素	×
注射用头孢呋辛钠	▲
注射用头孢拉定	▲
注射用头孢孟多酯钠	▲
注射用头孢噻吩钠	▲
注射用头孢噻肟钠	▲
注射用头孢他啶	▲
注射用头孢替唑钠	▲
注射用头孢唑林钠	▲
注射用硝普钠	▲

续表

药品名称	配伍信息
注射用盐酸大观霉素	×
注射用盐酸多柔比星	×
注射用盐酸哌甲酯	×

左氧氟沙星注射液

Levofloxacin Lactate Injection

【制剂规格】

按左氧氟沙星计：2ml∶0.2g；5ml∶0.3g；5ml∶0.5g。

【用法用量】

将本品稀释于 0.9% 氯化钠注射液或 5% 葡萄糖注射液中静脉滴注。

成人每日 0.2~0.6g，分 1~3 次静脉滴注。

根据感染的种类及症状可适当增减。或遵医嘱。

【药品稳定性】本品为淡黄绿色的澄明液体。遮光、密闭、在阴凉处保存。

【注意事项】

（1）对喹诺酮类药物过敏者、妊娠及哺乳期妇女、18 岁以下患者禁用。

（2）在所有年龄组中，氟喹诺酮类药物，包括左氧氟沙星可导致肌腱炎和肌腱断裂的风险增加。

（3）在通常60岁以上的老年患者、接受糖皮质激素治疗的患者和接受肾移植、心脏移植或肺移植的患者中，这个风险进一步增加。

（4）氟喹诺酮类药物，包括左氧氟沙星可使重症肌无力患者的肌无力恶化。应避免已知重症肌无力史的患者使用左氧氟沙星。

（5）本制剂专供静脉滴注，滴注时间为每100ml至少60分钟。本制剂不宜与其他药物同瓶混合静脉滴注，或在同一根静脉输液管内进行静脉滴注。

（6）肾功能不全者应减量或延长给药新时期，重度肾功能不全者慎用。肌酐清除率50~80ml/min正常剂量20~49ml/min首剂0.4g，以后每24小时0.2g 10~19ml/min首剂0.4g，以后每48小时0.2g。

（7）在接受本品治疗时应避免过度阳光曝晒和人工紫外线。如出现光敏反应或皮肤损伤应停用本品。

【配伍禁忌表】

药品名称	配伍信息
阿奇霉素注射液	×
氨茶碱注射液	×
氨甲环酸注射液	●
吡罗昔康注射液	×
地塞米松磷酸钠注射液	●
地西泮注射液	×

续表

药品名称	配伍信息
二羟丙茶碱注射液	▲
奋乃静注射液	▲
呋塞米注射液	×
肝素钠注射液	×
磺胺嘧啶钠注射液	×
枸橼酸芬太尼注射液	●
甲氧氯普胺注射液	●
利血平注射液	×
磷酸克林霉素	▲
硫酸阿托品注射液	×
硫酸卡那霉素注射液	▲
硫酸吗啡注射液	●
硫酸镁注射液	×
硫酸庆大霉素注射液	▲
硫酸妥布霉素注射液	▲
氯化钙注射液	×
氯化钾注射液	●
氯化钠注射液	●
葡萄糖注射液	●
葡萄糖氯化钠注射液	●
葡萄糖酸钙注射液	×
氢化可的松注射液	●
氢溴酸东莨菪碱注射液	×
乳酸钠林格注射液	×

续表

药品名称	配伍信息
乳酸钠注射液	●
三磷腺苷注射液	●
西咪替丁注射液	●
硝酸甘油注射液	×
烟酸注射液	●
盐酸多巴酚丁胺注射液	●
盐酸利多卡因注射液	×
盐酸林可霉素注射液	×
盐酸氯丙嗪注射液	▲
盐酸纳洛酮注射液	●
盐酸山莨菪碱注射液	●
盐酸肾上腺素注射液	●
盐酸异丙嗪注射液	●
盐酸异丙肾上腺素注射液	●
右旋糖酐 40 注射液	×
正规胰岛素注射剂	×
注射用辅酶 A	●

续表

药品名称	配伍信息
注射用阿昔洛韦	×
注射用氨苄西林钠	●
注射用苯巴比妥钠	△
注射用苯妥英钠	▲
注射用两性霉素 B	×
注射用硫酸阿米卡星	▲
注射用哌拉西林钠	●
注射用氢化可的松琥珀酸钠	●
注射用乳糖酸红霉素	×
注射用头孢呋辛钠	●
注射用头孢曲松钠	●
注射用头孢噻肟钠	●
注射用头孢他啶	●
注射用头孢唑林钠	●
注射用硝普钠	×
注射用盐酸多柔比星	▲